王兆彦　牟长军　刘肃霞　主编

现代医药生物
技术与伦理

U0293263

清华大学出版社

北京

内容简介

现代医药生物技术蓬勃发展，给人类带来了一个增进健康、改善生命质量、预防和治疗疾病的新机遇。然而，每一项技术的诞生或应用几乎都会产生新的伦理冲突。本书介绍了基因工程、干细胞、动物克隆、基因诊断、基因治疗、合成生物学、辅助生殖技术、器官移植等生物医药领域的核心技术及生育控制、优生、行为控制、临终关怀、安乐死等内容，并详细介绍相关生物医药技术发展和应用过程中的主要伦理争论。阅读本书不仅有助于扩大广大非生物医药专业人员的知识面，还能引导读者系统、辩证地分析和看待相关问题。

图书在版编目（CIP）数据

现代医药生物技术与伦理/王兆彦，牟长军，刘肃霞主编．—北京：清华大学出版社，2024.6
ISBN 978-7-302-65314-1

Ⅰ.①现… Ⅱ.①王…②牟…③刘… Ⅲ.①生物工程-医学工程②生物工程-医学伦理学 Ⅳ.①R318②R-052

中国国家版本馆 CIP 数据核字（2024）第 038800 号

责任编辑：罗　健
封面设计：常雪影
责任校对：李建庄
责任印制：刘　菲

出版发行：清华大学出版社
　　　网　　　址：https://www.tup.com.cn,https://www.wqxuetang.com
　　　地　　　址：北京清华大学学研大厦 A 座　　　邮　　编：100084
　　　社 总 机：010-83470000　　　邮　　购：010-62786544
　　　投稿与读者服务：010-62776969，c-service@tup.tsinghua.edu.cn
　　　质量反馈：010-62772015，zhiliang@tup.tsinghua.edu.cn
印 装 者：小森印刷霸州有限公司
经　　销：全国新华书店
开　　本：185mm×260mm　　印　张：24.25　　字　数：614 千字
版　　次：2024 年 7 月第 1 版　　印　次：2024 年 7 月第 1 次印刷
定　　价：89.80 元

产品编号：099447-01

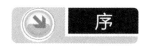 **序**

　　本书内容具有先进性和广泛的关注性，涉及人类基因诊断和基因治疗、优生、辅助生殖技术、干细胞、合成生物学、器官移植、动物与人体试验、行为控制、生命临终关怀和安乐死等，这些内容有助于扩大广大非生物医药专业人员的知识面，提高他们对生命的认知。

　　生物技术伦理是复杂的，生物技术的应用因利益和国籍不同往往会产生不同的立场，同时也会受意识形态、价值观等因素的影响。要将生物技术进步及应用与道德自我约束、法治和经济社会可持续发展及人类健康联系起来，使生物技术安全、有效、无害地促进科学精神、社会道德文明和人道进步，以防战争、邪恶、不健康的负面效应。本书详细介绍了各种医药生物技术发展和应用过程中的主要伦理争论。书中的伦理争鸣有助于引发读者深入的思考，提高其鉴别力，相关内容也有助于提高读者对疾病、健康和环境间关系的认识。书中介绍了国际上临终关怀及安乐死相关的立法和实施情况，对中国人传统的生老病死的看法会有所启迪，相信今后在中国也会普及临终关怀，大家也会逐渐接受安乐死等观念。

　　本书建立在已开设 10 余年的大学本科通识教育课与大量伦理实践的基础之上。全书内容丰富且易懂，视野广阔且具前瞻性，适合大学生、伦理学教研人员及其他感兴趣的学者和教育主管部门人员参阅。

胡之德

2024 年 1 月

课程介绍

　　现代医药生物技术蓬勃发展，已深刻影响人类文明的进程，给人类带来了一个增进健康、改善生命质量、预防和治疗疾病的新窗口，并从多个角度深刻改变了人类社会。近年来，医药生物技术在病毒检测、疫苗研发等方面所发挥的决定性作用使我们对其在维护人们健康、促进国民经济发展、保障国家安全等方面的作用有了更加深刻的认识，相关技术和产业的发展也上升到了国家战略高度。然而，医药生物技术的发展，除了给人类健康带来更多的希望外，在伦理上也引起了很多争论。这些技术已经深深触动了人与自然的关系，以及人类自身的生命本质问题。比如，辅助生殖技术打破了人类几千年来自然繁殖的常规，使人类自然生殖过程的某些步骤甚至全部过程都可以被人为地中断、改变或替代；基因的破译、克隆、编辑等技术的发展，使得人们可以采用类似工程设计的方法按照人类的需要改造基因，甚至创造新的基因、新的生命有机体；干细胞技术和基因治疗为众多恶性疾病的治疗提供了新的策略，甚至可以对人类自身进行主动的"优化"。人们对技术的巨大需求，使得人们有时候忽略、无视甚至是掩饰科学技术的伦理问题。比如，在医药生物技术发展过程中，人们进行了大量的动物实验和人体试验，但是，我们对实验动物和参与人体试验的受试者的权利保护却并不完美；辅助生殖技术为不孕夫妇带来福音的同时，也产生了各种非法代孕、生殖剥削等问题。事实上，每一项技术的诞生或应用几乎都会直接或间接地产生新的伦理冲突，技术发展与伦理价值体系之间已形成了一个两难的境地。

　　伦理是关于人与人、人与社会、人与自然关系及其处理的原则和标准。当人们意识到医药生物技术发展带来伦理困境时，发现传统的伦理价值观并不能够对这些问题进行解释，因为生命伦理与哲学伦理不同，它以生命科学、医学和生物技术中的伦理问题为导向，探讨在医药生物技术领域中应该做什么（实质伦理学）和应该如何做（程序伦理学），这些问题不是靠伦理理论和原则的推演所能解决的，而是必须从实际出发，以伦理理论和原则为指引，找到具体问题的具体解决办法。对于技术与伦理的取舍来说，无论是重技术还是重伦理都不能真正解决技术与伦理之间的冲突。对医药生物技术的评价，简单地断言它是天使或者魔鬼，都是片面的。对于不同境遇下具有不同需要的主体而言，它们具有不同的价值和意义。但是，从发展角度来看，医药生物技术最终都应以保护人类的核心利益为出发点和最终目的，毕竟人才是万物的尺度，这也正是发展技术的核心原则之所在。因此，在社会中可以采取适度策略，保持医药生物技术与生命伦理之间的平衡，这符合中华文化的"中庸之道"。但平衡不是平均，也不是对等，在充分考虑各种相互联系又相互冲突的利益问题时，还需要考虑平衡的标准问题。在遵循一定的价值判断标准的前提下，追求整体利益的最大化、损害的最小化，同时保护个体的合理利益，是最基本的原则，毕竟人类必须在利益共享、风险共担、负责任的基础上谋求共同的发展。

党的二十大报告指出，教育是国之大计、党之大计。培养什么人、怎样培养人、为谁培养人是教育的根本问题。育人的根本在于立德，通识教育是实现立德树人，促使学生全面发展，培养学生科学思维方法的重要途径之一。作为通识教育教材，作者在本书中介绍了基因工程、干细胞、动物克隆、基因诊断、基因治疗、合成生物学、辅助生殖技术、器官移植等生物医药领域的核心技术，以及与人类健康密切相关的生育控制、优生、行为控制、临终关怀、安乐死等内容，详细介绍各种生物医药技术发展和应用过程中的主要伦理争论。这是一部融生物学、医学、药学三个科学技术领域和伦理学人文精神领域于一体的综合性通识教材。伦理道德精神能够体现民族文化的本质和本民族的特性，正确的伦理教育对于弘扬中华民族核心价值观、建立文化自信具有重要意义。科学知识传授是教育的根，素质培养是教育的魂。这部教材不仅注重相关科学知识的传授，聚焦这些先进技术给人类健康带来的促进作用，同时关注相关技术在临床应用中产生的伦理争论，引导读者深入思考、明辨是非，提高读者的辨证思维、系统思维、创新思维、法治思维和底线思维能力。

感谢兰州大学各级领导对本教材编写的关心和支持，感谢兰州大学教材建设基金和医学教育创新发展项目资助，感谢清华大学出版社各位领导和罗健编辑对本教材编写和出版的关心与指导。由于编者专业水平、能力和经验所限，教材中的错误或疏漏之处敬请读者批评指正，欢迎广大读者将您的宝贵意见发送到邮箱：wangzhy@lzu.edu.cn，以便再版时进行修订。

编者
2024 年 2 月

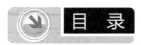
目 录

第二篇　生物技术与伦理

第四章　基因工程　31

第七章　人类干细胞研究　　107

第八章　动物转基因与动物克隆　　128

第三篇　药物研发与应用伦理

第十一章　药物研发过程概述　　175

第十五章 药物成瘾　　241

第四篇　生殖医学伦理

第十六章 出生缺陷的预防　　251

第十七章　辅助生殖技术　　268

第五篇　生命终末期医疗伦理

第二十章　临终关怀　　336

第二十一章　安乐死　　349

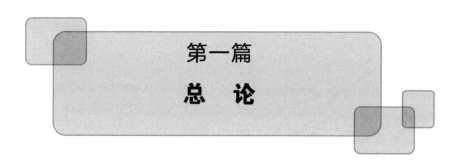

第一篇

总　论

第一章

医药生物技术概论

人民健康是民族昌盛和国家强盛的重要标志。目前，以基因工程、细胞工程、辅助生殖技术、器官移植、纳米医药技术、脑机接口为代表的现代医药生物技术发展迅猛，已成为 21 世纪最重要的创新技术集群之一。基因测序、基因芯片、脑机接口、液体活检、细胞免疫治疗、抗体药物、纳米药物以及其他（肿瘤大数据、抗体、精准诊断等）多项技术重塑了人类健康事业，已成为人类不可替代的财富，并对社会发展产生了深刻影响。

◉ 第一节　医药生物技术的概念 ◉

一、现代生物技术的概念

生物技术（biotechnology，BT），亦称为生物工程（bioengineering），是指人们以现代生命科学为基础，结合其他基础学科的学科原理，按照预先的设计改造生物体或加工生物原料，为人类生产出所需产品或达到某种目的的技术方式。生物技术是国际上最重要的高新技术领域之一。

生物技术简介

1982 年，国际经济合作及发展组织提出了当时能被人们广泛接受的生物技术定义，即"生物技术是应用自然科学及工程学原理，依靠生物作用剂（biological agent）的作用将物料进行加工以提供产品为社会服务的技术"。美国在 2001 年的《生物技术产业调查报告》中将其定义为，生物技术是指应用分子和生物细胞的工艺来解决问题、进行研究、生产产品并提供服务的技术。1986 年，国家科学技术委员会制定《中国生物技术政策纲要》时，曾将生物技术定义为：以现代生命科学为基础，结合先进的工程技术手段和其他基础学科的科学原理，按照预先的设计改造生物体或加工生物原料，为人类生产出所需新产品或达到某种目的。在该定义中，所谓"先进的工程技术手段"指基因工程、酶工程、细胞工程、发酵工程等新技术；所谓"生物体"包括动物、植物、微生物品系；所谓"生物原料"包括生物体的一部分或生物生活过程中所能利用的物质，诸如各种有机物、某些无机物及矿石；所谓"为人类生产出所需产品"则包括粮食、医药、食品、能源、化工原料、金属及其他材料等；而所谓"某种目的"则包括疾病预防、诊断与治疗，环境污染物监测，环境污染治理与控制，环境修复等。

生物技术分类

因此，生物技术不仅是一门新兴的、综合性的学科，更是一个深受人们依赖与期待的、亟待开发与拓展的领域。现代生物技术研究所涉及的方面非常广，其发展与创新也是日新月异的。并且，随着社会的成熟与发展，生物技术的发展不断拓展着人们的生活，使人们的需求得到越来越多的满足，也为很多与人们生活切实相关的问题找到解决的方法。生物技术的发展，意味着人类科学各领域技术水平的综合发展；生物技术的发达程度与安全程度，也意味着人类文明的发达程度。

二、生物技术重塑人类健康事业

生物技术自诞生之日起就一直为人类健康水平的提高发挥着不可或缺的作用，医药生物技术是生物技术领域中最活跃、产业发展最迅速、效益最显著的领域。投资比例及产品市场均居生物技术领域的首位。生物技术在医药领域的应用涉及新药研发、新诊断技术、新疾病预防措施及新的治疗技术，如单克隆抗体、基因诊断、荧光检测、基因芯片、免疫治疗、基因治疗、干细胞治疗、抗体药物、重组蛋白药物、多肽药物、核酸药物、合成生物学、微米级生物机器人等。这些技术可以快速、灵敏、简单地诊断疾病，也可以治愈癌症等众多传统医疗手段束手无策的重大疾病，还可以通过产前诊断等方法降低致死、致畸遗传病的患病比例。

单克隆抗体

生物技术在疾病诊断领域中最常用的方法有酶联免疫吸附检测法、DNA诊断、基因芯片和单细胞检测等。而单克隆抗体既可以用于疾病治疗，也可用于疾病诊断和治疗效果的评价。如用于肿瘤治疗的抗体耦联药物，俗称"生物导弹"，是将治疗肿瘤的药物与靶向特定抗原的抗体连接在一起，利用抗体与抗原的亲和性，使药物集中于肿瘤部位以杀死肿瘤细胞，减少药物对正常细胞的毒副作用。再比如，基因芯片技术可用于包括遗传性疾病、传染性疾病及肿瘤等疾病的诊断、DNA序列分析、药物筛选、基因表达水平的测定等领域。这些都为改善人类健康和提高生命质量起到一定的促进作用。

生物技术还改变了传统制药的原料、工艺和生产方式，制造出有特殊疗效的药物，帮助医学战胜了许多威胁人类健康和生命的顽症。比如，抗生素是人类最熟悉、应用最广泛的生物技术药物。生物技术在药学领域最重要的贡献是基因工程制药，目前上市的基因工程蛋白质药物主要用于治疗癌症、艾滋病、细菌感染、代谢病、血液病、糖尿病等。利用基因工程生产的重组疫苗可以达到安全、高效的目的，如病毒性肝炎疫苗、霍乱、痢疾、血吸虫疫苗等，预防新冠病毒的疫苗中很多也是通过生物技术研发和生产的。

人类疾病相关的基因是人类基因组中结构和功能完整性至关重要的信息，以人类基因组计划为代表的生物科学和生物技术的迅速发展推动并重塑了人类医学的进步。过去人们要花很长时间来寻找到底是哪一种基因引发疾病，有了基因图谱等生物信息学资源，这一过程将大大缩短。生物信息学将有助于科学家找到治病的新药，了解基因对蛋白质的作用设计基因药物，利用基因释放的命令来修复或制造蛋白，使蛋白按要求控制人体细胞或器官的正常运作，达到治病的目的。同时，基于对疾病机制的研究，人们也可以研发新的治疗方法，如基因治疗、细胞治疗等。

此外，通过基因工程来提高食物的营养水平，可为改善全球人类营养状况作出贡献。转基因动物和转基因农作物的出现为人类提供了新型、高质、健康的食品。其中，以转基因植物发展尤为迅速。据统计，在美国转基因食品高达 4000 多种，已成为人们日常生活的普通商品。在环境问题日益突出的背景下，现代生物技术在环境监测、工业清洁生产、工业废弃物和城市生活垃圾的处理、有毒有害物质的无害化处理等方面发挥着重要的作用。如利用生物技术处理垃圾废弃物，即通过降解破坏污染物的分子结构，降解产物及副产物大都可被生物重新利用，有助于把人类活动产生的环境污染减轻到最小程度。还可利用发酵工程技术处理污染物质。这些生物技术的发展改善了人类赖以生存的环境，也间接地推动了人类健康事业的发展。

但是，任何事物都有两面性。生物技术在推动医药领域飞速发展的同时，也给人类带来了威胁与困扰，主要包括生物技术的安全性问题和伦理问题。生物技术既可造福于人类，也可能引起伦理道德等社会问题，甚至给人类带来灾难性的影响，尤其是对危害性认识不足或被人类滥用时，其潜在的危险难以预料。因此，人类必须正视这些问题，加强政策导向、完善相关法律制度，对医药生物技术的发展加以引导，使其为提高人类健康水平、延长寿命等继续作出贡献。

第二节　医药生物技术的特点与意义

一、医药生物技术的特点

医药生物技术的特点可以概括为"八高一低"。

"八高"如下所述：一是高水平，即学科具有先进性。医药生物技术是知识、技术密集型产业，目前处于科学技术发展的最前沿，也是国家战略发展的重要方向之一。二是高综合的跨学科专业，医药生物技术位于生命科学、医药卫生、信息科学等多学科发展的交叉点上，涉及的行业多、范围广，对国民经济、人类健康产生了深远的影响。三是高投入。与其他技术比较，医

生物技术的应用

药生物技术在资金、人员、设备、试剂及研发上投资巨大，考虑到其重要的战略意义需要国家层面的持续支持，同时更应该通过产权保护、税收支持等政策吸引社会资金的投入，从而抢占先机，促进医药生物技术产业的快速发展。四是高竞争，各个国家、各个行业、各个单位之间，在技术、时效、知识及人才上竞争激烈。五是高风险，高投入伴随着高风险，加上技术风险带来的高风险。如一个成功的转基因药物从研发到大规模生产，以及形成医药商品，一般至少需要 10 年左右的时间，投入资金几亿至十几亿元。在这个过程中，基本是只有投入，而无回报。一旦开发失败，将是血本无归。六是高收益，虽然生物技术前期投入高、风险大，但是生物技术产品应用性强且生产成本低，易商业化，一旦开发成功形成市场，市场寿命一般可达 10～30 年，获得的利润惊人。如干扰素的投入虽然高达数千万美元，但产值数年达 30 亿美元。医药生物技术的发展不仅具有丰厚的经济效益，其产品还将产生巨大的社会效益，医药生物技术有望在解决人类面临的健康领域众多难题上发挥战略性作用。七是主体要求高智力，现代生物技术具有创新性和突破性，从认识、利用、再造阶段上升到改造和创造阶段，可按人类需要定向改变和创造生物的遗传特性，要求在人才、计划、设计、工艺和产品上都要与众不同，所以医药生物技术也是高技术人才的聚集地。这就要求

高等学校和科研院所形成从本科到硕士、博士，包括专业硕士和专业博士的系统完整的医药生物技术人才培养体系，同时人才培养一定要与先进的生物医药技术公司进行对接。此外，在人才培养方面还要根据生物技术的发展和相关产业的发展做出前瞻性安排。八是高控性，生物技术采用工程学手段，易自动化、程控化及连续化生产。

医药生物技术的"一低"是指低污染，生物技术以生物资源为对象，生物资源具有再生性，是再生资源。生物技术具有不受限制、污染小、周期短的优点。

二、发展医药生物技术的意义

医药生物技术的应用领域很广且具有重要的战略意义，为解决人类面临的人口、健康领域的重大问题提供了途径，带来了新希望。利用相关技术，可以提高人类的生命质量，延长寿命，可以说医药生物技术为人类新医疗保健开辟新纪元。

生物技术在医药领域的应用具体体现在以下三个方面：

一是利用生物技术研发新型药物。生物技术药物中最为熟悉的是抗生素，每年市场销售额上千亿美元。自从美国1977年采用大肠埃希菌生产人生长激素释放抑制素进而开辟药物生产的新纪元以来，人类利用生物技术生产新型药物的努力就一直在延续且成果斐然。目前，利用生物技术研发生产的药物主要包括以下几类：生化及基因工程药物，不包括抗生素在内，已经上市和正在研究的基因工程药物有上千种，如活性多肽、激素、酶、细胞因子等。具有良好靶向性的药物，如单克隆抗体、激酶抑制剂等。人工设计、合成的超级分子药物，包括反义核酸、酶性RNA（ribozyme）等。生物药品在治疗许多恶性疾病方面比传统药品效果更显著，使得人们对生物药品的需求日益增大。目前已经研发出大量的基因工程药物，并用于治疗癌症、艾滋病等疾病。全球利用生物技术进行生物制药产值越来越多，产生了巨大的经济效益，这使得基因工程药物的产业前景十分光明。

二是利用生物技术进行疾病的预防和诊断。科学家利用生物技术研制出许多新型基因工程疫苗和RNA疫苗，有效控制了一些传染性疾病。利用细胞工程技术生产的单克隆抗体，既可以用于疾病治疗，又可以用于疾病诊断。又如基因芯片是近年来发展起来的一种高通量、高特异性的DNA诊断新技术，用途十分广泛。2019年以来，新型冠状病毒在全球肆虐。在抗击疫情过程中，以核酸检测为代表的生物技术提供了重要的技术支持。疾病的分子诊断具有特异、敏感、快速、简单、稳定的优势，而且对疾病可以做到早期预防和预后监测。

细胞工程

三是利用生物技术进行基因治疗。我们已经实现通过导入正常的基因来治疗由基因缺陷引起的疾病，目前已有涉及恶性肿瘤、遗传病等多个治疗方案开始临床应用。

（牟长军）

第二章

科技伦理

随着技术的飞速进步，近年来，围绕转基因、克隆、人工智能等相关新技术的科技伦理讨论越来越多。科技是发展的利器，但也可能成为风险的源头，加强科技伦理制度化建设，提升科技伦理治理能力，已逐渐成为全社会的共同呼声。2022 年 3 月，中共中央办公厅、国务院办公厅印发了《关于加强科技伦理治理的意见》，该文指出科技伦理是开展科学研究、技术开发等科技活动需要遵循的价值理念和行为规范，是促进科技事业健康发展的重要保障。当前，我国科技创新快速发展，面临的科技伦理挑战日益增多，但科技伦理治理仍存在体制机制不健全、制度不完善、领域发展不均衡等问题，已难以适应科技创新发展的现实需要。为了更好地服务于科技强国的伟大目标，我们需进一步完善科技伦理体系，提升科技伦理治理能力，有效防控科技伦理风险，不断推动科技向善、造福人类，实现高水平科技自立自强。

● 第一节　科技伦理概述 ●

科技伦理是科技创新活动中人与社会、人与自然和人与人关系的思想与行为准则，它规定了科技工作者及其共同体应恪守的价值理念、社会责任和行为规范。科学伦理和科技工作者的社会责任事关整个社会的发展前途，科技伦理是促进科技事业健康发展的重要保障。

一、科技与社会的辩证关系

当今社会，科学技术呈现出发展加速化、科技社会一体化、新兴学科和交叉学科不断增加等趋势，与社会形成互相影响、互相作用、互相制约的辩证关系。进入 21 世纪以来，新一轮数字化科技革命与产业变革正在兴起，同时也正在引发人类社会生产、生活方式的巨大变化，也必将深刻影响世界政治格局。

（一）社会因素对科学技术的作用

关于社会因素对科学技术的作用，主要有三种观点：第一种是"技术决定论"，认为科学技术的发展是具有线性发展规律的，是自主的，不受社会因素的影响和制约。第二种是"社会建构论"，认为科学技术的发展是由社会因素决定的。如科学知识社会学（sociology of scientific knowledge，SSK）认为，社会因素在科学知识的产生过程中起到了决定性的作用，并主张对科学的产生过程进行社会学的考察。第三种是中间派观点，相对温和，认为科学技术并非是完全价值中立的，科学技术的产生过程，一直离不开社会因素的作用。在这方面，以技术的社会形成论（social shaping of technology，SST）以及行动者网络理论（actor-network theory，ANT）等为代表的理论和流派对此都进行了分析和说明。其中，技术的社会形成论对技术决定论持否定态度，主张运用社会学方法去考察社会的、体制的、经济的和文化的力量对技术起作用的方式，认为社会和技术共同构成了一张"无缝之网"，为认识技术与社会的关系提供了一种全新的视角。

还有很多理论阐述了社会因素（诸如意识形态、资源链接、利益关系、协商对话）对科学技术的作用。科学技术从产生过程到发挥作用，都不是完全价值中立的，都根植于"社会土壤"，因此构建有利于科技创新的社会生态至关重要。

（二）科学技术对社会的作用

从科学技术对社会发展的作用、价值和功能来说，科学技术表现为"双刃剑"效应，也就是说科学技术对社会既具有正面效应，也具有负面效应。

科学技术的正面效应主要体现为科学技术的积极社会价值。首先，科学技术是物质文明的引擎，科学技术的发展改变了人类的生产和生活方式。从石器时代到信息时代，历次工业革命，无一不是科学技术的发展推动的；科学技术在产业结构变化和社会形态更替中也起到了积极的作用。从科技对生活方式的影响来说，科学技术使物质生活极大丰富，消费结构得以优化，闲暇生活丰富多彩，人际交往与社会联系也出现了真实空间和虚拟空间的结合，极大地拓展和延伸了人的生存结构和空间。其次，科学技术是精神文明的基石。主要表现在变革思维方式、破除宗教迷信、重构伦理观念、塑造科学精神等方面。再次，科学技术是社会进步的加速器。科技进步带来了产业结构的变迁，从"夕阳产业"与"朝阳产业"，再到"互联网＋"和共享经济等，科技的发展是社会变革的加速器。在世界各国的强国方略中，几乎也无一例外地都会提到促科技、抓教育。

科学技术的负面效应主要体现在科学技术的不当运用可能引发的问题上，如核威慑及核战争、能源危机、生态危机、生化危机等。另外，还有一些领域是现阶段科学技术无能为力的，比如人生观领域等。由于世界各国法律和宗教等因素限制，科学技术存在发展限度和禁区。

从马克思主义的科学技术观来说，科学技术是一种在历史上起推动作用的、革命的力量。恩格斯指出，蒸汽和新的工具把手工业变成了现代大工业，从而把资产阶级社会的整个基础革命化了。当代科学技术发展了马克思主义科技观，邓小平同志曾提出科学技术是第一生产力，并号召发展高科技，实现产业化；习近平同志提出创新是引领发展的第一动力，科技创新是提高社会生产力和综合国力的战略支撑，并号召要把中国建设成世界科学技术强国。这些论断共同成为推动当代中国科学技术发展的**理论基础**和行动指南。

按照马克思主义的观点，我们需要辩证地看待科学技术的作用：一方面，科学技术是第一生产力，但是科学技术不是万能的，而是有它的应用限度；另一方面，科学技术的负面效应之所以产生，并非科学技术本身的罪过，而在于掌握并利用它的人。我们要善加利用科学技术，使之向着有利于人类的方向发展。2019 年 7 月，中央全面深化改革委员会召开第九次会议，审议通过了《国家科技伦理委员会组建方案》。科技伦理议案如此显著地列入国家最高决策议程，不仅开创了历史先例，更表明了国家对科技伦理治理体系构建前所未有的高度重视。

面对基因编辑、人工智能等新兴科技带来的高度不确定性及其复杂的价值抉择与伦理挑战，单靠科技人员的价值判断和科研机构的伦理认知已难以应对，亟待整个科技界乃至国家层面的统一认识、动态权衡和规范实践。国家科技伦理委员会的建立是新时代科技伦理建设的里程碑。这一历史性的重大战略举措必将强有力地推动我国科技伦理建设，使之形成更完善的制度规范和更健全的治理机制，更好地为创新驱动导航，使科技强国之路走得更好、更快、更远。

二、科技与伦理的互动

近代科学兴起以来，人们见证了科学技术改造世界的力量，也充分享受到了近代科技成果带来的社会福祉。与此同时，科学技术发展带来的短期和长期的负面效应开始逐步显现，人类意识到科学技术既是天使，也是魔鬼。如何让科技发展处于有序健康的发展状态，而不陷入科技异化的怪圈呢？这就需要伦理的规范和引导，保证科学技术研究和发展的所有环节都处于伦理约束的空间内，从而达到科技造福人类的目的。科技与伦理的互动，一方面表现在科学技术的发展会倒逼科技伦理，带来伦理观念的变革，另一方面表现在伦理会反过来影响、制约和规范科学技术的发展上。

科学技术的发展会带来伦理观念的变革，主要表现在：①扩展伦理范围。如环境伦理学关注的范围，从人类中心主义中的"人"到动物解放论/动物权利论中的"动物"，到生物平等主义中的"生物"，再到生态整体主义中的"整个自然界"，这是一个伦理关怀的主体范围不断扩大的过程。②提出新的伦理问题。比如基因编辑婴儿引发的伦理问题，人工智能技术的发展引发的人机关系问题以及人工智能的应用限度问题，大数据引起的隐私权破坏和个人信息保护等问题。③提出新的价值观。如从"心死亡"到"脑死亡"，体现了临床医学"死亡"概念的转变，体现了从关注生命的长度到关注生命的质量的变化，并对临终关怀、器官移植等领域产生了深刻影响。④修正伦理规范。比如随着网络技术的发展和应用，由数字遗产继承和网络虚拟财产问题引发的伦理争论越来越多，迫切需要对"数字遗产"和"虚拟财产"的价值属性进行评估，使法律更健全和完善。

伦理对科学技术也具有反思和推动作用。一般而言，科技的变革速度远远快于伦理观念的变革速度。一方面，伦理具有相对稳定性和一定的滞后性；另一方面，伦理观也具有一定的前瞻性，可以更多地面向未来。在这个意义上，伦理既可以走在科学的前面，也可以与科学同行。伦理原则是具有时代性和历史性的，科学技术的探索永无止境，相关的伦理思考也在不断完善，它使我们对诸多问题进行反思，比如：科学技术是价值中立的，还是本身就负载和蕴含价值？科学技术的研究和应用有无禁区？科学技术与人类自身之间的关系是什么？人类应该发展什么样的科学技术？在科学技术的发展问题上，是遵循科学技术本身的自主的发展逻辑，还是要充分考虑政治、经济、文化等各方面的需要？诸如此类的问题，都是关于科学技术本身的价值追问。伦理对科技的反思和推动还表现在通过对科学技术在人类社会生活中的应用及其后果进行追踪考察，对科学技术进行前瞻性的理解或者反思，并进一步规范和约束科学技术的发展。

面对科学技术的高歌猛进，人类的未来会如何，这是一个迫切需要回答的意义深远的问题。如果说科学技术更多关注和追求的是"能做什么"，而伦理则追问科学技术"该做什么"。我们需要明确并非技术上能做的就是该做的，而人类正是在科技与伦理的博弈中前进的。如果说科学技术像一匹不断飞驰的骏马，那么伦理就像制约骏马的缰绳。如果没有伦理的规范、约束和引导，科技疯狂的发展很可能会把人类带入不归路。所以，我们要通过伦理的思考,对科学技术的发展方向进行约束,使其向着有利于人类的方向发展。

三、新科技革命对人类自身的改变

在当今时代,技术一直是哲学和伦理学所考察的重点对象,因为技术的"双刃剑"效应越发凸显。现代技术创造出一个精彩非凡的人工世界,但是也可能把人们推往灾难的深渊。无论是生物技术,还是网络技术等,在实践中都处处表现出一种深刻的矛盾,其中正面与负面、出路与危机、进步与灾难、机遇与挑战等因素不可分割地彼此交织在一起。毫无疑问,人们对科学技术怀有一种矛盾的心情,而所有这些积累的问题又难以得到根本解决,使得人们不断地以批判的眼光重新审视科学发展及科技与人、科技与社会的关系。

当代科学技术是伴随着第四次工业革命的蓄势待发而加速发展的。如果说第一次工业革命以蒸汽机动力为代表,改变的是"人类使用工具"的方式;第二次工业革命以电力和电器的动力和动能为代表,改变的是"人类使用能源"的方式;第三次工业革命以计算机、信息技术、互联网为代表,改变的是"人类与世界连接"的方式;那么第四次工业革命以新智能技术、新生物技术、新材料技术为代表,将要改变的是"人类自身"!

技术向来被理解为是对当代的身体意义造成威胁的主要力量之一,生物技术、整形手术等现代技术所及之处,身体所面对的选择空间越来越大。这些趋势一方面使人们更加清楚技术对身体的重要性,另一方面也瓦解着身体与身体之间、技术与技术之间以及身体与技术之间的传统界限。如今,技术不但全面介入我们的工作和生活,而且,技术和知识已经内化,开始侵犯、重建并不断地控制人的身体,并在某种程度上改变了身体的传统认知观。诸如此类的问题不断引起人们的反思和讨论:"何为身体?""身体的构成因素是什么?""身体的边界在哪里?""我们该如何拥有和控制身体?""什么样的身体值得拥有?",等等。技术与身体的关系从未像今天这样变得令人关注。

现代医药生物技术的发展,激发了人们对身体研究的新兴趣,在极端的基因决定论之外,人们逐渐意识到基因与文化之间,以及基因遗传和环境之间的相互作用。随着高科技的发展,关于"身体是什么?""身体会消解吗?""生命何时开始,何时结束?"等争论此起彼伏。所有这些问题的争论焦点就是如何理解作为主体的身体、作为客体的身体以及作为技术对象的身体。以医药生物技术为代表的现代科技所引发的伦理问题给传统的伦理学原则带来巨大的挑战。

四、科技伦理中科技工作者的责任

在科学研究中,科技工作者是主体,因此必须承担相应的伦理责任。科技工作者的责任,一般来说有两层含义;其一是内在责任,即科技工作者在从事科学研究时必须遵守科学的职业道德规范;其二是外在责任,即科技工作者应该对自己的科研活动给社会造成的后果负责,这是一种特殊的责任,反映了他们对人类命运的深切关怀。科学家的伦理道德责任主要包括以下几个方面:

(一)科研选题中科技人员的科技道德责任

科研选题是科技人员获取、处理和利用信息,结合自己的专长和条件,确立研究课题的过程。在这一过程中,科技人员的主要活动是查找、阅读情报资料,制订计划以及进行最重要的工作——思考。科技人员首先应考虑"应不应该做",应尽可能全面地考虑该科研选题给社会乃至全人类所带来的正面与负面的影响。科学的最高宗旨是为人类造福，因此，对目前可能损害全人类利益的、危及社会基本伦理规范的研究项目应该放弃、暂缓或封存。

（二）科技研究与开发中科技人员的科技道德责任

科技研究与开发中科技人员的科技道德责任主要体现在科研方法的选择上。科研方法是科研人员用来证实某项科技设想，使之得到承认、得以应用的手段。科研人员应尽量选择不伤害人类或至少应权衡利弊，选择对人类利益损伤最小的科研方法。当然，如果在科研活动中要应用实验动物的话，也要充分保障实验动物的权利。

（三）科技应用中科技人员的科技道德责任

科技应用是科研活动的最终目的和价值体现，而且科技应用在人类社会中的客观效果与科技人员做科研选题时的主观愿望是辩证统一的，可能与科技人员的初衷一致，也可能由于科学研究的不确定性导致在实际应用中出现偏差。当某种研究成果将严重损害相关群体利益的时候，科研人员有义务向有关人群乃至全社会发出警示，且要为研究的直接后果以及难以预知的间接后果负责。相关科研人员还应对政府和相关应用企业就某项科技成果应用的重大决策提出科学性的建议。

（四）科技人员的科研诚信责任

诚信是中华民族的传统美德，也是科学素养与科学精神的重要组成部分。随着科技的飞速发展及其对经济社会发展的影响加深，科研诚信的内涵不断丰富，但同时学风浮躁、剽窃抄袭、弄虚作假等科研不端行为也日渐突出，韩国"克隆之父"黄禹锡干细胞造假事件、上海交通大学陈进"汉芯"系列芯片造假和欺骗行为等，无一不降低了科技及学术界的公信力，对学术的繁荣、科学的发展乃至创新型国家的建设产生了严重的负面影响。在当今社会，科研诚信已经成为全社会关注的热点问题。加强科研诚信建设是一项系统工程，我国科技事业发展和经济社会出现新变化，加强科研诚信建设，必须从健全法制、加强管理创新、科技人员自身的道德自律和文化建设等多个层面综合推动。

1. 加强学术道德建设，培养科学精神

这贯穿在科学研究和评价的各个环节。其中，科技奖励是容易发生学术道德失范和科研不端行为的一个重要环节和领域。对杰出研究的奖励是支撑整个科学的社会支柱，科技奖励应公平公正，这对加强学术道德建设、倡导良好学风具有重要意义。

2. 加强科技管理创新，从源头上防范不端行为

确保科技计划立项的公正、公开和公平，是保障有序的科研竞争、维护科研诚信的重要环节。要进一步加强运用信息技术等手段，以提高管理透明度，强化专家库建设，完善专家管理和咨询的机制，接受科技界和全社会监督。畅通申诉举报渠道，根据各管理主体履行相关管理监督职责的原则要求，由各管理主体受理单位或个人提出的对计划申报、立项、执行和验收中问题的申诉和举报，认真调查处理并给出反馈意见。

3. 充分发挥科技评价的导向作用

要针对不同性质的科研活动建立不同的评价导向，对基础研究、应用研究、科技产业化等不同类别的科技活动确定不同的评价目标和标准，并明确界定评价工作有关各方的职责。根据不同的评价对象，实行不同的评价体系，注重评价体系的导向作用，避免一刀切。

4. 推动科研诚信立法

加强诚信规范与法律规范之间的衔接，充实和完善现行法律体系的有关条款，把科研诚信立法作为科技法律体系建设的重要组成部分，逐步建立具有根本性、全局性、稳定性和长期性的科研诚信法律、法规制度体系。加强科研诚信的立法和执法，建立和完善失信惩戒机制，严格执法，加大失信的成本。

5. 充分发挥科学共同体在维护科研诚信中的主体作用

科学研究总是处于同行的检验、批判、监督之中，正是这种自我纠错机制，保证了错误、偏见能够得到有效克服，不端行为难以长期隐藏。增强科学共同体的自主性，使科学共同体的自我纠错机制和功能得到充分有效的发挥，是减少不端行为的根本。应建立和完善科技社团体制下广泛的学术交流活动，倡导百花齐放、百家争鸣的良好竞争环境。鼓励科学中正当的竞争，建立制度，规范科学竞争，防止不正当的科研不端行为产生。

总之，科研诚信建设任重道远，只有在诚信建设的过程中不断总结经验和教训，不断提高认识，才能逐渐改善我国科研环境，为科研人员提供一个健康有序的发展空间。

● 第二节 科技伦理的基本原则 ●

当今时代，前沿科学领域中产生了一系列新兴科技，例如基因工程、基因编辑、人工智能、合成生物学、纳米技术、异种移植等。这些新兴科技具有风险性、不确定性、双重性等特点，并可能引发一些未曾出现过的伦理问题。由于这些伦理问题不在传统科技管理范围之内，我们必须将科技管理上升到科技伦理治理高度上来。实行科技伦理治理，首先需要考虑的问题是，对在新兴科技创新、研发和应用中采取的行动、做出的决策以及制定的政策，提出一个评价其是非对错的标准，即规定科技伦理治理的基本伦理原则。新兴科技的伦理治理原则应包括增进人类福祉、尊重生命权利、坚持公平公正、合理控制风险、保持公开透明等。

一、增进人类福祉

科技活动应以人民为中心，使其有利于促进经济发展、社会进步、民生改善和生态环境保护，不断增强人民获得感、幸福感、安全感，促进人类社会和平发展和可持续发展。

我们将这一伦理原则置于首位，就是要指出，发展科技的根本目的是增进人类福祉。福祉原意是处于良好的状态，简言之是人在身体上、精神上、智力上、情感上、社会上、经济上、环境上处于良好的状态。我们发展科技的根本目的就是帮助人们在所有这些方面达到良好状态。以增进人类福祉为首位原则与我国"以人民为中心"的发展思想相一致。增进人类福祉就是要将科技创新可能引起的对人和环境的风险最小化、受益最大化。由于在科技创新的干预措施中，受益与风险并存，"增进人类福祉"这一原则要求我们对科研方案进行认真细致的伦理审查，对风险受益比作出评估，审查科研方案是否体现对人的尊重。"人类福祉"这一伦理原则中的人，既包含现在世代的人，也包含未来世代的人，因而包含代际公正问题；福祉要求人在社会和环境上都处于良好状态之中，因此也包含保护环境、促进社会发展等内容。

二、尊重生命权利

科技活动应最大限度地避免对人的生命安全、身体健康、精神和心理健康造成伤害或潜在威胁，尊重人格尊严和个人隐私，保障科技活动参与者的知情权和选择权。尊重生命权利的伦理原则主要体现为尊重人的自主性，这就要求将知情同意作为伦理规范，并进一步成为法律规范。知情同意的形式虽然可因科研的情况及其引致的风险大小而异，但核心理念必须是尊重生命权利，保障受试者的生命权、选择权。尊重生命权利也包括尊重人的尊严，将人看作目的，而不把人仅仅看作是手段或工具。尊重生命权利也包括承认人的内在价值，即每一个人的存在本身就是有价值的，反对将人视为仅有外在价值或工具性价值，即对他人或社会"有用"。尊重生命权利还包括保护个人信息，不管是原来记录在案、个人最近提供的数据，还是在医学干预过程产生的数据，也就是说尊重生命权利也包括尊重和保护人的隐私。同时，尊重生命权利还体现在实验动物身上，动物也是一种生命，也享有自由、生命的权利。在实验过程中，应坚持替代"（replacement）、减少（reduction）和优化（refinement）"的"3R"原则，保障实验动物的福利和权利。

三、坚持公平公正

科技活动应尊重宗教信仰、文化传统等方面的差异，公平、公正、包容地对待不同社会群体，防止歧视和偏见。

公正包括分配的公正、程序的公正、回报的公正和修复的公正。"公正"（justice）是一个比较宏观的概念，例如我们讨论社会的公正或制度的公正时，往往使用"社会正义""制度正义"等术语。公平（fairness）一般用于微观领域，例如我们讲科研、教育、市场或体育领域的"公平竞争"或"机会公平"。公正的伦理原则也包括公平可及（equitable access）这一伦理要求（在这里 equity 与 fairness 是同义词）。在贫富之间存在不平等而且市场正在扩大贫富鸿沟时，用纳税人的公共资金发展的科技成果却往往为少数富人享有，这是一个需要解决的不公平、不公正问题。

四、合理控制风险

科技活动应客观评估和审慎对待其不确定性和技术应用的风险，力求规避、防范可能引发的风险，防止科技成果误用、滥用，避免它危及社会安全、公共安全、生物安全和生态安全。

风险控制中的核心要素是负责（responsibility）。这里的"负责"具有多种意义，一种意义是应负责任地发展这些科技事业。在创新和研发时必须坚持科研诚信，反对不端行为。在涉及人时要保护人类受试者和其他利益攸关者，保护人类未来世代的利益。在涉及有感受能力的动物时，我们要关心动物的福利，在可能影响环境时要保护环境不受污染、破坏和侵蚀。另一种意义是，当发生伤害人和破坏环境的事件时，能够追查到由何人负责，即能够问责、追责，直到可根据相应法律规定追究责任人的法律责任（legal liability）。例如，在持续 10 年的干细胞治疗乱象期间，没有一例治疗成功，医生、医院和生物技术公司在此期间赚足亿万利润，而患者却遭受了身体和经济上的重大损失。此事至今没有问责，这种情况不能重演。

五、保持公开透明

科技活动应鼓励利益相关方和社会公众合理参与，建立涉及重大、敏感伦理问题的科技活动披露机制。公布科技活动相关信息时应提高透明度，做到客观真实。

增加透明度是防止科研人员违反科研诚信、损害受试者和消费者身心健康或利益等不端行为的最好办法，也是进行伦理和法律治理、预防违反伦理规范和法律规定的有效办法。例如，一些学者建议建立全国注册处，将可能发生重大违反伦理规范和法律规定的科研项目或课题进行注册登记，便于治理者或监管者以及大众进行长期监督。

2018年轰动全世界的"基因编辑婴儿"事件说明，有可能决定人类命运的重大决策（例如未来世代人的健康）却被少数人在实验室悄悄决定，而不顾科学共识和伦理规范；在市场和名利的诱惑下，科学原来固有的自我校正机制已经失效。因此，应该改变"科学家立项、企业出资、政府批准"的"三驾马车"决策路径，让有专业知识的人文社会科学学者和公众代表以及关注科技创新的民间组织参与上游科研决策过程，加强公众对科学的理解和信任。有些对社会和人类有重大影响的研究项目和课题（例如可遗传基因组编辑临床试验）的批准不仅需要科学共同体的共识，而且需要社会的共识。

第三节　科技伦理治理

2019年10月，我国国家科技伦理委员会正式成立。在该委员会指导下，科技部会同相关部门，把科技伦理治理放在事关科技创新工作全局的重要位置。以此为背景，我国加快推进科技伦理治理各项工作，先后成立了国家科技伦理委员会人工智能、生命科学、医学三个分委员会；推动相关部门成立科技伦理专业委员会，指导地方结合工作实际，建立或筹建地方科技伦理委员会；在科技进步法等相关立法中对科技伦理作出明确规定，推动相关部门出台了一批科技伦理治理制度；在国家中长期科技发展规划和"十四五"科技创新规划等制度性安排中，将科技伦理与科技创新同谋划、同部署、同布局。

一、科技伦理治理的理论框架

科技伦理治理是在应对和解决科技发展带来的伦理问题及相关社会问题过程中产生和发展的。随着不同领域新兴技术的飞速发展，新技术发展的不确定性、风险性和应用的复杂性及与社会更广阔的相关性更加突出地表现出来，科技伦理治理的思想和范围也从解决科技伦理问题扩展到对整个科学技术发展过程的治理，并整合在科学技术发展的各个重要环节中，其作用日益重要。

（一）科技伦理治理的定义

我们首先给科技伦理治理下一个简单的定义：科技伦理治理是政府、科学共同体、企业、相关利益者、社会团体和公众等科技发展的相关主体，以伦理原则为指导，解决科技发展面临的伦理与社会问题，促进科学技术为人的福祉而发展的各种方式的总和。科技伦理治理以增进人类福祉为基本伦理原则，遵循生命伦理学的原则（尊重人、不伤害、受益和公平）和善治的原则（参与、法治、透明、回应性、共识、公平和包容、有效和高效、负责任性等）。科技伦理治理的对象是科学技术发展的整个过程，目标是引导和规范科学技术为增进人类福祉而发展，应对和解决潜在和已有的科技伦理及社会问题，特别是科技与人、科技与社会的伦理冲突。

科技伦理治理有6个核心要素：①方向性和目标性，即对科学技术发展的方向和目标是否符合伦理原则与标准和社会发展需求的商议和决策；②预期性，即根据研究和发现可能的潜在影响和效应，采取预防性措施；③规范性，即通过伦理规则和法律法规，引导和规范科研和创新行为，设立违规的底线和惩罚规则；④审查与监督机制，即通过科学同行评议、伦理审查和监督等机制，对科研和创新过程是否符合伦理进行审查和监督；⑤负责任性，即明确各相关主体应该承担的相应责任；⑥包容性和参与性，即通过科技伦理治理促进利益相关者和公众参与。

科技伦理治理不仅指正式的制度安排、组织设置和治理工具，而且包括相关主体持续的互动过程，包括协调、磋商、冲突、合作等。

（二）科技伦理的治理要求

科技伦理的治理要求如下所述：①伦理先行。加强源头治理，注重预防，将科技伦理要求贯穿科学研究、技术开发等科技活动全过程，促进科技活动与科技伦理协调发展、良性互动，实现负责任的创新。②依法依规。坚持依法依规开展科技伦理治理工作，加快推进科技伦理治理法律制度建设。③敏捷治理。加强科技伦理风险预警与跟踪研判，及时动态调整治理方式和伦理规范，快速、灵活应对科技创新带来的伦理挑战。④立足国情。立足我国科技发展的历史阶段及社会文化特点，遵循科技创新规律，建立健全符合我国国情的科技伦理体系。⑤开放合作。坚持开放发展理念，加强对外交流，建立多方协同合作机制，凝聚共识，形成合力，积极推进全球科技伦理治理，贡献中国智慧和中国方案。

2019年7月，中央全面深化改革委员会第九次会议审议通过《国家科技伦理委员会组建方案》，会议指出，"组建国家科技伦理委员会，目的就是加强统筹规范和指导协调，推动构建覆盖全面、导向明确、规范有序、协调一致的科技伦理治理体系。"

二、科技伦理的治理体系

（一）科技伦理治理的基本框架

科技伦理治理是一个体系，包括几方面的含义：①科技伦理治理是一个由政府、科技工作者、企业、相关利益者、社会团体和公众等构成的行为者网络；②在这个网络中，各行为主体存在着多层级、多方向相互作用的机制，包括协调机制、伦理审查和监督机制、参与机制等；③科技伦理治理是多种治理工具共同发挥作用的整体，包括伦理规则、法律法规、科学咨询和伦理教育等。

（二）国家科技伦理治理体系的构成

国家科技伦理治理体系是一个由科技伦理治理相关的各行为角色构成的整体，包含多种运行机制，由战略方向和目标、研究资助、研究过程和研究结果四个方面的伦理治理构成。

1. 国家科技伦理治理体系的主体

国家科技伦理治理体系的主体包括政府、科学界、企业、科学团体和公众。在不同的科技领域，相关主体的角色及重要性不同，如在人工智能的伦理治理中，企业的作用就非常重要。在当今的新兴技术伦理治理中，社会组织和公众参与的作用日益重要。科技伦理治理常常需要建立新的组织和机构，如国家科技伦理委员会、各级的科技伦理审查委员会等。

2. 国家科技伦理治理体系的运行机制

该运行机制包括决策与咨询机制、协调与商议机制、伦理审查与监督机制、参与机制等。

（1）决策与咨询机制：科学咨询是伦理规范、政策和法律法规等形成不可或缺的基础。通常，国家级科学院和各类科学协会是国家科技伦理决策的主要咨询机构。在一些发达国家，在国家层次上都设有专门的国家科技伦理委员会，为国家相关决策提供咨询。

（2）协调与商议机制：科技伦理问题涉及不同部门、不同的学科和领域，协调和商议机制非常重要。在一些国家，国家科技伦理委员会提供了一个协调和商议的平台，如德国国家伦理委员会为自然科学、医学、社会科学等多学科讨论生命伦理问题提供对话平台。

（3）伦理审查与监督机制：伦理审查是科技伦理治理的核心，是世界普遍采用的机制。伦理审查机制是以伦理审查委员会为主体，依据伦理准则以及相关行业规则和法律法规，对科学研究及应用进行审查。伦理审查机制在生命科学领域普遍采用，特别是对涉及人、实验动物等伦理高风险的科技活动，从立项、论文发表、结题等多个方面进行管控，现正向人工智能等与科技伦理密切相关的多个领域推广。

（4）参与机制：促进相关利益者和公众参与，不仅能充分反映相关者的利益和民意，而且有助于建立科学界与社会的信任。伦理治理的机制及程序需要遵循透明、公平、可问责性和包容性等善治原则。

3. 国家科技伦理治理体系的构成

在国家层面上，以战略决策→领域→资助→研发→应用→传播这一科学技术发展全过程为对象，科技伦理治理体系包括四个主要组成部分。

（1）对战略方向和目标的伦理治理：主要指商议和制定有关科学技术发展的伦理指导原则和相关的政策、重要科技领域的伦理与社会问题、国家科技伦理建设和国际科技伦理合作的议程等。战略方向和目标的伦理治理，一般以像国家科技伦理委员会——科技伦理领域的最高决策咨询机构为支撑，同时广泛纳入相关领域的科学界及其他相关的社会各界的意见。

（2）研究资助的伦理治理：主要指国家重大研究计划和科学基金项目立项的伦理考虑和设计，特别是涉及重要科技伦理及社会问题的科学计划和基金项目，如动物克隆、干细胞、人工智能、基因编辑和合成生物学等领域的研究计划和项目。内容包括研究计划整体的伦理设计、项目批准的伦理审查等。一般由资助机构和相关科学共同体商议决定，常常需要吸收相关利益者和公众的意见。

（3）研究过程的伦理治理：主要指对研究目的、受试对象、实验设计和实验过程等是否符合伦理规范进行审查，对研究过程潜在风险的治理，对研究过程中伦理问题的辨识和交流，以及对科研诚信的治理。研究人员的自律、科研机构对研究过程的监督以及科学团体职业伦理规范是研究过程伦理治理的三个主要因素。

（4）研究结果的伦理治理：主要指研究结果在期刊上发表、相关研究成果在社会中应用相关的伦理审查和监督。对于涉及重要科技伦理问题的研究成果，特别是跟医学相关的应用成果，伦理审查是必要的保障，相关的法律是必要的问责和惩戒工具。

三、我国加强科技伦理治理的重点任务

2022年3月，中共中央办公厅、国务院办公厅印发了《关于加强科技伦理治理的意见》（简称《意见》）。为了让读者充分理解科技伦理治理的要点，现摘抄该《意见》部分内容。

（一）健全科技伦理治理体制

1. 完善政府科技伦理管理体制

国家科技伦理委员会负责指导和统筹协调推进全国科技伦理治理体系建设工作。科技部承担国家科技伦理委员会秘书处日常工作，国家科技伦理委员会各成员单位按照职责分工负责科技伦理规范制定、审查监管、宣传教育等相关工作。各地方、相关行业主管部门按照职责权限

和隶属关系具体负责本地方、本系统科技伦理治理工作。

2. 压实创新主体科技伦理管理主体责任

高等学校、科研机构、医疗卫生机构、企业等单位要履行科技伦理管理主体责任，建立常态化工作机制，加强科技伦理日常管理，主动研判、及时化解本单位科技活动中存在的伦理风险；根据实际情况设立本单位的科技伦理（审查）委员会，并为其独立开展工作提供必要条件。从事生命科学、医学、人工智能等科技活动的单位，研究内容涉及科技伦理敏感领域的，应设立科技伦理（审查）委员会。

3. 发挥科技类社会团体的作用

推动设立中国科技伦理学会，健全科技伦理治理社会组织体系，强化学术研究支撑。相关学会、协会、研究会等科技类社会团体要组织动员科技人员主动参与科技伦理治理，促进行业自律，加强与高等学校、科研机构、医疗卫生机构、企业等的合作，开展科技伦理知识宣传普及，提高社会公众科技伦理意识。

4. 引导科技人员自觉遵守科技伦理要求

科技人员要主动学习科技伦理知识，增强科技伦理意识，自觉践行科技伦理原则，坚守科技伦理底线，发现违背科技伦理要求的行为，要主动报告、坚决抵制。科技项目（课题）负责人要严格按照科技伦理审查批准的范围开展研究，加强对团队成员和项目（课题）研究实施全过程的伦理管理，发布、传播和应用涉及科技伦理敏感问题的研究成果应当遵守有关规定，严谨审慎。

（二）加强科技伦理治理制度保障

1. 制定完善科技伦理规范和标准

制定生命科学、医学、人工智能等重点领域的科技伦理规范、指南等，完善科技伦理相关标准，明确科技伦理要求，引导科技机构和科技人员合规开展科技活动。

2. 建立科技伦理审查和监管制度

明晰科技伦理审查和监管职责，完善科技伦理审查、风险处置、违规处理等规则流程。建立健全科技伦理（审查）委员会的设立标准、运行机制、登记制度、监管制度等，探索科技伦理（审查）委员会认证机制。

3. 提高科技伦理治理法治化水平

在科技创新的基础性立法中，对科技伦理监管、违规查处等作出更明确的规定，在其他相关立法中落实科技伦理要求。"十四五"期间，重点加强生命科学、医学、人工智能等领域的科技伦理立法研究，及时推动将重要的科技伦理规范上升为国家法律法规。对法律已有明确规定的，要坚持严格执法，违法必究。

4. 加强科技伦理理论研究

支持相关机构、智库、社会团体、科技人员等开展科技伦理理论探索，加强对科技创新中伦理问题的前瞻性研究，积极推动、参与国际科技伦理重大议题研讨和规则制定工作。

（三）强化科技伦理审查和监管

1. 严格科技伦理审查

开展科技活动应进行科技伦理风险评估或审查。涉及人、实验动物的科技活动，应当按规定由本单位科技伦理（审查）委员会审查批准，不具备设立科技伦理（审查）委员会条件的单位，应委托其他单位科技伦理（审查）委员会开展审查。科技伦理（审查）委员会要坚持科学、独立、公正、透明原则，开展对科技活动的科技伦理审查、监督与指导工作，切实把好科技伦理关。探索建立专业性、区域性科技伦理审查中心。逐步建立科技伦理审查结果互认机制。

建立健全突发公共卫生事件等紧急状态下的科技伦理应急审查机制，完善应急审查的程序、规则等，做到快速响应。

2. 加强科技伦理监管

各地方、相关行业主管部门要细化完善本地方、本系统科技伦理监管框架和制度规范，加强对各单位科技伦理（审查）委员会和科技伦理高风险科技活动的监督管理，建立科技伦理高风险科技活动伦理审查结果专家复核机制，组织开展对重大科技伦理案件的调查处理，并利用典型案例加强警示教育。从事科技活动的单位要建立健全科技活动全流程科技伦理监管机制和审查质量控制、监督评价机制，加强对科技伦理高风险科技活动的动态跟踪、风险评估和伦理事件应急处置工作。国家科技伦理委员会研究制定科技伦理高风险科技活动清单。开展科技伦理高风险科技活动应按规定进行登记。

财政资金设立的科技计划（专项、基金等）应加强科技伦理监管，监管全面覆盖指南编制、审批立项、过程管理、结题验收、监督评估等各个环节。

加强对国际合作研究活动的科技伦理审查和监管工作。国际合作研究活动应符合合作各方所在国家的科技伦理管理要求，并通过合作各方所在国家的科技伦理审查。对存在科技伦理高风险的国际合作研究活动，由地方和相关行业主管部门组织专家对科技伦理审查结果开展复核。

3. 监测预警科技伦理风险

相关部门要推动高等学校、科研机构、医疗卫生机构、社会团体、企业等完善科技伦理风险监测预警机制，跟踪新兴科技发展前沿动态，对科技创新可能带来的规则冲突、社会风险、伦理挑战加强研判，提出对策。

4. 严肃查处科技伦理违法违规行为

高等学校、科研机构、医疗卫生机构、企业等是科技伦理违规行为单位内部调查处理的第一责任主体，应制定并完善本单位调查处理相关规定，及时主动调查科技伦理违规行为，对情节严重的依法依规严肃追责问责；对单位及其负责人涉嫌科技伦理违规行为的，由上级主管部门调查处理。各地方、相关行业主管部门按照职责权限和隶属关系，加强对本地方、本系统科技伦理违规行为调查处理的指导和监督工作。

任何单位、组织和个人开展科技活动不得危害社会安全、公共安全、生物安全和生态安全，不得侵害人的生命安全、身心健康、人格尊严，不得侵犯科技活动参与者的知情权和选择权，不得资助违背科技伦理要求的科技活动。相关行业主管部门、资助机构或责任人所在单位要区分不同情况，依法依规对科技伦理违规行为责任人给予责令改正，停止相关科技活动，追回资助资金，撤销获得的奖励、荣誉，取消相关从业资格，禁止一定期限内承担或参与财政性资金支持的科技活动等处理。科技伦理违规行为责任人属于公职人员的依法依规给予处分，属于党员的依规依纪给予党纪处分，涉嫌犯罪的依法予以惩处。

四、医学科技伦理治理及监管

科技伦理治理属于实践伦理学范畴，它在不断解决科技活动产生的伦理问题和伦理冲突中发展。伦理治理具有共性要求和专业性标准，与健康相关的医学科技活动使医学科技伦理治理面临公平、透明等共性挑战及自主选择、不伤害等医学伦理治理所独有的挑战。科技监管和伦理治理应考虑医学研究和医学临床应用的专业特殊性，并充分发挥现有伦理审查体系的作用。

（一）医学科技面临的伦理治理挑战

伦理治理实践最初更多是从医学研究领域开始的，很长一段时间也是以医学领域为主，初衷是保护医学研究中受试者的个人权益。但是，新技术时代提出了一些早期技术不涉及的伦理挑战，或者说早期技术在其他科学领域较少需要解决这些挑战；现代生命科学和其他领域的新技术表现出人类科学改变或者破坏大自然的力量，或者说是在新时代的这些技术面前暴露了大自然的脆弱性。生命科学和生物技术的不断发展、计算机兴起和互联网的普及，基因编辑技术、大数据和人工智能技术的成熟及其快速应用发展，使原有的科技治理框架无法解决所有的问题。

医学特别是最新的生物医学发展趋势和热点研究领域呈现跨学科特点，也使伦理审查面临挑战。生物信息学和全基因组分析是大数据分析在生物医学研究中的应用，此外，近些年新一代人工智能的开启和跨越式发展，使人工智能在医学研究领域的应用和研发呈爆发式增长。这些前沿领域的伦理挑战尤为突出，主要涉及机器学习（也称为深度学习）、脑机交互（brain-computer interaction，BCI）、大脑启发的计算机和生物杂交等，这些领域已经超出了最初主要针对个体权益保护为主的生物医学伦理治理准则和规范的范围。无论是虚拟、实体或二者结合（虚拟和机器人之间的整合）的人工智能在医学领域的应用，都不能仅考虑医学伦理审查的内容和标准。

（二）医学科技伦理治理的审查与监管策略

医学科技伦理治理的监管应立足于解决伦理问题和伦理冲突的宗旨，需要考虑医学科技的伦理治理的共性及专门挑战，以及医学科技伦理审查的经验和优势。医疗卫生机构和高等学校等要结合管理范围内不同伦理冲突所占的比例综合考虑。

1. 制定医学科学领域的科技伦理高风险清单

中国医学科学院的相关专家认为科技管理部门应制定相关科学领域的科技伦理高风险清单，进而在总体原则下进行分类分级管理，即在建立伦理高风险原则性清单框架下确定不同领域的伦理治理监管的重点领域和重点清单。这些科技活动清单可成为审查委员会执行一票否决制的依据。在科技治理具体清单或解读材料中，可以对科技活动进行行业、学科基础方面的解释和解读，为伦理审查和伦理治理提供指南，但对于科技伦理高风险的判定应该采取综合判定原则。判定参考因素包括研究目的、研究意义、研究方案、研究方法的潜在公众危害、特定群体危害、个体危害等涉及的重大伦理问题。研究潜在危害群体是否涉及脆弱人群，以及伦理问题的潜在不良影响范围和对国家安全的潜在影响等。为适应快速发展的医学科技，具体的科技活动清单可以采用稳定兼可延展的方式。事实上，技术被恶用、滥用或者误用时才会引起高伦理风险，而通过清单管理可以从源头上规避这类风险。

2. 明确医学科技伦理治理监管和责任的分配

医学领域的审查和监管任务以涉及人体的生命科学和医学研究为主，具有专业特殊性。而且，跨学科相关科技活动（如医学人工智能）涉及人的临床研究，现有的包括受试者的权益保护等在内的伦理审查内容同样重要。结合实际可操作性，对医学科技伦理治理中的监管，应该在发挥好现有监管和审查管理工作作用的基础上，加强跨学科医学科技的治理监管协同或协调机制。《关于加强科技伦理治理的意见》明确了涉及人的生命科学和医学研究的伦理审查监督管理方面的分工，其中国家卫生健康委员会负责全国医疗卫生机构开展的涉及人的生命科学和医学研究的伦理审查监督；教育部负责全国高等学校开展的涉及人的生命科学和医学研究的伦理审查监督，并管理教育部直属高等学校相关工作；其他高等学校和科研院所开展的涉及人的生命科学和医学研究伦理审查监督管理按行政隶属关系由相关部门负责。

（三）加强医学科技伦理治理的实施重点

落实《关于加强科技伦理治理的意见》有两个重点任务，即完善伦理审查机制和加强科技伦理教育。前者将通过统一标准，规范提升不同机构的伦理审查标准和审查能力，特别是在国家管理规定的基础上探索区域伦理委员会审查机制，提高审查效率，切实保证涉及人的生命科学和医学研究符合伦理原则。后者是提高医学生及生命科学相关专业的学生，特别是研究生和医学科技研究人员的伦理意识和伦理实务能力。通过加强医学教育和医学继续教育逐渐提升医学研究伦理治理要求的自觉贯彻和执行能力。

参 考 文 献

[1] 雷瑞鹏. 科技伦理治理的基本原则 [J]. 国家治理，2020，3：44-48.

[2] 雷瑞鹏，翟晓梅，朱伟，等. 人类基因组编辑：科学、伦理学与治理 [M]. 北京：中国协和医科大学出版社，2019.

[3] LEI R P，ZHAI X M，ZHU W，et al. Reboot ethics governance in China [J]. Nature，2019，569（7755）：184-186.

[4] 翟晓梅，邱仁宗. 生命伦理学导论 [M]. 北京：清华大学出版社，2005.

[5] 翟晓梅，邱仁宗. 公共卫生伦理学 [M]. 北京：中国社会科学出版社，2016.

[6] 于安龙. 习近平关于科技伦理重要论述论析 [J]. 社会主义核心价值观研究，2020，3：65-73.

[7] 何家伟，孟盼盼. 习近平关于科技伦理的"五论"[J]. 实事求是，2020，3：11-16.

[8] 习近平. 在联合国教科文组织总部的演讲 [N]. 人民日报，2014-03-28（2）.

[9] 习近平. 在中国科学院第十七次院士大会、中国工程院第十二次院士大会上的讲话 [N]. 人民日报，2014-06-10（2）.

[10] 习近平. 为建设世界科技强国而奋斗——在全国科技创新大会、两院院士大会、中国科协第九次全国代表大会上的讲话 [N]. 人民日报，2016-06-01（2）.

[11] 习近平. 科技工作者要为加快建设创新型国家多作贡献——在中国科协第八次全国代表大会上的祝词 [N]. 人民日报，2011-05-28（2）.

[12] 习近平. 让工程科技造福人类、创造未来——在2014年国际工程科技大会上的主旨演讲 [N]. 人民日报，2014-06-04（2）.

[13] 樊春良. 科技伦理治理的理论与实践 [J]. 科学与社会，2021，11（4）：33-50.

[14] [作者不详]. 新兴科技伦理治理问题研讨会第一次会议纪要 [J]. 中国卫生事业管理，2020，37（2）：157-160.

[15] 关健. 医学科技伦理治理监管策略和实施重点 [J]. 中国医学伦理学，2022，35（6）：589-596.

[16] OMATHÚNA D P. Bioethics and biotechnology [J]. Cytotechnology，2007，53：113-119.

[17] MURPHY K，RUGGIERO E D，UPSHUR R，et al. Artificial intelligence for good health：a scoping review of the ethics literature [J]. BMC Med Ethics，2021，22（1）：14.

[18] GUAN J. Artificial intelligence in healthcare and medicine：promises，ethical challenges and governance [J]. Chin Med Sci J，2019，34（2）：76-83.

[19] 史蒂文·赛德曼. 后现代转向：社会理论的新视角 [M]. 吴世雄，陈维振，王峰 译. 沈阳：辽宁教育出版社，2001.

[20] TURNER，B. The Body and society [M]. London：Sage，1996.

[21] 周丽昀. 科技与伦理的世纪博弈 [M]. 上海：上海大学出版社，2019.

[22] 邹俊滔，陈琳. 从科技理性看科学家的伦理责任 [J]. 科学理论，2011，2：22-23.

（牟长军）

第三章

医药生物技术伦理简介

医药生物技术日新月异，给人类社会带来巨大效益，但其发展与变革所伴随的伦理、安全、负外部性（指某些活动所产生的成本，并未被活动的参与者完全承担，而是由第三方承担，导致资源配置效率低，并对自然资源和人类健康造成危害）等问题日益凸显。当前，世界正面临医药生物技术大发展、伦理新挑战爆发、伦理治理再变革的交织互动复杂局面。对于技术与伦理的取舍来说，无论是重技术还是重伦理都不能真正解决技术与伦理之间的冲突。而社会现实更是要求在社会生活中维持医药生物技术与生命伦理之间的张力来调节科技与伦理严重失衡的天平，维持二者之间的动态平衡，保证人类文明的可持续发展。

● 第一节 医药生物技术伦理的本质 ●

一、医药生物技术的价值诉求

作为一种承载社会价值的技术，医药生物技术自诞生之日起就被赋予了改善人类生命质量的使命，成为一种负载社会价值的表现形式，这种价值诉求可分为两个层次。

（一）人们希望运用医药生物技术解决疾病给人类带来的痛苦

在人类生命延续的过程中，疾病与健康始终是影响人类生存的重要因素。疾病与痛苦的关联反映出人在自然中的有限性，因此，社会、健康、医疗和幸福生活间的联系使得克服疾病、增进健康成为人类摆脱自身有限性、彰显能动性的重要诉求之一。医药生物技术的产生路径、设计方案和运行机制，始终离不开利用、控制和改造自然这一基本模式。随着人类对生命内在机制认识的深入和技术实践操作能力的增强，借助现代医药生物技术减少人类的肉体痛苦和疾病困扰的可能性不断增强，利用、控制、改造自然及优化生命这一人类基本诉求成为医药生物技术发展的主要推动因子。这种不断通过技术去满足人类克服疾病、增进健康以及提高生命质量的期望，又与人类行为选择权的扩展联系在一起。这就在医药生物技术发展中产生了人类第二个诉求——人类不断扩大干预生命的自主选择权。

（二）借助医药生物技术扩大人类自主选择权

技术对象的构建往往基于人类的精心规划和自觉行为，技术的最初表现形式就是构思，构思则以符号（图表和文字）或物化形式加以表现，技术活动的结果便是技术发明，技术创新则是将发明发展为体系化的生产技术和产业技术。在这一过程中，工具的价值只能寓于其目的之中，只有当人们关注工具的目的，把工具本身作为支援手段之时，它们的价值才能实现。相反，如果人们把工具本身作为观察对象，它们就不能仅仅称之为工具了。技术构思和技术发明都是人类对价值的一种追求，这种价值体现为人文价值（人是技术的目的）、生态价值（解除自然条件对人的约束）和经济价值（体现技术现实作用），显示了人类自主干预能力不断扩大的过程。这个过程不以个别的具体目标为转移，而是遵循自然选择法则。

随着人类认识领域的扩展与科学理性精神的张扬，技术进步不但实现了人类驾驭和利用自然力方面的巨大飞跃，而且大大提高了人的自我控制能力，曾被视为不可施加影响的过程（如人类的繁殖和生育）、无法克服的障碍（如人类遗传病等），现在都可通过现代医药生物技术加以干预甚至支配了。人类干预生命状态能力的这一重大革命，使医药生物技术干预的目的不再局限于免除疾病苦痛对现世代个体的侵扰，而开始将这种要求扩展到未来世代。一方面，基因治疗、基因替换、基因编辑等实现了对现世代个体的技术干预；另一方面，医药生物技术介入人类的生育过程，以某种方式进行基因优生乃至实现人的技术化制造，医药生物技术赋予了人类改变自身的巨大能力。其结果就是"一个人类将拥有改变我们自己这个物种的能力的时代正展现在我们的面前"。

二、医药生物技术的伦理本质

"伦"乃秩序，"理"乃规则，万事万物皆有秩序，否则，生命无从谈起。据此，医药生物技术相关的伦理主要是指与医药生物技术的发展和应用等相关的科学研究、临床试验、市场推广等相关活动的秩序和规则。人类大约在一万年前进入文明社会后，在生命伦理的基础上，衍生出了一系列具有自然与文化"双重属性"的伦理关系，这种双重属性决定了医药生物技术伦理问题的多样性及两难性。

（一）医药生物技术是一种可辅助或替代人类自身器官的新技术

人的生存来源于人的能力，技术通过为人类提供工具和手段强化和延伸了这种能力。人不断以工具加强和延伸自我。其中，关键因素是技术实用性和能力有待增强的器官。技术的本质属性就体现为"源于自然、挑战自然"。

这种器官延伸表现为两个方面：一方面，通过研究基因等在人类各种行为中的重要作用及疾病与遗传变异的关联，人的生理机制被展现得日益清晰。人们将对生命的认识与基因等紧密联系在一起，基因被看作为生命的基石，是隐藏在人的最深处的自我，是人类的本质存在。另一方面，利用医药生物技术，可以通过特制的靶向药物或直接的遗传干预去治疗那些曾经以为是无药可救的遗传顽症，通过胚胎选择技术避免致病基因甚至是"不良基因"传递给后代，通过在同种或者异种之间的基因转移，创造出满足人类生存需要的药物和作物。由此，基因技术发展产生的器官延伸就与人类原有的认知产生了矛盾：人类生命的有限性是人类价值体系的重要组成部分，而现代医药生物技术不断挑战生命的极限（延长生命、延缓衰老、提高生命质量）。于是，人们又对这种能力无限扩张后果的不确定性产生了忧虑，促使我们更全面地思考以转基因为代表的现代生物技术蕴涵的伦理价值。

（二）医药生物技术的发展挑战了人类对自我价值的认知

人类常把自己当作自然界的主体，把自然视为一个可以操纵和统治的客体，认为人可以通过掌握、控制自然而获得自己所设定的某种目标的强大能力，而作为可被人类运用和控制的自然界就潜存了工具性的含义。

"为了人类的健康"是发展现代医药生物技术的根本目的，体现了医药生物技术最初的价值观。在医药生物技术的发展中，对人类能为了健康的生命质量而操作自己生命这一问题的肯定，具体反映为治疗乃至根除疾病的价值诉求，也成为不断推进技术发展并导致技术自主积累的动力。正是这种自主积累，逐渐使生物技术的发展脱离了个人的自觉抉择和定向活动，拥有了一种自我强化趋势。而这种趋势又进一步体现为不断加强对自然界的统治，取得最大效益。生物技术的发展，使人类在自然的物质世界全面扩张，也加强了对人类自身的干预，其结果就是精神性的人被物质化了，人类遭到了技术的排斥、挤压直至对抗，技术的扩展导致了人类在物质层面和精神层面都不断异化。

（三）医药生物技术负载着一定的社会价值取向，并反映在认识生命、改造生命和完善生命三个层次中

1. 认识生命层次

人类基因组计划的完成，标志着人类历史由认识客体、改造客体时代进入认识主体、改造主体的新时代。有关生命遗传变异本质、基因与环境关系等新知识，构成了生命本质的认识论基础。评价基因的作用，把握遗传与环境、先天与后天的关系，成为认识生命这一层次上的基因伦理研究内容。

2. 改造生命层次

基于对生命活动规律的认识，医药生物技术发挥了技术作为工具和操作手段的作用，开始了以治愈疾病为起点的主动干预生命过程。基因药物的问世、基因治疗的完善以及基因转移技术的发展，意味着人类能通过"基因外科"直接干预人自身的遗传基础，也带来了新的风险。对生物技术来说，一方面，它实际能够干预的只是人的自然体，而这却是人的主观能动性的表现；另一方面，它干预的对象又是人的整体本质及主观性的自然基础。科技也开始把人性作为支配的对象，并必然使人性物化、分化和异化。看待生物技术的社会功能，评价生物技术的两重性，成为改造生命层次上伦理研究的重要内容。

3. 完善生命层次

医药生物技术的加速发展，带来了质的飞跃。它不仅可用正常基因替换现存世代个体的异常基因，还可以直接在生殖细胞上修正异常基因，甚至导入人体内原本不存在的基因，对体内基因进行调节。"胚胎植入前基因诊断""子宫内基因治疗""人类胚胎干细胞研究""治疗性克隆""基因编辑治疗"等前沿性医药生物技术，把免除疾病苦痛的文化要求从现存世代扩展到未来世代，同时也引发了当代人与后代人、现实世界与未来世界的双重危机。在技术创新中维护人的尊严，将人类利益置于科学利益之上，完善人的生命，成为医药生物技术伦理研究的重要内容。

通过分析医药生物技术的伦理本质和价值负载，可以看到，技术不是中性的，也不是单纯的工具，而是人性的构造。它向个人和社会提供了新的可能选择，影响了人们的思想观念、价值取向和行为方式，产生了广泛且深入的社会反响和伦理争论。

三、现代医药生物技术应用中的主要伦理冲突

当前，世界正面临"百年未有之大变局"，从科技维度来看，正迎来新一轮科技革命与中国转变发展方式的历史性交汇期。作为 21 世纪发展最快的尖端科技领域之一，医药生物

技术日新月异，已然成为此次科技革命的重要引擎。然而，随着科学技术与社会的关系发生重大范式转变，生物技术发展与变革伴随的伦理与安全、伦理与负外部性等问题日益凸显。医药生物技术在给人们带来许多好处的同时，也给人类社会带来意想不到的冲击，若不能对生命科学及技术伦理及其相关问题有所知晓与领悟，国际社会、所有民族与国家、任何团体与个体均难以自如应对人类文明与生物技术发展之间的诸多两难困惑，并会使伦理问题频发与加剧。

（一）医药生物技术的发展让人们产生一些安全担忧

例如，动物克隆技术如果被某些人用来制造克隆人、超人，将可能毁灭整个人类社会和平；生物技术的发展也将推动生物武器的研制与发展，威胁人类生存；转基因作物及食品的生产和销售，是否真的安全，是否会对人类和环境造成长期的影响，是否会造成不可预见的危险；分子克隆技术在人类自身的应用可能造成巨大的社会问题，并对人类自身的进化产生影响，这些技术用在其他生物上也可能产生不良影响，超出人类预想；基因工程改造产生的新型微生物是否会成为致病因素，它们带有的特殊致病基因，如果从实验室逸出并且扩散是否会造成可怕的威胁人类生存的流行病。

（二）医药生物技术对人类社会的伦理、道德、法律的冲击越来越受到关注

①转基因技术的应用可能引起伦理问题，例如将动物基因转入可食用植物可能会引起素食主义者的特别关注，将某些宗教团体禁止食用的动物基因转入他们日常食用的动物中，就可能触怒这些宗教团体，引发不安定因素。②动物克隆技术可能引发法律冲突，从法律层面上看，人的克隆同样给人们带来困扰，提供体细胞的人与被克隆的人从法律上无法确定其父子、母子或兄弟姐妹关系，带来法律和伦理问题，这将困扰着整个人类，难以解决。辅助生殖技术中涉及的供卵、供精和代孕者，同样给人们带来了一定的困扰。③人类基因组与基因诊断技术的发展也带来了许多现实问题，一个人的基因组信息如何保护，基因诊断过程中是否会侵犯个人隐私，保险公司或企业的雇主是否有权力要求投保人或被雇佣者进行基因组检测，预测他们将来可能罹患某些疾病，再决定是否接受投保或雇佣他们。一旦这些先进的生物技术被广泛应用，社会上就可能出现许多难以预料的问题，而这些问题将会影响现有的相对稳定的社会环境。④干细胞技术、基因编辑技术、合成生物学技术、异种器官移植等新领域的迅猛发展为人类健康和经济发展带来新机遇的同时，也产生了新的问题，比如干细胞研究领域的嵌合体研究及应用和异种器官移植可能会侵犯人类的尊严、侵犯动物福利和权利、引发医疗资源分配不均；合成生物学引发了新的生物安全问题，比如生物制剂、材料或技术的滥用（如通过盗窃、转移、故意释放生物制剂或材料）会危害人类健康或生态环境，其中，关注多集中于生物武器和生物恐怖威胁问题上；基因编辑使人们担忧部分人会专门孕育有着特定优选遗传特征的后代，加重社会偏见和歧视，致使社会现存的不公平更为固化，加剧社会阶层的分化，还有对"婴儿设计"商业化等的担忧。

● 第二节 医药生物技术伦理的基本原则 ●

伦理是关于人与人、人与社会、人与自然关系及其处理的标准。医药生物技术的发展引发了诸多社会风险和伦理问题，尽管社会对这些问题仍然存在很大的争议，但是它们已赫然

摆在世人面前，并已经、正在甚至将继续对自然环境和人类社会产生影响。整体评价科学和技术，简单地断言它是天使或者魔鬼，都容易陷入某种片面性。对于不同境遇下具有不同需要的主体而言，科学和技术具有不同的价值和意义。但是，从发展角度来看，最终都应以保护人类的核心利益为出发点和最终目的。毕竟人才是万物的尺度，这也正是发展医药生物技术的核心原则之所在。面对这样的现实，本着尊重生命、敬畏自然的核心理念，应该采取适度策略，使生物技术发展与人类社会进步之间达到一种相对的平衡。在充分考虑各种相互联系又相互冲突的利益问题时，遵循一定的价值判断标准，追求整体利益的最大化、损害的最小化，同时保护个体的合理利益。由此，人类社会逐步发展和建立了医药生物技术研究和应用过程中的诸多伦理原则。这些原则主要分为两类：一类是被要求的原则，如有利原则、自主原则、不伤害原则、公正原则等；一类是被期望的原则，如尊重原则、互助原则、利益分享原则、良知原则、和谐原则等。我们着重介绍第一类原则，因为这些原则是医药生物技术伦理的核心，也是底线。

一、有利原则

有利原则（the principle of beneficence）又称行善原则。道德不仅要求我们善待人和避免伤害人，而且要求我们增进他人福利。这种有利行为属于"有利原则"的范畴。在不伤害与提供福利之间，不存在泾渭分明的界线，但是有利原则比不伤害原则要求更高，因为行为主体必须采取积极的措施使医药生物技术应用的最终目的是造福人类，而不只是避免有害行为。有利原则主要包含两个方面：积极有利原则和效用原则。积极有利原则要求行为主体提供福利；效用原则要求行为主体权衡有利和不利，以产生最好的总体效果。

具体到医药生物技术领域，有利原则是最基本的要求。我们强调生物技术的最终目的是为人类造福，一切严重危害当代人和后代人的公共福利、有损生态及环境的研究活动都是不道德的。根据这一原则，可以对某项生物技术研究发出暂时或永久的"禁令"，也可以用这条原则来保证设置某些生物技术研究"禁区"的合理性。坚持这一原则，意味着在生物技术研究中，科学家有积极的义务考虑他人的幸福，并在别人试图实现其计划时提供必要的支持和帮助。

基于这一原则，要求对医药生物技术发展和应用进行风险和利益分析：①要保证相关生物技术研究有利于人，生物技术应用对象往往处于巨大损失的风险或危险之中，而我们的研究将能够直接防止这种损失或者伤害。②要权衡利弊。生物技术研究要进行风险受益分析，以便使生物技术的应用对象获得的好处超过对其产生的伤害，同时把风险降低到最低程度。这里"风险"是指不利于人类健康和福祉的负面价值，"受益"是指促进人类健康或福利的正面价值。在医药生物技术研究和应用过程中应当识别并减少风险，并对受试者实事求是地描述而不是过分强调可能的利益，在研究中尽量使风险最小化，以提高医药生物技术的社会效益。③要敬畏生命。诺贝尔和平奖获得者阿尔贝特·施韦泽在《敬畏生命》中写道："必须像敬畏自己的生命意志一样敬畏所有的生命意志，在自己的生命中体验到其他生命。"善是保存和促进生命，使可发展的生命实现最高价值。恶则是阻碍和毁灭生命，压制生命的发展。这是必然的、普遍的、绝对的伦理原则。医药生物技术研究的对象就是生命，所以要特别强调敬畏生命，要肯定生命的至高无上性和优先性，强调敬重生命、珍惜生命、关爱生命，维护和尊重一切生命正当的生存权和发展权。肯定人的生命优先性，是当代社会把人的生存与发展作为最高价值目标的具体表现，这就要求将道德关怀融入研究中，处理好技术发展中的利益关系，把人的健康效益置于优先地位，实现技术发展一切为了人、一切服务于人的价值目标。

二、自主原则

"自主"一词源于希腊语 *autos*（"自我"）和 *nomos*（"统治""支配"或"法律"），它最初是指独立城邦的自治或自我支配。后来自主一词的用法扩展到个人，并获得多种含义，如自我支配、自由权、隐私、个人选择、意志自由、自主行为、自主者等。个人自主在最低限度上是指自治，即个人不受他人控制性的干涉，能不受妨碍地做出有意义的选择。与其他伦理原则一样，尊重人的自主选择的原则也深深地根植于公共道德之中。但是，关于这一原则的本质、范围或强度却缺乏一致看法。我们使用自主这一概念，考察个人在医药生物技术研究中所做的决定，尤其是知情同意和知情拒绝。一种误导性的批评意见认为，尊重自主原则是凌驾于其他所有伦理原则之上的，对这一点我们是不认同的。我们更认同建构一种尊重自主的概念，尊重自主不是极端个人主义，在肯定生命至高无上性基础上，不极端强调理性，也不过分法律化。

生命伦理学中的自主原则（the principle of autonomy）是指医药生物技术领域的专业人员有义务尊重患者和研究参与者自己作决定的权利，它主要通过知情同意原则体现出来。自主的行动必须符合三个条件：有意图的、理解的和不受制约的。一般来说，自主原则建立在尊重原则基础上，尊重是实现自主的前提，自主体现对自主的人及其自主性的尊重。

在医药生物技术研究中，坚持自主原则，必须尊重患者和受试者的人格和尊严，取得其自主的知情同意或选择；个人的权益、需求、意愿与价值应当被充分尊重，必须尊重患者和受试者的主体地位和权利，对他们施予的任何措施和行为，都应作真实全面的说明，并由他们自主作出决定。因此，自主性是知情同意的核心。知情同意的目的并不在于考察并强调患者和研究参与者如何自主，以及千方百计让自主性发挥到极致，而在于其给予患者和研究参与者自主选择的权利和机会，让他们选择对自己最有利、最符合自己愿望的治疗方案和研究计划，保证不使他们的选择伤害自身或者违背自己的愿望。最终目的是保护他们的利益、健康、福利和生命不受到无辜的伤害和损失。

三、不伤害原则

不伤害原则（the principle of nonmaleficence）又称避害原则，是重要的医学伦理原则，也是医药生物技术研究必须遵循的原则之一。它意味着，如果研究不能使某人受益，那么，至少不应当伤害他。不伤害原则确立了不伤害他人的义务。在医学伦理学中，它与"首要之务便是不可伤害"（primum non nocere）这一箴言密切相关。医疗专业人员经常援引这一规范，然而其出处不详，含义也不甚明了。希波克拉底誓言明确表达了不伤害义务和有利义务："我将尽我的能力和判断力，用医术帮助患者，但是，我绝不利用它伤害患者。"许多伦理学理论，包括效用主义和非效用主义理论，都承认不伤害原则，有些哲学家把不伤害原则和有利原则合并成一个原则。

在医药生物技术研究中，伤害主要包括三个方面：一是技术伤害，由于技术使用不当对研究参与者和受试者的肉体或健康造成的伤害，如疼痛、痛苦、残疾乃至死亡。二是行为伤害，由于研究者语言、态度等行为对研究参与者和受试者造成的伤害。三是经济伤害，由于研究者出于个人或集团的利益导致"过度技术干预和过度医疗消费",使研究参与者和受试者蒙受经济利益损失。

在医药生物技术研究和临床应用中,研究者必须承担不伤害的义务,不应该发生有意的伤害和伤害的危险。当然也要避免某些并无恶意,甚至无意造成的伤害。任何人(包括科研人员和医务人员)、任何时候都不能以任何借口(如发展科技的理由)来利用技术伤害任何人。因此,不伤害的道德义务具有某种绝对性,当它与其他道德义务相冲突时具有优先权,是对所有社会成员和一切科技活动最起码的绝对要求,故也是一种底线伦理原则。

但是,不伤害又有相对性。在某些条件下,为了最终把对生命的伤害减至最小、对生命的利益增至最大,往往又允许技术手段造成一定限度的伤害,如药物研发过程中的动物实验必然会对动物造成一定的伤害。承认不伤害的相对性,不是否定其绝对性,而是实现绝对性的必要途径。这也要求,在医药生物技术研究中,对在适当范围内的伤害必须运用双重效应原则来加以判断。双重效应原则是某一行动的有害效应并不是直接的、有意的效应,而是间接的、可预见的效应。通过在不同形式的人类生命之间、不同个体的生命之间、不同性质的伤害之间合理确定避免伤害的优先权,在患者(或受试者)、研究者、投资者之间合理确定利益的优先权,然后依其作出权衡、取舍,最终实现伤害最小、利益最大的目的,在无法避免的情况下做到两害相权取其轻。

四、公正原则

公正即公平正义的意思。一般将公正分为相对公正和非相对公正。相对公正主张个人或群体所获得的权利是通过对他人或群体与之冲突的权利要求进行权衡后作出决定的。按照相对公正的定义,个人所获取决于其条件或需要,以及这些条件和需要与社会中他人需要的关联度。因此,甲可能比乙更需要肾移植,因为甲由于肾衰竭而濒临死亡,而乙刚刚被诊断出患有肾病。相对公正的要点是平衡个人之间对同一资源需要的竞争。非相对公正是通过与权利主张无关的标准来确定产品或资源的分配,按照非相对公正要求,配给、分配或者待遇是由原则而不是由需要来决定的。

公正原则(the principle of justice)又分为形式公正和实质公正两种。形式公正原则,即公正的平等原则。要求同样对待具有同样需要的人。其本质就是形式的平等,即相同的人相同对待,不同的人不同对待。按照形式公正原则,医药生物技术研究提供的现实或潜在的治疗手段可为所有人共享,如基本医疗资源使用方面,应力求做到人人享有保健的权益。实质公正原则,即公正的差异原则。要求根据差异需要来分配负担和利益,不同需要的人不同对待。实质公正指明了医药生物技术研究中某种相关特性和准则,人们能够在这些基础上进行资源分配。公正原则不否认人人均有生命与健康的权利,但也不是说人人均应得到均等的医疗保健和照顾。对不同需要的人,给予平均的医疗待遇并不是一种公正,公正应该是建立在差异需要基础上的公正。差异需要就是某个人需要某种东西,如果得不到他就会受到损害。这些差异需要因素包括:个人的需要、个人的能力、个人对社会的贡献、个人在家庭中的角色地位、疾病的科研价值等。按照实质公正原则,就要承认医药生物技术会给不同社会集体和个人带来不同利益或造成不同伤害,但人类必须在利益共享、风险共担、负责任的基础上谋求共同的发展。这两种公正要求,都强调了对弱者和弱势群体的保护。

在许多其他国家,获得医疗和医疗保险的不平等,以及医疗费用的急剧上涨激起了何谓社会公正的争论。例如,所有年龄段的人都应当平等地获得医疗资源吗?在试图回答此类问题时，我们往往难以确定如何协调医疗平等性、健康促进、社会效率和国家福利等目标。我们期望有一套行之有效的公正原则来确定应当如何分配医疗资源、社会负担、福利等。然而，当我们试图阐述各种公正原则时，这些原则似乎与抽彩方式一样令人难以捉摸，因此建构一个囊括各种公正概念的综合性的、统一的公正理论难上加难。而且，生物及医学伦理学提出的许多公正原则并没有与利他原则区分开来或独立出来，如不伤害原则和有利原则。

医药生物技术伦理原则的建立，既立足于生物技术伦理冲击的社会现实，又依托当今生命哲学、道德哲学、应用伦理学的最新成果，在方法论上，运用了道义论的伦理思想，在确定医药生物技术伦理原则的具体内容时，又运用了功利论的伦理思想。这四项原则是进行生物技术伦理分析、解决生物技术伦理难题的基本价值标准，也是医药生物技术伦理研究的基本原则。

参 考 文 献

[1] 李嘉珊. 中国文化科技融合发展研究 ［M］. 北京：中国商务出版社，2015.

[2] MCKENNY G P. To relieve the human condition：bioethics，technology and the body ［M］. New York：State University of New York Press，1997.

[3] 拉莫特. 技术的文化塑造与技术多样性的政治学 ［J］. 孔明安，刑怀滨，译，世界哲学，2005，4：83-91.

[4] 拉普. 技术哲学导论 ［M］. 刘武，译. 沈阳：辽宁科学技术出版社，1986.

[5] LEE M S. Remaking eden：how genetic engineering and cloning will transform the American family ［M］. New York：Harper Perennial Press，2007.

[6] MITCHAM C. Thinking through technology ［M］. Chicago：The University of Chicago Press，1994.

[7] 高亮华. 密涅瓦的猫头鹰飞起来——评《海德格尔分析新时代的科技》［J］. 自然辩证法研究，1995，11（2）：61-63.

[8] 关文新. 基因科技与身心二元论的消解 ［J］. 自然辩证法研究，2001，17（10）：24-28.

[9] 阿尔贝特·施韦泽. 对生命的敬畏：阿尔贝特·施韦泽自述 ［M］. 陈泽环，译. 上海：上海人民出版社，2006.

[10] 徐宗良. 生命伦理学：理论与实践探索 ［M］. 上海：上海人民出版社，2002.

（牟长军）

第二篇

生物技术与伦理

第四章

基因工程

随着 20 世纪 70 年代以来分子生物学、遗传学等领域的快速发展，基因工程技术不断完善，并从实验室走进人们的日常生活。基因工程似乎无所不能，从转基因动植物、转基因食品到转基因药物、基因诊断、基因治疗、基因编辑等，基因工程对医药健康、农业、能源、环境治理等众多领域产生了深刻影响，甚至可以说对其进行了重塑，在许多方面都能给人类社会带来益处。然而，历史和现实表明，任何科学技术都是一把"双刃剑"，它在给人类社会带来财富和幸福的同时，也会或多或少地带来风险和危害。基因工程也不例外，人们在为基因工程技术取得的成果欢呼雀跃的同时，也为基因工程带来的伦理问题忧心忡忡。在基因工程技术发展迅猛的今天，如何客观、理性、正确地运用基因工程技术，使其朝着有利于人类的方向健康、有序地向前发展就显得尤为重要。

第一节　基因工程概述

基因工程（gene engineering）又称重组 DNA（DNA recombination）、遗传工程（genetic engineering）、基因克隆（gene cloning）、分子克隆（molecular cloning）、基因操作（gene manipulation），是将不同来源的基因按照事先设计的蓝图，在体外通过人工"剪切"和"拼接"等方法构建遗传物质的新组合，然后将它转移到细胞中进行扩增和表达，以改变生物原有的性状或者获得某种生物产品的过程。基因工程最终的目的是产生新品种或者新产品。基因工程是现代生物技术的基石，对整个生物技术特别是现代生物技术的发展起到了决定性的推动作用。基因工程问世 50 多年来，已经取得了许多举世瞩目的成就。自然界创造新的生物物种一般需要几十万年乃至几百万年的漫长岁月，但在新的实验室里应用基因工程，可能在几天内就完成这一过程。自然界中从未有过的新型蛋白质也可能通过基因工程创造出来。随着基因工程学的诞生，人类已经开始从单纯地认识生物和利用生物的传统模式跳跃到了可随心所欲地改造生物和创造新生物的时代。基因工程既是现实的生产力，更是巨大的潜在的生产力，势必成为下一代新产业的基础技术，成为世界各国特别是科学较发达国家的国民经济的重要支柱。

一、基因工程的基本原理

基因工程的理论基础主要涉及三个方面：一是 20 世纪 40 年代确定了 DNA 是遗传信息的携带者，基因从抽象的概念成为了具体的物质；二是 20 世纪 50 年代揭示了 DNA 双螺旋结构模型和半保留复制机制，解决了基因的自我复制和传递问题；三是在 20 世纪 50 至 60 年代，相继提出"中心法则"和"操纵子学说"，并成功破译了遗传密码，阐明了遗传信息的流向和表达问题。特别是遗传密码子在生物界的普遍通用性对基因工程的发展尤为重要，进化程度差异很大的不同种类的生物，不管是动物、植物、病毒等微生物还是人类本身，一切生物的遗传密码都是相同的。各个物种之间的区别仅在于它们所含有的遗传物质 DNA 分子的长度以及序列不同，即所载的信息量不同，从而使人为设计改变生物性状甚至创造新的生物类型成为可能，这是在不同物种间进行基因操作和转移的基本原理。

有了理论基础，还需技术上的支撑，这些技术主要包括：限制性内切酶等工具酶的发现和应用，实现了对 DNA 大分子的切割、修饰和拼接；基因工程载体的发现，使外源基因能够进入宿主细胞并能够在宿主细胞中复制表达；基因工程还需要基因克隆、检测等，这些技术主要包括凝胶电泳、分子杂交、反转录酶的应用以及 DNA 序列测定和基因的人工合成等多种分子生物学实验方法。基因工程是一门内容广泛、综合性的生物技术，其核心是基因克隆、基因的功能与调控研究、基因的转化与表达等。

二、基因工程的发展简史

20 世纪 50 年代以来，遗传学和分子生物学取得了一系列突破性进展，为基因工程奠定了理论基础，此后基因工程开始蓬勃发展。

基因工程原理及发展史

1970 年，哈密尔顿·史密斯（Hamilton Smith）从大肠埃希菌中分离出第一个能切割 DNA 的酶，它可以在 DNA 核苷酸序列的专一性位点上切割 DNA 分子，这种酶被称为限制性内切酶，此后很多种限制性酶陆续被分离出来，目前发现的已有数百种。限制性内切酶的分离成功使得重组 DNA 成为可能，因为 DNA 是一个长链的生物大分子，在研究 DNA 重组、表达质粒的构建以及碱基序列分析之前都需要将 DNA 切割成为较短的片段，限制性内切酶这把"分子剪刀"正好可以实现这一功能。

1972 年，在其他科学家已经发现细菌中存在 DNA 连接酶的基础上，美国斯坦福大学的保罗·伯格（Paul Berg）将猿猴空泡病毒 SV-40 病毒 DNA 与噬菌体 P22 DNA 在体外重组成功，构建了世界上第一个重组 DNA 分子，将重组 DNA 转化大肠埃希菌后，含有重组 DNA 的噬菌体仍能可以在细菌中增殖，打破了种属界限。这是人类第一次进行的 DNA 体外重组实验，具有里程碑式的意义，保罗·伯格也因此获得 1980 年度诺贝尔化学奖。重组 DNA 技术的出现奠定了现代基因工程技术的基础。

同样是在 1972 年，美国人科恩（S. Cohen）等发现经氯化钙处理的大肠埃希菌能够吸收质粒 DNA，并于 1973 年首次完成了重组质粒 DNA 对大肠埃希菌的转化，同时又与博耶（H. Boyer）等合作将非洲爪蟾编码核糖体基因的 DNA 片段与 pSC101 质粒重组并导入大肠埃希菌，并转录出相应的 mRNA 产物。这项工作的成功是基因工程发展史上的另一个里程碑。科恩的实验结果不仅说明了质粒分子可以作为基因克隆的载体将外源 DNA 导入寄主细胞，也说明了真核动物的基因可以转移到原核细胞中，并实现其功能表达，同时还建立了质粒-大肠埃希菌这样一个基因克隆模式，使人们对基因工程的前景充满了希望。

1973 年，科学家在大肠埃希菌中表达了一个来自沙门菌的基因，从而首次在科学界引发了关于转基因安全性的深入思考。1975 年的阿西拉玛大会（Asilomar Conference）上，科学家建议政府对重组 DNA 相关研究进行监管。

1977 年，博耶等首先将人工合成的生长激素释放抑制因子 14 肽的基因重组入质粒，成功地在大肠埃希菌中合成得到这个 14 肽。1978 年，博耶创建全球第一个重组 DNA 技术公司 Genetech，并宣布利用重组 DNA 技术创建了一个新的大肠埃希菌菌系，用于生产人胰岛素。

1977 年，英国著名生物化学家弗雷德里克·桑格（Frederick Sanger）发明了双脱氧链终止法用于 DNA 测序，这项技术被广泛应用于重组 DNA 分子的序列鉴定等工作，极大地推动了基因工程的发展。桑格也因此获得 1980 年的诺贝尔化学奖。

然而，只实现外源 DNA 对大肠埃希菌的转化还是远远不够的，毕竟大肠埃希菌只是一个非常简单的单细胞原核生物。只有构建适合的表达载体并通过有效的方法将外源 DNA 导入动植物细胞中进行表达，转基因才算真正的成功。经过科学家们的不懈努力，终于在 1980 年通过微注射法培育出了世界上第一个转基因动物——小鼠，然后于 1983 年采用农杆菌介导方法成功实现了对烟草的转化。

1985 年，凯利·穆利斯（K. Mullis）发明了聚合酶链式反应（polymerase chain reaction，PCR）技术。使基因克隆变得非常简单，从此推动基因工程迈入快车道。2000 年 6 月 26 日，科学家公布人类基因组工作草图，标志着人类在解读自身"生命之书"的路上迈上了新的台阶，同时也为基因工程在人类健康事业的应用奠定了基础。

● 第二节　基因工程的内容和方法 ●

基因工程的基本过程是把外源目的基因的 DNA 片段插入载体分子上，以形成"杂种" DNA 分子，也称为重组 DNA 分子，然后将其引入宿主细胞，实现目的基因功能的表达。所以基因工程的核心内容就是分子重组、基因转化和外源基因的高效表达。基因工程操作的基本方法主要包括如下步骤：①从生物有机体的基因组中分离目的基因或合成目的基因。②将带有目的基因的 DNA 片段与载体 DNA 通过酶切和连接形成重组 DNA 分子。③把重组 DNA 分子转入受体细胞。④对转化的细胞进行筛选和鉴定。⑤外源目的基因在受体生物细胞中表达，产生所需的产品或者赋予转化体新的遗传特征。下面我们以最简单的大肠埃希菌的基因克隆为例，按照流程介绍基因工程的主要内容和每一个步骤所用的技术方法。

一、目的基因分离或合成

目的基因的分离或者获得是基因工程的第一步，没有这一步基因工程就是无米之炊。当然在分离基因进行基因工程操作之前，对基因进行功能研究是基础。我们进行基因工程的目的就是利用转化的基因获得产品或者改变生物的遗传特征，所以需要通过各种生物学研究方法对基因的功能（包括它的

目的基因
的获得

表达特征等）进行深入研究，这是基因工程的理论基础。在确定基因的功能之后，再对目标基因进行分离。目标基因的获得方法主要包括 3 种：化学合成法、文库法和 PCR 法，其中文库法又分为基因文库法和 cDNA 文库法。

（一）化学合成法

1980 年，全自动的固相 DNA 合成仪面世后，快速、高效合成寡聚核苷酸（Oligo DNA）成为可能，这极大地推动了生物工程技术的蓬勃发展。现在一般都采用 β-乙腈亚磷酰胺化学合成 Oligo DNA。化学合成法主要针对序列已知的基因，通过 DNA 自动合成仪，可以按照已知序列将核苷酸一个一个连接上去成为核苷酸序列。该方法的优点是可以按照设计随意改变 DNA 的序列；缺点是只能合成比较短的片段，而且合成时每增加一个碱基，成本和错误的概率都会大大增加。所以对于几百甚至上千碱基的基因一般是先用化学合成法合成引物，再利用引物通过 PCR 等方法获得目的基因。化学合成法主要用于合成 PCR 引物、探针、定点突变引物等少于 100bp 的短序列。人们还可以利用化学合成法合成 mRNA 疫苗。到 2021 年 7 月底，美国已经使用了超过 3.25 亿剂量的 mRNA 疫苗。试想一下，如果没有化学合成核酸方面的突破，这一切都不可能发生。经过 50 多年的技术发展，RNA 和 DNA 的体外合成已经完全实现自动化和大众化，一些"台式"合成设备已在市场上出售。

（二）文库法

1. 基因文库法

所谓的基因文库就是用重组 DNA 技术将某种生物的总 DNA 切割成小片段，然后把所有片段随机地连接到载体上，再转移到适当的宿主细胞中，通过细胞增殖而产生各个片段的无性繁殖系（克隆），在制备的克隆数目多到可以把某种生物的全部基因都包含在内的情况下，这一组克隆的总体就被称为某种生物的基因文库。由于制备 DNA 片段的切点是随机的，所以每个克隆内所含的 DNA 片段既可能是一个或几个基因，也可能是一个基因的一部分或除完整基因外还包含两侧的邻近 DNA 顺序。基因文库制备的初衷是把基因组化整为零，因为基因组太大不容易进行扩增、测序等基本的分子生物学操作。利用 λ 噬菌体载体构建基因组文库的一般操作程序如下：①选用特定限制性内切酶对 DNA 进行酶切，得到 DNA 限制性片段。②选用适当的限制性内切酶酶切 λ 噬菌体载体 DNA。③经适当处理，将基因组 DNA 限制性片段与 λ 噬菌体载体进行体外重组。④利用体外包装系统将重组体包装成完整的颗粒。⑤以重组噬菌体颗粒侵染大肠埃希菌，形成大量噬菌斑，从而形成含有整个 DNA 的重组 DNA 群体，即文库（图 4-1）。建立基因文库以后，理论上需要的基因肯定就位于文库的某个克隆中，我们需要做的就是将其从中分离出来。

2. cDNA 文库法

cDNA 文库也称为反转录文库，是指从某种生物或者某种组织中提取 mRNA，然后以此为模板通过反转录生成 cDNA 序列，进而构建的文库。虽然可以用基因文库法获取真核生物的目的基因，但是由于高等真核生物基因组 DNA 文库比其 cDNA 文库大得多，所以从 DNA 文库中分离基因非常繁琐。此外，由于构建基因文库时内切酶是随机切割的，所以有可能要分离的目的基因被从中间切开分成两段进入两个克隆。真核生物的很多基因含有大量的内含子，但大肠埃希菌等原核生物没有切割内含子的系统，所以大肠埃希菌不能直接表达含有内含子的基因。而 mRNA 中已不存在内含子序列（已在拼接过程中被去除），以真核生物 mRNA 为模板，直接反转录而成的 cDNA 可被大肠埃希菌表达。因此，在基因工程

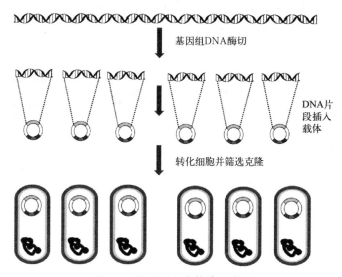

图 4-1　基因组文库构建示意图

中，cDNA 文库法是从真核生物细胞中分离目的基因的常用方法。

3. PCR 法

PCR 是 20 世纪 80 年代中期发展起来的体外核酸扩增技术，是生物技术领域中的一项革命性创举和里程碑。PCR 的基本原理是模仿细胞内的 DNA 半保留复制。不过，体内是通过解旋酶等把双链 DNA 打开，然后分别以一条单链作为模板进行复制的。在体外实验中，DNA 在高温时也可以发生变性解链，当温度降低后又可以复性成为双链，因此，在 PCR 扩增时，可通过温度变化控制 DNA 的变性和复性。Taq DNA 聚合酶的发现是实现体外扩增的重要基础，它最初由 Saiki 等从温泉中分离的一株水生噬热杆菌（$Thermus\ aquaticus$）中提取获得的。此酶的最大优势是耐高温，在 70℃ 反应 2h 后，其残留活性大于原来的 90%，在 95℃ 下反应 2h 后，其残留活性仍能达到原来的 40%。因为体外扩增时需要通过 93℃ 左右的高温把 DNA 双链打开，而一般的 DNA 合成酶在此温度下很快就失活了，只有 Taq DNA 聚合酶能够胜任。

体外扩增时，首先在试管中加入基因的模板 DNA、设计好的引物、DNA 聚合酶、dNTP（四种碱基）、缓冲液等扩增所需的各种成分，然后运行扩增程序，扩增程序由变性、退火、延伸三个基本反应步骤构成。①模板 DNA 的变性：模板 DNA 经加热至 93℃ 左右一定时间后，模板 DNA 双链或经 PCR 扩增形成的双链 DNA 会解离成为单链，以便与引物结合，为下轮反应做准备。②模板 DNA 与引物的退火（复性）：模板 DNA 经加热变性成单链后，温度再降至 55℃ 左右，由于在反应体系中加入的引物分子数远远超过模板的数目，引物大概率会与模板 DNA 单链的互补序列配对结合。③引物的延伸：DNA 模板-引物结合物在 72℃、DNA 聚合酶（如 Taq 酶）的作用下，以 dNTP 为反应原料，以靶序列为模板，按碱基互补配对与半保留复制原理，合成一条新的与模板 DNA 链互补的半保留复制链。每重复变性、退火、延伸三个步骤形成的一个循环就可以将目的基因扩增一倍，而每个循环只需要需 2~4 min，所以 2~3 h 就能将待扩增目的基因扩增几百万倍（图 4-2）。PCR 的模板也很容易获取，从一根毛发、一滴血、甚至一个细胞中提取出的 DNA 即可用于扩增。PCR 具有特异、敏感、产率高、快速、简便、重复性好、易自动化等突出优点，已成为基因分离和克隆的首选。此外，借助于反转录酶，还可以以 mRNA 为模板通过 RT-PCR 进行克隆，获得的序列可直接在大肠埃希菌等原核细胞中表达。

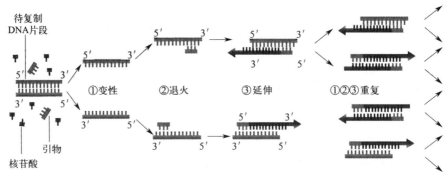

图 4-2 聚合酶链式反应示意图

二、载体的选择

无论是真核细胞还是原核细胞，表面都包裹着细胞膜。细胞膜是由磷脂（为主）形成的双层膜，它对物质的跨膜转运有严格的选择性，像 DNA 这类大分子不能随意透过这层膜。因为基因只有在细胞内才能复制、表达、发挥生物学功能，达到基因重组的目的，所以需要借助特殊的手段将外源基因跨过细胞膜运输到细胞内。在所有的方法中，最简单常用的方法是借助于载体进行转化。基因工程载体（vector）是一类可以与外源 DNA 结合，并将后者

载体构建

导入寄主细胞并进行扩增或表达的运载工具。载体要求具备三种能力：一为目的基因提供进入受体细胞的转移能力；二为目的基因提供在受体细胞中的复制能力或整合能力；三为目的基因提供在受体细胞中的表达能力。理想的载体还应该具备合适的复制位点、广泛而特异的多克隆位点、便于筛选和鉴定的遗传标记。此外，载体需要非常容易从宿主细胞中分离纯化出来，以便在体外进行重组操作，如果载体分子较小但可容纳较大的外源 DNA 就更理想了。目前比较常用的载体包括质粒载体、噬菌体载体、动物病毒载体等。

（一）质粒载体

质粒（plasmid）是指细菌或细胞染色质以外的，能自主复制的，并与细菌或细胞共生的环状 DNA 小分子，它对宿主细胞的生存并不是必需的。质粒大小在 2～300 kb 之间，15 kb 以上的大质粒不易提取。质粒是能独立复制的复制子（autonomous replicon），而且可以随宿主细胞分裂而传给后代细胞。质粒也往往有其表型，某些质粒携带的基因功能有利于宿主细胞在特定条件下生存（图 4-3）。例如，细菌中许多天然的质粒带有抗药性基因，使细菌能在含有相应抗生素的环境中生存繁殖。除常用的大肠埃希菌质粒载体外，近年来人们还发展了许多人工构建的其他能用于微生物、酵母、植物等的质粒载体。

（二）噬菌体载体

噬菌体（phage）是感染细菌的一类病毒。作为载体使用的 λ 噬菌体是其中最具代表性的噬菌体，它由头和尾构成，其基因组是长约 49kb 的线性双链 DNA 分子。侵染细菌时，它通过尾管将基因组 DNA 注入细菌，而将其蛋白质外壳留在菌外。利用 λ 噬菌体作载体，

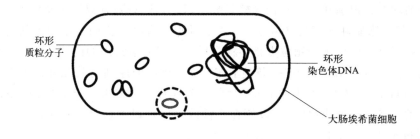

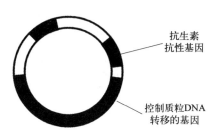

图 4-3　质粒结构

主要是将外源 DNA 替代或插入中段序列后再包装成噬菌体去感染大肠埃希菌，借助此过程将目的基因导入细菌，完成转化。噬菌体载体可插入长 5～20 kb 的外来 DNA，这比质粒载体能插入的 DNA 长得多，而且包装的 λ 噬菌体感染大肠埃希菌要比质粒转化细菌的效率高得多，所以 λ 噬菌体载体常用于构建 cDNA 文库或基因文库。但 λ 噬菌体载体的克隆操作要比质粒载体复杂。

（三）动物病毒载体

质粒和噬菌体载体只能在细菌中繁殖，不能满足真核细胞 DNA 重组需要。感染动物的病毒可改造用作动物细胞的载体，借助于这些病毒感染细胞的过程将外源基因导入到动物细胞中。由于动物细胞的培养和操作较复杂、花费也较多，因而病毒载体构建时一般都把细菌质粒复制起始序列放置其中，使载体及其携带的外来序列能方便地在细菌中繁殖和克隆，载体构建好以后再包装成病毒，然后将外源基因引入真核细胞。常用的病毒载体主要由猿猴空泡病毒 SV40（simian virus 40）、反转录病毒和昆虫杆状病毒等改造而来。

三、酶切与连接

选择好合适的载体后，接下来最重要的工作就是将目的基因插入载体中，以便通过载体将外源基因导入细胞中。其中最常用的方法是通过酶切将载体和目的基因切成接头互补的片段，然后再通过连接酶将其连接起来，就像把布料切成可以拼接在一起的不同形状布料，再将其缝在一起做成衣服一样。

（一）限制性核酸内切酶（restriction endonuclease）

简称为限制酶或内切酶，是一类能识别双链 DNA 分子中特异核苷酸序列，并在此位点以固定方式切割双链结构的水解酶。早在 20 世纪 50 年代初期，人们就从大肠埃希菌中发现了此类内切酶，并根据限制-修饰现象命名为限制性内切酶，现在已成为重组 DNA 技术的重要工具酶。迄今已从数百种不同微生物中分离纯化出 500 余种内切酶。它们有着共同的特点，如各种酶均有其识别并作用的特异核苷酸序列；它们只降解双链 DNA 分子，不切割单链 DNA 分子等。限制性内切酶又可分为Ⅰ型、Ⅱ型和Ⅲ型，我们常用的限制性内切酶一般为Ⅱ型。Ⅱ型限制性内切酶的靶位点是多种多样的，我们最常用的内切酶一般识别 6 个碱基的回文序列（指双链 DNA 分子中一条链上按 $5'\to3'$ 读取的序列与其互补链上 $5'\to3'$ 读取的序列一致，如 GAATTC）。产生的 DNA 片段一般具有黏性末端（指 DNA 两条链的末端长短不一，长的一条突出形成单链），以便在连接的时候可以通过其黏性末端与其他 DNA 片段进行识别和连接（图 4-4），这在重组中非常重要。

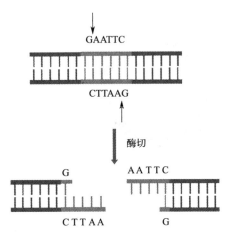

图 4-4　限制性核酸内切酶切割 DNA 示意图

（二）　DNA 连接酶（ligase）

DNA 连接酶是一种能够催化 DNA 中相邻的 $3'$-OH 和 $5'$-磷酸基末端之间形成磷酸二酯键，而将两段 DNA 拼接起来的酶。它也是体外构建重组 DNA 分子必不可少的工具酶，其中最常用的是 T4DNA 连接酶。DNA 连接酶能连接 DNA 双链，而不能连接两条单链 DNA 分子。事实上，DNA 连接酶所封闭的是双螺旋 DNA 骨架上的切口（nick）而不能封闭缺口（gap）；也就是说，只有当 $3'$-OH 和 $5'$-磷酸基彼此相邻，而它们又是各自位于互补链上互补碱基配对的两个脱氧核苷酸的末端时，DNA 连接酶才能把它们连接并形成磷酸二酯键。

（三）酶切与连接的策略

以质粒载体为例，如果要把一段 DNA 连接到质粒载体中，首先在载体的多克隆位点上寻找可用的酶切位点，然后通过 PCR 合成 DNA 时在其两端分别也加上相同的酶切位点。通过选用的内切酶分别切割质粒和目的 DNA，让它们都呈现线性而且末端都带有相同的黏性末端，最后通过 T4 DNA 连接酶就可以把质粒和目的 DNA 重新连接起来，形成一个新的环状重组 DNA（图 4-5）。

四、重组体的转化

遗传转化（genetic transformation）是指将同源或异源的体外重组 DNA 分子通过各种方法导入细胞内的过程。转化时重组 DNA 分子可以被细胞自然摄取，但更多的时候是通过将细胞制备成感受态后才能摄取，或者借助于其他手段将其导入。导入细胞内的基因要成功表达，基因工程的目的才能实现。影响转化的

重组体的转化

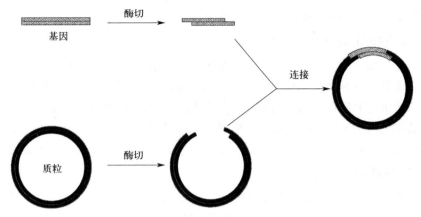

图 4-5　酶切与连接示意图

因素主要有载体性质、空间结构、分子大小、受体细胞类型和选用的转化方法等。目前，外源基因的遗传转化有多种实现途径，需要根据受体细胞的种类等因素做出合适的选择。

（一）CaCl₂ 感受态细胞转化法

这是将重组的质粒或噬菌体 DNA 导入细菌所用的常规方法，前者叫转化（transformation），后者叫转染（transfection），主要用于大肠埃希菌和农杆菌的转化。作为受体细胞的细菌经一定浓度预冷的 CaCl₂（$50\sim200$ mmol/L）溶液处理后变成所谓的感受态细胞（competent cell），将制备好的质粒加入感受态细胞，42℃热激后处在感受态的菌体能够摄取各种外源 DNA，每微克的质粒 DNA 最多可以得到 10^8 个转化菌落。此方法简单而且成本低，是实验室最常用的转化方法（图 4-6）。

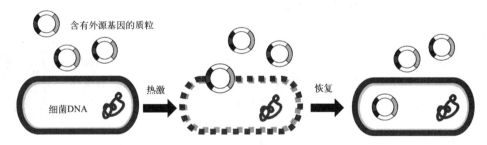

图 4-6　利用感受态细菌转化质粒示意图

（二）高压电穿孔法

通过调节外加电场的强度、电脉冲的长度和用于转化的 DNA 浓度可将外源 DNA 导入细菌或真核细胞内。高压电穿孔法导入基因比 CaCl₂ 法方便，对细菌而言，其转化效率可达 10^9 个转化体/μg DNA，但必须有专门的仪器。目前已有多家公司销售此类仪器。

（三）聚乙二醇介导的转化法

这种方法常用于转化酵母细胞、植物原生质体以及其他真菌细胞。活跃生长的植物细胞或菌丝体用消化细胞壁的酶处理变成球形体后（植物称之为原生质体），在适当浓度的聚乙二醇 6000（PEG-6000）介导下能够将外源 DNA 转化进入受体细胞中。

（四）细胞融合法

带有多拷贝重组质粒的细菌与哺乳动物细胞直接融合。经过细胞膜融合，细菌内容物转入动物细胞质中，质粒 DNA 被转移到细胞核中。

（五）脂质体转染法

脂质体具有与细胞膜类似的结构，因为阳离子脂质体表面带正电荷，能与核酸的磷酸根通过静电作用结合，然后将 DNA 分子包裹入内，形成 DNA-脂质体的复合体。该复合体被表面带负电荷的细胞膜吸附，再通过膜的融合作用与受体细胞融合同时将基因导入。偶尔也通过直接渗透作用将 DNA 传递入细胞，形成包涵体或进入溶酶体，其中一小部分 DNA 能从包涵体内释放，并进入细胞质中，再进一步进入核内转录，并在细胞质中表达。

（六）细胞显微注射法

即将目的基因重组体通过显微操作仪直接注入细胞核或细胞质中。此方法的技术要求比较高，细胞越大越容易操作，一般用于动物转基因，特别是卵细胞或者受精卵的转基因操作。

（七）基因枪轰击法

将外源 DNA 包被在微小的金粒或钨粒表面，然后在高压的作用下，微粒被高速射入受体细胞或组织。微粒上的外源 DNA 进入细胞，整合进入宿主基因组并表达，从而实现基因的转化。这种方法又称为粒子轰击细胞法或微弹技术。基因枪的作用是用压缩气体（氦或氮等）动力产生一种冷的气体冲击波进入轰击室（因此可免遭由"热"气体冲击波引起的细胞损伤），把粘有 DNA 的细微金粉或钨粉打向细胞，穿过细胞壁、细胞膜、细胞质等层层结构到达细胞核，完成基因转移。只有很少部分的细胞符合这样的要求，大多数会因为力道不对而失败，但这少部分细胞已能完全满足基因转移操作的需要。利用氦气、金粉的原因主要是它们密度大、穿孔容易、活性小且不易毒害细胞。

五、重组体克隆的筛选与鉴定

目的序列与载体 DNA 正确连接的效率、重组导入细胞的效率都不是百分之百，因而最后培养出来的细胞群中只有一部分、甚至很小一部分细胞含有目的基因序列。将含有目的基因的细胞筛选出来就等于获得了正确的克隆，所以筛选是基因克隆的重要步骤。由于转化的成功率非常低，而且也很难直接从上百万个细胞中区分哪些是成功转化的细胞，这就像大海捞针一样，所以最好的方法是让成功转化的细胞像万花丛中的一点绿一样自己显现出来。重组克隆的筛选最常用的方法是抗药性标志选择和标志补救（β-半乳糖苷酶法）两种遗传筛选法。

重组体克隆
的筛选与鉴定

抗药性标志选择法就是让载体携带抗药性基因，最常见的如抗氨苄西林基因、抗四环素基因、抗卡那霉素基因等。当培养基中含有抗生素时，没有转化的细菌因不含抗药基因都无法生存，只有成功转化的细菌才能生存，因为它们被携带抗药基因的载体赋予抗性，这就把未接受载体 DNA 的细胞全部筛除掉了。这种筛选法操作非常简单，只要把转化后的大肠埃希菌涂在含有相应抗生素的培养基中生长一晚上，凡是能长出来的菌斑就有可能是一个成功转化的克隆。

标志补救法（β-半乳糖苷酶法）也称为蓝白斑筛选法。β-半乳糖苷酶能够把底物 X-gal（5-溴-4-氯-3-吲哚-β-D-半乳糖苷）转化成蓝色的产物而使菌斑呈蓝色，但是将目的基因序列插入质粒的多克隆位点后会导致 β-半乳糖苷酶失活。转化大肠埃希菌后，将其放入含 IPTG、X-gal 的培养基中培养，凡能生长并呈白色的菌落，其细菌中就很可能含有插入目的基因序列的重组质粒，这样就很容易获得正确的克隆。

根据重组载体的遗传标志来筛选，可以筛选掉大量的非转化细胞，但还只是粗筛。例如细菌可能发生变异而引起抗药性的改变，却并不代表目的序列的插入，所以需要做进一步细致的鉴定。常用的鉴定方法有酶切法、PCR 法、测序法、核酸杂交法等：①酶切法是从初步筛选出的菌落中提取重组质粒或重组噬菌体 DNA 后，用相应的限制性内切酶（一种或两种）切割重组子释放出插入片段，对于可能存在双向插入的重组子还可用适当的限制性内切酶消化鉴定插入方向，然后用凝胶电泳检测是否比空载体多了一段插入片段。②PCR 技术的出现给克隆的筛选增加了一个新手段，如果已知目的序列的长度和两端的序列，则可以设计合成一对引物，以转化细胞所提取的质粒为模板进行扩增，若能得到预期长度的 PCR 产物，则该转化细胞就可能含有目的序列。③还可以进行 DNA 序列检测，这种方法最直接有效，就是将获得的阳性克隆菌株或者从菌株提取出来的质粒送给测序公司测序。这种方法不仅能够检测转化是否成功，还能够分析重组过程中目的基因有没有发生突变，所以是目前最常用的检测方法。④最后是核酸杂交法，利用与目的基因互补且带有标记的核酸做探针与转化细胞的 DNA 进行分子杂交，可以直接筛选和鉴定出含有目的序列的克隆。此外，还可以用蛋白检测法、芯片检测法等进行克隆鉴定。

六、外源基因在宿主细胞中的表达

基因工程的最终目标要依赖外源基因的表达来实现，我们需要保证转化成功的细胞中目的基因不仅能够复制，还要能够稳定地表达。目前，外源基因的表达体系主要包括大肠埃希菌、酵母、哺乳动物细胞和植物细胞几大类。

（一）大肠埃希菌表达体系

大肠埃希菌的优势是它是一种非常成熟的基因克隆表达的受体细胞，易于进行遗传操作和高效表达，细菌繁殖迅速，培养代谢易于控制，成本也非常低，可以快速大规模地生产目的蛋白，而且其表达外源基因产物的水平远高于其他基因表达系统，表达的目的蛋白量甚至超过细菌总蛋白量的 30%，因此大肠埃希菌是目前应用最广泛的蛋白质表达系统。应用领域涵盖病毒蛋白、兽用疫苗、植物及水产研究用蛋白、细胞因子、酶类等方面。但是大肠埃希菌作为原核细胞也有先天缺陷，它缺乏适当的转录后和翻译后加工修饰机制，缺乏表达蛋白质修饰系统，因此无法切除真核基因的内含子，表达的蛋白也无法形成特定的空间结构，只适合表达分子量小、结构简单的蛋白。另外大肠埃希菌表达产物不稳定，易被细菌内的蛋白酶降解。因此，在选择大肠埃希菌作为表达系统时，需要注意三个因素：强化蛋白质的生物合成、抑制蛋白质的降解、恢复蛋白质的空间构象。

（二）酵母表达体系

酵母具有与其他真核生物类似的蛋白质分泌途径，而且外源基因的分泌型表达不仅方便了表达产物的分离纯化，同时也和表达产物的翻译后加工有关，具有重要意义。酵母表达系统是研究真核蛋白质表达和分析的有力工具，其中最常用的是巴氏毕赤酵母（*Pichia pastoris*），该表达系统是近年来发展迅速、应用广泛的一种真核表达系统。酵母表达系统的优势主要有以下几点：①含有特有的强启动子——醇氧化酶启动子（AOX），用甲醇可严格地调控外源基因的表达；②培养成本低，产物易分离，毕赤酵母所用发酵培养基成本合理，一般碳源为甘油或葡萄糖及甲醇，其余为无机盐，培养基中不含蛋白，有利于下游产品分离纯化；③外源基因遗传稳定，能以高拷贝数整合到毕赤酵母基因组中，不易丢失并能得到高表达菌株；④作为真核表达系统，毕赤酵母具有真核生物的亚细胞结构，具有糖基化、脂肪酰化、蛋白磷酸化等翻译后修饰加工功能。

（三）哺乳动物表达体系

哺乳动物蛋白表达系统的优势包括：能实现翻译后修饰及正确的蛋白折叠复性，哺乳动物细胞为真核细胞，细胞器可以对蛋白正确折叠加工；可以通过高效的启动子控制基因在哺乳动物细胞中高表达重组蛋白，蛋白表达量可高达 $1\sim3$ g/L；可以选择多种表达系统，如瞬时表达、稳定细胞株表达、营养缺陷型细胞株表达、大规模悬浮细胞表达等。以前，使用哺乳动物细胞表达重组蛋白质的最大问题是效率低。目前已开发出诸如 HEK293 和中国仓鼠卵巢细胞（Chinese hamster ovary，CHO）等有效的瞬时和稳定表达系统。比如在基因工程疫苗的表达系统中，最具代表性的就是 CHO，它是用来表达外源蛋白最多也是最成功的一类哺乳动物细胞，已被用于生产重组新型冠状病毒蛋白疫苗和重组乙型肝炎疫苗。

（四）目的基因表达产物的检测

基因工程的最终目的是获得外源基因的表达产物，所以检测表达产物是否存在是鉴定基因工程是否成功的关键。常用的蛋白表达检测方法有蛋白质的聚丙烯酰胺凝胶电泳（polyacrylamide gel electrophoresis，PAGE）、蛋白免疫印迹（Western blot）和酶联免疫法（enzyme linked immunosorbent assay，ELISA）等。PAGE 是以聚丙烯酰胺凝胶作为支持介质进行的蛋白质电泳。通过聚丙烯酰胺凝胶垂直平板电泳，一次最多可以容纳 20 多个样品，PAGE 重复性很好，是目前应用最为广泛的蛋白质分离和分子量测定的方法。蛋白免疫印迹是将电泳分离后的细胞或组织总蛋白质从凝胶转移到固相支持物硝酸纤维素（nitrocellulose，NC）膜或聚偏二氟乙烯（polyvinylidene difluoride，PVDF）膜上，然后用特异性抗体检测某特定抗原的一种蛋白质检测技术。蛋白免疫印迹法的步骤是先进行 SDS-PAGE，将分离开的蛋白质样品用电转仪转移到固相载体上，而后利用抗原-抗体-标志物显色来检测样品，可以用于定性和半定量检测。ELISA 检测的原理就是让抗体与酶复合物结合，然后通过显色来检测。其中用到了免疫学原理和化学反应显色，待测的样品多是细胞或组织培养上清液，操作简单。

（五）目的蛋白的分离纯化

如果基因工程的最终目的是获得蛋白产品，如生物活性药物等，那还要从表达系统中把目的蛋白分离出来，这也是基因工程的最后一步。蛋白纯化的目的是将目的蛋白从细胞裂解液的全部组分中分离出来，同时仍保留蛋白的生物学活性及化学完整性。蛋白质的分离和提纯工作是一项艰巨而繁重的任务，需根据蛋白的特性选择合适的纯化方法来提高获得的蛋白制品的纯度。蛋白纯化的原理为：不同蛋白质的氨基酸序列及空间结构不同，导致其在物理、化学、生物学等性质上存在差异，利用待分离蛋白质与其他蛋白质性质上的差异，即可以设计出一套合理的蛋白纯化方案。蛋白的纯化大致分为粗分离阶段和精细纯化阶段。粗分离阶段主要将目的蛋白与其他细胞成分（如 RNA、DNA 等）分开，常用的方法为硫酸铵沉淀法。精细纯化阶段是把目的蛋白与其他大小及理化性质接近的蛋白区分开来，常用的方法有凝胶过滤层析、离子交换层析、疏水层析、亲和层析等。我们以凝胶过滤层析和亲和层析为例做简单介绍。

1. 凝胶过滤层析（也叫排阻层析或分子筛）

是一种根据分子大小从混合物中分离蛋白质的方法。不同蛋白的形状及分子大小存在差异，在混合物通过含有填充颗粒的凝胶过滤层析柱时，由于各种蛋白的分子大小不同，扩散进入特定大小孔径颗粒内的能力也各异，大的蛋白分子会被先洗脱出来，分子越小，越晚洗脱，从而达到分离蛋白的目的（图 4-7 A）。一般来说，凝胶过滤层析柱越细、越长，纯化的效果越好。凝胶过滤层析所能纯化的蛋白分子量范围很宽，纯化过程中也不需要能引起蛋白变性的有机溶剂。缺点是所用树脂有轻度的亲水性，电荷密度较高的蛋白容易吸附在上面，不适宜纯化电荷密度较高的蛋白。

2. 亲和层析

是利用生物大分子物质具有与某些相应的分子专一性可逆结合的特性进行蛋白纯化的技术（图 4-7 B）。该方法适用于从成分复杂且杂质含量远大于目标物的混合中提纯目标物，具有分离效果好、分离条件温和、结合效率高、分离速度快的优点。亲和层析技术可以利用配基与生物分子间的特异性吸附来分离蛋白，也可以在蛋白上加入标签，利用标签与配基之间的特异性结合来纯化蛋白。配基可以是酶的底物、抑制剂、辅因子等，也可以是蛋白的特异性抗体、可以与之结合的互作蛋白等。

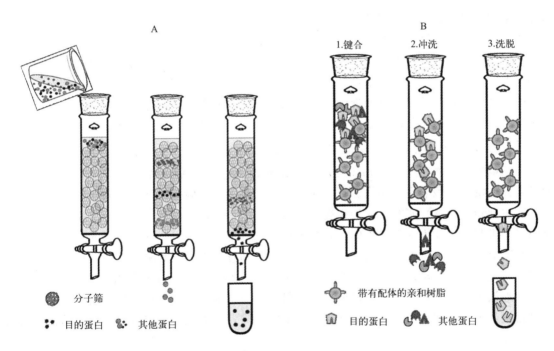

图 4-7　凝胶过滤和亲和层析原理
A 凝胶过滤；B 亲和层析

第三节　基因工程在医药领域的应用

现代生命科学的迅猛发展，推动了基因工程快速地由实验室进入产品研发阶段，已成为最令人瞩目的高新技术之一,基因工程产业也已成为当今世界的主导产业之一。基因工程自诞生以来,取得了惊人的丰硕成果,对人类健康、农业发展、社会进步和经济发展等起到了巨大的推动作用,并渗入人们日常生活的各个方面。基因工程也是我国规划的产业结构调整和新经济发展的重点领域,发展基因工程为代表的生物技术不仅具有巨大的经济利益,带动我国的产业升级,同时在维护国民健康和国家安全等方面也具有重要的战略价值。

基因工程的应用

一、对基础医学研究的推动

（一）推动疾病机制的研究

传统宏观技术无法了解许多重大疾病（如癌症、艾滋病、糖尿病及一些遗传性疾病）的机制,人们必须采取基因工程技术,从基因水平对它们的发病机制进行研究。借助于基因工程技术的飞速发展,科研工作者可以分离致病基因,研究它们的结构、功能及其改变与疾病的关系,如与肿瘤发生发展密切相关的原癌基因、抑癌基因及一些单基因疾病的致病基因,人们通过分析、研究这些致病基因（如 $p53$ 基因、$Rb1$ 基因、致耳聋基因 $GJB2$ 等）表达产物的结构和功能,对其致病机制已有了一定程度的了解,为彻底战胜这些疾病打下了坚实的理论基础。对于致病因素复杂的多基因遗传病以及多因素影响的疾病,还可以通过基因芯片、转录组、功能基因组等技术对致病因素以及它们的相互关系进行深度挖掘。致病基因的研究与识别为治疗遗传性疾病提供了生物化学基础,并为进一步设计药物提供依据。识别缺陷基因中发生的突变,可以用来设计筛选程序,为基因检测奠定基础。此外,遗传疾病相关基因的识别也是进行基因治疗的理论基础和先决条件。所以,这些疾病机制和致病基因相关的研究成果不仅推动了基础医学的发展,也为基因诊断、基因治疗的发展创造了条件。

（二）建立动物疾病动物模型

人类疾病的动物模型（animal model of human disease）是指各种医学科学研究中建立的具有人类疾病模拟表现的动物。动物疾病模型主要用于实验生理学、实验病理学和实验治疗学（包括新药筛选）研究。人类疾病的发展十分复杂,以人本身作为实验对象来深入探讨疾病发生机制,以此推动医药学的发展既不符合伦理也非常缓慢,临床积累的经验不仅在时间和空间上都存在局限性,而且许多实验在道义上和方法上也受到限制。而借助于动物模型的间接研究,可以准确地观察模型的实验结果并与人类疾病进行比较研究,有助于更方便、更有效地认识人类疾病的发生、发展规律,研究防治措施。目前,动物疾病模型的建立几乎都是通过基因工程的方法,其中最常用的是基因敲除,最近基因编辑也开始用于动物疾病模型的建立。

二、重组药物的生产

不同于传统的药物研发模式,基因工程药物的研发是从致病源头下手,在核酸和蛋白分子水平进行疾病的病理研究以及诊断和治疗。对致病基因序列进行分析,经高通量基因表达、功能筛选及药效临床研究快速筛选出有效的新药。这一过程相较于传统的药物研发目标更为明确,对疾病更有针对性,筛选过程花费时间更少,也扭转了被动研发药物的局面。随着基因工程技术的日渐成熟和不断完善,人们利用包括转基因动植物、基因探针、基因芯片技术等基因重组技术在基因水平构建了大量药物筛选模型。基因工程还可有效改进药物生产技术，如在血红蛋白生产过程中，传统的发酵过程会出现供氧不足和能耗大等问题。如果利用基因工程技术将血红蛋白基因引入甘油菌内，通过细菌的增殖实现质粒的扩增，能在短时间内得到大量的血红蛋白。同时，这种方法可有效提高对缺氧环境的适应能力，减少供氧条件对于药物产量的制约，而且这种方法是绿色、环保、可持续的。

1977 年，美国科学家第一次用大肠埃希菌生产出有活性的人脑激素——生长激素释放抑制素。这是基因工程史上一个重大突破，为进一步阐明高等生物基因表达奠定了理论基础，其巨大的经济价值也是十分诱人的。1978 年，美国科学家将人工合成的人胰岛素基因转移到大肠埃希菌中，使后者产出人胰岛素，从而为广大糖尿病患者提供了一条可靠、大量而又稳定的药品来源。1983 年，用基因工程制造的胰岛素产品开始投放市场。

1979 年，美国科学家宣布用基因工程方法生产出人生长激素。这是脑下垂体前叶分泌的一种激素，是治疗侏儒症的特效药，并可用于治疗老年性骨质疏松症、出血性溃疡、烧伤、创伤、骨折等。这种药物特异性强，不能用动物生长激素替代人生长激素以治疗人体疾病。以前治疗一例脑下垂体功能不全的儿童侏儒症，一年所需的生长激素至少需要从 50 具尸体中提取，因此，大部分患者得不到治疗。而 1983 年进入市场的用基因工程生产的人生长激素，每国际单位只要 5 美元。

干扰素是人类或动物细胞分泌的一种活性蛋白质，当细胞受到外来病毒感染时，就会受刺激而产生干扰素，帮助细胞产生抗体。因此，干扰素可用来治疗严重的病毒感染疾病，如乙型肝炎、疱疹等，也能抑制细胞增殖，并有免疫调节功能，因而表现出一定的抗癌作用。但以前干扰素只能从人体血清中提取，获取困难，价格非常昂贵。1980 年，美国基因技术公司将人体 α 干扰素基因转到大肠埃希菌中获得成功，并制造出干扰素。美国食品药品监督管理局于 1986 年 6 月批准基因技术公司和拜奥金公司生产的重组 α-2a 型干扰素投放市场。

1989 年，中国批准了第一个在中国生产的基因工程药物——重组人干扰素 α-1b，标志着中国生产的基因工程药物实现了零的突破。重组人干扰素 α-1b 是世界上第一个采用中国人基因克隆和表达的基因工程药物，从此以后，中国基因工程制药产业从无到有，不断发展壮大。

近年来，生物制药市场飞速发展，基因工程药物的市场份额已从 2016 年的 25%（2020 亿美元）上升到 2022 年的 30%（3260 亿美元）。全球领先的医药研发公司对生物大分子药物的关注日益增加，仅全球最大的 18 个制药公司的在研生物药品种就超过了 900 种。推动基因工程药物快速增长的主要有两个因素：①适应证的迅速拓展。随着对疾病机制研究的深入，以蛋白药和抗体药为代表的生物药的适应证正迅速扩展到骨质疏松、多发性硬化症、哮喘、抗感染、心血管等诸多领域，而不仅限于肿瘤、自身免疫、内分泌、代谢以及血液等生物药的传统适应证。②新药上市进度加快。从审评角度看，抗体药为代表的生物药处于产品上市爆发期。2022 年美国 FDA 批准上市的 37 款新药中 11 种为首次获批抗体药。中国生物药的市场规模由 2012 年的 627 亿元人民币增长至 2022 年的超 4000 亿元人民币，年复合增长率为 20% 左右，为中国生物药参与者带来重大机遇。

三、基因药物的开发

基因药物和基因工程药物的概念比较容易混淆，实际上它们之间差别非常大。基因工程药物主要是指利用转基因技术异源表达的蛋白，而基因药物其活性成分主要是 DNA 或 RNA 等核酸分子，因此也被称为小核酸药物。基因药物通常由含工程化基因构建体的载体或递送系统组成，通过将外源基因导入靶细胞或组织，然后表达小核酸分子，作用于 mR-NA，通过基因沉默抑制靶蛋白的表达，从而实现治疗疾病的目的。基因药物是生物制药创新的战略性前沿领域，在治疗遗传病、癌症、糖尿病、预防传染病等方面正不断取得突破性进展。

相比抗体药，核酸药物研发阶段不需要进行复杂蛋白修饰和 CMC（chemical manufacturing and control，化学成分生产和控制）开发，生产阶段制备工艺相对简单，不需要大规模哺乳动物细胞发酵和蛋白纯化，具有候选靶点丰富、研发周期短、药效持久、临床开发成功率高等优势。小核酸药物从转录后水平进行治疗，能针对难以成药的特殊蛋白靶点实现突破，有望攻克尚无药物治疗的疾病，包括艾滋病、遗传疾病和其他目前难治疾病；具备针对"不可靶向""不可成药"疾病开发出治疗药物的巨大潜力，有望形成继小分子药物、抗体药物之后的现代新药第三次浪潮。

由于目前上市的小核酸药物产品主要适应证为罕见病，针对的患者群体数量有限，售价昂贵，小核酸药物销售额未出现爆发式增长。2020 年全球小核酸药物销售额在 30 亿美元左右。随着患者群体更广泛的适应证药物开发取得进展，预计 2025 年全球小核酸药物销售额将突破 100 亿美元；到 2030 年我国小核酸药物市场也将达到 100 亿元。目前，我国仅有一款进口小核酸药物上市，即 Ionis 和 Biogen 公司合作研发的诺西那生钠注射液（Nusinersen），该药是全球首个用于治疗脊髓性肌萎缩症（spinal muscular atrophy，SMA）的精准靶向治疗药物，2021 年该药通过谈判进入医保目录，价格由原先的近 70 万元/针下降到 3 万多元/针，引发社会关注。近年来，我国小核酸药物迎来快速发展，目前国内企业研发的小核酸药物均处于临床和临床前研究阶段。

四、重组疫苗的生产

基因工程疫苗是使用 DNA 重组生物技术，把天然的或人工合成的遗传物质定向插入细菌、酵母菌或哺乳动物细胞中，使之充分表达，经纯化后而制得的疫苗。应用基因工程技术能制出不含感染性物质的亚单位疫苗、稳定的减毒疫苗及能预防多种疾病的多价疫苗。如把编码乙型肝炎表面抗原的基因插入酵母菌基因组，制成 DNA 重组乙型肝炎疫苗；把乙肝表面抗原、流感病毒血凝素、单纯疱疹病毒基因插入牛痘苗基因组中制成的多价疫苗等。所以与传统疫苗相比，基因工程疫苗具有安全性好的优势，因为基因工程疫苗除去病原体的无效和致病成分，只保留能引起免疫保护作用的成分。同时，基因工程疫苗还具有成本低、易使用、易于运输和储存等优势。基因工程疫苗主要包括重组抗原疫苗、重组载体疫苗、DNA 疫苗、mRNA 疫苗等。

近年来，中国疫苗市场发展迅速。其市场规模由 2016 年的 240 亿元增长至 2020 年的 640 亿元，2016—2020 年的年复合增长率为 27.8%。2021 年以来，新冠疫苗的大规模生产，并在全世界范围内接种，为疫情防控作出了突出贡献。

● 第四节 基因编辑 ●

基因编辑（gene editing），又称基因组编辑（genome editing），是一种新兴的比较精确的能对生物体基因组特定目标基因进行修改的技术。目前基因工程技术主要将外源或内源遗传物质插入宿主基因组，而基因编辑则能定点编辑想要修改的基因。基因编辑依赖于经过基因工程改造的核酸酶，在基因组中的特定位置产生位点特异性双链断裂（double-strand breaks，DSBs），然后诱导生物体通过非同源末端连接或同源重组来修复 DSBs，这个修复过程容易出错，从而导致靶向突变。基因编辑因其能够高效率地进行定点基因组编辑，在基因研究、基因治疗和遗传改良等方面展示出了巨大的潜力。基因编辑虽然与基因工程在技术原理上不一样，但是在效果等方面具有异曲同工之妙，而且对基因的改造更加快捷、灵活与主动。

一、基因编辑的技术方法

目前主要有 3 种基因编辑技术，分别为人工核酸酶介导的锌指核酸酶（zinc finger nucleases，ZFNs）技术、转录激活因子样效应物核酸酶（transcription activator-like effector nucleases，TALENS）技术和 RNA 引导的 CRISPR-Cas9（clustered regularly interspaced short palindromic repeats/CRISPR-associated protein 9）技术。

（一） ZFNs 技术

人工核酸酶技术的发展使人为定点诱导 DSBs 成为现实，其中锌指核酸酶技术就是一个里程碑式的突破，也称为第一代基因编辑技术。ZFNs 是一个经过人工修饰的核酸酶，它通过将一个锌指 DNA 结合结构域与核酸酶的一个 DNA 切割结构域融合而产生。前者负责识别，后者负责切割 DNA。锌指蛋白包含特殊的锌指结构（zinc finger，ZF），ZF 能识别特定的 3 个连续碱基对，通过设计锌指结构域就可以实现对目的基因特定 DNA 序列的靶向切割（图 4-8），这也使得 ZFNs 能够定位于复杂基因组内的独特的靶向序列。通过利用内源 DNA 修复机制，ZFNs 可用于精确修饰高等生物的基因组。作为基因编辑工具，ZFNs 从 2001 年开始被陆续用于不同物种的基因编辑。

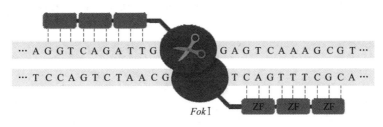

图 4-8　ZFNs 原理图

（二） TALENs 技术

ZFNs 技术将基因编辑引领进了不再单纯依赖自然发生 DSBs 的时代，但其存在很大的局限性，如成本高、难以实现多靶点编辑等。而转录激活因子样效应物（transcription activator like effector，TALE）的发现催生了第二代基因编辑技术——TALENs。TALENs 是经过基因工程改造后的可以切割特定 DNA 序列的限制酶，它是通过将一个 TAL 效应子的 DNA 结合结构域与核酸酶的一个 DNA 切割结构域融合而获得的。TALENs 的构造与 ZFNs 类似，由 TALE 基序串联成决定靶向性的 DNA 识别模块与 Fok I 结构域连接而成。串联的 TALE 基序与所识别的碱基对是一一对应的关系，一个 TALE 基序识别一个碱基对。

TALENs可以被设计成与几乎任何所需的DNA序列结合，当与核酸酶结合时，DNA可以在特定位置进行切割（图4-9）。研究发现，对于相同的靶点，TALENs有与ZFNs相同的切割效率，但是毒性通常比ZFNs的低，其构建也比ZFNs容易。然而，TALENs在尺寸上要比ZFNs大得多，而且有更多的重复序列，其编码基因在大肠埃希菌中组装更加困难。

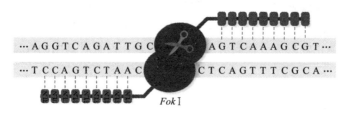

图4-9 TALENs原理图

（三） CRISPR-Cas9 技术

CRISPR-Cas是原核生物免疫系统，赋予原核生物对来源于质粒和噬菌体的外来遗传物质的抗性，是一种获得性免疫系统。CRISPR-Cas系统依赖于外源DNA片段在CRISPR位点整合，编码Cas9蛋白和sgRNA的基因被导入一个细胞中，其中sgRNA具有与所选基因组目标序列互补的区域。由CRISPR sgRNA和Cas9蛋白组成的复合物在细胞内形成，并与DNA中选定的靶位点结合。Cas9蛋白中的两个核酸酶活性位点分别切割靶序列中的两条链，产生双链断裂。DNA序列被切割产生断裂后，引发细胞内部的DNA修复机制（DNA repair）。双链断裂通常通过非同源末端连接来修复，这会删除或改变连接发生部位的核苷酸。或者，Cas9如果有一个核酸酶位点失活，则会在靶序列中产生单链断裂。在存在与目标序列相同但包含所需序列变化的重组供体DNA片段的情况下，同源DNA重组有时会改变断裂部位的序列，以匹配供体DNA的序列。与ZFNs和TALENs技术相比，CRISPR-Cas9的设计要简单得多，而且成本很低，对于相同的靶点，CRISPR-Cas9有相当甚至更好的靶向效率（图4-10）。目前CRISPR-Cas系统已成为应用最广泛的基因编辑工具。

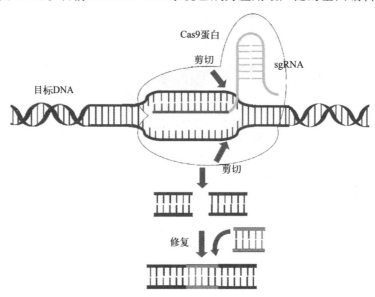

图4-10 CRISPR-Cas9基因编辑系统示意图

　　CRISPR 技术可运用于各种细胞、各个物种以实现基因敲除、敲入、修饰或突变等。基因敲除（gene knock out）是利用双剪切或同源重组直接移除 miRNA/lncRNA 基因序列或蛋白编码基因的关键外显子，使其发生移码突变，从而使靶基因功能完全丢失。基因敲入（gene knock in）是通过基因断裂诱导的同源重组，选择性将靶基因敲入 Rosa26 位点（人细胞选择敲入类似基因 THUMPD3-AS1），靶基因可以是小 RNA、lncRNA 或蛋白编码基因，条件性敲入还可实现基因表达的实时控制。基因修饰/突变（gene modification/mutation）则是通过基因断裂诱导的同源重组，可以在原基因中插入报告基因或标签序列，实现目的基因的检测、追踪和功能研究，也可以改变原有基因的编码序列来研究它对基因功能的影响。另外，利用失去核酸酶活性的 Defect Cas9 与不同功能结构域融合，可以实现基因干扰、激活等特殊功能。

（四）三种主要的基因编辑技术比较

　　ZFNs 的精确度是不可预测的，需要高度专业的知识和冗长且昂贵的验证过程。TALENs 是最精确和特异的核酸酶，比 ZFNs 有更高的效率，但是生产一个新的 TALENs 耗费的时间和价格成本都很高，大约需要一周时间，花费几百美元。与 TALENs 相比，CRISPR 核酸酶的精确度略低，这是由于 CRISPR-Cas 需要在一端拥有一个特定核苷酸以产生 CRISPR 修复断裂双链的指导 RNA。但 CRIPSR-Cas 已被证明是最快捷、最便宜的方法，只需要几天时间，花费不到两百美元。相对于 ZFNs 和 TALENs，CRISPR 还有一个最主要的优势就是可以使用其 CRISPR sgRNA 直接定位不同的 DNA 序列，使它成为一个通用的基因编辑系统，而 ZFNs 和 TALENs 方法都需要对定位到每个 DNA 序列的蛋白质进行构建和测试。

　　基因编辑的脱靶效应可能会在遗传和生物水平上产生潜在的危险，特别是在基因治疗和农业育种方面，脱靶问题一直受到关注。基因编辑未来的一个重要发展方向是提高核酸酶的安全性和特异性，提高检测脱靶事件的能力，掌握预防方法。此外，要加强对 DNA 重组和 DNA 修复机制的认识。CRISPR 的简易性和低成本，使它获得广泛的研究和应用。由于它具有精确性和高效性，CRISPR 和 TALENs 有很大的应用前景。

二、基因编辑的应用

　　基因编辑已经被应用于基础理论研究和生产中，这些研究和应用有助于生命科学许多领域的发展，从植物和动物的基因功能研究到人类的基因治疗以及农业育种等，基因编辑技术都取得了令人瞩目的成绩。基因编辑技术也因为对生命科学研究及生物技术应用的重大推动而获得 2020 年诺贝尔化学奖。

（一）基因功能研究

　　基因突变或者敲除是进行基因功能研究必不可少的逻辑环节，但是对于哺乳动物来说，传统的基因敲除方法需要通过复杂的打靶载体构建、胚胎干细胞筛选、嵌合体动物模型选育等一系列步骤，成功率受到多方面因素的限制。即使对于技术比较成熟的实验室，利用传统技术敲除大鼠或小鼠身上的某个基因一般也需要 1 年以上。基因编辑新技术则不然，敲除基因高效快速，是研究基因功能的有力工具。ZFNs 技术已在大鼠、小鼠、斑马鱼、果蝇、拟南芥、玉米、烟草等模式生物或经济物种的细胞或胚胎中，以及包括诱导多能干细胞（induced pluripotent stem cells，iPSC）在内的人体外培养细胞系中，成功地实现了基因的定点突变，其中在果蝇、斑马鱼、大鼠等物种中还获得了可以稳定遗传的突变体。2009 年，威斯康星医学院、Sangamo Biosciences、Sigma-Aldrich 等多家机构使用 ZFNs 技术，成功培育出首只靶基因敲除的大鼠，而且带有该突变的大鼠所生育的后代同样带有该基因突变。

（二）基因治疗

传统的基因治疗是将正常的基因片段引入细胞中替代有缺陷的基因，但这种方法难以精准控制，可能产生很大的毒副作用。基因编辑新技术可以精确定位，在靶位点进行修正或进行基因敲除，达到基因治疗的目的。Bacman 等利用 TALENs 技术敲除了来自于患者线粒体的有病 DNA。这是 TALENs 首次被应用于线粒体基因的编辑，这项研究有望用于治疗母系遗传的线粒体病。2021 年 8 月，由香港科技大学叶玉如领导的团队研发出一种新型全脑基因编辑技术，在小鼠模型中证明可改善阿尔茨海默病的病理症状，有潜力发展成阿尔茨海默病的新型长效治疗手段。

（三）改造和培育新品种

目前，植物基因的靶向修饰是基因编辑应用最广泛的领域。首先可以通过修饰内源基因来帮助设计所需的植物性状。例如，可以通过基因编辑将重要的性状基因添加到主要农作物的特定位点，通过物理连接确保它们在育种过程中的共分离，这又称为"性状堆积"。其次，可以产生耐除草剂作物。比如，使用 ZFNs 辅助的基因打靶，将两种除草剂抗性基因（烟草乙酰乳酸合成酶 SuRA 和 SuRB）引入作物。再次，可以用来防治各种病害，如香蕉的条纹病毒。此外，基因编辑技术还被应用于改良农产品质量，比如改良豆油品质和增加马铃薯的储存潜力。2020 年 12 月 11 日，日本厚生劳动省通过其国内首个基因编辑食品的销售申请。这是一种基因编辑的西红柿，含有更多营养成分 γ-氨基丁酸，有助于降血压，并于 2022 年上市销售。领导该项研究的筑波大学江面浩教授说，基因编辑能大幅缩短作物品种改良时间，可以将原来需要 10 年的品种改良时间缩短到约 1 年半。

（四）构建模式动物

根据人类疾病所构建的动物模型，对研究这些疾病的发生及其治疗有着重要意义。基因打靶技术是在胚胎干细胞和同源重组技术的基础上发展起来的，但是模型构建耗时长、成本高，且模式动物的选择受到胚胎干细胞的限制。基因编辑新技术不受胚胎干细胞的限制，效率高、速度快，且定点编辑更加精确，可在多种细胞及生物体的特定位点进行切割和修饰。构建转基因小鼠的第一人 Jaenisch 与其同事利用 CRISPR-Cas 系统构建了携带特异性突变的小鼠模型。2019 年 8 月，美国科学家借助基因编辑技术 CRISPR-Cas9，制造出了第一种经过基因编辑的爬行动物——一种小型白化蜥蜴，这是该技术首次用于爬行动物。

三、基因编辑市场现状

基因编辑的发现和发展目前主要由欧美科学家主导。美国在基因编辑技术的原始创新、基因编辑育种的知识产权保护、基因编辑种质市场化和基因编辑市场监管上均走在世界的前列。2016 年美国宾夕法尼亚大学利用基因编辑技术培育的抗褐变蘑菇顺利地进入市场；2018 年美国农业部正式声明不把基因编辑育种纳入转基因监管范畴，鼓励基因编辑产业迅速发展；杜邦、孟山都、拜耳和先正达等种业巨头迅速加快技术研发和专利申请。在短短 5 年时间内（2013—2017），基因编辑相关国际专利的授权从 2 件/年快速升至逾百件/年，到 2022 年全球在基因编辑技术 CRISPR 领域的相关专利已超过 1.5 万件。

欧洲国家在基因编辑育种领域具备较强的原始创新能力，但欧盟目前还是将基因编辑技术育种纳入转基因的范畴严格监管。由于文化背景的原因，欧盟即便有品种被审定，也难以进入市场被大众接受。日本、巴西、阿根廷等农业强国也积极发展基因编辑育种工作，已有一些品种获批进行田间试验、种植或销售。

我国在基因编辑技术原始创新上和美国还存在差距，但我国基因编辑育种应用研究发展较快，相关专利数全球排名第二。在过去5年，我国科学家针对作物（水稻为主）穗型、籽粒、淀粉含量、抗除草剂、抗病、抗旱等性状的基因编辑改良均有突破。据不完全统计，目前作物基因编辑育种方面的40余篇有影响力的论文里，我国贡献接近一半。其中尤以中国农业科学院、中国科学院遗传与发育生物学研究所和中国农业大学贡献最大。同时我国也在积极布局基因编辑育种产业化，地方政府也在积极响应。如山东"舜丰基因编辑研究院"和河南"国家生物育种产业创新中心"等机构，正在联合行业上、下游企业及高等院校和科研院所与相关金融资本、知识产权等服务机构，共同组建基因编辑育种联合创新平台。此举瞄准未来全球育种产业发展方向，是实现我国关键核心技术自主可控、培育具有国际竞争力的基因编辑育种产业集群的重要尝试。

第五节　基因工程的安全与伦理问题

科学研究无禁区吗？针对基因工程本身，我们必须时刻保持谨慎，既不能因其暗含的潜在风险断然抛弃，也不能因其带来的普惠福祉过度宣传。放眼未来，我们在发展基因工程的同时，一定要着眼于基因工程的三个本质问题：生物技术将"怎样改变"我们的生活？生物技术"应当怎样改变"我们的生活？生物技术是否安全？

首先，要正确认识转基因技术，将其视为有效的科学问题。人类在对某项技术做出选择的时候，不仅要考虑技术本身的价值，还要考虑社会、政治、经济、文化、情感等诸多因素。其次，要科学把握转基因技术风险的必然性与不可控性。一旦技术研究伴有未知的利益诱惑和伦理隐患，技术发展的"副作用"将不可避免。此外，我们必须保持科学理性与价值理性的平衡，做好风险评估工作，完善管理程序。转基因技术的发展要充分考虑人的因素与物的因素之间的相互影响，明确其价值取向，实现人与自然生态之间的共存与平衡。

转基因技术已经渗透到我们生活中的方方面面。既然不可避免，那么预防性的、前瞻性的责任伦理研究就应该走在技术的前面，设立和完善专门的伦理委员会以便更好地审查和监管该技术的研究、试验、应用，使技术的发展遵循一定的伦理原则，受法律法规的约束，在实践层面更好地为人类服务，最大限度地发挥正面价值，抵消负面价值。

一、转基因技术的伦理原则

转基因技术是一项充满风险的技术，人们对它的大规模应用产生了极大的不安和焦虑，并在科学上和伦理上引起了全球范围的争议。转基因技术的应用及其社会作用的发挥需要从两个方面加以考量，一方面转基因技术能满足经济社会发展需求，同时还要关注技术目的自身的合理性。人们对转基因技术的伦理争论主要涉及仁慈、不伤害、自主、正义、尊重自然等伦理原则。由于实施这些伦理原则时相互矛盾，因而使人们的争论陷入了困境。

（一）转基因技术的伦理争论及其实质

从某种意义上说，一项新技术所带来的利益和风险取决于谁应用它及应用在哪些方面。关于转基因技术是否安全的结论取决于该项技术所带来的风险在多大程度上被人们认为是可以接受的，取决于特定社会的人们究竟把哪些价值目标（由于社会资源的有限性，这些价值目标的实现往往要以暂时放弃或牺牲其他同样重要的价值目标为代价）置于优先的地位来加以考虑。关于价值目标的优先性的考虑，主要是一个伦理和政治问题，而非科学问题，因此关于转基因技术的争论便不可避免地要与相关的伦理和政治问题纠缠在一起。

（二）基因工程的基本伦理原则

在基因工程科学研究和应用过程中，除了遵循一般的道德规范和职业伦理外，还要遵循生命伦理学或该学科较高层次的普遍伦理通则和较低层次的具体操作守则。基因工程研究的普遍伦理原则主要包括不伤害原则、公正原则、自主性原则、互助原则、利益分享原则、仁慈原则、良知原则、尊重自然原则、和谐原则等。由于人们根据相同伦理原则经常得出相互矛盾和对立的结论，因而围绕转基因技术的伦理争论似乎陷入了某种困境。走出这种困境的方法之一是对人们所诉求的伦理原则的优先性进行排序。根据其优先程度可以把上述伦理原则区分为两类：一类是被要求的原则，如不伤害原则、公正原则、自主性原则等；一类是被期望的原则，如互助原则、利益分享原则、仁慈原则、良知原则、尊重自然原则、和谐原则等。根据这一排序模式，被要求的原则优先于被期望的原则。总的来看，不伤害原则具有最大的优先性，这是因为不伤害是决策或行动的底线和最低要求。如果一项决策或行动违背了不伤害原则，那么它对后面的原则的追求要么是虚伪的，要么就是毫无意义的。对正义的追求也要以对人们的自主性的尊重为前提，一种强加的正义很难说是一种真正的正义；同时只有自主选择的行为，才是最能促进人们福利的行为。此外，对自然的尊重也不能以损害公正为代价。这是因为只有通过一种公正的制度安排，我们生存所依赖的自然环境才能得到有效保护，违背不伤害原则、自主性原则和公正原则的环境保护运动是注定要失败的。如果我们满足了被要求的原则，那么被期望的原则也就间接地得到了实现。

二、人类基因组计划中的伦理问题

不同于曼哈顿计划、阿波罗计划，人类基因组计划一开始就设立了一个子项目，专门研究人类基因组计划的伦理、法律和社会问题（Ethical Legal and Social Issues or Implications，ELSI）。该子项目开展了世界上最大的生命伦理学计划，涉及的伦理问题复杂多样，主要包括三个方面内容：一是基因检测的利与弊。随着人类基因组研究的发展和基因诊断技术的进步，基因检测技术不断成熟并得到广泛应用。如何看待基因检测，是否可以无节制地使用这一技术？支持者认为，通过基因检测，能将个人遗传信息告知本人或家属，这可以使之及时了解疾病发生的可能性，尽早采取预防措施，减少癌症等疑难杂症的个人风险性，最大可能地防止疾病的发生，提高生命质量。反对者认为，基因检测在技术上具有不确定性，提供基因检测服务弊大于利。二是基因专利的得与失。基因专利的伦理讨论，折射出现代社会对无限开发基因技术独特应用的担忧。基因技术使我们能了解基因组结构和功能，并将这种知识与其他技术结合起来，实现对人的干预。当技术用于改变人类性状特征时，给人的个体、后代及环境带来新危险的可能性大大增加。因此，国际人类基因组组织（The Human Genome Organisation，HUGO）从伦理角度提出"人类共同的遗产"概念，强调每一个人都有人类的基因，基因作为最重要的生命物质，是不应该分割开来，不能作为牟利的商品。三是基因歧视的社会危害。人类基因组计划的完成，带来的伦理隐患之一就是基因歧视，即"基于遗传学诊断和预测性测试获得的遗传信息，剥夺或排斥某些人的权利、福利或者机会"，具体表现为工作场所的基因歧视和商业保险中的基因歧视等。

1996年，针对人类基因组科学研究的普遍伦理原则，国际人类基因组组织发布了关于遗传研究正当行为的声明。该声明提到，基因组研究可导致对个人和人群的歧视和侮辱，被滥用会助长种族主义；由于少数公司垄断基因组专利，其他人丧失研究机会；将人的问题归因于他们的DNA序列，将社会和其他人类问题归诸于遗传原因，缺乏对人群、家庭和个人的价值、传统和完整性的尊重；在计划和进行遗传研究时，科学共同体与公众没有充分的交流。基于这种状况，该组织针对ELSI提出下列四项基本原则："人类基因组是人类共同遗产的一部分，坚持人权的国际规范，尊重参与者的价值、传统、文化和完整性，以及承认和坚持人类的尊严和自由"。2000年，该委员会在关于利益分享的声明中还提出几个通则：一是公正原则。公正概念至少有三种不同的意义：补偿公正意指作出贡献的个人、人群或社区应该得到回报；程序公正意指作出补偿和分配的决定的程序应该是不偏不倚的和包括一切的；分配公正意指资源和好处的公平分配和获得。二是互助原则。该原则提出拥有罕见基因的人群（或家族）应团结互助，协同一致帮助针对该基因的研究，同时，该特定人群也应该在研究过程及研究结果应用时优先获得利益。富裕的、有实力的国家以及商业团体有责任帮助发展中国家及贫困国家，共同促进全人类的健康，这符合所有人的最佳利益。三是利益分享原则。所有人类分享和获得基因研究的利益，利益不应限于参与这种研究的人。关于利益分享问题要与人群或社区事先讨论，即使不能赢利也要提供社区需要的医疗卫生服务，所有参与研究者最低限度应该得到有关遗传研究结果的信息和感谢，赢利的单位应提供一定百分比的年净利润用于医疗卫生基础设施建设、人道主义援助。此外，有关组织和学者还提出了一些人类基因组研究的伦理通则，比如生命神圣原则、仁爱原则、良知原则、敬畏原则、和谐原则、大同原则等。

三、转基因生物安全

（一）生物安全的概念

中国共产党第二十次全国代表大会报告中提出要"加强生物安全管理"和"健全生物安全监管预警防控体系"，这是生物安全首次出现在中国共产党全国代表大会报告中，凸显了生物安全的重要性。生物安全是全球时代国家有效应对生物及生物技术的影响和威胁，维护和保障自身安全与利益的状态和能力。本质上，生物安全的核心目的是保证人的生命安全，因此生物安全是国家的生命工程。狭义的生物安全是指防范由现代生物技术的开发和应用（主要指转基因技术）所产生的负面影响，即对生物多样性、生态环境及人体健康可能构成的危险或潜在风险。广义的生物安全是国家安全的组成部分，是指与生物有关的各种因素对社会、经济、人类健康及生态环境所产生的危害或潜在风险。生物安全大致分为三个方面：人类健康的安全，人类赖以生存的农业生物安全，以及与人类生存有关的环境安全。

转基因生物安全是指为使转基因生物及其产品在研究、开发、生产、运输、销售、消费等过程中受到安全控制，防范其对生态和人类健康产生危害，以及挽救转基因生物所造成的危害、损害而采取的一系列措施的总和。转基因生物安全主要包括转基因食品安全、转基因实验室安全、转基因生态安全、防止转基因生物武器等几个主要领域。

（二）转基因食品安全

转基因食品（genetically modified food，GMF）是指用转基因生物制造、生产的食品、食品原料及食品添加物等。转基因食品存在的最大理由是全球 70 亿人口中还有 12 亿人仍在温饱线上挣扎。预计 2050 年全世界人口将达到 90 亿，而发展中国家现有 8.4 亿人营养不良，13 亿人陷于贫困。转基因技术能够实现农业增产并加快传统育种的过程，例如过去 10 年才能选育出一个品种，但通过转基因方法可能只需 2~3 年就可以完成。

转基因食品安全有很多典型案例，比如早期的 Pusztiai 事件。1998 年，英国苏格兰研究所的 Arpad Pusztiai 教授用转基因马铃薯喂老鼠，1998 年秋在电视上宣布大鼠食用转基因马铃薯后，引起器官生长异常，体重和器官重量减轻，免疫系统受损。此事引起国际轰动。这是对转基因食品提出的最早的、具有科学证据的质疑，并在英国及全世界引发了关于转基因食品安全性的大讨论。1999 年 5 月，英国皇家学会宣布此项研究"充满漏洞"，从中不能得出转基因马铃薯有害生物健康的结论。Arpad Pusztiai 教授实验的失误和缺陷主要包含六个方面：不能确定转基因与非转基因马铃薯的化学成分的差异；对试验用的大鼠仅仅食用富含淀粉的转基因马铃薯，未补充其他蛋白质以防止饥饿是不适当的；供实验用的动物数量太少，饲喂的食物都不是大鼠的标准食物，缺乏统计学意义；实验设计差，未按照该类试验的惯例进行双盲测定；统计方法不恰当；实验结果无一致性。

人们关注转基因食品的安全，主要是担心转基因食品在基因重组与改变过程中，可能产生某种毒性、过敏性、生成抗营养因子，引起营养成分改变，或者某种表达抗生素的基因随食品转移到肠道并使抗生素对该机体失去疗效等。就目前而言，还没有发现转基因食品对人类有害，但同时也缺乏证据证明它的无害性，因此产生了一些争论。从本质上讲，转基因生物和常规育种的品种是一样的，两者都是在原有的基础上对某些性状进行修饰，或增加新性状、或消除原有不利性状。而从理论上讲，基因工程中所转的外源基因是已知的有明确功能的基因。与远缘有性杂交中的高度随机过程相比，转基因后果应当可以更精确地预测，在应用上也更加安全。

（三）转基因食品安全评估

在转基因食品投放市场之前，必须做安全评估，而安全评估的结果也是说服人们相信转基因食品的最好的办法。对于转基因食品安全性评估的第一原则是实质等同性原则（substantial equivalence），即生物技术产生的食品及食品成分，如果与一种现有的食物或食物成分在实质上是相当的，则可以认为是安全的。该原则强调了转基因食品安全性的目的，不是要了解该食品的绝对安全性，而是评价它与非转基因食品的同类食品比较的相对安全性。在评价时注重"个案分析"，即对转基因食品的安全性不一概而论，而是采用"实质等同"一对一地进行个案分析，保证它们的安全性至少不低于相应的参照食品或不会增加来自食品的风险。

如果转基因食品不能证明与对应的参照食品实质等同时，则要做进一步的毒理学试验，主要包括：①毒物代谢动力学试验，了解它的吸收、分布、代谢及排泄等情况；②遗传毒性试验，包括体外试验和体内致突变试验；③潜在致敏性试验；④基因传递与稳定性试验，检查导入的基因是否向人畜胃肠道中存在的微生物中转移和表达；⑤对本身是活菌或含有活菌的新型食品要进行微生物定植和微生物致病性试验；⑥啮齿类 90 天喂养试验，其中需要做遗传毒性、神经毒性、免疫毒性及生殖毒性实验。

此外，人们还非常关注标记基因的安全性，因为转基因作物在实验室阶段经常要用抗生素作为抗性标记进行筛选。尽管国际社会认为大部分常用的标记基因是安全的，但仍有一部分标记基因的安全性未能确定。标记基因涉及的安全性问题主要包括标记基因及其编码蛋白的直接毒性、蛋白代谢产物的毒理学安全性、蛋白质的过敏性和基因水平转移的可能性等。

（四）转基因食品的标签问题

人们还有一个非常关注的问题是转基因食品要不要贴标签。一般来讲，若转基因产品与目前市售的产品具有实质等同性，则不需再加特殊的标签；若转基因产品中含有对一部分人群有过敏性反应的蛋白，则需加标签，以便购买者作出选择。

联合国 2000 年制定的转基因产品（genetically modified organism，GMO）贸易协定《卡塔赫纳生物安全协定书》已由 62 个国家签署通过。该协定书规定，任何含有 GMO 的产品都必须粘贴"可能含有 GMO"的标签，并且出口商必须事先告知进口商，他们的产品是否含有 GMO。美国政府要求源于生物技术的食品要符合《食品标签法》，此项法规要求在包装的标签上标识该种食品的成分、营养物质含量、含过敏原及可能引起的后果等，但不要求标明食品的生产方法（如利用生物技术生产等）。欧盟委员会于 2001 年 7 月通过了两个关于转基因生物的法规议案，即关于对农业生物技术产品实施跟踪与标识的法规议案（COM2001—1821）及关于转基因食品和饲料的法规议案（COM2001—425）。这两个议案建立了转基因生物的跟踪系统，制定了转基因饲料的标签规则，完善了现行的转基因食品标签制度，规定了合理化的转基因食物及饲料审批程序。

我国国务院公布的《农业转基因生物安全管理条例（2017 年 10 月 7 日修订版）》要求在中华人民共和国境内销售列入农业转基因生物目录的农业转基因生物，应当有明显的标识。农业转基因生物标识应当载明产品中含有转基因成分的主要原料名称；有特殊销售范围要求的，还应当载明销售范围，并在指定范围内销售。农业转基因生物的广告，应当经国务院农业行政主管部门审查批准后，方可刊登、播放、设置和张贴。

（五）基因工程的其他安全问题

基因工程实验室泄露导致的生物安全案例不胜枚举。1978 年，英国伯明翰医学院天花实验室感染；2003 年，美国得克萨斯理工大学鼠疫杆菌丢失；2005 年，H2N2 流感病毒样本风波；1998—2006 年间，中国流行性出血热实验室感染事件频发；2011 年，动物实验管理漏洞酿成重大教学事故——东北农业大学学生感染布鲁氏菌病事件等。最让人们担心的是实验室内 80% 的感染是不明原因造成的，而只有 20% 感染的原因是明确的。DNA 重组试验过程中存在很多隐患，实验室重组 DNA 操作的对象主要是病毒、细菌及实验动植物。这些试验材料的致病性、抗药性、转移能力及其生态效应千差万别，一旦在策划和操作上发生意外，后果不堪设想。实验室重组 DNA 试验过程中的潜在危害主要体现在两个方面：①病原体特别是重组病原体对操作者所造成的污染。②病原体或带有重组 DNA 的载体及受体逃逸出实验室，对自然与社会环境造成污染。例如，上海市科委与环保局 2006 的联合调查显示，实验室的生物性废水通常只经过 100℃煮沸 3~5 min 后排放下水道，或无任何预处理措施而直接排放。而研究已证实，常用的针对生物实验室废水的 100℃热处理过程难以彻底消解、破坏水中废弃的重组质粒。

转基因引发的生物入侵以及对生态环境的影响也值得人们关注。所谓的生物入侵是指物种从自然分布地区（可以是其他国家和国内的其他地区）通过有意或无意的人类活动而被引入，在当地的自然或人造生态系统中形成了自我再生能力，给当地的生态系统或景观造成了明显的损害或影响。转基因生物是否会造成生物入侵并破坏生物多样性的问题一直被人们所关注。原因是在通过转基因改良作物时经常将一些抗性基因转入作物，比如来自苏云金芽孢杆菌的 Bt 基因，因其表达产物 Bt 毒蛋白杀虫效果好、安全、高效等优点而成为应用最为广泛的杀虫基因。这些抗性基因赋予作物更好的适应性，有可能从农田中逃逸进入自然环境，并形成生物入侵。还有一点也值得警惕，这些抗性基因会不会通过作物与环境中的某些相似的物种通过杂交而逃逸出去。比如，2001 年 11 月，美国加州大学伯克利分校 Chapela 和 Quist 在《自然》杂志发表文章，指出在墨西哥南部 Oaxaca 地区采集的 6 个玉米品种样本中，发现了一段可启动基因转录的 DNA 序列"35S 启动子"，同时发现与诺华（Novartis）种子公司代号为"$Bt11$"的转基因抗虫玉米所含"$adh1$ 基因"相似的基因序列。为此，针对转基因植物品种的种植必须建立严格的要求，我国早在 1997 年就颁布《农业转基因生物安全管理条例》，从实验研究、生产加工、经营、进口、出口等方面对农业转基因生物进行了详细规范。但是，国内许多人包括一些研究人员在内，对生物安全重要性的认识不清。比如 2001 年，有人在审阅国内某研究单位一位研究人员的稿件时惊讶地发现，该研究人员未经主管部门批准，自行引进阿根廷的转基因大豆，并分发到其他单位试种。国家环保总局的一份资料警告说，一些国外公司可能钻中国立法不完善、管理不统一的空子，将中国作为"转基因生物的试验场"。

最值得人类警惕的是基因工程被用于生物武器的研发，并发动基因武器战争。基因武器的原理是对生物制剂进行改造，提高微生物的致病性和抗药性，增强病原微生物对环境和气溶胶的稳定性，从而改变原来病原体的免疫性；或者利用基因工程把病原体的遗传成分杂交、重组一种新的病原体，从而引起异常复杂的中毒症状。与核武器、化学武器相比，基因武器对人类的伤害性更大，其特性也非常鲜明。尤其是随着合成生物学的发展，可实现人工设计并合成自然界并不存在的生物或病毒等。它能利用人种生化特征上的差异，使这种致病细菌或者病毒只对特定遗传特征的人产生致病作用，从而有选择地消灭敌方有生力量。1998 年，《星期日泰晤士报》报道称，以色列在研究犹太人与阿拉伯人之间的基因差异，以制造针对阿拉伯人的种族基因武器。2022 年 3 月，俄乌战争期间，俄罗斯称发现了大量美国在乌克兰开展各类生物武器及化学武器研究的证据。这些都说明，尽管 1975 年《禁止生物武器公约》（全称为《禁止细菌（生物）及毒素武器的发展、生产及储存以及销毁此种武器的公约》）已经生效，但生物武器仍然阴魂不散。

生物安全是一个系统的概念，即从实验室到田间、餐桌，从研发活动到经济活动、社会活动，从个体安全到区域安全、生态安全、国家安全。同时，生物安全又一个动态的概念，它所涉及的内容有一定的时间和空间范围，又随着自然界的演进、社会和经济活动的变化而变化。生物安全意识的匮乏，是中国发生基因工程生物安全的最大隐患。

四、人类基因编辑技术等基因干预的伦理

现阶段基因编辑技术还不成熟，存在很多不确定性和风险。但随着科学的进步，我们有理由相信，基因编辑技术会不断完善并安全有效。到那时我们就需要进一步思考在人类自身使用基因编辑技术进行疾病治疗等操作是否合理？或者说是否仍然应该禁止基因编辑技术在人身上的应用？由于基因编辑涉及人类对疾病和健康的理解，涉及人伦关系，甚至对生命本

质的认识，即便它在技术上不再存在目前的不确定性和风险，甚至使用价格不再昂贵，在人身上使用基因编辑技术仍然需要进行慎重的伦理反思。

首先，基因编辑技术引起的伦理忧虑之一，是使用基因编辑技术是否会破坏我们对人类同一性的认识。因为我们很可能为了某种目的改变某个人的基因，破坏他之所以为人的基因结构。其次，一旦对目标基因进行修改、编辑，就意味着目标基因本身不符合人们的期望，达不到人们的要求。这可能是一种价值偏见。再次，基因编辑技术可能会破坏传统的人伦关系，引发新的伦理混乱，导致父母和子女之间、兄弟姐妹之间，以及整个家族之间的人伦关系发生程度不一的变化。在这种新情况下，传统的基于人伦关系的伦理原则和伦理规范将面临巨大冲击，人们的道德责任、权利和义务也需要重塑。此外，对基因编辑技术的任意使用很可能改变基因编辑技术的使用方向，从目前注重基因疾病的治疗转向基因功能的增强。换句话说，基因编辑技术的成熟很可能使一些人不再满足于预防和治疗疾病，而是逐渐扩大范围，拓展到消除残疾和小毛病，修饰外在的容貌，甚至利用基因编辑技术进行各种强化，比如"定制婴儿"。

总之，即使今后基因编辑技术能够为人类健康服务了，如何合理地利用该技术以及在哪些领域和范围使用仍然有很多疑问需要科技工作者、医疗管理者、基因编辑使用者共同探讨，积极应对，努力形成相应的伦理共识，作出明智的负责任的决定，并形成制度甚至是法律。

基因工程课件

思考题

1. 你觉得将来转基因技术在人类健康领域的哪些方面会有突破性进展？
2. 除了上述安全与伦理问题，你认为转基因技术在人类健康领域应用时还应该注意哪些问题？

参 考 文 献

[1] 贺淹才. 基因工程概论 [M]. 北京：清华大学出版社，2008.

[2] WELLS J C. Longman pronunciation dictionary [M]. England：Pearson Education Ltd，2000.

[3] TENAILLON O，SKURNIK D，PICARD B. The population genetics of commensal *Escherichia coli* [J]. Nature Reviews Microbiology，2010，8（3）：207-217.

[4] SINGLETON P. Bacteria in biology，biotechnology and medicine [M]. 5th ed. USA：John Wiley & Sons Inc，1999.

[5] 张军梅. 基因工程技术的应用现状及其对人类社会的影响 [J]. 北京农业，2011，36：11-12.

[6] 金晓红，任化炜. 环境生物技术应用于环境保护的新进展 [J]. 环境保护，2002，2：18-19.

[7] 黄大昉. 农业微生物基因工程研究与展望 [J]. 农业生物技术学报，2003，11（2）：111-114.

[8] CHANDRASEGARAN S，CARROLL D. Origins of programmable nucleases for genome engineering [J]. J Mol Biol，2016，428（5）：963-989.

[9] BIBIKOVA M，CARROLL D，SEGAL D J，et al. Stimulation of homologous recombination through targeted cleavage by chimeric nucleases [J]. Mol Cell Biol，2001，21（1）：289-297.

[10] BOCH，J. TALEs of genome targeting [J]. Nature Biotechnology，2011，29（2）：135-136.

[11] REDMAN M，KING A，WATSON C，et al. What is CRISPR/Cas9? archives of disease in childhood-education and practice edition [J]. 2016，101（4）：213－215.

[12] BOGLIOLI E，MAGALI R. Rewriting the book of life：a new era in precision gene editing [M]. USA：Boston

Consulting Group（BCG），2015.

［13］　邱仁宗. 国际人类基因组组织（HGUO）关于遗传研究正当行为的声明［J］. 自然辩证法通讯，1999，7：54-55.

［14］　邱仁宗. 国际人类基因组组织（HGUO）伦理委员会关于利益分享的声明［J］. 自然辩证法通讯，2001，1：92-93.

［15］　杨通进. 转基因技术的伦理争论：困境与出路［J］. 中国人民大学学报，2006，5：53-59.

［16］　李醒民. 基因技性科学与伦理［J］. 山东科技大学学报（社会科学版），2019，21（2）：1-20.

［17］　GOSTIN L. Cenetic discrimination：the use of genetically based diagnostic and prognostic tests by employers and insurers［J］. Am J Law Med，1991，17（1-2）：109-144.

［18］　张春美. 基因技术之伦理研究［M］. 北京：人民出版社，2013.

［19］　孙伟平，戴益斌. 关于基因编辑的伦理反思［J］. 重庆大学学报（社会科学版），2019，25（4）：1-9.

［20］　SINGER P. The ethics of inheritable genetic modification：foreword：shopping at the genetic supermarket［M］. Cambridge：Cambridge University Press，2006.

（牟长军）

第五章

基因诊断

在过去的半个世纪里，随着生物科学与生物技术的飞速发展，基因诊断已经广泛被应用于人类疾病的诊断和个性化治疗，在很大程度上降低了先天性疾病患儿出生率，并通过及时地采取干预措施，改善了很多具有先天性疾病患者的生活质量。临床基因诊断为人类的健康作出了不可磨灭的贡献，但同时也引起了关于维护人类尊严、保护患者隐私等一系列伦理问题。基因诊断是否开展以及如何有效开展并没有标准操作程序，所以如何开展临床基因诊断才能保证它在造福于人类的同时最大程度避免或减少它给人类社会带来的危害，是基因诊断发展过程中面临的核心问题。

第一节　基因诊断概述

基因诊断是 20 世纪 70 年代发展起来的一种全新的临床诊断方法和手段，基因诊断因其直接诊断性（针对单基因病）、高特异性、灵敏性、早期诊断性弥补了传统表型诊断的不足而受到临床青睐，其潜在的独特价值和有效性得到广泛认可。随着生物技术的跨越式发展，基因诊断的适应证不断扩大，市场规模也快速增长。

一、基因诊断的概念

基因诊断（gene diagnosis）是利用分子生物学和分子遗传学等生物技术手段在 DNA 或 RNA 水平上对某一基因或基因群进行分析，从而对特定疾病进行诊断的技术。所以，基因诊断最核心的特征就是通过对基因或基因组进行直接分析而诊断疾病。需要注意的是虽然该技术叫做基因诊断，但实际上基因诊断既可以在 DNA 水平上进行，也可以在 RNA 水平上进行，所以称为核酸检测貌似更加科学合理。基因诊断建立在分子生物学技术发展的基础上，

基因诊断的概念

特别是 20 世纪 70 年代发展起来的核酸分子杂交技术、80 年代的 PCR 技术和 90 年代的基因芯片（gene chip）直接推动了基因诊断的产生和发展。疾病发生的本质是遗传信息在一定环境条件下的外在表现，因此如果对疾病发生和发展进行寻根溯源，最终总会追溯到与疾病相关的基因或基因群，因而对基因异常的明确诊断就显得尤为重要。基因诊断还被应用于组

织工程的相关领域，如干细胞移植及器官移植的供受体配型、皮肤组织工程的研究等。相信分子生物学和分子遗传学相关理论的突破以及高通量技术为代表的技术发展必将极大地促进基因诊断理论和技术的进步，以基因诊断为基础的基因治疗也将成为人类治疗自身疾病的主流技术。

　　为什么要发展基因诊断技术呢？最主要的原因是它能够弥补传统诊断技术的不足。目前，临床上使用的诊断技术主要包括两大类：一类是物理诊断，包括中医的望、闻、问、切，以及西医的影像学等；另一类是生物和化学诊断，包括生化检验、免疫检验、病理检测等。这些传统诊断方法的共同特点是针对疾病的表型改变建立诊断指标，因而只有当疾病发展到一定的阶段，出现明显的症状之后才能检测到。这时可能已经错过了疾病的最佳治疗时机，特别是对于癌症等重大疾病，如果在疾病的中后期才被诊断出来，这时可能已经回天乏力了。基因诊断最重要的优势之一就是能够做到早期诊断，从而弥补传统疾病诊断方法的不足。

　　基因诊断的理论基础是什么呢？1953 年，Watson 和 Crick 提出了 DNA 双螺旋的结构模型，是分子生物学划时代意义的伟大事件，从此生命科学的研究进入分子水平，极大地推动了基因工程等现代生物技术的发展。不久之后，Nirenberg 和 Khoran 等相继破解了遗传密码，揭示了从 DNA 到蛋白质的遗传信息阅读方式，打开人类基因奥秘的大门。1957 年，Crick 提出了遗传信息传递的中心法则：DNA $\rightleftharpoons$ RNA $\rightarrow$ 蛋白质。1970 年，Baltimore 发现了 RNA 病毒在宿主细胞中以 RNA 分子为模板合成 DNA 的反转录过程，对中心法则进行了重要补充。虽然在细胞中执行各种生命活动的绝大部分生物大分子是蛋白质，但是中心法则表明蛋白质的结构由基因的序列决定，而蛋白质在细胞中的含量则由基因转录也就是 mRNA 的水平决定。对于多数遗传病等非感染性疾病而言，引起疾病发生的根本原因是基因结构或表达异常。结构异常主要是指基因突变，这是早期基因诊断的主要疾病类型；表达异常则指基因表达水平过高或过低进而导致功能紊乱所产生疾病，这类疾病可以通过实时定量 PCR 等技术检测 mRNA 水平进行诊断。而感染性疾病的发生则是由于细菌、病毒等病原体的入侵，病原体会在人体内表达我们自身细胞所不具有的特异基因，因此通过检测病原体的特异基因表达或特异序列就可以检测是否被感染。在抗击新冠疫情过程进行的核酸检测就是对新冠病毒特异序列进行 PCR 鉴定。因此几乎所有的疾病都直接或者间接地与基因相关，这就是进行疾病基因诊断的理论基础。

二、基因诊断的特点和优势

　　人们之所以发展基因诊断技术，原因之一就是基因诊断具有传统疾病诊断所没有的一些优势，包括特异性高、灵敏度高等。这些优势一方面与基因诊断的技术特点密切相关；另一方面，这些优势源于基因诊断建立在对疾病机制的深入研究基础上，在检测病症同时也在探寻病因，是追根溯源的一种检测方法。其特点如下：

（一）针对性强、特异性高

　　基因诊断直接以病理基因（疾病相关的基因突变、异常表达或者外源性病原生物基因）为分析对象。而不同的致病基因或病原微生物的基因序列是独特的，所以基因诊断的针对性非常强，比如通过测序对新冠病毒进行检测时，可以准确地判定病毒的类型，追踪感染源头，判定进化分支。同时基因诊断的特异性非常高，比如通过核酸分子杂交技术选用特定基因序列作为探针进行检测时，具有非常高的特异性，即使一个碱基匹配不上，也无法得到阳性的杂交信号。

（二）灵敏度高

基因诊断以 DNA 或 RNA 为材料，而 DNA 或者 RNA 都可以通过 PCR 等技术进行体外扩增。理论上只要能够获得一个 DNA 或者 RNA 分子作为模板，就可以通过扩增技术获得大量被检测核酸分子的拷贝，并得到阳性的检测结果。所以，基因诊断只需要少量的样本就可以进行诊断，灵敏度远远超过传统疾病诊断方法。现在已经发展出非常成熟的单细胞检测技术，应用高通量测序，样本可微量化到一个细胞。比如胚胎植入前诊断，就是从体外受精的胚胎细胞中取出极少量细胞进行诊断的。

（三）诊断范围广

在整个有机生命系统中，从最简单的病毒、原核生物到高等的动植物以及人类共用一套统一的遗传信息系统，基因诊断技术适用于所有生物、所有来源的基因，所以基因诊断的检测目标既可以是自身的内源基因，也可以是病原微生物的外源基因。几乎所有的疾病都与基因存在直接或间接的关系，理论上讲，几乎所有的疾病都可以通过基因诊断进行检测。

（四）可以揭示疾病发生机制

基因诊断和传统的诊断方法主要差异在于它是直接从基因型推断表型，即可以越过基因表达产物（酶和蛋白质）直接检测基因结构而作出诊断，揭示疾病发生的最根本原因。这样就改变了传统的表型诊断方式，所以相对于传统的疾病诊断方式，基因诊断又可以称为逆向诊断（reverse diagnosis）。

（五）有预测作用

基因诊断可揭示尚未出现症状时与疾病相关的基因的异常状态，因此可以对表型正常的携带者及某种疾病的易感者作出诊断和预测。这种预测作用对有遗传疾病家族史的个体具有非常重要的指导意义，可以指导遗传病高风险人群进行早期的预防或者提前进行介入治疗，以降低他们罹患疾病的风险或降低疾病对健康的损害程度。基因诊断的预测作用还被广泛应用于产前诊断，如可以检测正常妊娠的胎儿是否携带致病基因，也可以对众多体外妊娠产生的胚胎进行检测，进而筛选出不携带致病基因的正常胎儿。

（六）取材便利，适应性强

基因检测一般不受组织或时相限制，检测的材料包括外周血细胞、口腔黏膜细胞、活检的标本、发根、石蜡包埋的组织块、沉淀细胞（唾液、痰液、尿液）、羊水细胞、绒毛细胞、胚胎植入前细胞、进入母体循环的胎儿细胞等。因为取材方便，基因诊断过程中对患者和受试者的损害程度一般远远低于传统疾病诊断。

三、基因诊断简史

基因诊断的建立奠定在生命科学理论与技术的重大突破之上。1953 年，沃森和克里克发现了 DNA 双螺旋的结构，开启了分子生物学时代，使遗传的研究深入到分子层面，"生命之谜"被打开，人们清楚地了解遗传信息的构成和传递的途径。在此后的 70 年里，分子遗传学、分子免疫学、细胞生物学等领域飞速发展，对人们认识蛋白质合成、DNA 复制、基因突变及其与疾病的关系具有重要意义，为基因诊断的蓬勃发展奠定理论基础。科学界的怪才穆利斯一直梦想把先天致病基因给剔除掉进而实现遗传病的根治，然而先要复制 DNA，才有足够的时间慢慢修复。1966 年，穆利斯偶然想到了复制 DNA 的办法——PCR，并因此获得了诺贝尔奖，开启了分子诊断的 PCR 时代，由此为基因诊断的发展奠定了基础。被尊为"基因学之父"的弗雷德里克·桑格，在 20 世纪 70 年代提出快速测定 DNA 序列的方法——"双胺氧终止法"，又称"桑格法"，拉开了 DNA 测序的序幕。人类基因组测序计划的实施揭开了人体约 4 万个基因 30 亿个碱基对的秘密，也把基因诊断的大门彻底打开。

　　截至目前，基因诊断的发展大体可以分为四个阶段。第一阶段：利用分子杂交技术进行遗传病的基因诊断。在婴儿胚胎期进行产前诊断，超早期预知某些疾病发生、发展和预后。1978 年应用液相 DNA 分子杂交成功进行镰形细胞贫血症的基因诊断是这一阶段的标志性成果。第二阶段：以 PCR 为基础的分子诊断。穆利斯发明 PCR 技术后，基因诊断迅速发展，标志着传统基因诊断发展到更全面的分子诊断技术。第三阶段：以生物芯片技术为代表的高通量检测时代。1992 年，美国 Affymetrix 公司制作出第一张基因芯片，标志着基因诊断进入生物芯片技术阶段。生物芯片技术解决了传统核酸印迹杂交技术复杂、自动化程度低、检测目的分子数量少、低通量的问题。第四阶段：高通量二代测序阶段。以 Roche 公司的 454（genome sequencer FLX，GS-FLX）技术、Illumina 公司的 Solexa 技术和 ABI 公司的 SOL-iD 技术为代表的高通量测序技术的应用，使得第一代测序中最高基于 96 孔板的平行通量扩大至上百万级的平行通量，完成对海量数据的高通量检测，为癌症等多因素疾病的诊断奠定了基础。目前，第三代测序技术以及相关的各种高通量组学技术也开始进入基因诊断领域，相信在不久的将来能够推动本领域进入更高的阶段，更好地服务于人类的健康事业。

第二节　基因诊断的方法和应用

　　基因诊断的核心是技术，早期的基因诊断技术主要包括核酸杂交、限制性内切酶片段长度多态性分析、PCR 等；最近十几年来，以基因芯片、二代和三代测序、组学技术、单细胞检测等为代表的高通量技术开始逐步进入基因诊断领域，推动了基因诊断的快速发展，应用领域也从疾病诊断扩展到产前诊断、胚胎诊断、身份识别和精准治疗等领域。相信随着生命科学理论和技术的飞速发展，基因诊断技术还将取得更多的辉煌，成为人类健康事业的重要保障。

基因诊断的方法

一、基因诊断的常用技术

　　基因诊断就是利用各种现代生物技术在 DNA 或 RNA 水平上进行的疾病诊断，技术的发展能直接推动基因诊断面向更多的疾病，同时也能使疾病诊断向更准、更快、更灵敏、更节省、更无痛的方向发展。目前，常用的基因诊断技术主要包括核酸分子杂交、限制性内切酶片段长度多态性分析、PCR、测序技术、基因芯片等。

（一）核酸分子杂交技术

　　核酸分子杂交的原理是具有同源性且互补的两条核酸单链在一定的条件下（适宜的温湿度及离子强度等）可按碱基互补还原成双链。杂交的双方是待测核酸序列及探针（probe），待测核酸序列可以是克隆的基因片段，也可以是基因组 DNA 和细胞总 RNA。核酸探针是指用放射性同位素、生物素、荧光分子或其他活性物质标记的、能与特定的核酸序列发生特异性互补结合的已知 DNA 或 RNA 片段。根据其来源和性质可分为 cDNA 探针、基因组探针、寡核苷酸探针、RNA 探针等。由于核酸分子杂交的高度特异性及检测方法的灵敏性，常用于样品中相应的基因或其表达量的检测，已成为基因诊断中最常用的基本技术之一。核酸杂交包括 Southern 杂交、Northern 杂交、原位杂交等。

Southern 杂交的对象是 DNA，可用于基因组中特定基因的定性及定量分析、基因突变分析及限制性长度多态性分析（restriction fragment length polymorphism，RFLP）等。Northern 杂交主要用于检测 mRNA 的表达水平和长度分析。该法是研究基因表达常用的方法，可用于检测癌基因等致病基因或病原微生物基因的表达程度。等位基因特异性寡核苷酸杂交（allele-specific oligonucleotide hybridization，ASOH）是根据已知基因突变位点的碱基序列，设计和制备与野生型或突变型基因序列互补的两种探针，分别与被检者的 DNA 杂交，根据样品与两种探针结合信号的有无及强弱，可检测出被检者是否存在基因突变，以及被检者是该突变基因的纯合子或杂合子，在临床诊断领域主要用于基因突变相关疾病的诊断。核酸原位杂交是用特定标记的已知顺序核酸作为探针与细胞或组织切片中核酸进行复性杂交并对其实行检测的方法。该技术的主要优势是能够准确显示相关基因在不同细胞或不同组织中的表达差异。在基因诊断领域还可以用于检测细胞、组织是否被特异性病菌、病毒感染。荧光原位杂交技术（fluorescent *in situ* hybridization，FISH）是利用荧光标记的特异核酸探针与细胞内相应的靶 DNA 分子或 RNA 分子杂交，通过在荧光显微镜或共聚焦激光扫描显微镜下观察荧光信号，来确定结合了荧光探针的 DNA 分子在染色体的定位，并能通过荧光信号的拷贝数确定相关序列或染色体在细胞中的数量。FISH 具有探针稳定、操作安全、可快速、多色显示多个不同探针杂交信号等优点，该技术已被广泛应用于肿瘤研究中的基因扩增、易位重排及缺失等的检测，在肿瘤诊断、鉴别、预后和治疗监控等方面都有重要作用，该技术还常被应用于唐氏综合征等染色体畸变的产前诊断。

（二）限制性内切酶片段长度多态性分析

RFLP 是利用限制性内切酶能识别 DNA 分子的特异序列，并在特定序列处切开 DNA 分子，进而产生限制性片段的特性，对不同生物个体而言，其 DNA 序列存在差别，如果这种差别刚好发生在内切酶的酶切位点，并使内切酶识别序列变成不能识别序列，或者这种差别使本来不是内切酶识别位点的 DNA 序列变成了内切酶识别位点，这样就导致了用限制性内切酶切割该 DNA 序列时，会少一个或多一个酶切位点，结果产生少一个或多一个的酶切片段。这样就形成了用同一种限制性内切酶切割不同个体的 DNA 序列时，产生不同长度大小、不同数量的限制性酶切片段。然后将这些片段通过电泳、转膜、并与带标记的探针进行杂交即可分析其多态性结果。人类基因组中存在几千万个单碱基位点的多态性（single nucleotide polymorphism，SNP），为通过 RFLP 进行多态性鉴定创造了基础。RFLP 按孟德尔（共显性）方式遗传，是非常有用的遗传标记。RFLP 可以检测基因组内发生的碱基的替换、插入、缺失等突变位点。

RFLP 可用于对致病基因一无所知或知之甚少，还没有搞清其基因突变位点的遗传病的分析检测。策略是依靠基因外并与基因紧密连锁的 RFLP 为遗传标志进行间接分析，因为基因外或基因内的中性突变有些可引起限制酶切位点的丢失或新位点的出现，有些则没有。对那些致病基因已完全了解的，可根据酶切位点的有无，结合 DNA 探针杂交，直接分析做出判断。

（三）聚合酶链式反应

聚合酶链式反应（polymerase chain reaction，PCR）是一种用于放大扩增特定 DNA 片段的分子生物学技术，它可看作是生物体外的特殊 DNA 复制。PCR 的最大特点是能将微量的特定 DNA 序列大幅增加。因此，无论是化石中的古生物、历史人物的残骸，还是几十年前凶杀案中凶手所遗留的毛发、皮肤或血液，只要能分离出一丁点的 DNA，就能用 PCR 加以放大进行比对，这也是基因诊断灵敏度高的根本原因。PCR 技术优点是特异性强，灵敏度高，操作简便、省时，对样本质量要求不高，能快速、特异地扩增任何 DNA 片段。该技术已成为基因诊断的主要和首选技术。在疾病诊断领域，PCR 主要用于检测基因缺失或突变所导致的疾病，根据特异性扩增条带是否出现作出诊断；此外 PCR 还常用于病毒等病原微生物感染的检测，近年来新冠病毒检测中最常用、最快捷的核酸检测技术就是 PCR。近年来，在 PCR 技术的基础上，多种改良型的 PCR 技术不断涌现，如实时定量 PCR 等，同时与其他检测技术的结合也在不断推动 PCR 技术进步，这些技术已被广泛应用于基因检测领域。

1. 实时定量 PCR（real-time quantitative PCR）

因为要用荧光分子进行定量检测，所以也称实时荧光定量 PCR，该技术 1996 年由美国 Applied Biosystems 公司推出。该技术实现了 PCR 从定性到定量的飞跃，而且与常规 PCR 相比，它具有特异性更强、自动化程度高等特点，并能有效解决 PCR 污染问题。从原理上说，实时荧光定量 PCR 是指在 PCR 反应体系中加入荧光基团，该荧光分子只能结合到双链的 DNA 中，也就意味着合成的 DNA 越多，荧光信号就越强。利用荧光信号积累实时监测整个 PCR 进程，最后通过标准曲线对未知模板进行定量分析。在荧光定量 PCR 技术中，有一个很重要的概念——C_t 值（C 代表 Cycle，t 代表 threshold）。C_t 值的含义是：每个反应管内的荧光信号到达设定的域值时所经历的循环数。研究表明，每个模板的 C_t 值与该模板的起始拷贝数的对数存在线性关系，起始拷贝数越多，C_t 值越小（可以简单理解为反应体系中加入的模板分子越多，合成固定量的 DNA 所需要的循环数就越少）。利用已知起始拷贝数的标准品可作出标准曲线。因此，只要获得未知样品的 Ct 值，即可从标准曲线上计算出该样品的起始拷贝数，即被检测样本数的含量。

目前，实时荧光定量 PCR 是病原体检测中最常用和最重要的技术。采用该技术可以对淋球菌、沙眼衣原体、解脲支原体、人类乳头瘤病毒、单纯疱疹病毒、人类免疫缺陷病毒、肝炎病毒、流感病毒、结核分枝杆菌、EB（Epstein-Barr）病毒和巨细胞病毒等病原体进行定量测定，当然也包括新冠病毒的检测。与传统的检测方法相比，该技术具有灵敏度高、取样少、快速简便等优点。实时荧光定量 PCR 还被广泛用于肿瘤基因检测，癌基因和抑癌基因等相关基因发生突变是致癌性转变的根本原因。癌基因的表达增加和突变，在许多肿瘤早期就可以出现。实时荧光定量 PCR 不但能有效地检测基因的突变，而且可以准确检测癌基因的表达量。目前科研人员用此方法对端粒酶 *hTERT*（human telomerase reverse transcriptase）基因、慢性粒细胞性白血病 *WT*1（Wilm' tumor 1）基因、肿瘤 ER（estrogen receptor）基因、前列腺癌 *PSM*（the human proteasome gene family）基因、肿瘤相关的病毒基因等多种基因的表达进行检测。此外，实时荧光定量 PCR 还被用于产前诊断，从孕妇的外周血中分离胎儿 DNA，用实时荧光定量 PCR 检测相关遗传病是一种无创伤性的方法，易为孕妇所接受。

2. PCR 结合等位基因特异性寡核苷酸杂交法（PCR allele-specific oligonucleotide hybrid，PCR-ASOH）

这种方法是目前广为采用的基因直接检测方法。绝大多数疾病只是由单纯的碱基突变引起的，而且每一种疾病都有一些突变发生的热点。PCR-ASO 是基于核酸杂交的一种方法。根据已知基因突变位点的碱基序列，设计引物将包含该突变位点的序列扩增出来，然后再设计和制备野生型和突变型基因序列互补的两种探针，分别与 PCR 扩增后的被检测者样品中的 DNA 分子进行杂交，根据样品与两种探针杂交信号的强弱，确定是否存在基因突变，并判断被检者是突变基因的纯合子或杂合体（图 5-1）。这种检测方法的优点是灵敏准确，可对大量样品进行筛查和诊断，缺点是效率低，对具有高特异性的一些遗传病必须合成多种探针，并依次进行杂交，工作量较大。

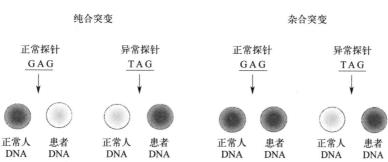

图 5-1　斑点杂交原理

3. PCR 产物的限制性片段长度多态性分析（PCR-RFLPs）

这也是一种检测突变的较为简便的方法。用 PCR 方法将包含待测多态性位点的 DNA 片段扩增出来，然后用识别该位点的限制酶来酶解，根据限制酶片段长度多态性分析作出诊断。它比单纯的 RFLPs 方法更简便，灵敏度高，DNA 用量少。

4. PCR 结合单链 DNA 构象多态性（single strand conformation polymorphism，SSCP）

这是一种较为流行的检测 DNA 突变的方法。日本科学家 Orita 等研究发现，单链 DNA 片段呈复杂的空间折叠构象，这种立体结构主要是由其内部碱基配对等分子内相互作用力来维持的，当有一个碱基发生改变时，会或多或少地影响其空间构象，使构象发生改变，空间构象有差异的单链 DNA 分子在聚丙烯酰胺凝胶中排阻力大小不同。因此，通过非变性聚丙烯酰胺凝胶电泳，可以非常敏锐地将构象上有差异的分子分离开。在此基础上又将 SSCP 用于 PCR 扩增产物的基因突变检测，从而建立了 PCR-SSCP 技术，进一步提高了检测突变方法的简便性和灵敏性，借以检测出 DNA 上的突变位点。

自从 Orita 等用 SSCP 进行人类 DNA 多态性分析以来，该方法大量用于和肿瘤发生有关的基因突变的检测，例如可用于星形细胞瘤、脑瘤、小细胞肺癌、胃癌、肠癌等肿瘤中的 *p53* 基因的突变、肺癌的 *ras* 基因突变等的检测。Sugano 等用银染色 SSCP 法，成功地检测了 *c-Ki-ras2* 基因第 12 位的突变。SSCP 还用于引起人类遗传性疾病的突变位点的检测，如在囊性纤维化中起作用的 CFTR 基因、神经纤维瘤 1 型基因、家族性结肠息肉基因的研究。SSCP 法除大量用于基因突变的检测外，还用于病毒的分型以及病原体传播途径的研究。

5. 多重可扩增探针杂交技术（multiplex amplifiable probe hybridization，MAPH）

这是由 White 等设计并发展起来的一种用于基因组中 DNA 拷贝数检测的新技术。该方法根据所测 DNA 序列，设计可用同一引物扩增的系列探针，与固定在支持物上的 DNA 样品进行杂交。应用荧光标记的 PCR 引物，对完成杂交后的探针进行定量扩增。分析荧光信号的强度差异，给出特定基因片段拷贝数的变化。在 MAPH 基础上，Schouten 改进并设计出了多重连接探针扩增技术（multiplex ligation-dependent probe amplification，MLPA），这是一种高通量、针对待测核酸中靶序列进行定性和定量分析的新技术。基本方法是利用可与样本 DNA 正确杂交，并被连接酶连接的探针进行扩增和定量分析。所有的探针利用同一对引物在同一个 PCR 反应体系中扩增。扩增产物可经琼脂糖凝胶电泳分析或变性后毛细管测序仪进行定量分析。与 MAPH 方法相比较，优点是可在单一的反应体系内进行多重扩增，无需固定 DNA 样品，操作简单，且用于分析的 DNA 量少（只需 20 ng）。该技术目前已经成熟，被应用于人 BRCA1、MSH2 和 MLH1 基因的缺失和重复突变的检测，同时也被用于唐氏综合征等三体综合征、肿瘤细胞株异常染色体的确认，成为检测缺失和重复突变最有应用前景的技术。

（四） DNA 测序技术

DNA 测序技术是基因诊断技术发展史上具有里程碑、划时代意义的技术革命，被称为是基因诊断的金标准。近十几年来，测序技术取得了前所未有的进步，在基础研究和临床检测中已日益显示广阔的应用前景。从测序技术的发展历程来看，它经历了从简单到复杂，从单一到全面和多功能，从时间长、成本高、通量低到快速、廉价、高通量、自动化，从多细胞到单细胞的过程。自 1977 年 Sanger 发明链末端终止法测序（Sanger sequencing）以来，第一代测序技术就开始在遗传病特别是单基因遗传病的基因诊断和产前/植入前诊断中广为使用。2007 年前后，Roche 公司、Illumina 公司、ABI 公司先后发明了高通量测序技术（high-throughput sequencing），推动基因检测也进入新的时代。然而，测序技术的发展并非就此止步，更新的技术——以单分子实时测序和纳米孔技术为标志的第三代测序技术也已登上历史舞台。

1. 第一代测序技术——Sanger 测序

该技术始于英国著名科学家 Sanger 发明的双脱氧核苷酸末端终止法以及 Maxam 和 Gilbert 发明的化学裂解法，其中 Sanger 测序技术一直占据着统治地位。其原理是，核酸模板在核酸聚合酶、引物、四种单脱氧碱基存在条件下复制或转录时，如果在四管反应系统中分别按比例引入四种不同的双脱氧碱基（dideoxyribo-nucleoside triphosphate，ddNTP），只要双脱氧碱基掺入链末端，该链就停止延长，而链末端掺入单脱氧碱基的片段可继续延长。如此每管反应体系中便合成以共同引物为 5′ 端，以双脱氧碱基为 3′ 端的一系列长度不等的核酸片段。反应终止后，分四个泳道进行电泳。以分离长短不一的核酸片段（仅差一个碱基都能检测到），根据片段 3′ 端的双脱氧碱基，便可依次阅读合成片段的碱基排列顺序。该方法在 20 世纪 70 年代是用同位素标记，手工操作，产物用聚丙烯酰胺凝胶电泳分离；80 年代后改用荧光标记，90 年代后改用毛细管电泳技术及微阵列毛细管电泳技术，使得测序的通量大为提高。

第一代测序技术可用于已知或未知突变的检测，与其他基因检测方法如 SSCP、DH-PLC（denaturing high performance liquid chromatography）、ASA（asian screening array）

等相比，DNA 测序常被用作标准的鉴定方法以及最终确定突变的确切位点和突变性质的手段。在基因病特别是单基因病显性患者和携带者的基因诊断、高危胎儿的产前基因诊断乃至胚胎植入前基因诊断方面都是不可或缺的诊断手段，从发明至今，虽已过去 40 多年，但仍一直作为基因诊断的金标准。其临床应用实例不胜枚举，包括地中海贫血、异常血红蛋白病、红细胞葡萄糖-6-磷酸脱氢酶（G-6-PD）缺乏症、血友病、黏多糖贮积症的各种类型、糖原贮积症 Ⅱ 型、黏脂质贮积症、白化病、苯酮尿症、半乳糖血症、各种类型成骨不全、软骨发育不全、致死性侏儒症、假性软骨发育不全、多发性骨骺发育不良、迟发性脊椎骨骺发育不良、先天性脊柱骨骺发育不良、低血磷抗维生素 D 佝偻病等。

第一代测序技术建立在 PCR 的基础上，而 PCR 产物一般不超过 1 kb，且只能逐段测序，即每个测序反应只能分析单个的 DNA 片段，通量小，无法完成全基因组层面的分析。测序成本高，后续数据分析量大，自动化程度不高，在某些情况下不能直接测序而需制备单克隆甚至文库。另外，第一代测序速度慢，检测时间长，故无法满足大规模测序的要求。

2. 第二代测序技术——高通量测序

高通量测序技术是对传统测序技术的一次革命性的改变，该技术提供了一种与基因芯片技术互为补充的新的高通量工具，能对一个物种的基因组和转录组的全貌进行全面细致的分析，故又被称为深度测序（deep sequencing）。第二代测序技术的原理差别较大，种类众多。其中，Roche 公司的 454（GS-FLX）技术、Illumina 公司的 Solexa 技术和 ABI 公司的 SOL-iD（sequencing by oligonucleotide ligation and detection）技术是第二代测序技术的代表。它们都有一个共同之处：均可实现反应信号的实时阅读，在测序反应进行的同时，收集反应信号，因此测序速度加快的同时成本大幅降低。

454（GS-FLX）是波尔·尼伦和穆斯塔法·罗纳吉于 1996 年在斯德哥尔摩的皇家工学院开发出来的。该技术依赖于核苷酸掺入过程中焦磷酸盐的释放，技术突破之处是将试剂和模板统统都吸附在一个个磁珠上，这样每个磁珠就形成了只包含一个独特片段作为模板的微反应器。然后进行乳液 PCR 扩增，每个独特的片段在自己的微反应器里进行独立扩增，而没有其他的竞争性或者污染性序列的影响，大量片段的扩增平行进行。然后把这些磁珠放到芯片上的小孔中，对每孔一个磁珠中的 DNA 片段进行测序。454（GS-FLX）系统保证了反应的独立性，节省试剂耗材，并且支持各种不同来源的样品，包括基因组 DNA、PCR 产物、反转录 DNA、小分子 RNA 等。454（GS-FLX）系统的流程概括起来，就是"一个片段＝一个磁珠＝一条读长（one fragment＝one bead＝one read）"。该系统在 10 h 的运行当中可获得 100 多万个读长，读取超过 4 亿个碱基信息，同时保证系统的准确率在 99% 以上。其主要限制来自同聚物，也就是相同碱基的连续掺入，如 AAA 有可能少读或者多读，所以该测序平台的主要错误类型是插入、缺失，而不是替换。

Illumina 公司的新一代测序仪 Genome Analyzer 最早由 Solexa 公司研发，利用其专利核心技术"DNA 簇"和"可逆性末端终结"（reversible terminator），实现自动化样本制备及基因组数百万个碱基大规模平行测序。该芯片表面固定有一层单链引物，DNA 片段变成单链后通过与芯片表面的引物碱基互补一端被"固定"在芯片上。另外一端（5′ 或 3′）随机和附近的另外一个引物互补，也被"固定"住，形成"桥"（bridge）。经过大约 30 轮扩增后，每个单分子得到了 1000 倍扩增，成为单克隆 DNA 簇，然后扩增子被线性化，测序引物随后杂交在目标区域一侧的通用序列上。Genome Analyzer 系统利用带荧光基团的四种特殊脱氧核糖核苷酸，通过可逆性终结的边合成边测序（sequencing by synthesis，SBS）技术对待测的模板 DNA 进行测序。该系统目前每次运行后可获得超过 20 GB 的高品质数据，而需要的样品量低至 100 ng，能应用在很多样品量有限的检测中（比如免疫沉淀细胞、显微切割的组成或细胞等）。

SOLiD 测序仪是用连接法测序获得基于"双碱基编码原理"的 SOLiD 颜色编码序列，随后通过比较原始颜色序列与转换成颜色编码的参照序列，把 SOLiD 颜色序列定位到参照序列上，同时校正测序错误，这种测序技术的最大优势是能够发现单碱基多态性位点，对遗传病的诊断具有明显优势。

第二代测序技术（next-generation sequencing，NGS）具有高通量、高准确性、高灵敏度、自动化程度高和低运行成本等突出优势，可以同时完成传统基因组学（测序和注释）和功能基因组学（基因表达及调控、基因功能）的研究任务。第二代测序技术极大地促进了胎儿游离 DNA（cell free fetal DNA，cffDNA）的实验室研究，推动了无创性产前基因诊断技术的发展。基于第二代测序平台建立的胎儿 21、18、13 三体综合征的产前基因诊断技术已被应用于临床，其他如性染色体非整倍体、双胎妊娠染色体非整倍体、胎儿染色体结构异常疾病、孟德尔单基因病以及妊娠相关疾病的研究也因 NGS 的出现获得了显著的进步。此外，高通量测序主要应用于寻找疾病的候选基因，包括单基因病、复杂疾病（如糖尿病、肥胖症等）甚至是癌症的致病基因或易感基因。对于疑难病症，在第一代测序技术仍检测不出的情况下，可考虑采用第二代测序技术。例如，内梅亨大学的研究人员使用 SOLiD 技术对 4 位 Schinzel-Giedion 综合征患者的外显子组进行测序，他们将目光集中在每位患者都携带有变异体的 12 个基因上，最终将候选基因缩减至 1 个，并鉴定出 Schinzel-Giedion 综合征中的致病突变。

3. 第三代测序技术——单细胞测序

第三代测序技术也已经进入测序市场并被开始应用于基因诊断领域。第三代测序最大的优势是可以在单个细胞水平上对基因组进行测序。不同于第二代测序平台依赖于 DNA 模板进行 PCR 扩增，使 DNA 模板与固体表面相结合，然后边合成边测序的方法，第三代测序为单分子测序，不需要进行 PCR 扩增。目前第三代测序主要包括 HeliScope 单分子测序技术、Pacific Biosciences 单分子实时技术（single molecule real-time，SMRT）和牛津大学的纳米孔测序技术。

以 SMRT 为例，基于边合成边测序的思想，以 SMRT 芯片为载体进行测序反应。SMRT 芯片是一种带有很多零模波导（zero-mode waveguides，ZMW）孔的厚度为 100 nm 的金属片。将 DNA 聚合酶、待测序列和不同荧光标记的 dNTP 放入 ZMW 孔的底部，进行合成反应。与其他技术不同的是，荧光标记的位置是 $3'$ 磷酸基团而不是 $5'$ 甲基碱基。当一个 dNTP 被添加到合成链上的同时，它会进入 ZMW 孔的荧光信号检测区并在激光束的激发下发出荧光，根据荧光的种类就可以判定 dNTP 的种类。其他未参与合成的 dNTP 由于没进入荧光信号检测区而不会发出荧光。在下一个 dNTP 被添加到合成链之前，这个 dNTP 的磷酸基团会被氟聚合物切割并释放，荧光分子离开荧光信号检测区。合成过程中，每次进入一个碱基，原始数据会实时地产生一个脉冲峰，每两个相邻的脉冲峰之间有一定的距离。距离与模板上碱基是否存在修饰有关，如果有碱基修饰，就会导致两个相邻峰之间距离加大。根据这个距离的变化，可以判断模板相应位点是否出现碱基修饰，并且结果是实时的，可以用于甲基化等碱基修饰的检测和研究，因此成为表观遗传学研究中常用的测序技术。

第三代测序技术具有诸多优点：首先，测序速度快，因其可平行进行上万个测序反应，测序速度是一代测序法的上万倍。其次，可以直接测 RNA 的序列（RNA 的直接测序将大大降低体外反转录产生的系统误差，而且节约成本）。此外，第三代测序技术（如 SMRT）可以直接检测 DNA 的甲基化位置；对于基因组测序来说，由于具有测序长度长的特点，明显减少后续基因组拼接和注释的工作量；而当用于病理性突变鉴定或 SNP 检测时，单分子测序的分辨率具有不可比拟的优势。最后，它适用的细胞类型多，肿瘤细胞、干细胞、循环肿瘤细胞、单生殖细胞、胚胎发育细胞等都可进行单细胞测序分析。最新的很多研究都表明第三代测序技术在癌症诊治等方面具有不可比拟的优势。

（五）基因芯片技术

基因芯片（gene chip）也叫 DNA 芯片、DNA 微阵列（DNA microarray）、寡核苷酸阵列（oligonucleotide array），是指采用原位合成（*in situ synthesis*）或显微打印手段，将数以万计的 DNA 探针有序地、高密度地固定于支持物表面上，产生二维 DNA 探针阵列，然后与标记的样品进行杂交，通过检测杂交信号来实现对生物样品快速、并行、高效的检测或医学诊断。由于常用硅片作为固相支持物，且在制备过程运用了计算机芯片的制备技术，因此称之为基因芯片技术（图 5-2）。从技术角度看，基因芯片的基本原理仍然是核酸分子杂交。只是通过基因芯片，可以平行地对大量的核酸分子同时进行杂交，实现了高通量，节约了时间和材料成本。

基因芯片

基因芯片诊断技术以其快速、高效、灵敏、经济、平行化、自动化等特点，已经成为基因诊断领域的后起之秀。该技术被广泛用于遗传疾病的检测与诊断。遗传疾病是由患者的某些基因突变而引起的，通过前期的研究可以对某种遗传疾病患者的基因突变情况做系统调查和研究，摸清基因突变发生的区域，就可设计相应的基因芯片检测该遗传病。如能将检测数种遗传疾病所需的探针集中到一张芯片上，则可以实现多种遗传疾病的快速、高效检测。基因芯片还可以进行病原微生物的检测，原理是每种细菌都具有某些独特的基因序列，可以作为区别于其他细菌的标志，常用的是细菌的核糖体相关基因。Sugihara 等为快速准确诊断肝硬化患者腹水症状和自发性胸腹膜炎，针对 84 种相关病原菌的 16S rRNA 序列首段的 500bp 区域设计探针，对 37 例腹水患者的 48 份样品进行检测，芯片检出率达 75％。此外，基因芯片在癌症早期诊断、风湿性关节炎有关的基因的检测以及感染性疾病诊断等方面被广泛应用。现在，肝炎病毒检测诊断芯片、结核杆菌耐药性检测芯片、多种恶性肿瘤有关病毒基因芯片等一系列诊断芯片已经进入市场。

基因芯片还可以检测疾病的进程。在一些疾病发生过程中，常伴随某些特异基因表达量的变化，因此可根据这些基因的序列设计探针制作基因芯片以检测疾病的进程。例如，Diederichs 等利用基因芯片对 82 例非小细胞肺癌患者癌组织的基因表达谱进行比较分析，发现了几个基因家族在发生和未发生转移的患者间存在差异性表达，包括已为大家熟知的转移预测因子（如基质金属蛋白酶）。此外，他们还发现 S100 钙结合蛋白 P、S100 钙结合蛋白 A2、胰蛋白酶原 C（TRY6）等基因在发生转移的患者组织中表达上调，在此基础上，可以设计基因芯片检测相关基因的表达，进而对非小细胞肺癌转移和预后等方面的病程进行检测，为治疗方案的制订和选择提供重要依据。

基因芯片技术在短短几十年时间里已显示出巨大的发展潜力。尽管还存在很多问题，但随着现代科学技术的飞速发展，芯片技术将不断完善并显现出特有的优越性。近年来，基因芯片技术在辅助生殖领域也取得了重大进步，在精子检测、卵细胞、卵丘细胞、植入前胚

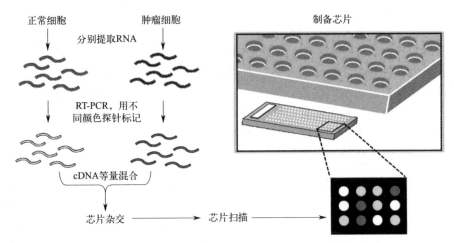

图 5-2 基因芯片检测肿瘤细胞异常表达基因的示意图

胎、胚胎干细胞等相关研究方面取得了很多进展，相信相关前沿进展能够很快转化为临床诊断技术并造福人类。

（六）组学技术及基因诊断的推动和支持

2011 年，美国国家科学院在《迈向精准医疗：构建生物医学研究网络和新的疾病分类体系》报告中建议：通过评估患者标本中的组学信息，建立新的数据网络，以促进生物医学研究及其与临床研究的整合。从此，以人类基因组计划为背景的精准医疗开始启动并在科学研究、产业发展等方面有了飞速的发展。美国学者定义的精准医学（precision medicine）是将个体疾病的基因组学信息用于指导精确诊断和用药，它是将个人基因、环境与生活习惯

基因组学

差异考虑在内的疾病预防与处置的新兴方法，是以个体化医疗为基础，随着基因组测序技术快速进步以及生物信息与大数据科学的交叉应用而发展起来的新型医学概念与医疗模式。其本质是通过基因组、蛋白组、代谢组甚至肠道微生物组等组学技术和医学前沿技术，对大样本人群与特定疾病类型进行生物标志物的分析与鉴定、验证与应用，从而精确寻找疾病的原因和治疗的靶点，并对同一种疾病的不同状态和过程进行精确分类，最终实现对疾病和特定患者进行个性化精准治疗。目的是提高疾病诊断与预防的效益，所以精准医疗的重点不在医疗，而在"精准"和"预防"，特点是个性化、定制化。该模式实质上是从过去基于疾病临床诊断的对"症"用药改变为依据个人疾病的遗传信息量身设计的对"人"下药方略。精准医疗不仅对带有遗传性质的疾病病因具有预测能力，也可以对疾病预后进行判定。

受制于个体基因组测序高昂的成本及对疾病与基因复杂关系了解的欠缺，精准医疗还处于发展的初级阶段，但从长远看，精准医疗对人类医学的发展是有益的，是医学发展的目标之一。2014 年 8 月，英国出台了名为"十万基因组计划"，在国家层面倡导推动精准医学计划。2015 年 1 月 20 日，美国总统奥巴马在国情咨文中宣布美国启动"精准医学倡议"（Precision Medicine Initiative），促进了全球对精准医疗理念的关注和应用研究。在过去的十几年

人类基因组多态性及应用

中，大量资本投资于个体化或精准医疗的基础研究和应用研究中。

二、基因诊断的临床应用

基因诊断实例

目前，基因诊断主要对象是遗传病、肿瘤和感染性疾病，原因是这三大类疾病与基因的突变、基因的异常表达以及外源基因的表达直接相关。随着对其中很多疾病研究的深入，已经建立部分疾病与基因变化之间的准确关系，而目前的技术也能够非常灵敏且准确地检测基因的这些变化。

（一）基因诊断在遗传病中的应用

基因诊断是在分子遗传学的基础上发展起来的，在遗传病的诊断方面最早被应用，成绩最为突出，也最有发展前途，对许多已明确致病基因及其突变类型的遗传病诊断效果良好。即使不明确致病基因，也可利用遗传标志进行连锁分析来诊断某些遗传病。现在已实现基因诊断的遗传病已不下百种，包括异常血红蛋白病、α 地中海贫血、β 地中海贫血、杜氏肌营养不良症（Duchenne muscular dystrophy，DMD）、苯丙酮尿症（phenylketonuria，PKU）、脆性 X 综合征等。我们以各类贫血为例简单介绍：大多数 α 地中海贫血是由于 α 珠蛋白基因缺失所致，可以应用 DNA 限制性内切酶酶谱分析法，或用 PCR 检测 α 珠蛋白基因有无缺失，也可利用实时定量 PCR 检测 mRNA 水平的方法进行诊断；β 地中海贫血的致病因素是 β 珠蛋白基因点突变导致 β 珠蛋白 mRNA 含量减少，这是一种常染色体共显性遗传，纯合子为重型地中海贫血，杂合子为轻型，实时定量 PCR 和 PCR-ASOH 是目前基因诊断 β 地中海贫血的最主要途径；镰形红细胞性贫血（sickle-cell anemia）的 β 珠蛋白链的第 6 位密码子发生了 GAG 到 GTG 的点突变，导致谷氨酸变为缬氨酸，因此也可以通过核酸杂交、DNA 测序等方法进行鉴定。再比如苯丙酮尿症，这是一种常见的常染色体隐性遗传病，其病因的分子基础是苯丙氨酸羟化酶基因点突变，可针对突变的类型应用 PCR 方法与 RFLP 联合检测。约 65％ 的杜氏肌营养不良症患者有 X 染色体 Xp21.22-21.3 区抗肌萎缩蛋白基因内部 DNA 片段的缺失和重复，由此导致移码突变，用针对 Xp21 区不同部分的多种 DNA 探针、内切酶酶谱分析、多重 PCR 等方法均可诊断出抗肌萎缩蛋白基因的异常。

（二）基因诊断在肿瘤诊断中的应用

肿瘤是一类多基因疾病，其生物学基础也是基因的异常。致癌因素使体细胞原癌基因和抑癌基因突变，导致基因失常或基因表达紊乱，从而影响细胞的增殖等生物学过程与遗传特性，形成了在形态、代谢与功能上与正常细胞均有所不同的肿瘤细胞。肿瘤的发生是多基因、多步骤突变的结果，不同基因的突变与不同强度的突变形成了不同的肿瘤。肿瘤发展过程复杂，临床表现多样，涉及多个基因的变化并与多种因素有关，因而相对于感染性疾病及单基因遗传病来说，肿瘤的基因诊断难度要大得多。但肿瘤的发生和发展从根本上离不开基因的变化，例如肺癌诊断中可以利用 PCR-ASOH、PCR-SSCP、DNA 测序等技术检测癌基因（如 ras、myc、erb 和 src 家族）的突变及表达水平变化，抑癌基因（如 Rb、p53）的缺失突变。此外，还有很多肿瘤的产生与病毒侵染存在密切联系，比如 Burkitt 淋巴瘤与 EB 病毒、宫颈癌与人类乳头瘤病毒（human papillomavirus，HPV）、肝癌与乙型肝炎病毒（hepatitis B virus，和丙型肝炎病毒（hepatitis C virus，HCV）等，所以可以通过实时定量 PCR 等方法检测相关病毒的感染，进行肿瘤的早期检测及预防。总之，基因诊断在肿瘤疾病诊断中有广阔的前景。目前基因诊断主要应用在肿瘤的早期诊断及鉴别诊断，肿瘤的分级、分期及预后的判断，微小病灶、转移灶及血中残留癌细胞的识别检测，肿瘤治疗效果的评价等方面；检查癌基因的变化在判断手术中肿瘤切除是否彻底、有无周围淋巴结转移方面也很有优势。在白血病诊断方面，PCR 阳性诊断结果可比传统的细胞学方法及临床症状出现早 5～8 个月。由于基因诊断的高特异性和高灵敏性特点，因此可以从数百万个细胞中检测出 1 个白血病细胞，在白血病的早期诊断、早期治疗及临床化疗后残留白血病的监测方面有着其他方法无可比拟的优势。

（三）基因诊断在感染性疾病中的应用

针对病原微生物的特异的 DNA 序列设计诊断程序，可以简便、快捷地检测病毒、细菌、支原体、衣原体、立克次体及寄生虫感染。例如，2022 年 3 月，武汉大学中南医院医学研究院公布了由该院殷昊、张楹教授团队合作研发出一种新型新冠病毒快速核酸检测方法 sPAMC（suboptimal protospacer adjacent motifs for Cas 12a）。该方法具有高灵敏度、高特异度、操作便捷且快速的特点。研究人员采用该方法共检测了 204 个咽拭子样本，在新冠病毒真实样本中达到 94.2％准确度并无一例假阳性，仅需 20 min 就能检测病毒，而且便携式紫外灯或蓝光灯照射即可观察到结果，使检测的便利性大幅提高。基因诊断高度敏感，可在血清学方法阳性之前就获得诊断，这在献血员的筛选中尤为重要。基因诊断方法可将 HBV、HCV、HIV 的窗口期分别由血清学方法 60、70、40 天缩短到 49、11 和 15 天，在防止输血后肝炎的发生中有着重大的意义。此外，基因诊断可对患者血中的病原体进行定量检测，对临床评价抗病毒治疗效果、指导用药、明确病毒复制状态及传染性有重要价值。基因诊断还可检出病毒变异或因机体免疫状态异常等原因不能测出相应抗原和抗体的病毒感染。例如，2021 年 Seegene 公司研发的新型变异体测试方法 Allplex™ SARS-CoV-2 Variants I Assay 可以检测和区分 COVID-19 病毒变异体，其中包括数种更具传染性和致命性的变异体。基因诊断还可用于人类巨细胞病毒（human cytomegalovirus，HCMV）、EB 病毒、淋病奈瑟菌、幽门螺杆菌、脑膜炎奈瑟菌、螺旋体及疟原虫、弓形虫等感染性疾病的检测。

三、基因诊断应用于产前诊断及胚胎植入前诊断

产前诊断（prenatal diagnosis）是指在出生前对胚胎或胎儿的发育状态、是否患有疾病等方面进行检测诊断。从而掌握先机，对可治性疾病，选择适当时机进行宫内治疗；对于不可治疗性疾病，能够让胎儿父母做到知情选择。随着科技的进展，越来越多的单基因异常疾病的人得以存活并生育，他们的后代携带疾病基因的概率非常高，产前诊断对优生具有重要意义。目前，已经有上万种的人类孟德尔异常疾病被证实，并且随着首个完整人类基因组序列于 2022 年 3 月公布，这一数字还在继续增加。关于这些疾病的总结及参考文献可以在美国约翰斯·霍普金斯大学 McKusick 建立的人类孟德尔遗传在线数据库获得（http：//www.ncbi.nih.gov/Omim/）。在这些遗传病中，大约 94％为常染色体遗传疾病，5.8％为 X 连锁遗传疾病，0.3％为 Y 连锁遗传疾病。传统的产前诊断是通过介入性方法获取胎儿组织，如羊水、绒毛、脐血后提取细胞，然后通过细胞核型分析、FISH 分析等分析染色体的畸变。到目前为止，已经在母血中已分离出 4 种胎儿细胞：滋养细胞（trophoblasts）、淋巴细胞（lymphocyte）、粒细胞（granulocytes）及有核红细胞（nucleated red blood cell，NRBC）。现在借助于高通量测序等最新的基因诊断方法，可以利用孕妇的外周血进行相关遗传病的检测，推动产前诊断朝着早期、快速、准确、无创伤的方向发展，使得越来越多的出生缺陷能够在胚胎

发育的较早时期安全、准确地诊断出来，同时也减少了对孕妇和胎儿的伤害。目前在产前诊断领域比较常用的基因诊断技术包括探针原位标记技术（primed in situ labeling，PRINS）、基因芯片技术、比较基因组杂交技术（comparative genomic hybridization，CGH）、微阵列-比较基因组杂交技术（Array-CGH）、荧光定量 PCR 技术（quantitative fluorescence-polymerase chain reaction，QF-PCR）、二代测序、单细胞测序等。

其中市场化应用比较早、技术比较成熟、应用最为广泛的当属无创 DNA 产前检测，又称为无创产前 DNA 检测、无创胎儿染色体非整倍体检测等。无创 DNA 产前检测技术仅需采取孕妇静脉血，利用新一代 DNA 测序技术对母体外周血浆中的游离 DNA 片段（包含胎儿游离 DNA）进行测序，并将测序结果进行生物信息分析，可以从中得到胎儿的遗传信息，从而检测胎儿是否患染色体疾病。香港中文大学教授卢煜明在 1997 年就发现了孕妇外周血中存在游离的胎儿 DNA，并研究出一套新技术来准确分析和度量母亲血浆内的胎儿 DNA，被誉为"无创 DNA 产前检测"的奠基人。由于他所开创的无创 DNA 产前检测（noninvasive prenatal testing，NIPT）技术在人类重大出生缺陷防控领域的杰出贡献，卢煜明在 2016 年获得了首届未来科学大奖"生命科学奖"，以及被誉为诺贝尔奖的"风向标"的"引文桂冠奖"。

基因诊断还推动辅助生殖技术进入新的阶段。试管婴儿技术给不孕不育夫妇们带来了希望，越来越多无法自然受孕的夫妇选择试管婴儿，并成功拥有了自己的宝宝。科学研究发现，要想成功妊娠，健康的胚胎很关键。而有研究表明，通过第一代试管婴儿方法获得的胚胎中染色体异常比例较高，且随着孕妇年龄越大，胚胎染色体异常的风险越高。染色体异常是导致妊娠失败和自然流产的主要原因。因此，健康的胚胎是试管婴儿成功的第一步，所以植入前遗传学筛查（preimplantation genetic screening，PGS）技术开始越来越受到重视。胚胎植入前遗传学筛查是指胚胎植入着床之前，对早期胚胎进行染色体数目和结构异常的检测，通过一次性检测胚胎 23 对染色体的结构和数目，分析胚胎是否有遗传物质异常的一种早期产前筛查方法。通过植入前遗传学筛查，可以挑选正常的胚胎植入子宫，以期获得正常的妊娠，提高患者的临床妊娠率，降低多胎妊娠。因为只能取到极少量的细胞（最低只有1~2 个），取到细胞之后如何在低样本量情况下进行准确检测是急需解决的问题。目前主要方法有荧光原位杂交 FISH 技术，用来筛查染色体非整倍体，特别是 13、18、21、X 和 Y染色体的数目异常；芯片比较基因组杂交技术，可检测全基因组 DNA 的缺失和增加，从而对全套染色体进行遗传学分析；单核苷酸多态性芯片，通过与父母 SNP 位点的对比，可以判断胚胎染色体的单倍型。PGS 主要适用于高龄孕妇（年龄≥35 岁）、反复自然流产史的孕妇（自然流产≥3 次）、反复胚胎种植失败的孕妇（失败≥3 次）、生育过染色体异常疾病患儿的夫妇、染色体数目及结构异常的夫妇等。

第三代试管婴儿除了胚胎植入前遗传学筛查以外，还可以选择胚胎植入前遗传学诊断（preimplantation genetic diagnosis，PGD）。PGD 是指在体外受精胚胎培育过程中，对具有遗传风险的胚胎进行植入前活检和遗传学分析，以选择无已知遗传学疾病的胚胎植入宫腔，从而获得正常胎儿的诊断方法。在临床上，PGD 和 PGS 整个流程技术基本一致，不同的是PGS 是针对全基因组水平上的染色体检测，主要是染色体层面上的筛查。而 PGD 则是针对有明显问题的胚胎，比如染色体的数目或结构异常、明确的单基因遗传病都可以通过 PGD对胚胎进行筛选。这种方法可有效地防止遗传性疾病患儿的出生，是产前诊断的延伸，也是遗传学诊断的新技术。目前已有几十种疾病能够进行 PGD，经过 PGD 检测后诞生的新生儿逐年增多，该技术误诊率极低（低于 1‰）。PGD 有效地避免了可能患有严重遗传疾病的胎儿孕育和出生，显著降低染色体易位携带者的流产率，同时也改善了高龄妇女生育中的不良预后，为致病基因携带者的家庭带来了希望。PGD 从一定意义上说是产前诊断的延伸，但它又不同于常规的产前诊断，其优点主要包括四个方面：①把遗传学疾病控制在胚胎发育的最早阶段，避免了早期或中期妊娠诊断结果阳性使孕妇面临非意愿性流产所带来的生理和心理上的创伤；②可以排除患病胚胎和携带缺陷基因的胚胎，使有遗传风险的夫妇得到完全健康的后代；③在胚胎器官分化之前对疾病或者缺陷基因作出诊断，为进行基因治疗提供了可能性；④非侵入性，可避免常规的产前检查如绒毛取样、羊膜腔穿刺、胎儿脐带穿刺的手术操作所带来的出血、流产、宫腔感染等并发症的发生。

四、基因诊断在身份识别方面的应用

除了在临床领域应用之外，基因诊断还常被应用于身份识别，比如公安司法系统对罪犯及受害人的身份识别及亲子鉴定，部队对伤亡士兵的身份识别，安保系统通过建立 DNA 身份证以识别人员等。截至目前，在身份识别方面主要有两类技术——DNA 指纹分析和 STR 分析。

基因诊断在
身份识别方面
的应用

（一） DNA 指纹分析

1985 年 Jeffreys 应用 RFLP 技术进行亲子鉴定，创建了 DNA 指纹分析方法。Jeffreys 及其同事用肌红蛋白基因第一个内含子中的串联重复序列（重复单位长 33bp）作探针，从人的基因文库中筛选出 8 个含有串联重复序列（小卫星）的重组克隆。经序列分析，发现每个克隆都含有一个长 0.2～2.0 kb、由重复单位重复 3～29 次组成的小卫星 DNA。尽管这 8 个小卫星的重复单位的长度和序列不完全相同，但都含有一段相同的核心序列。他们用 16 bp 重复单位（主要为核心序列）重复 29 次而成的小卫星 DNA 做探针，用一种或几种限制性内切酶切割基因组 DNA，用探针杂交并放射自显影。在低严谨条件下杂交产生由 10 多条带组成的杂交图谱，不同个体杂交图谱上带的位置千差万别。随后他们用另外一个小卫星探针进行测试，获得了类似的图谱。这种杂交图谱就像人的指纹一样因人而异，因而 Jeffreys 等称之为 DNA 指纹图谱，又名遗传指纹图谱。产生 DNA 指纹图谱的过程就叫做 DNA 指纹分析（DNA finger printing）。DNA 指纹指具有完全个体特异的 DNA 多态性，其个体识别能力足以与手指指纹相媲美，因而得名。DNA 指纹图谱的高变异性和体细胞稳定性可用于个体鉴定，这对法医学上鉴别犯罪分子和确定个体间的血缘关系极有价值。DNA 指纹技术具有许多传统法医检查方法不具备的优点，如它能从多年前的精斑、血迹样品中提取出 DNA 来进行分析。如果用线粒体 DNA 检查，时间还将延长，比如对千年古尸的鉴定和在俄国革命时期被处决的沙皇尼古拉的遗骸的鉴定，都采用了 DNA 指纹技术。

（二） STR 分析

短串联重复序列（short tandem repeat，STR），又称微卫星 DNA（micro satellite DNA），是一类广泛存在于人类基因组中的多态性 DNA 序列，它由 2～6 个碱基构成核心序列，呈串联重复排列。STR 基因位点长度一般为 100～300 bp，因个体间 DNA 片段长度或 DNA 序列差异而成高度多态性，在基因传递过程中，遵循孟德尔共显性方式遗传。因其基因片段短、扩增效率高、判型准确等特点，被称作第二代 DNA 指纹，近几年亲子鉴定多采用该方法。在 STR 分析过程中，通过 PCR 对检测位点进行扩增，可以解决法医检测过程中检材（如血斑、精斑、发梢）极微的问题。在实际操作中（比如亲子鉴定），只需将含有 STR 位点的 DNA 片段用 PCR 的方法进行扩增，然后通过检测所扩增出来的 DNA 片段的长度，就可以绘制一个人的个性 DNA 图谱，不同的人在一个 STR 位点上有可能一致，但是如果选择十几个位点同时分析的话，完全一致的概率就几乎为零了（图 5-3）。正是因为其高精度、低成本和易操作的特性，STR 分析便一直"统治"着亲子鉴定这一领域。利用 STR 分析进行亲子鉴定分五个步骤：第一步，DNA 提取。把样本细胞核中所含有 DNA 提取出来，然后进行一定的纯化以去除样本中的杂质。第二步，PCR 扩增。对选定的位点，利用特异的引物进行扩增，获得长短不一的片段。第三步，后 PCR 反应。这一步主要是测序仪检测的准备阶段，将双链的 DNA 打开，加一些检测用的内标（比如荧光分子），主要是用来标记检测的片段长度。第四步，用毛细管电泳测序仪检测 DNA 长度。第五步，数据分析和比对。需要注意的是，如果做亲子鉴定，一般需要用小孩母亲的生物样本作比对，因为小孩的所有 DNA 序列有一半遗传自母亲，只有与母亲不一致的片段才能判定来自父亲。

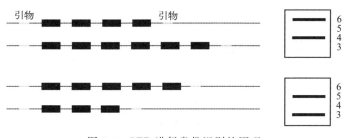

图 5-3　STR 进行身份识别的原理

第三节　基因诊断的伦理问题

自 21 世纪初人类基因组公布以来，基因诊断飞速发展，这对于疾病的预防或早诊早治具有重要价值，但是基因诊断产生的信息可能会引发生育权、继承权、保险权、工作权等一系列问题。因此，为了保障个人遗传信息的自主权和所有权，保证生物信息的使用不损害信息主体的利益或把损害程度降低到最低程度，必须有严格的伦理规范、舆论监督和法律规范。

一、生物信息的所有权

生物信息的巨大价值使其显而易见的个体属性受到了巨大的挑战。在医疗活动中，遗传信息可用于疾病预防、检测与预后；在科学研究中，基于对大量个体遗传信息的统计分析，可以建立疾病和基因之间的关联，进而开发疾病诊断与治疗方法；在亲子鉴定中，遗传信息可以精确判定亲子关系；在犯罪调查中，通过对生物材料的信息解读，可以帮助警察锁定罪犯。价值引发所有权争夺，关于生物信息的所有权归属，目前存在四种观点：归属于个人，归属于获取者，归属于家族，归属于全人类。

归属于个人最直接的理由就是，你采集的生物材料是我的，从中获取的 DNA 是我的，来源于 DNA 的遗传信息当然也是我的，而且这些信息与我直接相关，甚至可以说塑造了"我"。个人完全可以通过限制他人对其生物材料的获取，进而控制对遗传信息的获取。遗传信息的获取者（如医院、医药公司、生物技术公司、研究机构等）同样具有主张遗传信息所有权的强烈诉求，生物信息并不因其存在即产生价值，获取者需要付出大量的人力、物力和智力，通过样本采集、处理、解读后才能让生物信息的价值体现出来。家族成员主张遗传信息所有权的合理性来自于遗传信息在家族中的共享，遗传信息通过父母生殖细胞的结合传递给下一代，当一人罹患遗传性疾病，往往意味着亲属患病风险的增加。"遗传信息属于全人类"这一理念来自于《世界人类基因组人权宣言》第一条："人类基因组是人类家庭所有成员根本统一的基础，也是承认他们生来具有的尊严与多样性的基础。象征性地说，它是人类的遗产。"这种最广泛的遗传信息共享体系似乎能最大程度地促进遗传信息的利用和开发，进而提高全人类福祉，因此被广泛接受。人类遗传信息所有权问题涉及的各方利益主要包括个人利益、获取者利益、家族利益及公共利益。美国的做法是：赋予获取者对人类遗传信息的所有权；个人通过在生物信息的获取、应用等方面的知情同意保障自身的利益；家族利益的实现方式是规定医生负有将患者遗传信息告知相关家族成员的义务；而公共利益是"最大幸福"，以提高疾病诊断、治疗水平的方式得以实现。这一做法貌似平衡了各方利益，但争议却一直存在，其中最大的争议是对个人利益的保护不足。还有观点提出，生物信息的所有权应该进一步分为元所有权、衍生所有权和生物信息的修饰权等不同概念，以对生物信息的归属进行更详细的划分。

二、人类基因诊断与生物信息采集的知情同意权原则

近年来，基因信息的采集从单纯的医疗和技术活动转为多方参与的社会活动，越来越多的普通人成为生物样本库的参与者，通过知情同意原则保护基因信息采集参与者的权利，在伦理上面临新的挑战。知情同意原则（informed consent），即伦理学中的尊重原则，是生物信息采集、基因诊断相关伦理学的最基本原则。知情同意权包括两项内容，首先是知情与否，其次才是同意的表示。知情权的实现以对方履行告知义务为前提，只有在全面知情的前提下，主体才可能做出同意与否的选择。知情同意原则是尊重生物样本提供者权利的基本要求，也是涉及人体研究伦理合法性的基础。1947 年 8 月，基于不伤害、有利于人以及尊重人的基本伦理原则，《纽伦堡法典》规定："人类受试者的自愿同意是绝对必要的""应该使他能够行使自由选择的权力，而没有任何暴力、欺骗、欺诈、强迫、哄骗以及其他隐蔽形式的强制或强迫等因素的干预；应该使他对所涉及的问题有充分的知识和理解，以便能够作出明智的决定。这就要求在受试者作出决定前，使他知道实验的性质、持续时间和目的、实验的方法和手段、可能发生的危害、他的参与对他的健康和个人可能产生的影响。"

在基因诊断临床应用过程中，患者及家属的知情同意权需要严格保障。伦理学依据有两个：其一，尊重患者自主权。这又包含两层含义：一是指受试者需被告知其选择将会产生的后果；二是指治疗方案必须取得受试者的同意，尊重他的意愿与选择。因此，知情同意权是患者自主权的主要内容。其二，有利于患者。在涉及人体受试者时，研究者应使研究产生的危险和对人的伤害降到最小，并要保证受试者在任何时候均可自由退出。生物样本提供者应该在无任何引诱和威胁的条件下作出完全自愿的同意或不同意的选择。检测数据保存甚至残留标本的处理和保留时间也需要告知并取得同意，出于各种原因，患者很可能要求把原始数据而不是检测报告拿来做进一步咨询，更加极端的情况是患者要求再检测原始标本等，而这

些均是患者的权利，所以需要双方取得一致意见并尽量满足患者需求。运用知情同意原则是一个沟通过程，旨在使研究对象、患者或其代理人作出对己方有利的决定，并为这些决定承担责任。知情同意是一个动态过程，需要持续的努力以确保相关信息能一直得以理解。从根本上讲，知情同意是对个人尊严和自主性的尊重，是对个人自由选择的保护，是指有行为能力的个体在得到必要和足够的信息并充分理解了这些信息之后，经过对这些信息的考虑，自由地作出决定，而没有受到任何强迫、威胁、诱导或不正当影响。

坚持知情同意原则是在生物医学研究中确保人权和尊重人的尊严的具体表现，也是促进研究者与受试者建立信任关系的伦理依据。1964 年，第 18 届世界医学大会通过了《赫尔辛基宣言》（Declaration of Helsinki，2013 年对该宣言进行了最新修订和说明，具体内容详见第十二章），在肯定人体医学试验必要性的同时，强调了在涉及人体的生物医学研究中必须坚持自主、知情同意和不伤害等生命伦理基本原则。其中，知情同意原则是人体试验研究必须遵循的一项基本原则。自由而知情的同意可防止研究中受试者利益被工具化，保护了受试者的自主和自由，使科研行为符合伦理道德要求。知情同意包括知情、理解和自愿这三个环节。世界卫生组织（WHO）提出，科学研究中生物信息的采集必须严格履行过有效的知情同意手续，内容包括：①实验的性质和研究目的；②为何邀请此人参加，且确认参加者是自愿的；③检验的步骤；④检验对个人或家庭的风险（如有任何风险的话）；⑤检验结果对预期和正确遗传咨询的不确定性；⑥对他人和对科学可能的好处；⑦对受试者身份进行保密；⑧有关研究的问题或发生研究损伤时去和谁维权；⑨个人在任何时候都有撤回的权利；⑩个人和家庭有不受限制的医疗卫生服务的权利，即使个人表示撤回。客观地说，知情同意权的实现，涉及人权观念、法制环境、客观条件、操作习惯等各方面的复杂问题，必然有一个从不理解到理解、从不习惯到习惯的渐进过程。知情同意权的落实更需要生物信息采集方、被采集者、监管部门的共同参与，唯有如此才能最大程度保护个人生物信息以及国家的生物信息资源。

三、个人生物信息保护与基因歧视

个人生物信息权利属于人格权，保护个人生物信息权利是尊重个人人格尊严的体现。保护生物信息的意义具体包括以下几个方面：①维护生物信息主体的人格尊严。②保证生物信息主体的独立与自由。③个人享有对自己生物信息收集、存储、修改、删除、销毁等自由支配的权力。随着人类基因组测序的完成及基因诊断和个体基因组学的飞速发展，人类对自身遗传物质的干预能力将会大增，利用基因诊断提高个人健康质量、减少人口中的残疾人比例是无可厚非的。但是个人生物信息的敏感性和利用价值决定了生物信息一旦遭到泄露就可能给信息主体带来灾难性后果，不仅很容易被不法商家利用，同时也会对信息主体造成伤害甚至产生基因歧视。

DNA 等个人生物信息具有唯一性、稳定性和不可更改性等特点，给生物信息的保护带来了诸多困难，信息一经采集几乎不需要二次更新便可永久使用。生物信息的保护事关个人权利的保护，也是国家生物安全的重要保护课题。《中华人民共和国生物安全法》第五十五条规定，采集、保藏、利用、对外提供我国人类遗传资源，应当符合伦理原则，不得危害公众健康、国家安全和社会公共利益。因此，在个人生物信息使用、保护等各个环节都要遵循相应的原则：①禁止收集原则，在没有主管部门审批合格，具有相应收集资质的情况下，相关个人、企事业单位、非法人组织无权进行生物信息的收集，更不能保存。在收集的源头要强化门槛限制，有助于对这类特殊个人信息的特别保护。②禁止处理原则，即包括自然人、法人、公共机构、行政机关或其他非法人组织在内的"控制者""处理人""第三方"在通常情况下无权私自处理个人生物信息。③明示同意原则，也就是必须在自然人的明确表示同意下才能在法定范围内进行数据的处理和使用。④禁止他用原则，即在信息收集主体收集了个人生物信息后，依照签订的协议和授权许可的范围进行使用，禁止用于其他的使用类别，对于信息的传输共享也要遵循知情同意原则。⑤信息的退出原则，由于个人生物信息具有"一次收集，永久获益"的特点，该信息经过收集后几乎不需要更新。所以在信息退出时，更需要把退出数据库的权利赋予个人，明确个人的删除权。⑥公共利益原则，即为了社会管理、公共利益、社会利益的需要，具有相应资质的行政机关或者其授权的组织可以不经信息主体的同意收集、使用和共享该信息。该原则是为了公共安全和社会利益，是平衡个人的信息权利和公共利益最大化的结果。

基因诊断的成果在给人类带来福音的同时，也使人类面临巨大的威胁和生存挑战。极具个人隐私性质的基因信息，能揭示个人的身体、智力状况和性格特征等情况。这些个人生物信息资料对升学、就业、婚姻、投保等都起决定性作用，一旦向他人和社会披露，可能会造成极端严重的后果，甚至形成新的社会歧视浪潮。基因歧视的存在使人类社会的不平等面临着新的严峻考验，并使原来奠基于个体之上的社会关系和人性观念遭受到空前的挑战。一些人甚至开始夸大并神化基因的作用，提出"基因决定论"这种极端的观点，认为"基因不仅决定我们的体型外貌和智力，而且决定我们是同性恋或是异性恋者、我们的侵略性多强、甚至我们会不会信教"等。

在美国，"基因歧视"情况屡有发生。早在 20 世纪 70 年代，美国数家保险公司就拒绝为携带易患镰状细胞贫血病基因的黑人提供医疗保险。美国媒体还透露说，劳伦斯伯克利国家实验室从 20 世纪 60 年代开始直至 1993 年，一直以"胆固醇常规检查"为由，暗中通过基因检测检查员工是否携带易患镰状细胞贫血病等遗传疾病的基因。2002 年，得克萨斯州一家铁路公司也因"基因歧视"问题赔偿员工 220 万美元。该公司 36 名员工因患"腕管综合征"提出工伤补偿，但公司却在员工不知情的情况下检测他们的基因，试图寻找有关基因致病证据以避免补偿。工人起诉后，铁路公司方面曾声称，这一行为未违反任何法律，也不存在所谓的"歧视"。我国在 2010 年也出现了基因歧视第一案，引起社会的广泛关注。2009 年，3 名考生通过了佛山市的公务员考试，但是在之后的体检中，他们被认定为"地中海贫血"基因携带者，体检不合格，并因此失去了被录用为公务员的机会。实际上"地中海贫血"基因携带者基本没有体征表现，不影响工作和生活。2010 年，3 名考生向佛山市禅城区人民法院递交诉状，起诉佛山市人力资源和社会保障局。2012 年，美国厂商 Life Technologies 公司推出新的基因测序仪 IonProton。借助该技术产品，只需 1000 美元即可在一天时间内完成个人全基因组测序。从此以后个人基因测序技术正式"飞入寻常百姓家"，个人基因测序的大规模商用可能会带来更大规模的"基因歧视"。

"优生与劣生"是对一个人的身体、心理和社会方面的能力和表现的全面评价，而不应该仅仅指身体本身。人们绝不会因梵高患有严重的精神病而否定他的伟大艺术成就，同样更不会因为霍金患肌肉萎缩一辈子离不开轮椅而否定他的伟大科学成就，而将其称之为应该被淘汰的"劣生"者，这显然是没有科学依据的，与社会伦理观格格不入。"仁者爱人"就是要爱护人、关怀人，从遗传学的角度来说，医生、遗传学家发现前来求助者携带某种致病基因时，其所作所为应该是有利于他们、不伤害他们并保护他们。尊重个人价值、文化差异，不加任何偏见，充分尊重个人隐私，坚持人类尊严与平等原则，严守秘密，以防止"基因歧视"，这是全世界公认的生命伦理基本原则，也符合联合国人权宣言"人生来平等"的原则。

四、产前诊断和胚胎植入前诊断带来的出生权争论

胎儿期是人类生命过程中必不可少的重要组成部分，一个社会如果抹杀了胎儿的价值，就等于贬低了全人类的价值。胎儿是生命的初期存在形式，是自然人生存发展的开端，跟出生后的自然人在本质上具有生物同体性，对胎儿的尊重也是自然人对其自身的尊重。胎儿生理状态特殊，不能为自己的权益发声，只能被动地接受外界的侵害。在胎儿的所有权利中，出生权无疑是最重要的，我们需要明确的是胎儿享有出生的权利。若在妊娠期内通过产前诊断发现胎儿患有先天性重大疾病，那么坚持让胎儿出生是否合理，以及在此情况下如何保护胎儿的权利等问题值得我们认真探讨。生命权不仅意味着生命的延续，还代表着生命的尊严和价值。患有先天性疾病的胎儿出生以后，无论身体还是心理上都会遭受很大的折磨，这必将会降低其生命的生存质量，触犯生命的尊严，与法律保护生命权的目的相违背，但倘若终止妊娠，则侵犯了胎儿的出生权。若想解决此矛盾，应以保护胎儿的根本利益为出发点，综合考虑生命的尊严和价值以及胎儿的出生权，权衡利弊。需要特别强调，针对目标疾病的基因检测，强调的是伦理学中的不伤害原则，检测仅仅是为了更加清楚地诊断目前胎儿缺陷的遗传学背景，并为是否进行宫内治疗以及产后急救措施做准备。基因检测的结果不应用来指导和判断是否继续妊娠，因为生命伦理中明确规定不伤害是根本原则。宫内胎儿并无选择能力，对是否继续妊娠作出选择的首要主体是其父母，而父母在面对有缺陷的胎儿时，可能考虑更多的是家庭、社会及经济原因，而胎儿这个主体经常会被遗忘。

在利用体外受精技术产生婴儿的过程中，没有移植到女性子宫的早期胚胎是否为胎儿呢？在体外受精过程中，医生会取多个卵子，然后放在培养基中与精子自然结合，受精后数日才会选取最好的一个或几个胚胎移植入母体，因此，并不是每一个胚胎都会被移植入母体。只有最终被移植入母体内的胚胎才有机会最终降临到人世间，成为生命个体成员并加入社会群体行列，才有可能成为未来的人。目前比较公认的说法是，在胚胎未移植到母体之前并不属于胎儿，只是民法上的物。王洪平教授认为，冷冻胚胎的所有者尚未有将胚胎解冻移植并继续发育成完整生命的意愿，因而在属性上应当视为法律上的"物"。在2014年的无锡冷冻胚胎继承案中，两审法院都认为尚未移植的冷冻胚胎是法律上的物，是法律关系的客体，非法律关系的主体。若将冷冻胚胎视为胎儿，有违社会伦理道德，势必会给法律的运行带来混乱。但是需要强调的是胚胎作为"物"，并非一般意义的物，而是具有部分人格属性的伦理"物"。第三代试管婴儿产生的胚胎在移植进母体子宫之前要进行胚胎植入前遗传学筛查或者胚胎植入前遗传学诊断，无论是哪种技术，最终的目的是对胚胎进行选择。那么，在进行选择的时候又该如何保护胚胎的权利呢？更大的风险来自伦理维度，通过胚胎基因诊断来"消除"遗传病被认为违反道德，因为在此过程中会摧毁那些可以发育成婴儿的无辜的胚胎。英国《泰晤士报》的评论称，以拯救一个孩子性命的名义，理直气壮地从十几个甚至是几十个胚胎中像挑土豆一样选择一个，而剩下的那些原本可以成长为健康婴儿的倒霉蛋，只是因为没有被选中，是一场"为了拯救的谋杀"。德国社会学家哈贝马斯也认为，人只有在自然而来的情况下才是有尊严、自由的人，而PGD等胚胎基因实验是人"物化"的"最新版本"。现在，第三代试管婴儿主要针对严重的染色体畸变及遗传病进行筛选，从伦理和道德角度接受度还比较高。如果将来这些技术被用于对胚胎进行身高、肤色、智商甚至单双

眼皮选择，最终把筛选出来的所谓的"优质"胚胎植入子宫，这些需求是否应该满足？监管部门又该如何进行监管呢？

除了出生权的伦理争议，关于胎儿的出生权和选择权的另一个伦理问题也值得人们思考：胎儿没有选择的能力，医疗机构也只是做客观的建议，最终胎儿的出生权以及胚胎的选择权是由胎儿及胚胎的父母决定的。患有遗传疾病的胎儿在何种程度上才给予治疗或放弃治疗呢？在众多的胚胎当中，该如何选择哪个做自己的后代呢？基因诊断的结果对传统家庭、生育观念带来伦理冲击。

技术没有好坏之分，关键在于使用它的人。胚胎植入前遗传学筛查和胚胎植入前遗传学诊断等技术每拓展一个新的检测项目，应务必进行严格的伦理审查和严格的临床准入审核。

五、基因诊断引发的婚姻家庭伦理难题

随着基因诊断的发展，亲子鉴定技术已经非常成熟，做亲子鉴定的人数也越来越多。近年来我国 DNA 亲子鉴定总数每年增加近 20%，仅广州市亲子鉴定管理中心每年就鉴定几万例。需要关注的是亲子鉴定对婚姻家庭产生了多方面的影响。亲子鉴定可以为家庭找回失散的亲人，圆家人的团圆梦，也可以为未成年子女找到生物性父亲，维护未成年子女利益，但是，由于国内亲子鉴定管理比较宽松，使得其负面影响逐渐凸显出来，亲子鉴定对中国婚姻家庭的冲击主要表现在以下两个方面：一方面，亲子鉴定强化性关系的专一性，却忽视了家庭关系中已经存在的社会伦理，父母与子女的关系从根本意义上讲是一种社会关系，自然的血缘关系只是这种社会关系的基础，社会关系并不能完全还原为自然的血缘关系；另一方面，亲子鉴定凸显中国婚姻家庭中的情感和信任危机。家庭关系中的核心关系是夫妻关系和亲子关系，亲子鉴定的便利化诱发和助长夫妻间的不信任情绪，容易导致婚姻和家庭信任危机。婚姻的伦理基础是爱情，爱情的伦理基础是信任，而对性关系的信任又是根本性的信任。亲子鉴定中的法律和伦理缺位导致了亲子鉴定的无序状态和一系列伦理问题的产生。在亲子鉴定的伦理争议中，首先需要考虑"什么是父亲"，目前主要有三种观点：生物学本质论、社会-生物决定论和社会关系决定论，亲子鉴定在这三种观念的影响下起着不同的作用。另外，不同的人，甚至不同性别的人做亲子鉴定的利益和动机都不同，因此单方知情同意容易产生争议。在亲子鉴定的很多案例中，利益最容易受损的往往是孩子和母亲。所以应当以有利、不伤害为其规范原则，摒弃"夫权""父权"至上的传统观念，确立以孩子利益至上，兼顾母亲利益的基本原则。监管部门有必要对亲子鉴定进行一定的限制和管理，促使人们养成慎用亲子鉴定的家庭伦理观念，使亲子鉴定在维护当代的婚姻和家庭伦理方面发挥积极作用。

基因诊断课件

思考题

1. 你对个体基因组检测持什么态度？

2. 结合《个人信息保护法》和《生物安全法》，你觉得对基因信息的保护还需要做哪些工作？

3. 围绕基因检测产生的胎儿出生权问题，该如何规范和立法？

参 考 文 献

[1] 李景泰，林万明，王国卿. 临床医学分子生物学现状和未来 [M]. 北京：中国科学技术出版社，1993.

[2] SANGER F，NICKLEN S，COULSON A R. DNA sequencing with chain-terminating inhibitors [J]. Proc Natl Acad Sci USA，1977，74 (12)：5463-5467.

[3] MARGULIES M，EGHOLM M，ALTMAN W E，et al. Genome sequencing in microfabricated high-density picolitre reactors [J]. Nature，2005，437 (7057)：376-380.

[4] FEDURCO M，ROMIEU A，WILLIAMS S，et al. BTA, a novel reagent for DNA attachment on glass and efficient generation of solid-phase amplified DNA colonies [J]. Nucleic Acids Res，2006，34 (3)：e22.

[5] TURCATTI G，ROMIEU A，FEDURCO M，et al. A new class of cleavable fluorescent nucleotides：synthesis and optimization as reversible terminators for DNA sequencing by synthesis [J]. Nucleic Acids Res，2008，36 (4)：e25.

[6] SHENDURE J，PORRECA G J，REPPAS N B，et al. Accurate multiplex polony sequencing of an evolved bacterial genome [J]. Science，2005，309 (5741)：1728-1732.

[7] CLARKE J，WU H C，JAYASINGHE L，et al. Continuous base identification for single-molecule nanopore DNA sequencing [J]. Nat Nanotechnol，2009，4 (4)：265-270.

[8] HUANG X C，QUESADA M A，MATHIES R A. DNA sequencing using capillary array electrophoresis [J]. Anal Chem，1992，64 (18)：2149-2154.

[9] SHENDURE J，JI H. Next-generation DNA sequencing [J]. Nat Biotechnol，2008，26 (10)：1135-1145.

[10] 丁辰月，吴畏，刘嘉茵. 测序技术在无创产前筛查中的应用及进展 [J]. 国际生殖健康/计划生育杂志，2014，33 (3)：201-204.

[11] NEPOMNYASHCHAYA Y N，ARTEMOV A V，ROUMIANTSEV S A，et al. Non-invasive prenatal diagnostics of aneuploidy using next-generation DNA sequencing technologies, and clinical considerations [J]. Clin Chem Lab Med，2013，51 (6)：1141-1154.

[12] HAHN S，LAPAIRE O，TERCANLI S，et al. Determination of fetal chromosome aberrations from fetal DNA in maternal blood：has the challenge finally been met? [J] Expert Rev Mol Med，2011，13：e16.

[13] BRUNNER H G. De novo mutations in dysmorphic syndromes [J]. Curr Opin Biotechnol，2011，22 (1)：S22.

[14] KU C S，POLYCHRONAKOS C，TAN E K，et al. A new paradigm emerges from the study of de novo mutations in the context of neurodevelopmental disease [J]. Mol Psychiatry，2013，18 (2)：141-153.

[15] RUSK N. Cheap third-generation sequencing [J]. Nature Methods，2009，6 (4)：244.

[16] 周郁，周仲毅，周常文. 常用基因诊断技术及其进展 [J]. 中国优生与遗传杂志，2002，10 (5)：128-129.

[17] WHITE S，KALF M，LIU Q，et al. Comprehensive detection of genomic duplications and deletions in the DMD gene, by use of multiplex amplifiable probe hybridization [J]. Am J Hum Genet，2002，71 (2)：365-374.

[18] 包歆，陈念念，臧潇潇，等. 无创DNA产前检测技术对单项超声软指标孕妇筛查胎儿染色体异常的临床价值 [J]. 中国优生与遗传杂志，2017，25 (12)：24-25.

[19] KEILBART M. Societal and medical consequences of the human genome project. inter-disciplinary approaches to human genetics [J]. Funct Integr Genomics，2000，1 (2)：146-149.

[20] 胡昌智. 哈伯玛斯最近对德国干细胞争议所作的观察 [J]. 人文与社会科学简讯，2002，2：85-88.

[21] 汤啸天. 基因研究中知情同意权的实现 [J]. 中国政法大学学报，2003，21 (1)：125-130.

[22] 邱仁宗，卓小勤，冯建妹. 病人的权利 [M]. 北京：北京医科大学、北京协和医科大学联合出版社，1996.

（牟长军、刘肃霞）

第六章

基因治疗

生物技术的快速发展推动了基因治疗从实验室逐渐进入医院，但是我们要时刻保持清醒，基因治疗不仅门槛很高，而且面临着更为复杂的伦理问题，没有监管的盲目尝试是极其危险的。基因治疗发展的 50 年，也是伦理讨论的 50 年。本章介绍基因治疗的概念、方法以及发展历程，分析基因治疗引起伦理争议的几个焦点问题，如安全有效性、公平性、权利、利益导向等。基因治疗应遵循一定的伦理规范和技术规范，并用生命伦理原则指导基因治疗的发展。

第一节　基因治疗概述

基因治疗（gene therapy）是指应用基因工程技术将遗传物质引入患者细胞内，通过外源基因的表达或者小核酸分子的影响达到治疗疾病目的的技术。基因治疗从策略上又可分为经典的基因治疗和广义的基因治疗。经典的基因治疗是指将正常的基因整合入细胞基因组以校正或置换致病基因的一种治疗方法。广义的基因治疗则是指将某种遗传物质转移到患者细胞内，使其在体内发挥作用，以达到治疗疾病目的的方法。广义基因治疗中的遗传物质不仅

基因治疗概述
及基因置换

限于 DNA，也可以是 RNA；转移到细胞的遗传物质也不一定去置换致病基因，疾病本身也不一定是因为基因缺陷而导致的。基因治疗目前主要针对一些严重威胁人类健康的疾病，包括遗传病（如血友病、囊性纤维病、家庭性高胆固醇血症等）、恶性肿瘤、心血管疾病、感染性疾病（如艾滋病等）。基因治疗与常规治疗方法不同：一般意义上疾病的治疗针对的是因基因异常而导致的各种症状，而基因治疗针对的是疾病的根源——异常的基因本身。

一、基因治疗分类

基因治疗根据靶细胞可分为两大类：体细胞基因治疗和生殖细胞基因治疗。现在开展的基因治疗只限于体细胞。

（一）体细胞基因治疗（somatic cell gene therapy）

体细胞基因治疗是指将正常基因转移到体细胞，使之表达基因产物，以达到治疗目的。

体细胞基因治疗的操作过程是将外源正常基因导入靶细胞内染色体特定基因座位，用健康的基因精确地替换异常的基因，使其发挥治疗作用，同时还须减少随机插入引起新的基因突变的可能性。

基因治疗的
必要条件

基因治疗选择的体细胞应该是能保持相当长的寿命或者具有分裂能力的细胞，这样才能使被转入的基因能有效地、长期地发挥"治疗"作用。因此干细胞、前体细胞都是理想的转基因治疗靶细胞。现阶段，骨髓细胞是最符合标准的靶细胞：一方面是因为骨髓的抽取、体外培养、再植入等所涉及的技术都已成熟；另一方面，骨髓细胞还是许多组织细胞（如单核巨噬细胞）的前体。因此，不但一些涉及血液系统的疾病（如腺苷酸脱氨酶缺乏症、珠蛋白生成障碍性贫血、镰状细胞贫血等）以骨髓细胞作为靶细胞，而且一些非血液系统疾病（如苯丙酮尿症、溶酶体储积症等）也都以此作为靶细胞。除了骨髓细胞以外，肝细胞、神经细胞、内皮细胞、肌细胞也可作为靶细胞来研究或实施转基因治疗。

基因治疗在选择靶细胞时还须考虑以下几个因素：容易取出和移植，比如血液系统的细胞、成纤维细胞、成肌细胞；在体外，细胞比较容易进行外源基因转化；离体细胞经转染和一定时间培养后再移植或者回输到体内，仍较易成活。综合以上因素，目前基因治疗常用的靶细胞主要包括造血细胞、皮肤成纤维细胞、肝细胞、血管内皮细胞、淋巴细胞、肌肉细胞、肿瘤细胞等。

（二）生殖细胞基因治疗（germ cell gene therapy）

生殖细胞基因治疗是将正常基因转移到患者的生殖细胞（精细胞、卵细胞或早期胚胎细胞）使其发育成正常个体，通过移入正常基因的表达实现疾病治疗的目的。显然这是理想的方法，不仅可使遗传疾病在当代得到治疗，而且还能将新基因传给患者后代，使遗传病在家族内得到根治。然而，这种靶细胞的遗传修饰至今尚无实质性进展。基因的这种转移一般只能用显微注射，效率不高，并且只适用排卵周期短、次数多的动物，很难适用于人类。同时，生殖细胞的基因治疗涉及伦理问题也较多。因此，现阶段还不具备开展生殖细胞基因治疗的条件，但是生殖细胞基因治疗一直备受关注并且被寄予厚望。

二、基因治疗的发展简史

实际上，基因治疗的最早尝试可追溯到 1970 年的一场未经批准的临床治疗，当时美国医生斯坦利·科恩（Stanley Cohen）试图通过注射含有精氨酸酶的乳头瘤病毒来治疗一对姐妹的精氨酸血症，该尝试以失败告终。随后科学家试图通过引入正常基因替换突变基因的方式以达到疾病治疗的目的，但一直没有将外源基因传递给人类细胞的有效工具。直到 20 世纪 80 年代末，病毒载体兴起，相应的公共监管体制也建立起来，90 年代正式批准基因疗法用于人体临床试验。

1990 年，美国食品药品监督管理局正式批准了第一个基因治疗临床试验。美国国立卫生研究院进行了世界上首例人体基因治疗的临床试验。一名年仅 4 岁患有先天性腺苷脱氨酶缺乏症的小女孩，经过基因治疗技术导入正常的腺苷脱氨酶基因，患儿的免疫能力得以提高，获得了明显的治疗效果。这项临床试验的成功成为当今生物医学发展最重要的成果之一，此后，世界各国都掀起了基因治疗的研究热潮。

1999 年，美国一位 18 岁少年进行了针对先天性鸟氨酸氨甲酰基转移酶缺乏症的基因疗法临床试验后,体内产生了严重的免疫反应,并于 4 天后去世。这名少年成为首位死于基因疗法临床试验的患者。基因疗法因此遭受重创,人们对基因治疗的热情骤然间降至冰点。随后在 2002 年底到 2003 年,法国巴黎 Necker 儿童医院报道在接受基因治疗的重症联合免疫缺陷(SCID-X1)患者中,发现了白血病症状并出现死亡病例,后来发现诱发白血病的原因是因为反转录病毒在基因组中的随机插入激活了癌基因的表达。这次尝试又一次引发了公众对基因治疗安全性危机的大讨论。此后一段时间,人们对基因治疗的期望跌到了低谷,基因治疗临床试验也因此受到了更严格的监管。直到 2012 年,欧洲药品管理局批准 UniQure 公司的基因治疗药物 Glybera 上市。尽管该药在 2014 年正式上市后,在商业化道路上并不成功,于 2017 年退出市场,但它作为西方国家第一个基因治疗产品,彻底打开了基因疗法的大门,之后的几年,多种基因治疗产品相继涌入市场。2016 年,葛兰素史克(GSK)公司的 Strimvelis 在欧洲获批上市;2017 年,诺华(Novartis)和吉利德(Gilead)公司分别在美国获批上市的 CAR-T 疗法为 Kymriah 和 Yescarta,Spark Therapeutics 公司一款基于 AAV 载体的基因疗法药物 Luxturna 也于同年进入市场等。

尽管基因疗法最初于国外被开发并展开研究,但世界上首款基因治疗产品出现在中国。在基因疗法的发展历史上,我国早在 1991 年就对 B 型血友病患者展开了世界上第二次基因治疗临床试验,并于 2003 年获得批准,生产出世界上第一个基因治疗产品今又生(Gendicine)。随后中国在基因疗法领域仍不断努力,目前针对基因疗法领域正在进行的临床试验多达 20 余项,针对的适应证有 A/B 型血友病、β-地中海贫血、转移性非小细胞肺癌、食道癌、Leber 遗传性视神经病变、自身免疫性缺陷疾病以及各种实体瘤。随着我国基因治疗的布局和发展,基因疗法的各类技术也得到了不断提升,并实现了突破;与此同时,相应的监管机制和法规条款也不断更新与完善。

三、基因治疗的对象

基因治疗经历了几十年的螺旋式发展,如今已在治疗遗传病、恶性肿瘤和获得性疾病上取得了令人兴奋的临床试验进展。截至目前,已有几千项基因治疗临床试验正在开展或者已经完成。从欧盟和美国推出的多种基因治疗产品也可以看出,基因治疗正朝着一个光明的方向蓬勃发展。目前,基因治疗主要围绕着发病机制相对明确的单基因遗传病开展,此外基因治疗在多基因遗传病、癌症、感染性疾病上都取得了众多突破性进展,并获得临床应用。

(一)遗传性疾病的基因治疗

从 1990 年第 1 例腺苷脱氨酶缺乏性重症联合免疫缺陷(SCID-ADA)基因治疗病例,至今已有几十种单基因遗传病开展了基因治疗临床试验,包括肺囊性纤维化、戈歇病、血友病、α-抗胰蛋白酶缺失和严重联合免疫缺陷症(SCID-ADA、SCID-X)等。Marina 等进行了 SCID-X 的 Ⅱ 期临床试验,将细胞因子 γC 的受体基因转化到患者造血干细胞,然后回输,结果患者的 T、B、NK 淋巴细胞的数量、功能及抗原特异性反应方面均达到了与正常人相当的程度,且患者已能正常生活。我国学者薛京伦最早探索实施乙型血友病的 FⅨ 基因治疗,乙型血友病患者凝血因子Ⅸ缺乏,临床表现为易出血、凝血时间长,轻伤、小手术后常出血不止。通过基因转化的方法,将外源正常的凝血因子Ⅷ或Ⅸ编码基因导入血友病患者体内的靶细胞,产生"基因替代"或"基因修复"作用,以纠正或补偿因基因缺陷和异常引起的疾病,并持久分泌可满足止血需要的人凝血因子Ⅷ或Ⅸ蛋白,以达到治疗目的。

（二）恶性肿瘤的基因治疗

多种基因治疗肿瘤的策略和途径正在研究中：第一种策略是增强对肿瘤的免疫反应；第二种策略是导入肿瘤细胞"自杀"（suicide）基因；第三种策略是抑制肿瘤细胞的生成，如导入抗癌基因或者癌基因的反义基因（这个过程叫基因干预）。研究表明多种细胞因子如白细胞介素2（IL-2）、白细胞介素4（IL-4）、肿瘤坏死因子（TNF）、γ-干扰素等的基因转染肿瘤细胞或肿瘤组织浸润的淋巴细胞等，可以促进肿瘤抗原和MHC（主要组织相容性复合物）的表达，增强机体免疫反应的能力。研究还表明将MHC-Ⅰ型基因用脂质体包裹直接导入肿瘤内能够提高免疫反应；转基因后肿瘤组织内有大量$CD8^+$T细胞，该机制是通过增加$CD8^+$T细胞，加强免疫排斥反应。"细胞自杀"策略是通过插入单纯疱疹病毒的胸腺核苷酸激酶（TK）等自杀基因，干扰靶细胞DNA合成，选择性杀死分裂的细胞，而分裂旺盛正是癌细胞的主要特征。Culver等将HSV-TK基因导入反转录病毒载体，让其在包装细胞中复制包装，然后把转染后的包装细胞直接注入胶质瘤，一周后输注药物前体丙氧鸟苷（GCV），能够使肿瘤基本消失。抑癌基因p53已被FDA批准治疗非小细胞肺癌患者，该疾病的重要标志是p53基因缺陷。此外反义κ-ras DNA已被注射到肺癌患者体内，试图抑制已活化的癌基因活性。以黑色素瘤的基因治疗为例，恶性黑色素瘤病死率高，临床上主要采用手术治疗、化学治疗和放射治疗，虽能取得一定疗效，但很难彻底治愈。近年来，恶性黑色素瘤的基因治疗也逐渐从单纯的基础研究过渡到临床应用，自杀基因疗法、p53以及IL-24等抑癌基因治疗、抗血管生成基因治疗、基因免疫治疗、基因治疗与其他方法的联合使用等策略都已经在黑色素瘤治疗方面取得重大进展。在恶性肿瘤的治疗领域，最近几年进展最快、临床应用最成功的当属CAR-T细胞疗法，在治疗复发的急性B系淋巴细胞白血病、两种或两种以上方法治疗失败的非霍奇金B细胞淋巴瘤、CD19阳性复发及难治恶性淋巴瘤、CD19治疗失败及CD22阳性的急性淋巴细胞白血病中取得良好的效果。

（三） AIDS的基因治疗

AIDS是由HIV感染引起的，而HIV是一个反转录病毒，与靶细胞膜上的CD4分子结合后进入细胞，HIV基因组RNA在反转录酶的作用下，反转录成cDNA，然后整合至宿主染色体。HIV感染的基因治疗策略主要有抗病毒基因治疗（细胞内免疫）和基因免疫治疗两方面。抗病毒基因治疗指将人工构建的一个重组基因导入易感细胞内，该重组基因可在转染细胞中表达病毒基因的反义核酸或病毒蛋白的突变体，以便有效地干扰野生病毒的复制和增殖，如对HIV蛋白的基因修饰、反义RNA和核酶（ribozyme）等。基因免疫治疗包括体内直接注射DNA（基因免疫接种），以及转移携带自杀基因的$CD8^+$T细胞，以治疗HIV感染。此外，阻断HIV和CD4结合也是治疗HIV感染的策略之一，即将重组的可溶性CD4基因直接注射或导入体外培养的人T细胞再回输人体内。

四、基因治疗的进展与前景

（一）基因治疗有望治疗一系列疾病

2021年1月，Pike-See Cheah等在小鼠结节性硬化症模型中开发出一种基因疗法：使用一种携带编码结节蛋白浓缩形式（condensed form of tuberin，cTuberin）的DNA的腺病毒相关载体（AAV）转化小鼠，这些接受

基因治疗的
现状与前景

这种基因疗法的小鼠的平均存活期延长到 462 天，并且它们的大脑出现了损伤减少的迹象。2021 年 2 月，Aneal Khan 等在一项单臂试验性先导研究（NCT02800070）中，对 5 名患有 1 型（经典）法布里病的成年男性患者采用自体慢病毒介导的 CD34$^+$ 造血干/祖细胞的基因疗法，这些细胞经改造后可表达 α-半乳糖苷酶 A（α-galA）。结果显示，接受治疗的患者并无由实验药物引起的严重不良事件，所有患者在一周内产生的 α-galA 均接近正常水平。该研究揭示了基因治疗可能是法布里病患者的一个有效的治疗选择，但需要更多的研究来验证。2021 年 7 月，西奈山伊坎医学院陈波团队发现用基因疗法激活 CaMK II 通路对视网膜神经节细胞有保护作用。在遭受毒性刺激（对这些细胞造成快速损害）之前和遭受视神经挤压伤（造成较慢的损害）之后，对小鼠进行基因治疗，增加了 CaMK II 的活性，有力地保护了视网膜神经节细胞。2021 年 11 月，Patricia González Rodríguez 等发现释放多巴胺的神经元中功能性线粒体复合物 I（mitochondrial complex I，MC I）的缺失足以导致帕金森病的发生，而基因疗法有效地提高了左旋多巴缓解症状的疗效。2021 年 11 月，一项新的 1/2 期临床研究报告了一种治疗甲型血友病（hemophilia A，也称为 VIII 因子缺乏症）的新型基因疗法，通过注射命名为 SPK-8011 的新型重组 AAV 载体，使患者所缺乏的凝血因子在体内持续表达，从而减少了甚至在某些情形下完全消除了可能危及生命的出血事件。首次证实甲型血友病患者在接受基因治疗后凝血因子 VIII 水平保持稳定。2021 年 12 月，《新英格兰医学杂志》报道了一种名为 LentiGlobin 的基因疗法能使接受一次性手术治疗的镰状细胞贫血病患者体内的血液功能恢复正常，如今这些患者都能够产生稳定数量的含有健康血红蛋白的正常红细胞，此外，这些患者也并未遭受镰状细胞贫血病所带来的严重疼痛发作。

（二）建立新的基因治疗递送平台

2021 年 8 月，Segel 等开发出一种向细胞递送分子药物的平台，平台名为 SEND，可以经编程后封装和递送不同的 RNA 分子。SEND 利用体内的天然蛋白质形成类似病毒的颗粒并结合 RNA，它可能比其他递送方式引起的免疫反应更少。利用这种平台，人们有望开发出更好的基因疗法来治疗疾病。2021 年 9 月，Tabebordbar 等开发出一个命名为 MyoAAV 的新腺病毒相关载体，它改善了对肌肉组织的靶向性，到达肌肉的效率比目前临床试验中使用的病毒载体高 10 倍以上，并且在很大程度上避开了肝脏，这对肌肉疾病患者可能更安全、更有效。由于 MyoAAV 递送治疗性基因的效率高，其剂量只是其他研究和临床试验中使用的病毒载体 1/250～1/100，有可能减少肝脏损伤和其他严重副作用的风险。

（三）利用基因编辑开展基因疗法取得突破

2021 年 1 月，Koblan 等利用一种腺病毒相关载体，将基因编辑载体递送到患有早衰症的小鼠体内，接受治疗的小鼠就能避免这种疾病的发生。借助于这种技术，人们最终有望校正一系列人类遗传性疾病，包括儿童早衰症。2021 年 4 月，Chemello 等成功地开发了一种新型的基因疗法来治疗杜氏肌肉萎缩症小鼠，他们利用 CRISPR-Cas9 技术恢复了许多杜氏肌肉萎缩症小鼠中抗肌萎缩/肌营养不良蛋白的功能。这种方法有望用于治疗杜氏肌营养不良症，并为其他遗传性疾病的治疗提供参考。2021 年 12 月，Anzalone 等开发出一种新版本的先导编辑——双先导编辑（twin prime editing，twinPE），它可以整入或置换基因大小的 DNA 序列。他们利用 twinPE 技术进行两个位置相邻基因的先导编辑，在基因组的特定位置引入较大的 DNA 序列，同时很少产生不需要的副产物。随着进一步的开发，这种以安全和高度针对性的方式插入治疗性基因来取代突变或缺失基因的技术，有可能被用作一种新的基因疗法。

（四）控制治疗基因表达水平取得进展

2021 年 7 月，Monteys 等开发出一种"调光开关"系统（"dimmer switch" system）。该系统使用诺华公司的亨廷顿舞蹈症研究药物 Branaplam（LMI070）作为调节剂，不加药物时基因治疗载体中的 RNA 就处于无活性状态，加入药物小分子可促使所携带的 RNA 发生剪接而形成它的活性形式。该系统为将来基因治疗的剂量控制提供了非常好的思路。

（五）基因治疗为人类健康事业描绘了美好的前景

基因治疗的进步为许多疾病的治疗提供了新的思路，也让无数患者看到了希望。努力提高基因治疗的安全性和有效性是科研工作者和临床医学研究者努力的方向。尽管一些基因治疗应用已初见成效，但基因编辑技术的兴起让基因治疗再一次步入了全新的起点，发展和寻求更高效的基因编辑系统，是促进基因治疗发展更加有力的助推器，监管部门的引导工作无疑也会加快基因治疗的进步。近年来越来越多的基因治疗产品获批上市，意味着监管部门对基因治疗相关研究的重视和认可，继续完善监管制度、解决伦理冲突、促进基因治疗产品不断升级也是监管部门义不容辞的责任。不难想象，基因治疗在不久的将来会以主流治疗手段的姿态登上疾病治疗的历史舞台，重塑人类的健康事业。

在全球范围内，细胞疗法和基因疗法已经和正在不断改变人类治疗一系列疾病的方式。至 2021 年底，全球共推出近百种以上的细胞疗法/基因疗法产品，将近 1000 家公司从事这方面的研发和商业化，全球细胞疗法/基因疗法市场规模在 2021 年达到 200 亿美元。根据 Evaluate Pharma 预测，细胞疗法、基因疗法以及核酸疗法的全球市场规模从 2017 年的 10 亿美元，增长到 2024 年的 440 亿美元，复合年增长率高达 65%，基因治疗已经成为并且将继续成为最受关注的制药领域之一。

基因治疗与细胞治疗相融合，催生了基因免疫治疗，其中 CAR-T 细胞疗法、TCR-T 细胞疗法和干细胞疗法发展前景和市场潜力巨大。就 CAR-T 细胞疗法而言，全球已有 6 款产品上市。按上市时间排序，分别为诺华公司的 Kymriah、吉利德公司的 Yescarta 和 Tecartus、百时美公司的 Breyanzi 和 Abecma 以及中国复星凯特公司的益基利仑赛注射液（又称阿基仑赛注射液，商品名：奕凯达）。其中，前四种细胞疗法都是靶向 CD19，用于治疗弥漫大 B 细胞淋巴瘤、B 细胞急性淋巴细胞白血病、套细胞淋巴瘤；2021 年 3 月上市的 Abecma 则是靶向 B 细胞成熟抗原的药，用于治疗多发性骨髓瘤；2021 年 6 月上市的奕凯达用于治疗二线或以上系统性治疗后复发或难治性大 B 细胞淋巴瘤成人患者。

总之，虽然基因治疗目前问题和困难很多，但它作为新兴的医学治疗手段还是有很大的发展空间。随着分子生物学、病毒学、免疫学、组学等相关学科的发展和交叉渗透，基因治疗的理论研究突飞猛进；同时，随着基因治疗技术的发展，基因治疗产品采用的载体安全性和有效性也在逐渐提升。在未来，科学家们将会开发出越来越多的细胞治疗产品和基因治疗产品来治疗 HIV 感染、癌症、血液系统疾病、神经系统疾病和遗传疾病等一系列重大疾病，并逐渐成为很多疾病的常规治疗手段之一，最终改变人类疾病治疗的历史进程。

第二节 基因治疗的方法和策略

从基因层面对疾病进行精准治疗，是当下科学研究的重点，也是未来医药发展的主要方向。基因治疗根据病因进行分类，有助于设计和理解每个治疗方案的目标和治疗策略。基因治疗的策略选择对于疾病治疗目的的达成至关重要。随着对疾病本质的深入了解和新的分子生物学方法的不断涌现，基因治疗方法和策略也有了较大的发展。基因治疗策略包括基因置换、基因添加、基因干预、自杀基因治疗、基因免疫疗法和基因编辑治疗几大类。

一、基因置换

基因置换（gene replacement）是指将特定的目的基因导入特定细胞，通过定位重组，以导入的正常基因置换基因组内原有的缺陷基因。目的是矫正缺陷基因的异常序列，对缺陷基因的缺陷部位进行精确的原位修复，不涉及基因组的任何其他改变。基因置换的核心技术是基因同源重组，又称为基因打靶（gene targeting）。真核生物进行减数分裂时会进行同源染色体间的配对、联会和重组，使得同源染色体间相同位置的基因发生交换，促使同源染色体间遗传物质发生重新组合，增加了后代的遗传多样性，为自然选择提供了丰富的变异基础，促进了物种的进化。同源重组也可以发生在同一染色体上含有同源序列的 DNA 分子之间或分子之内。借助同源重组的原理可以构建特殊载体，通过定点整合和交换将序列正确的基因替代有缺陷的致病基因。基因定点整合的条件是转化基因的载体与染色体上的靶点 DNA 具有相同的序列。带有目的基因的载体就能找到同源重组的位点，进行部分基因序列的交换，使基因置换这一治疗策略得以实现（图 6-1）。正常条件下同源重组发生的概率约为 1/100 万，但是如果采用胚胎干细胞培养的方法，这种同源重组的检出率最高可达 1/10。

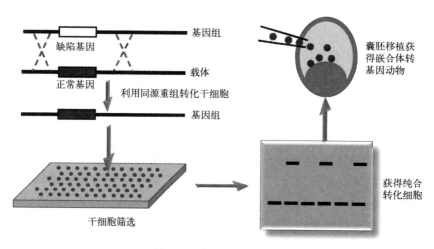

图 6-1 基因置换的原理

通过基因置换实现治疗需要满足几个条件：首先，对导入的基因及其产物有详尽的了解，通过相关疾病的基础理论研究明确相关基因的突变与疾病发生的关系。其次，基因能够有效地导入靶细胞，目前通过同源重组进行基因置换效率仍然非常低，而且主要借助于胚胎干细胞才能够实现，所以需要在相关技术上有所突破。还有一个非常重要的问题是保证导入的基因能够有适度水平的表达，如果导入的基因不表达或者表达水平异常，不但不能实现疾病治疗的目的，有可能还会引起新的问题。最后一个问题是基因导入的方法及所用载体对宿主细胞的安全性，目前对动物细胞进行基因转化最常用的载体是病毒载体，特别是腺病毒和反转录病毒载体，但是病毒载体进入人体以后会不会通过突变等重新获得致病能力，进而对患者产生风险？所以，在基因治疗大规模临床应用之前，对相关载体及转化方法的安全性和有效性进行评估是非常重要的，我们期待出现更加安全有效的基因转化新技术。

二、基因添加

基因添加（gene augmentation）或称基因增补，是将目的基因导入病变细胞或其他细胞，但不去除细胞内原有的异常基因，而是通过基因的非定点整合，使其表达产物补偿缺陷基因的功能或使原有的功能得以加强。基因添加主要有两种类型：一种是在有缺陷基因的细胞中导入相应的正常基因，而细胞内的缺陷基因并未除去，通过导入正常基因的表达产物，补偿缺陷基因的功能；还有一种是向靶细胞中导入靶细胞本来不表达的基因，利用其表达

基因添加、基因干预及自杀基因治疗

产物达到治疗疾病的目的。基因添加时，将外源基因整合到基因组是个随机的过程，所以有可能出现外源基因表达异常或者插入原本正常基因而导致新的突变等问题。目前基因治疗主要是针对体细胞的，虽然这种基因添加整合机制不明确，但是因为只会影响患者的一部分组织和细胞，而不会通过生殖细胞影响后代，所以仍然被广泛采用，现阶段基因治疗多采用此种方式。

三、基因干预

基因干预（gene interference）是指采用特定的方式抑制某个基因的表达，或者通过破坏某个基因而使之不表达，以达到治疗疾病的目的。基因除突变会导致疾病以外，表达水平的异常往往也会导致疾病。其中癌细胞的产生就与部分原癌基因的异常高表达有关联，比如HER2在正常情况下低表达或不表达，当外界环境发生某种改变时，可转变为癌基因并诱导细胞异常增殖，因此通过矫正或抑制异常表达的基因，进而达到治疗疾病的目的。此外，很多感染性疾病，特别是病毒感染性疾病，疾病的发展与病毒的复制水平密切关联，如果能够控制病毒的活跃水平，对疾病的治疗有非常大的帮助，而在实践中通过基因干预抑制病毒复制水平也已实现。

1978年，哈佛大学科学家Zamecnik等首次提出了反义寡核苷酸（antisense oligonucle-otides，ASO）的概念。1998年第一款ASO药物获批，同年RNAi（RNA interference，RNA干扰）的作用机制被揭示。3年后，RNAi技术被《科学》杂志评为2001年十大科学进展之一。2006年卡内基研究所的Andrew Fire和马萨诸塞大学的Craig Mello因发现RNAi机制而获得诺贝尔医学或生理学奖。2018年FDA批准首个基于RNAi原理的siRNA药物。经历了40余年的发展，小核酸药物产业化的大幕正在缓缓拉开。目前基因干预主要通过各类RNA分子来实现，包括反义RNA、干扰RNA和核酶。

（一）反义 RNA

反义 RNA 是指与靶 RNA 序列相反的小 RNA 分子。这类 RNA 小分子可以与其靶 RNA（主要是 mRNA）互补杂交产生双链 RNA，影响靶 RNA 的正常加工修饰、翻译等过程，从而调控基因的表达。反义 RNA 基因治疗的原理是直接将单链的 RNA 放进细胞与靶 mRNA 互补结合，进而矫正其异常表达。

利用反义 RNA 对体外培养的细胞进行基因表达调控，通常采用两种方法：一种是体外合成反义 RNA，直接作用于培养细胞，细胞吸收 RNA 后发挥作用。这种策略的缺点是 RNA 分子易降解。第二种方法是构建能转录反义 RNA 的重组质粒，将质粒转入细胞，转录出反义 RNA 而发挥作用。这种方法的缺点是细胞内转录的反义 RNA 量不易控制。通过反义 RNA 实现基因治疗的关键技术问题有两个：一是专一性转移问题，即如何解决针对某一组织、器官或系统中部分病变细胞进行专一性反义 RNA 治疗；二是反义 RNA 进入靶细胞前的降解问题，RNA 作为单链的核酸分子非常容易降解，而活细胞内的 RNA 酶有活性，又不能像体外那样容易将它们抑制或者失活，所以细胞内的小 RNA 分子非常容易被降解而失去治疗效果。

反义 RNA 基因治疗有其自身的优点，在一定程度上补充了基因置换和基因添加等传统转基因治疗的不足：①反义 RNA 安全性高。反义 RNA 只作用于特异的 mRNA 分子，不改变所调节基因的结构。②反义 RNA 分子无论怎样修饰，最终将在细胞内部被降解，不留"残渣"。③反义 RNA 设计和制备方便，且在疾病治疗过程中具有剂量调节效应。④反义 RNA 还能直接作用于一些 RNA 病毒，阻断 RNA 病毒的繁殖。因此，在治疗 RNA 病毒感染性疾病时，受体介导的反义 RNA 基因治疗比一般的 DNA 基因治疗有更大的优势。

（二）　RNA 干扰

RNA 干扰是一种由双链 RNA 诱发的基因沉默现象。在此过程中，与双链 RNA 有同源序列的 mRNA 被降解，从而抑制该基因的表达。对 RNAi 的认识来源于用线虫（*C. elegans*）和果蝇所做的实验。实验结果显示，正义链 RNA（sense RNA）或反义链 RNA（antisense RNA）均能抑制线虫基因的表达，双链 RNA 比单链 RNA 更为有效。将特异的双链 RNA 注入线虫体内可抑制有同源序列基因的表达，得到的结果是正义链 RNA 和反义链 RNA 都同样阻断基因表达途径，这与传统上对反义 RNA 技术的解释正好相反，而且正义 RNA 抑制基因表达的效率比反义 RNA 至少高 2 个数量级。大量的遗传学与生物化学研究表明 RNAi 诱导的基因沉默可分为两步：第一步是用 Dicer 酶将双链 RNA 降解成 21～25 核苷酸的小干扰 RNA（small interference RNA，siRNA）；第二步是 siRNA 与 RISC（RNA-induced silencing complex）复合体结合并将其激活，该复合体与相应的靶 mRNA 结合并使其降解（图 6-2）。RNA 干扰的基因沉默具有许多令人瞩目的特性，首先它能高效并且特异地抑制同源 mRNA 的表达水平，其次它能在整个有机体细胞之间进行传递。

RNAi 机制的发现为人们在肿瘤基因治疗方面开辟了新的思路，在攻克肿瘤这一顽症的道路上又迈进了一步。传统反义 RNA 技术诱发的单一癌基因阻断，不可能完全抑制或逆转肿瘤的生长，而 RNA 干扰技术可以利用同一基因家族的多个基因具有一段同源性很高的保守序列这一特性，设计针对这一区段序列的双链 RNA 分子，只使用一种双链 RNA 即可以产生多个基因同时剔除的表型，也可同时使用多种双链 RNA 而将多个序列不相关的基因同时剔除。

RNAi 的特异性及高效性使其可能成为一种具有光明前景的感染性疾病治疗方法。RNAi 可以被看成是一种与免疫系统类似的防御机制，可以用 siRNA 抑制 HIV 某些基因的表达，如 P24、Vif、nef、tat 或 rev，阻碍 HIV 在细胞内复制；也可以用 RNAi 技术抑制 HIV 的受体（CD4）或辅助受体（CXCR4 或 CCR5）在细胞内表达，阻碍 HIV 感染细胞。当然，也可通过 RNAi 抑制其他病毒如脊髓灰质炎病毒、人乳头状瘤病毒、乙型肝炎病毒和丙型肝炎病毒等在细胞内复制。

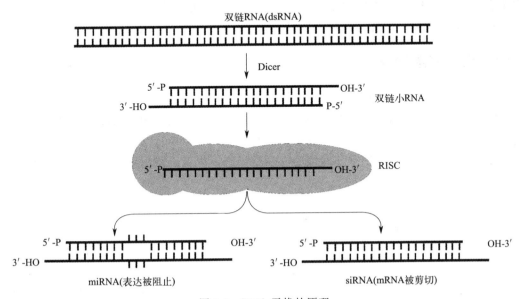

图 6-2　RNA 干扰的原理

（三）核酶

天然核酶多为单一的 RNA 分子，具有自我剪切作用，但核酶也可以由两个 RNA 分子组成。在基因治疗时，利用核酶分子结合到靶 RNA 分子中适当的位置，形成锤头核酶结构，将靶 RNA 分子切断，通过破坏靶 RNA 分子达到治疗疾病（如清除病毒基因组 RNA）的目的。只要两个 RNA 分子通过互补序列相结合，形成锤头状的二级结构（3 个螺旋区），并能组成核酶的核心序列（13 个或 11 个保守核苷酸序列），就可在锤头右上方产生剪切反应。与一般的反义 RNA 相比，核酶具有较稳定的空间结构，不易受到 RNA 酶的攻击。更重要的是，核酶在切断 mRNA 后，又可从杂交链上解脱下来，重新结合和切割其他的 mRNA 分子，也就意味着可以用少量的核酶分子对基因表达进行抑制。目前，核酶导入细胞方法有两种：一种是外源导入法，通过化学合成或者体外转录方法合成，合成以后再导入细胞；第二种是内源导入法，即利用表达载体在细胞内转录产生核酶分子。

（四）基因干扰的实施

基因干扰治疗主要通过基因药物（也称为小核酸药物）实现，小核酸药物主要包括反义寡核苷酸（ASO）、小干扰 RNA（siRNA）、微小 RNA（miRNA）、小激活 RNA（saRNA）、信使 RNA（mRNA）、适配体（aptamer）、核酶等。截至 2022 年，全球上市的小核酸药物共有 14 款，包括 4 款 siRNA 药物和 9 款 ASO，1 款核酸适配体，约 80％的产品是 2015 年以后上市的，绝大多数适应证为遗传病。

全球反义核酸药物研究和开发的领头羊——美国 Ionis 公司，研发了基于自身专有的配体共轭反义技术 LICA（ligand conjugated antisense）。Ionis 公司建立了丰富的首创药物和最佳药物研发管线，包含三十多个在研品种，适应证覆盖心血管、代谢、神经、呼吸系统、眼科、癌症、传染病等领域。用于治疗儿童和成人的脊髓性肌萎缩的药品 Spinraza（Nusinersen），在包括美国、中国在内的全球多个国家获批上市，治疗费用高达 75 万美元/年，2019 年销售额达 21 亿美元，是全球销售额最高的小核酸药物。美国 Alynlam 公司是全球 RNAi 药物的霸主，目前全球上市的 4 款 RNAi 药物全部由 Alynlam 及其合作伙伴开发。开发安全有效的递送系统是实现 siRNA 技术的关键，Alynlam 在这一领域开发出脂质纳米粒子（lipid nanoparticle，LNP）递送系统平台和 ESC＋ GalNAc-siRNA 皮下给药递送平台。

四、自杀基因治疗

自杀基因治疗是目前针对恶性肿瘤基因治疗的主要方法之一。原理是将"自杀"基因导入宿主细胞中，这种基因编码的酶能使无毒性的药物前体转化为细胞毒性代谢物，诱导靶细胞产生"自杀"效应，从而达到清除肿瘤细胞的目的（图 6-3）。自杀基因治疗的前提条件是能够让自杀基因区别正常细胞和癌细胞等病变细胞，也就是要保证自杀基因只能在病变细胞中被激活。

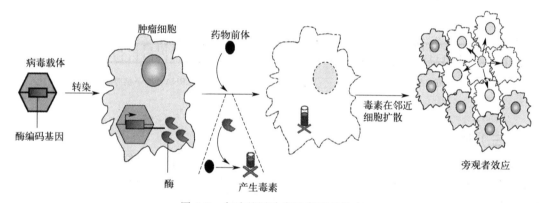

图 6-3　自杀基因治疗及旁观者效应

目前在基因治疗领域比较常用的自杀基因有 2 个：第一个是 TK/GCV 单纯疱疹病毒（herps simplex virus，HSV）Ⅰ型胸苷激酶（thymidine kinase，TK）基因，它编码的胸苷激酶能够特异性地将无毒的核苷类似物丙氧鸟苷（ganciclovir，GCV）转变成毒性 GCV 三磷酸核苷，后者能抑制 DNA 聚合酶活性，导致细胞死亡。第二个是 CD/5-FC 大肠埃希菌胞嘧啶脱氨酶（cytosine deaminase，CD）基因，它在细胞内将无毒性 5-氟胞嘧啶（5-FC）转变成毒性产物 5-氟尿嘧啶（5-FU）。5-氟尿嘧啶通过竞争性抑制胸苷酸合酶的活性，从而抑制脱氧胸苷三磷酸的合成。

自杀基因疗法主要应用在恶性肿瘤细胞的治疗领域，最新的研究表明在其他类型的疾病治疗中也可以采取自杀基因疗法。比如帕金森病，它是一种常见的神经退行性疾病，其病理表现为黑质致密部多巴胺能神经元（A9）丢失。近期发表于《自然通讯》（Nature Communication）的文章表明，可以通过在移植的细胞中引入自杀基因（HSV-TK），在特定时间点通过药物诱导启动自杀基因的表达，以达到减少非目标细胞的增殖而富集 A9 神经元的目的。即通过体外培养获得 A9 神经元的前体细胞，将其移植入受试者脑内（背侧纹状体或黑质致密部）以起到治疗作用。

　　研究发现自杀基因疗法中还有一种独特的效应，称之为自杀基因治疗的"旁观者效应"（bystander effect），即导入有自杀基因的肿瘤细胞对邻近的未导入自杀基因的肿瘤细胞也有杀伤作用（图 6-3）。这样一来，尽管只有一部分肿瘤细胞转导了自杀基因，由于"旁观者效应"，其周围的肿瘤细胞也会被杀死，明显扩大了自杀基因对肿瘤细胞的杀伤作用。目前提出的旁观者效应的机制主要包括 4 个方面：①缝隙连接理论，该理论被大多数研究者所认同，认为转染自杀基因的细胞产生的杀伤性物质通过细胞间的缝隙连接传递到邻近细胞，引起肿瘤细胞死亡，这种现象又称之为"死亡之吻"（kiss of death）。②细胞凋亡途径，认为转染自杀基因的肿瘤细胞死亡之后产生凋亡小体，凋亡小体的小泡包裹自杀基因的一些毒性代谢产物和自杀基因的表达产物被邻近的未转染自杀基因的肿瘤细胞吞噬，从而引起肿瘤细胞的继发凋亡。③机体免疫机制，认为完整的免疫功能对自杀基因的旁观者效应是必需的，自杀基因引起肿瘤细胞死亡后，释放出肿瘤源性肽类并被抗原呈递细胞（antigen-presenting cell，APC）摄取，然后激活细胞毒性 T 淋巴细胞（cytotoxic T lymphocyte，CTL）细胞，而局部粒细胞-巨噬细胞集落刺激因子（GM-CSF）的表达能增强这种抗原呈递功能，从而增强旁观者效应。④肿瘤缺血坏死机制，认为由于肿瘤分泌血管生长因子，导致肿瘤内血管的内皮细胞有丝分裂活跃，易于被携带 TK 基因的反转录病毒载体所转染，经 GCV 治疗后，肿瘤血管内皮细胞被有效地杀伤，从而抑制了肿瘤血管生长，减少肿瘤的血供，导致肿瘤缺血坏死。

五、基因免疫治疗

　　细胞治疗分为干细胞治疗和体细胞治疗。干细胞治疗包括胚胎干细胞、神经干细胞、骨髓干细胞、外周造血干细胞、间充质干细胞、脐带血干细胞、脂肪干细胞治疗等。体细胞治疗一般是指免疫细胞治疗。免疫细胞治疗技术是通过采集人体自身免疫细胞，经过体外培养，使其数量扩增成千上万倍、杀伤功能增强，同时还可以对免疫细胞进行基因改造使其靶向性更好，然后再回输到患者体内，从而杀灭血液与组织中的病原体、癌细胞、病变的细胞等。免疫细胞治疗技术具有疗效好、毒副作用低或无、无耐药性的显著优势，成为继传统的手术疗法、化疗和放疗后最有前景的研究方向之一。免疫细胞治疗主要包括非特异性疗法 LAK（lymphokine-activated killer cell）、CIK（cytokine-induced killer）、DC（dendritic cell）、NK（natural killer cell）细胞治疗和特异性 TCR（T cell receptor）、CAR-T 细胞治疗。非特异性疗法没有明确的免疫细胞靶点，是从整体上提高人体免疫力而达到肿瘤症状缓解，特异性治疗具有明确的靶点和机制，能通过激活或者抑制特定靶点来实现免疫系统对肿瘤的免疫激活。相比传统的非特异性细胞治疗，当前市场研究热点是特异性细胞治疗，主要有 TCR 与 CAR-T 细胞治疗两种。这两种治疗技术均用到基因工程技术，即通过基因工程技术将肿瘤特定抗原的受体导入 T 细胞表面，使得改造后的 T 细胞增强了其识别肿瘤细胞能力，所以也称为基因免疫治疗。

（一）TCR 疗法

　　TCR 疗法是将患者体内的普通 T 细胞分离出来，利用基因工程技术引入新的基因，使转基因 T 细胞表达能够识别癌细胞的 TCR，回输到患者体内从而杀死肿瘤细胞的治疗方法。TCR 是 T 细胞表面的特异性受体，与 CD3 结合形成 TCR-CD3 复合物，通过识别并结合

MHC呈递的抗原从而激活T细胞，促进T细胞的分裂与分化，引导T细胞杀死肿瘤细胞。

TCR细胞治疗的优点是可以获得各类肿瘤抗原特异性受体从而治疗各种肿瘤，缺点是会攻击带有与肿瘤一样抗原的正常细胞，并且插入的TCR与体内MHC特异性结合难度大，导致实际肿瘤特异性结合能力不强，在临床应用中还需要进一步改进。

（二）CAR-T疗法

CAR-T疗法即嵌合抗原受体T细胞免疫疗法，这是一个出现了很多年但近几年才被改良应用到临床上的新型细胞疗法。和普通免疫细胞治疗类似，它的基本原理就是利用患者自身但经过改造后具有更高肿瘤免疫特异性的免疫细胞来清除癌细胞，能对肿瘤细胞产生长期的特异性免疫作用（图6-4）。CAR-T技术自1989年起，经过三代演进：第一代只有T细胞刺激因子，没有共刺激因子；第二代只有单个共刺激因子；第三代才有两个共刺激因子。这些改进都是基于一系列临床试验，对CAR的有效性有显著提高。

CAR-T细胞治疗是当前靶向性最高、疗效最好的细胞免疫疗法。经过三代技术演变之后，CAR-T已经变得更加灵敏、免疫持续性更久，对淋巴瘤等血液肿瘤具有良好的疗效。诺华、朱诺医疗（Juno Therapeutics）、Kite Pharma是CAR-T领域三巨头，有多个治疗方法已被FDA授予"突破性疗法"资格。在CAR-T技术基础上，衍生了更多、更前沿的细胞治疗技术，有望早日实现细胞治疗在实体瘤上的突破。

全球细胞治疗市场发展迅猛，势不可挡。2021年6月，国家药品监督管理局通过优先审评审批程序批准复星凯特生物技术有限公司申报的阿基仑赛注射液上市。该药品为我国首个批准上市的细胞治疗类产品，用于治疗既往接受二线或以上系统性治疗后复发或难治性大B细胞淋巴瘤成人患者。阿基仑赛注射液是一种自体免疫细胞注射剂，用携带CD19 CAR基因的反转录病毒载体对患者细胞进行转染，然后制备基因修饰的自体靶向CD_{19}嵌合抗原受体T细胞（CAR-T），对患者进行治疗。免疫细胞治疗市场潜力巨大，据统计，癌症的生物治疗潜在市场不低于人民币3000亿元。目前，国内有1300多家三甲医院、1000多家中小医院以及为数不少的美容院在做细胞治疗项目，技术质量鱼龙混杂，非常不规范，但市场却很大。

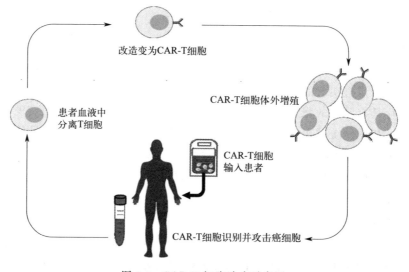

改造变为CAR-T细胞

CAR-T细胞体外增殖

患者血液中分离T细胞

CAR-T细胞输入患者

CAR-T细胞识别并攻击癌细胞

图6-4 CAR-T细胞治疗示意图

六、基因编辑治疗

基因编辑系统自问世以来，多种靶向核酸内切酶技术蜂拥而至，从第一代 ZFNs 到第二代 TALENs，再到现在的第三代 CRISPR 系统，基因编辑技术得到了飞速发展和广泛应用，已经成为研究细胞功能的强大工具，在遗传病等重大疾病的治疗方面也被寄予厚望。目前，基因编辑技术已经在多种单基因遗传病、肿瘤和感染性疾病等的基因治疗上得到有效利用。基因编辑主要的策略包括基因敲除、基因敲入、基因敲低和单碱基编辑等。

用于基因治疗的基因编辑临床前研究已经大量开展，也有一些相对成熟的研究进入临床试验阶段。2014 年，美国研究人员开展了第一项证明基因编辑可行性的临床试验，利用 ZFNs 技术敲除 $CCR5$ 基因，使艾滋病患者的 $CD4^+$ T 细胞得以抵抗 HIV 病毒。尽管该疗法的效果有限，但也为之后的艾滋病基因编辑策略的临床试验铺平了道路。此外，使用 CRISPR-Cas9 治疗 β-地中海贫血的临床试验（NCT03655678、NCT03728322）已于 2018 年 9 月被批准在美国开展；同年 11 月，美国 FDA 批准了一项由 Editas Medicine 公司开发的基于 CRISPR-Cas9 技术的临床试验（NCT03872479），验证 EDIT-101 疗法用于遗传性视网膜衰退疾病 LAC10（Leber 先天性黑蒙症中的一种）的治疗效果，且于 2019 年 9 月 26 日正式开展 II 期临床试验。在非遗传性疾病中（如非遗传性眼部疾病、艾滋病、癌症等）使用基因编辑进行基因治疗的应用研究也都在有序开展。

在癌症治疗方面，CRISPR 技术的主要应用之一是工程化改造免疫细胞，生成抗癌免疫疗法。多个研究团队的研究工作已经表明使用 CRISPR 基因编辑靶向敲除 T 细胞的 PD-1 基因，降低其表达水平可以提高 T 细胞的抗癌活性。这类候选疗法已经进入临床试验阶段。此外，在生产同种异体的"通用型"CAR-T 疗法时，CRISPR 基因编辑可以用于敲除内源性 T 细胞受体和健康供体的 T 细胞表面的人类白细胞抗原（human leukocyte antigen，HLA）基因，从而降低异体细胞输入带来的免疫排斥和移植物抗宿主病风险。而且，使用 CRISPR-Cas9 技术还可以将表达 CAR 的序列，特异性地插入细胞的 T 细胞受体 α 恒定区（TRAC）的基因位点，带来 CAR 的一致性表达。在体外和小鼠模型中，这种方法生成的 CAR-T 细胞与常规 CAR-T 细胞相比，抗癌活性增强。通过对 CAR-T 细胞的编辑，最终使该治疗从之前的个人定制药品变为通用型细胞药品，从而大大降低了 CAR-T 细胞疗法的价格。

CRISPR 技术除了在癌症治疗方面具有重要应用潜力以外，在癌症早期诊断方面也表现出重要的价值。尽早发现癌症会给治愈癌症提供最好的机会，CRISPR 技术可以帮助开发出更为灵敏的分子诊断工具，辅助癌症的早期检测。基于 Cas12 和 Cas13 的 CRISPR 分子诊断系统已经被用于检测患者肿瘤组织，它们在发现特定致癌基因突变序列后可以通过切割携带荧光报告蛋白的 RNA 序列发出荧光信号，从而发现与癌症相关的基因突变。该系统可用于高灵敏度的个体化癌症检测。CRISPR 系统还可用于在基因组的特定区域精准切下 DNA 片段，与传统的随机基因组片段化手段相比，这种方式可以富集研究者感兴趣的 DNA 片段，与下一代基因测序相结合，可以在样本量非常少的情况下，发现特定基因上的基因突变。这一技术目前正在接受卵巢癌 $p53$ 突变临床试验的评估。

七、基因治疗过程中的基因转移技术

从基因转移的途径上来讲，基因治疗可以分为体外治疗途径（$ex\ vivo$）和体内治疗途径（*in vivo*）两种。体外治疗途径是指先从患者体内取出某一器官组织的细胞，体外扩增后，将目的基因转入靶细胞，形成能够表达外源基因的遗传修饰细胞，然后选择高表达的细胞扩增培养，再以一定数量移植到患者体内。体外治疗途径的特点是安全、易控制、具有剂量效应，缺点是操作复杂。体内治疗途径是将目的基因体内直接转移到靶细胞，所用载体必须具有特异的导向性和转移效率。体内治疗途径的特点是操作简单但疗效短，但容易引发免疫排斥反应。现阶段基因治疗以间接体外途径为主。不管何种基因转移途径，基因转移的方法和技术都是关键，而选择何种转移技术的首要考虑的是安全，其次还要考虑转移的效率、表达的效率、稳定性等。

（一）病毒介导的基因转移系统

病毒是最小、最简单的无细胞结构的生命寄生体，可以高效地感染人类细胞，具有整合其基因组进入细胞的分子机制。病毒载体介导的基因转移效率较高，病毒载体递送外源基因的效率远高于非病毒载体。目前，有72％的临床试验和71％的基因治疗病例使用了病毒载体。然而，大多数病毒具有致病性，必须经过人为改造，只保留其本身 DNA 整合的功能元件，剔除原有的致病功能元件。最常见的病毒载体有反转录病毒、腺病毒相关病毒、腺病毒和慢病毒等，其中用得最多的是反转录病毒载体。

1. 反转录病毒载体

反转录病毒是一种正链 RNA 病毒，在被感染细胞中可反转录产生 DNA 互补链，互补 DNA 随机整合到宿主细胞基因组中并能长期稳定表达。反转录病毒是最早被开发的一类病毒载体，经改造后的反转录病毒仅具备单次感染性，从而避免了其在人体细胞间的扩散，也大大降低了病毒本身的致病性。反转录病毒载体由两部分组成，一部分保留病毒颗粒的包装信号而缺失病毒蛋白基因，另一部分是缺陷型反转录病毒感染构建而成的辅助细胞株。

反转录病毒能够被作为载体使用是因为其具备以下几个方面的特点：首先，反转录病毒包膜上有 *env* 编码的糖蛋白，能够被许多哺乳动物细胞膜上的特异性受体识别，从而使反转录病毒携带的遗传物质高效地进入靶细胞。其次，反转录病毒结构基因 *gag*、*env* 和 *pol* 的缺失不影响其他部分的活性。还有就是前病毒可以高效整合至靶细胞基因组中，有利于外源基因在靶细胞中的永久表达。最后一个优势是包装好的假病毒颗粒（携带目的基因的重组反转录病毒载体）易于分离制备。但是，反转录病毒载体会随机整合到宿主基因组中，有插入突变、激活癌基因的潜在危险。

2. 腺病毒载体

腺病毒是一种大分子（36 kb）双链无包膜 DNA 病毒，它通过受体介导的内吞作用进入细胞内。腺病毒基因组转移至细胞核内，保持在染色体外，不整合进入宿主细胞基因组中。人类细胞是腺病毒的天然宿主。腺病毒宿主细胞范围广，可以感染分裂和不分裂的多种细胞，适用于几乎所有细胞系和原代细胞，可以介导多种组织细胞的基因递送，如肝、肺、脑、血管、神经系统等。同时这一类病毒载体没有包膜，不易被其补体所灭活，也相对安全，因此在体内基因递送上有很大的优势。腺病毒载体基因导入效率高，同时重组腺病毒可通过口服经肠道吸收、喷雾吸入或气管内滴注，操作便利，容易在临床上应用。相对于反转录病毒，腺病毒还有一个优势就是载体容量较大，可插入 7.5 kb 外源基因。

腺病毒载体的缺点是因为不能整合到靶细胞的基因组 DNA 中，所以在分裂增殖快的细胞中导入的重组病毒载体随分裂而丢失的机会增多，表达时间也相对较短，需要多次感染才能达到修复效果，但是重复处理会导致机体产生的免疫应答增多，从而影响基因表达和基因治疗的效果。腺病毒还存在一个通过重组产生复制型腺病毒的安全隐患，比如腺病毒产生过程中与293辅助细胞内E1区序列发生同源重组，或者腺病毒载体与被治疗的患者体内已感染的野生型腺病毒发生重组。

3. 腺病毒相关病毒载体（adenovirus associated virus，AAV）

腺病毒相关病毒是一类单链线状DNA缺陷型病毒，其基因组DNA小于5 kb，无包膜，外形为裸露的20面体颗粒。AAV不能独立复制，只有在辅助病毒（如腺病毒、单纯疱疹病毒、痘苗病毒）存在时，才能进行复制和感染细胞，否则只能建立溶源性潜伏感染。AAV载体是目前正在研究的一类新型安全载体，它对人类无致病性。AAV以潜伏感染为主，病毒基因组与细胞共存，只要宿主细胞正常，AAV基因表达受到抑制并维持潜伏状态；若细胞受刺激，表达应激基因，AAV基因表达，产生子代病毒并释放，又感染新的细胞，建立新的潜伏状态。AAV可以高效定点整合至人的19号染色体的特定区域19q13.4中，并能较稳定地存在。这种靶向定点整合可以避免随机整合可能带来的正常基因插入突变、抑癌基因失活和原癌基因激活等潜在危险性，而且外源基因可以持续稳定表达，并可受到周围基因的调控，兼具反转录病毒载体和腺病毒载体二者的优点。AAV载体的缺点是容量小，目前最多只能容纳5 kb以下的外源DNA片段。此外，感染效率比反转录病毒载体低，还可能会引起免疫排斥。

4. 慢病毒载体

慢病毒载体是指以人类免疫缺陷病毒（HIV-1）来源的一种病毒载体，慢病毒载体包含了包装、转染、稳定整合所需的遗传信息。携带有外源基因的慢病毒载体在慢病毒包装质粒、细胞系的辅助下，经过病毒包装成为有感染力的病毒颗粒，通过感染细胞或活体组织，可以将外源基因有效地整合到宿主染色体上，实现外源基因在细胞或活体组织中表达。在感染能力方面，可有效地感染神经元细胞、肝细胞、心肌细胞、肿瘤细胞、内皮细胞、干细胞等多种类型的细胞，对一些较难转染的细胞，如原代细胞、干细胞、不分化细胞等，使用慢病毒载体，能大大提高目的基因或目的shRNA的转导效率，且目的基因或目的shRNA整合到宿主细胞基因组的概率大大增加，能够比较方便快捷地实现长期、稳定表达。所以，在体外实验及体内实验研究中，慢病毒已经成为表达外源基因或外源shRNA的常用载体形式之一，并且正在获得越来越广泛的应用。在临床方面，慢病毒有望应用于获得性免疫缺陷综合征、神经系统疾病、血液系统疾病的基因治疗。如前文所述，2021年，已经报道了用自体慢病毒介导的CD34[+]造血干/祖细胞的基因疗法治疗法布里病的先导研究。

（二）非病毒载体介导的基因转移系统

理想的非病毒载体必须满足以下几个条件：①可携带DNA穿透细胞膜；②保护DNA在进入细胞前不被DNA酶降解，进入细胞后不被溶酶体和酶降解；③可通过生物降解从细胞中清除；④无细胞毒性等。不同于病毒载体，非病毒载体纳米级别的粒径有助于实现载体的靶向性和有效性。目前在基因治疗领域应用较为广泛的非病毒载体有脂质体载体、阳离子多聚物载体和纳米颗粒载体等。

1. 脂质体载体

脂质体由磷脂双分子层构成，具有亲水和疏水基团。阳离子脂质体单体与DNA混合后，可以自动形成包埋外源DNA的脂质体。然后与细胞一起孵育，由于脂质体与细胞膜的相似性而发生融合，使得外源基因进入细胞，并进行表达。脂质体细胞转染的方法目前已经非常成熟，该方法简单、成本低廉、无免疫原性、细胞毒性低，但转染效率不高，易被单核吞噬细胞系统选择性吞噬、降解。因外源基因无法整合进入细胞基因组，所以利用脂质体载体转化目的基因多为瞬时表达。目前，脂质体在基因治疗领域多用于体外细胞转染，而随着新型脂质体的产生和组合，体内递送应用正在迅速发展。

2. 阳离子多聚物载体

多聚阳离子与配体共价连接后，通过静电相互作用与带负电荷的 DNA 结合，将 DNA 包围形成聚电解质复合体（polyelectrolyte complexes），只留下配体暴露于表面。形成的复合体可黏合到细胞膜表面的硫酸黏多糖上，这样复合物可被带有特异性受体的靶细胞吞饮，从而将外源 DNA 导入靶细胞，在细胞内，紧密的复合物可以保护 DNA 免受核酸酶的降解。这类载体的缺点是 DNA 通常进入细胞溶酶体内被降解。聚乙烯亚胺（polyethyleneimine，PEI）是应用较早的阳离子多聚物载体，具有较高的转染率，而且可以抑制溶酶体，为 DNA 提供更大的保护作用，有利于 DNA 从吞噬泡中释放且不被破坏。近年来，各种天然和合成的阳离子高分子被用于基因传递系统，包括脱乙酰壳多糖、明胶、阳离子多肽、阳离子聚酯、阳离子聚磷酸酯、聚乙烯基吡啶盐等。

3. 纳米颗粒载体

纳米颗粒载体所介导的细胞转染具有其他类型非病毒载体所没有的优势。首先，纳米材料在一定颗粒数量范围内对细胞的生长和活性无明显影响，几乎不具备细胞毒性；同时它没有免疫原性，不会使细胞产生免疫反应。其次，纳米材料的外源基因转导效率要高于脂质体，并且它自身体积很小，从而可以随血液到达各个组织中，在体内基因治疗上具有很大潜力。目前研究较多的有无机纳米颗粒（如碳酸钙、磁性氧化铁、金纳米颗粒）、有机硅纳米颗粒、高分子纳米颗粒等。2019 年，有研究团队使用装载 CRISPR 的金纳米颗粒成功编辑了造血干细胞中的基因，并且没有发现毒副作用。

（三）基因直接注射技术

基因注射技术不需要进行基因工程的繁琐操作，直接将裸露的 DNA 注入肌肉或某些器官组织内。动物实验表明，接受注射外源 DNA 的小鼠能够按其基因编码合成相应的蛋白质，并能维持数月之久。研究表明，将促进心脏血管生长的基因直接注入实验鼠的心脏，可使其心脏壁内毛细血管增加 30%～40%；将胰岛素基因直接注入鼠骨骼肌细胞，能分泌糖尿病所缺少的胰岛素；肌内注射凝血因子Ⅸ基因，可产生血友病所需的凝血因子。

基因直接注射法的优点是制备具有调控部件的质粒 DNA 重组体的技术较容易；转化过程中排除病毒载体可能潜在的致癌性或其他副作用；导入的基因不需整合即可表达，避免了反转录病毒载体导入整合后一旦发生副作用不易中止或逆转；基因直接注射法可反复使用，而病毒载体则可能诱导体内免疫应答，致使治疗效果下降。

第三节 基因治疗的安全与伦理审视

随着转基因治疗和基因编辑治疗的发展，人们对其中引发的安全和伦理问题提出了众多疑问。尤其是近年来许多新基因编辑工具出现，它们用于人体试验的安全性和有效性数据尚不完善，因而引发社会广泛的讨论。生殖细胞基因治疗产生的遗传变化很可能会传给下一代，从而使人们的关注点扩大到被治疗者之外，然而生殖细胞的基因治疗又是一个不容回避的课题，因为它比体细胞基因治疗更为彻底，所以目前对生殖细胞基因治疗的讨论最为激烈。为了解决日益激烈的伦理争论，美国国家科学院和美国医学科学院建立人类基因编辑研究委员会（包括来自美国、英国、法国、意大利、加拿大、以色列和中国的 22 位专家），在 2017 年 2 月提出了使用可遗传的基因编辑进行临床试验的规范化具体建议。未来需要更加严格的监管制度来规范体细胞和生殖细胞上的基因治疗探索。复旦大学刘学礼提出：基因治疗必须遵循安全、公正、保密等伦理原则。在具体操作上则应遵循 4 个基本的伦理原则：知情同意、风险最低化、收益最大化、分配公正。

一、基因治疗的安全问题

基因治疗的基础研究虽然已经有近半个世纪，但基因治疗临床应用的成功案例并不多，所涉及的疾病领域也不广，主要原因是人类对自身的大多数基因的功能不清楚，这种状况严重地阻碍了疾病分子机制的研究，也严重地制约了遗传病等的基因治疗。基因治疗中，常常使用缺陷型病毒作为载体将治疗基因导入患者体细胞内，但人体免疫系统不能区分病毒载体与天然病毒，会杀灭已被载体感染的细胞，因此人体免疫反应是基因治疗的最大技术障碍。除了这些问题之外，基因治疗最让人担心的是安全隐患。比如，在使用病毒载体转化时，病毒载体序列的随机整合可能致癌，因为病毒载体分子会随机插入基因组中，那么一旦插入在原癌基因区域，就可能激活原癌基因而使细胞向癌细胞方向发展；或者插入抑癌基因中使抑癌基因失去功能，也会促进细胞癌变。此外，随机插入有可能破坏人体某个控制生长代谢的基因从而使细胞死亡。

安全性是治疗任何人类疾病过程中首先应该关注的问题，在安全性得到保障的前提下，疗效才更有说服力。最早的基因治疗方法被报道出现安全问题。2020 年 10 月，Orchard Therapeutics 公司表示，其用于治疗罕见遗传性 ADA-SCID 的基因疗法被怀疑引发了一名患者患白血病。基因治疗的安全性不容忽视。目前已知影响基因治疗安全性的因素有：一是病毒载体。大多数临床基因治疗策略都使用了病毒载体，而病毒自身的特性不可避免地带来了两个问题：一个是可能随机整合或激活原癌基因导致异常或不受控制的细胞增殖，另一个是病毒载体（尤其是反转录病毒）自身的免疫原性会引起机体免疫反应。因此，彻底消除病毒载体的毒性或者寻求替代载体降低其免疫原性是未来研究的方向。二是基因编辑的脱靶效应。一旦脱靶效应发生在重要功能基因上会造成不必要的安全风险，深度测序在基因编辑的应用中成为必不可少的环节。研究者对用 CRISPR 基因编辑技术修改了某个基因缺陷的小鼠做了全基因组测序，他们发现两只分别接受了基因治疗的小鼠的基因组出现了超过 1500 个单核苷酸突变和超过 100 个较大的基因删除和插入。三是 CAR-T 细胞的免疫反应。几乎所有 CD19-CAR-T 临床试验中都报道了严重的毒性，其中细胞因子释放综合征（cytokine release syndrome，CRS）是最常见的一种，重度 CRS 会导致全身炎症反应。

二、人类体细胞基因治疗的伦理问题

在体细胞基因治疗进入临床试验前后，基因治疗专家、伦理学家、政策制定者、媒体人和社会公众以不同的方式表达了对下列伦理问题的关切：人类该不该操纵人类自身的基因？非医学目的的基因增强会不会引发新的社会不公？人类社会应该如何合乎伦理地开展基因治疗的临床试验和临床应用？

　　一个基本的共识是体细胞基因治疗符合基本的伦理道德，没有太多激烈的争议，是可以被接受的。1982 年，美国政府发布《分裂生命》，报告重申了基因治疗同其他常规疗法（如放射治疗）没有实质差别，为基因治疗的技术发展乃至进入临床试验扫除了思想和伦理障碍。1984 年，美国国立卫生研究院颁布的《生物医学研究指南》（草案）允许体细胞基因治疗临床试验，并责成国立卫生研究院下设的重组 DNA 顾问委员会对此类项目的申请进行伦理审查。1985 年，该委员会出版了针对体细胞基因治疗的指导准则——《几点考虑》。与此同时，丹麦（1984 年）、瑞典（1984 年）和德国（1985 年）等政府纷纷发表支持性声明，并出台伦理准则或管理法规。罗马教皇保罗二世也在 1983 年发表声明，表示用于治病目的的体细胞基因干预在伦理上是没有问题的。

　　20 世纪 90 年代左右，学界关注的是如何在合乎伦理和管理规范的基础上开展基因治疗的临床试验。首次基因治疗临床试验的成功激发了新一轮基因治疗研究的热潮，欧美国家临床方案的申请和批准量急剧增加。到 1994 年初，美国已有 49 个方案被批准进入临床，重组 DNA 顾问委员会似乎也成为一个专门审批此类方案的机构。科学家在 20 世纪 80 年代的学术积累在短时间内释放，许多没有疗效的方案也混入临床试验，严重的不良事件频频发生。在此背景下，各个国家的医疗监管部门对审批基因治疗的临床试验开始变得谨慎，除非事先经过严格评价的方案，任何类型的基因治疗均不得在临床开展。在体细胞基因治疗临床试验中，突出的伦理问题主要有三个：可接受的风险受益比问题、知情同意问题和资源分配的公正性问题。

　　一旦体细胞基因治疗从临床试验阶段过渡到常规的临床应用阶段，就可能引发常规临床实践中的伦理问题。在欧洲，基因治疗进入临床实践的可能性在增大。2012 年，隶属于欧洲药品管理局（EMA）的欧洲人用药委员会（CHMP）首次推荐一种被称作"Glybera"的基因治疗药物。该药物利用病毒载体转化细胞后表达脂蛋白脂肪酶（LPL），用于治疗脂蛋白脂肪酶缺乏症（LPLD）。CHMP 执行主席萨尔蒙松说，尽管受到数据不确定性的挑战，但风险评估结果是：Glybera 利益远大于已知的风险。Glybera 的制造商 UniQure 公司设立了一个部门监控患者治疗后是否发生不良反应，并接受 EMA 的审查。越来越多的研究人员相信基因治疗正逐步成为一项常规医疗服务项目。

　　人类体细胞基因治疗技术具有两重性，即作为治疗的技术和作为研究的科学。作为治疗的技术，其医学目的在于减轻患者的痛苦，使患者恢复健康。它试图治愈疾病，使患者恢复到正常功能状态；它所关注的是作为个体的患者，患者的利益是其实践的核心。作为研究的科学，它的目的在于获得对人体之化学和生理过程的正确理解，它关注的是治疗疾病和恢复功能的基础知识，即生理生化病理机制和规律。它往往不能直接使作为个体的患者受益，而是作为理解治疗机制的知识基础。这种两重性就分别体现在基因治疗的科学利益和患者利益上，若在技术实施中科学利益高于患者利益，往往会带来灾难性的后果。实际情况更加复杂，因为还有一方的利益更加强势，那就是资本方的商业利益，而且商业利益往往会与参与基因治疗的科研工作者深度捆绑，在这种情况下，患者利益往往是最容易被忽视的，而基因治疗的首要伦理原则就是患者的知情同意及风险最低化。基因治疗的这种伦理规则与现实的矛盾在早期临床应用过程中体现得淋漓尽致。

　　1999 年 9 月 13 日，杰西·盖尔辛格（Jesse Gelsinger）成为了第一例因基因治疗死亡的病例。盖尔辛格身患鸟氨酸氨甲酰基转移酶缺陷（ornithine transcarbamylase deficiency OTCD），在由宾夕法尼亚大学的詹姆士·威尔逊（James Wilson）领导的 I 期临床试验中，注射高剂量的含有编码 OTC 基因的腺病毒后引起强烈的免疫排斥反应，导致多器官衰竭而死亡。据 FDA 调查，此次恶性事件的发生与宾夕法尼亚大学的违规操作不无关系，临床前的猴子试验中有两只猴子死亡，没有引起实验人员的足够重视，也没有及时通知 FDA，更没有告知患者及家属此项临床试验的风险性。更引人关注的重要伦理问题就在于利益冲突，该研究项目的负责人威尔逊博士不仅是宾夕法尼亚大学人类基因治疗研究所所长，还是 Genovo 公司的创建者，并持有 Genovo 公司的股份，临床试验一旦成功，威尔逊将获得可观的经济回报。因为这次事件，基因治疗进入了最黑暗的一段时间，造成了人们对基因治疗的恐惧和排斥。有些科学家也对基因治疗开展过快表示担忧，并呼吁基因治疗需要"重回实验室"。盖尔辛格死亡后，美国 FDA 终止了宾夕法尼亚大学相关人类基因治疗的研究工作，威尔逊辞去所长职务，回到大学从事基础研究。另一起因基因疗法致死事件发生在 2007 年 2 月，患有风湿性关节炎的乔妮·莫尔（Jolee Mohr）在风湿病专家特拉普（Robert Trapp）的推荐下，使用了美国目标遗传公司（Targeted Genetics Corp，TGC）研发的基因药物 tgAAC94 后，因全身广泛性出血和肝脏衰竭而死亡。调查结论虽然表明莫尔直接的死亡原因是真菌感染，但是有学者认为这一事故的发生，与基因治疗技术方案实施受经济利益驱动密不可分。因为特拉普是目标遗传公司主持基因治疗试验的主要参与者，而且他每推荐一个受试者就可以从公司获得报酬，利用职务收受好处，这是违背基因治疗伦理原则的做法。

这种将商业价值置于科学价值之上的做法，违背了药品临床试验管理规范（GCP）的道德标准和科学标准，破坏了研究者与受试者/患者的诚信关系，容易导致利益输送、学术腐败、剽窃和偏见，影响了基因治疗研究发展。为了避免利益冲突带来的不良后果，应在基因治疗临床方案推出前，由研究者向受试者、伦理审查委员会、学术期刊、监管机构或公众公布资助来源、潜在的商业利益，以便各方积极评价潜在的风险，并作出合理判断。同时，应加强相关法律或伦理规范的制定，加强对基因治疗的监督和管理。对此，许多国家都建立了基因治疗监管机构，并制订相关伦理法规。如美国基因治疗协会（American Society of Gene Therapy，ASCT）和欧洲基因治疗协会（European Society of Gene Therapy，ESCT）在制定相关政策法规时都将临床基因治疗的安全性放在首位。美国国立卫生院还设立了一个独立的生物技术活动办公室，专门监督基因治疗试验。

实施人类体细胞基因治疗，一个核心的伦理要求是不伤害。选择适当的患者是体现不伤害原则的具体要求之一。在选择患者并对其施行基因治疗前，应在尊重人的价值原则基础上，贯彻知情同意与保密原则，充分收集个体的健康信息，充分了解有关风险信息，并做好技术预案。在基因治疗实施过程中，选择最佳试验方法，尽量减少对患者的伤害，使试验方法利大于弊，局部损害可通过治疗得以恢复，保证人的身心健康基本不受影响。对利害不明的方案应该慎重选用、严格把关；对害大于利或有害无利的方案应该严格禁止。此外，必须在实验研究、动物实验基础上，科学严密地设计有效安全的人体试验程序，事先评估基因治疗风险受益情况，建立有效的安全保护和补救措施。只有某种疾病在所有疗法都无效和微效时，才考虑使用基因治疗。总之，人类体细胞基因治疗的根本伦理立场是技术要有利于患者，技术的实施更要尊重患者，这是基因治疗伦理的根本要求。

三、人类生殖细胞基因治疗的伦理问题

生殖细胞基因治疗的治疗途径与体细胞基因治疗大致相同，二者间关系可通过一个具体的实例来说明。亨廷顿舞蹈症是因碱基 CAG 重复序列异常而引起的显性遗传病，理想的办

法是将外源的功能基因导入患者的靶细胞并替换异常的 DNA 序列，替换后的正常基因表达所需蛋白质。若纠正受试者体细胞内异常的碱基序列就是体细胞基因治疗，若纠正受试者生殖细胞内的异常碱基序列则是生殖细胞基因治疗。生殖细胞基因治疗从理论上说既可治疗遗传病患者，又可使其后代不再患这种遗传病，它实际上是比体细胞基因治疗更为有效、更为彻底的治疗方法。但生殖细胞基因治疗受技术和知识水平的限制，存在许多涉及可遗传至未来世代的复杂的不确定改变，接受转基因的受体生殖细胞发生随机整合并可垂直传播给下一代，有可能使后代产生缺陷，甚至有可能产生不可预知的、远期的严重副作用。目前的技术还不能做到避免因外源基因插入引起的生殖细胞的基因突变，而这种改变是否符合后代的最佳利益是未知的。这就提出了一个新的伦理问题：今天的人们是否有权替后代决定是否改变他们的遗传信息，或者在哪些方面、多大程度上改变它们？我们是否有权这样越俎代庖，我们对后代的责任是什么？后代的信念和看法可能和我们不同，这种权利已超出我们的范围。还有一个值得思考的问题是，当前的体细胞基因治疗还只是通过基因的导入来弥补细胞功能不足，有缺陷的细胞还存在人体内，后代的基因也不受影响。而生殖细胞的基因治疗对后代基因永久性的改变会不会弱化自然选择进而使人类失去进化的动力，最终导致人类退化，这也是伦理学要解决的问题。一般认为，生殖细胞基因治疗将来应用于临床必须符合下列条件：①已经对某疾病相应的体细胞治疗有多年经验，且是安全有效的；②已有足够数量的动物实验证明此生殖细胞基因治疗是可靠、安全和可重复的；③患者对这种治疗方法表示知情同意；④大多数公众已了解并赞成这种治疗；⑤社会有相应有力的管理和法律手段防止滥用。目前，各国政府都采取措施禁止将生殖细胞基因治疗用于临床。

20 世纪 60~70 年代，围绕着是否该干预人类基因治疗问题，在遗传学家与神学家间存在着激烈争论。普林斯顿大学神学家拉姆齐（Paul Ramsey）就曾指出：减少人类遗传负荷的方法在伦理上是有问题的，按天主教的看法，把生殖过程和性爱人为剥离是反自然和反伦理的；"新优生学"把"人"作为"人类自身的创造者"，而取代了人类真正的创造者——上帝。他甚至把新优生学视为一种新的科学宗教。70 年代，围绕着克隆技术和辅助生殖技术，在拉姆齐和弗莱彻之间也存在一场著名的论战。1970 年，拉姆齐在其轰动一时的论著《被制造的人：基因控制的伦理学》（*Fabricated man：the ethics of genetic control*）中阐述自己的主张：在人类认识自己之前，人类不应扮演上帝，而一旦真正认识了自我后，人类将不再扮演上帝，借此来警告那些主张要傲慢地控制人类生育的人。凡是在上帝的恩泽眷顾不到或上帝权威被漠视的地方，那里的人们就可能充当了规划未来的造物主，人性将被以救世主自居的人类野心所主宰。拉姆齐的结论是，长此以往，道德将还原为后果论，留下的将是一个丧失尊严的人性。作为回应，弗莱彻在 1974 年出版的《基因控制的伦理学：生殖轮盘赌的终结》（*The ethics of genetic control：ending reproductive roulette*）一书中提出了"请扮演上帝"（Let's play God），回击"扮演上帝"论证，他强调了人类在决定和控制自然生育进程中的责任。尽管两人并没有直接讨论基因治疗中的伦理问题，但却引出了"扮演上帝"论题。目前，学术界普遍认为改变未来世代的基因在伦理和情感上是不可接受的。主要的论据是人们"不该扮演上帝""后代人应拥有一套未被更改的基因组""人的身份会因基因治疗而改变"和"干预后代人基因滑向纳粹优生"等。对于生殖细胞基因治疗，应根据"有利"和"公正"原则来发展最佳利益原则，借此区分可接受的和不可接受的临床试验。神学家和科学家间争论的焦点是：什么是"扮演上帝"？其实质是什么？人类在什么程度上可以"扮演上帝"？

1979 年，世界教会委员会讨论了基因技术操纵生命的伦理问题，这是基因治疗伦理讨论国际化的标志之一。研讨的结论如下：出于治疗疾病目的的体细胞基因治疗在伦理上可以接受；出于预防或治疗疾病或增强人类能力的生殖干预在伦理上难以成立。美国国家教会理事会指责那些重组 DNA 研究者扮演了上帝，因为他们拥有了"类似上帝"的能力来直接或间接地改变生命进程。1980 年，宗教领袖们联合向美国总统卡特写信表达对干预人自身基因的担忧。

生殖细胞基因治疗临床前研究在争议中前行。位于线粒体的基因突变会导致诸多线粒体疾病，通过替代发生突变的线粒体基因达到生殖细胞基因治疗是一种有希望的新疗法。研究还表明它可以识别生殖细胞基因变异，以便为儿童肿瘤治疗寻找新的方法。有关生殖细胞基因治疗的动物实验大量出现且富有成效，这项新的疗法从动物实验进入人体试验阶段似乎只是一个时间问题。科学家有探索未知的动力，资本也嗅到了生殖细胞治疗领域的商业价值。但是，当基因干预的对象是人类的生殖细胞或早期胚胎时，对生殖细胞基因治疗的伦理问题就难以回避。在 1982 年第 26 次欧洲议会上通过的第 943 号决议指出：每个人都有继承一套未被改变的基因组的权利，应禁止此类临床试验。美国政府也声明："不资助"和"不审批"生殖细胞基因治疗研究方案。1993 年，我国卫生部声明反对生殖细胞基因治疗。2018 年 11 月，南方科技大学副教授贺建奎宣布通过对胚胎基因进行基因编辑，修饰设计出了不会感染 HIV 病毒的婴儿，引起轩然大波。2019 年 12 月"基因编辑婴儿"案在深圳市南山区人民法院一审公开宣判，贺建奎被依法判处有期徒刑三年，并处罚金人民币三百万元。值得思考的是，贺建奎的罪名是非法行医，与科学界几乎一边倒地批判"基因编辑婴儿"不同，在法律上，目前很难找到"基因编辑婴儿"适用的针对性罪名。

有关生殖细胞基因治疗的伦理讨论涉及了风险受益分析，即干预后代的基因到底涉及哪些风险？又有哪些潜在的益处？当高风险和高受益并存时，一个生殖细胞基因治疗临床方案能否得到伦理的辩护？显然，上述风险受益分析是一种后果论（效用论）的分析思路。不少宗教团体对这种后果论的论证方式持强烈的反对态度。在他们看来，无论风险受益的比值如何，都无法表明干预人类后代基因行动本身的正当性。

四、基因增强中的伦理问题

所谓人类基因增强是指采用类似于基因治疗的手段来改变人体正常基因以达到增强人体性状或能力的一种转基因技术。增强的含义是，"在程度、高度、强度上的提升""使之更为强大""提升价格、价值、重要性、吸引力等"，表明一种数量变化或者程度增加。基因增强分为两类：第一类是医学目的基因增强。"医学目的"是指预防和治疗人类遗传疾病。如动脉粥样硬化与血中胆固醇含量增高有关，而低密度脂蛋白受体有助于降低血中胆固醇含量。当体内缺少低密度脂蛋白受体时，血液中的胆固醇就会升高，增加心血管疾病风险。如果将额外的低密度脂蛋白受体基因植入人体内，就可以大大降低动脉粥样硬化的发病率和死亡率。第二类是非医学目的基因增强，是指通过基因增强，向生殖细胞或体细胞内插入某种基因，以增强人体某种"性状"或"能力"。如为使孩子身高更加理想，父母借助基因增强技术，把人体生长激素基因植入孩子体细胞内或自己的生殖细胞内以便增加孩子身高。此外，不乏有人有通过基因增强改变肤色、发色、智力、性格的冲动，这些也都属于非医学目的。这种基因治疗虽在某些情况下有其合理性，但人们担心这种非治疗性基因增强工程的运用（或滥用）会导致严重的社会伦理后果。所以，应禁止将基因治疗应用于非医学目的的基因增强，尤其是在生殖细胞中更应该严谨使用基因增强技术。

基因增强研究中的伦理问题包括以下几个方面：如何划分"基因治疗"和"基因增强"？增强性基因干预的技术风险和潜在的收益各是什么？把有限的研究资源和医疗资源分配到基因增强领域是否合理？基因增强是否会加剧社会不公？人类有没有权利随心所欲地设计后代人的基因？基因增强研究应由市场自发调节，还是应由政府严格监管？尽管学者从多个角度讨论基因增强，但核心的问题是该不该设计后代人的性状和能力呢？基因增强的伦理问题还有：如何区分基因增强的好坏？谁来决定哪些性状是正常的或异常的？基因增强技术主要服务富人是否公平？社会是否应该默许或鼓励旨在增强人的身高、智商和运动能力的基因技术？

现行的伦理准则、政府声明或管理法规大都主张禁止基因增强临床试验，特别是非医学目的的基因增强研究。1999 年，欧盟委员会声明：基因增强冒犯了人类尊严，禁止此类研究。2002 年，英国基因治疗咨询委员会呼吁禁止基因增强研究。学界也提出了支持禁止基因增强临床应用的论证，如自然主义论证和神学者的忧虑；后代没有知情同意能力；不可接受的风险受益比。此外值得注意的是，基因增强有可能造成对他人的伤害、对体育运动本质的伤害以及对社会的伤害。这似乎预示着政府的法规或声明已经为伦理争论定调，但高风险不等于一定要明令禁止，管理法规应对潜在的风险重新评估，过分严厉的监管措施会限制科学研究的自由，也不利于人类福祉。

五、基因治疗引发的优生问题

实际上生殖细胞基因治疗和基因增强它们还有一个交叉点，就是"优生"问题。生殖细胞的基因治疗有助于实现"健康的出生"，而生殖细胞的基因增强可能有助于实现"好的出生"。优生学（eugenics）是研究如何改良人的遗传素质，产生优秀后代的学科。优生学的主要理论基础是人类遗传学，涉及各种影响婚姻和生育的社会因素，如宗教法律、经济政策、道德观念、婚姻制度等。

19 世纪末以来在英国、美国等西方国家就开始流行"优生运动"。以英国的"优生运动"为例，在理论层面，卡尔·皮尔逊等少数优生学者致力于运用统计学方法构建优生学的科学性；在实践层面，伦纳德·达尔文等优生学者开展形式多样的运动，包括增加社会优质特性和减少劣质特性，即"种族构建"，以及抑制社会"不适者"数量，即"种族净化"。随着英美地区的"优生运动"传入德国，纳粹德国建立了一门可保持雅利安种质的种族卫生学，他们制定了各种各样的标准来衡量基因优劣，只要被相关机构评定为劣质基因，就会被周围的居民送去强制性节育，这就是历史上臭名昭著的"纳粹优生运动"。

二战以后，优生思想和实践并没有中断，在《以优生学的名义》（*In the Name of Eugenics*）一文中，凯文斯（Daniel J. Kevles）把二战后新出现的医学遗传学和生物医学工程称为"新优生学"。"新优生学"的核心理念是健康的出生，即通过遗传学和现代生物技术来降低严重遗传病胎儿的出生率，提高整个国家和民族的人口素质。凯文斯认为，尽管声名狼藉的纳粹优生遭人唾弃，"优生"一词也成为遗传学家的禁忌，但新优生学家仍在寻找新的、可接受的途径来实现优生目标。20 世纪 80 年代以来，随着转基因技术的发展和临床应用的开展，基因治疗专家就开始担心，"新优生学"可能会打着优生的名义，通过不正当影响和胁迫等手段推行基因治疗临床试验，因而那些旨在提高人群健康水平的基因干预和基因增强难免被贴上优生学的标签。基因治疗要消除人体内的致病基因或添加新基因来治病，如果打着纯化人类基因库的幌子，强制性地在人群中大规模实施基因治疗或者基因增强是非常危险的。

20 世纪 80 年代，安德森（William French Anderson）就提醒人们要区别"基因治疗"

与"优生"，防止把基因治疗用于"优生"之目的。安德森所指的"优生"并非"健康的出生"，而是指 19 世纪末以来在英美等西方国家流行的"优生运动"和二战期间的纳粹优生。安德森的警示是有道理的。在某种社会意图支配下，基因治疗或基因增强研究可能会成为推行优生的工具，即医生、研究者和政府可能会越俎代庖，强制性地在人群中推行此类基因干预手段。因而，基因治疗和基因增强的目标应该严格限定在疾病治疗之目的，且以个人的自愿同意为基础，而不应扩大为"改良人种"的社会运动。

基因治疗课件

思考题

1. 你认可对特殊人群进行"私人定制"式的基因治疗吗？
2. 查阅相关资料，对印度父母"设计女婴"给儿子治病的案例发表自己的观点。
3. 你认为未来基因治疗大规模临床应用之前，需要做哪些伦理规范和立法工作？

参 考 文 献

[1] LUZY I R, LAW K, MORIARTY N, et al. Human stem cells harboring a suicide gene improve the safety and standardisation of neural transplants in Parkinsonian rats [J]. Nat Commun, 2021, 12 (1): 3275.

[2] KATTI A, DIAZ B J, CARAGINE C M, et al. CRISPR in cancer biology and therapy [J]. Nature Reviews Cancer, 2022, 22: 259 - 279.

[3] NATHWANI A C, DAVIDOFF A M, TUDDENHAM E G D. Gene therapy for hemophilia [J]. Hematol Oncol Clin North Am, 2017, 31 (5): 853-868.

[4] WANG D, TAI P W L, GAO G. Adeno-associated virus vector as a platform for gene therapy delivery [J]. Nat Rev Drug Discov, 2019, 18 (5): 358-378.

[5] MANI M, KANDAVELOU K, DY F J, et al. Design, engineering, and characterization of zinc finger nucleases [J]. Biochem Biophys Res Commun, 2005, 335 (2): 447-457.

[6] KAY S, HAHN S, MAROIS E, et al. A bacterial effector acts as a plant transcription factor and induces a cell size regulator [J]. Science, 2007, 318 (5850): 648-651.

[7] JINEK M, CHYLINSKI K, FONFARA I, et al. A programmable dual-RNA-guided DNA endonuclease in adaptive bacterial immunity [J]. Science, 2012, 337 (6096): 816-821.

[8] DIGIUSTO D L, CANNON P M, HOLMES M C, et al. Preclinical development and qualification of ZFN-mediated CCR5 disruption in human hematopoietic stem/progenitor cells [J]. Mol Ther Methods Clin Dev, 2016, 3: 16067.

[9] JO D H, SONG D W, CHO C S, et al. CRISPR/Cas9-mediated therapeutic editing of Rpe65 ameliorates the disease phenotypes in a mouse model of Leber congenital amaurosis [J]. Sci Adv, 2019, 5 (10): 1210.

[10] FOLDVARI M, CHEN D W, NAFISSI N, et al. Non-viral gene therapy: gains and challenges of non-invasive administration methods [J]. J Control Release, 2016, 240: 165-190.

[11] RUI Y, WILSON D R, GREEN J J. Non-viral delivery to enable genome editing [J]. Trends Biotechnol, 2019, 37 (3): 281-293.

[12] RYU N, KIM M A, PARK D, et al. Effective PEI-mediated delivery of CRISPR-Cas9 complex for targeted gene ther-

apy [J]. Nanomedicine, 2018, 14 (7)：2095-2102.

[13] SHAHBAZI R, SGHIA-HUGHES G, REID J L, et al. Targeted homology-directed repair in blood stem and progenitor cells with CRISPR nanoformulations [J]. Nat Mater, 2019, 18 (10)：1124-1132.

[14] GOYAL S, TISDALE J, SCHMIDT M, et al. Acute myeloid leukemia case after gene therapy for sickle cell disease [J]. NEJM, 2021, 386：138-147.

[15] KANTER J, WALTERS M C, KRISHNAMURTI L, et al. Biologic and clinical efficacy of lentiglobin for sickle cell disease [J]. NEJM, 2021, 386：617-628.

[16] GEORGE LA, MONAHANPE, EYSTER M E, et al. Multiyear factor Ⅷ expression after AAV gene transfer for hemophilia A [J]. NEJM, 2021, 385：1961-1973.

[17] GONZÁLEZ-RODRÍGUEZ P, ZAMPESE E, STOUT K A, et al. Disruption of mitochondrial complex I induces progressive parkinsonism [J]. Nature, 2021, 599：650 - 656.

[18] GUO X Z, ZHOU J, STARR C, et al. Preservation of vision after CaMKII-mediated protection of retinal ganglion cells [J]. Cell, 2021, 184 (16)：4299-4314.

[19] KHAN A, BARBER D L, HUANG J, et al. Lentivirus-mediated gene therapy for Fabry disease [J]. Nat Commun, 2021, 12：1178.

[20] TABEBORDBAR M, LAGERBORG K A, STANTON A, et al. Directed evolution of a family of AAV capsid variants enabling potent muscle-directed gene delivery across species [J]. Cell, 2021, 184：4919 - 4938.

[21] MICHAEL SEGEL M, LASH B, SONG J W, et al. Mammalian retrovirus-like protein PEG10 packages its own mRNA and can be pseudotyped for mRNA delivery [J]. Science, 2021, 373 (6557)：882-889.

[22] CHEMELLO F, CHAI A C, LI H, et al. Precise correction of Duchenne muscular dystrophy exon deletion mutations by base and prime editing [J]. Sci Adv, 2021, 7：4910.

[23] KOBLAN L W, ERDOS M R, WILSON C, et al. In vivo base editing rescues Hutchinson - Gilford progeria syndrome in mice [J]. Nature, 2021, 589：608 - 614.

[24] ANZALONE A V, GAO X D, PODRACKY C J, et al. Programmable deletion, replacement, integration and inversion of large DNA sequences with twin prime editing [J]. Nat Biotechnol, 2021, 40：731 - 740.

[25] MONTEYS A M, HUNDLEY A A, RANUM P T, et al. Regulated control of gene therapies by drug-induced splicing [J]. Nature, 2021, 596：291-295.

[26] JUNE C H, O' CONNOR R S, KAWALEKAR O U, et al. CAR-T cell immunotherapy for human cancer [J]. Science, 2018, 359 (6382)：1361-1365.

[27] 张新庆. 基因治疗之伦理审视 [M]. 北京：中国社会科学出版社，2014.

[28] 胡春松. 基因治疗的"3Y"问题与原则 [J]. 遗传，2003，25 (5)：577-580.

[29] 张春美. 基因技术之伦理研究 [M]. 北京：人民出版社，2013.

[30] RAMSEY P. Fabricated man：the ethics of genetic control [M]. New Haven：Yale University Press, 1970.

[31] TACHIBANA M, AMATO P, SPARMAN M. Towards germline gene therapy of inherited mitochondrial diseases [J]. Nature, 2013, 493：627-631.

[32] PINTO N, COHN S L, DOLAN M E. Using germline genomics to individualize pediatric cancer treatments [J]. Clin Cancer Res, 2012, 18 (10)：2791-2800.

[33] 刘学礼. 基因治疗的发展及其伦理分析 [J]. 科技进步与对策，2003，2：39-41.

[34] ANDERSON W F. Human gene therapy [J]. Science, 1992, 256：359-340.

[35] WIVE N, WALTERS L. Germ-line gene modification and disease prevention：some medical and ethical perspectives [J]. Science, 1993, 22：533-538.

[36] 沈铭贤. 五个层面的挑战与三大理论难题——试论基因伦理 [J]. 医学与哲学（人文社会医学版），2008，2：10-14.

[37] WIKLER D. Can we learn from eugenics? [J] J Med Ethics, 1999, 25：183-194.

[38] PENTICUFF J. Ethical issues in genetie therapy [J]. J Obstet Gynecol Neonatal Nurs, 1994, 23 (6)：498-501.

（牟长军）

第七章

人类干细胞研究

人类干细胞（特别是胚胎干细胞）研究在世界各国都是一个颇具争议的领域。由于干细胞可以分化成多种不同类型、不同功能的细胞，胚胎干细胞还具备发育成完整个体的能力，支持者认为这项研究有助于根治很多疑难杂症，并有望解决器官移植来源不足的问题。干细胞研究和应用被认为是一种挽救生命的慈善行为，是科学进步的表现。对于来源于成体的干细胞研究和应用阻力不大，但是对于胚胎干细胞研究就存在很多反对的声音。很多人认为制备人类胚胎干细胞就必须破坏胚胎，而胚胎是人尚未成形时在子宫的生命形式，这违反或有违生命伦理。近二十多年来，胚胎干细胞相关研究在争议中不断取得突破。干细胞研究已成为继人类基因组大规模测序之后最具活力、最有影响和最有应用前景的生命科学研究领域，1999 年，干细胞研究被美国《科学》杂志评为该年度世界十大科学之冠；2000 年，干细胞研究再次被《科学》杂志评为该年度世界十大科学成就之一。

第一节　干细胞

干细胞（stem cells，SC）是一类具有自我复制能力（self-renewing）的多潜能的，在一定条件下可以分化成个体、组织或细胞的一类细胞。多年来，科学家不断修正干细胞的定义，并从不同的层面上来定义。大多数生物学家和医学家认为干细胞是来自胚胎、胎儿或成人体内，在一定条件下具有无限制自我更新与增殖分化能力的一类细胞，能够产生表现型与基因型和自己完全相同的子细胞，也能产生组成机体组织、器官的已特化的细胞，同时还能分化为祖细胞。

干细胞的概念

一、干细胞概述

在成体动物中，许多组织如皮肤、血液和小肠上皮的细胞寿命很短，需要不断地被相应的新细胞替换。成熟个体产生新的分化细胞的途径之一是通过已存在的分化细胞的简单倍增形成新的分化细胞，即分化细胞经分裂形成相同类型的两个子代细胞，如血管中新的内皮细胞就是通过这种方式产生的。但是，在分化过程中，细胞往往因为高度分化而失去了再分裂的能力，最终走向衰老死亡。为了弥补这一不足，机体在发育过程中还保留了一部分未分化的原始细胞，也就是干细胞，存在于早期胚胎、骨髓、脐带、胎盘和部分成年人组织中，它能够被培育成肌肉、骨骼和神经等人体组织和器官。一旦生理需要，这些干细胞可以按照发育途径通过分裂产生分化细胞。

（一）干细胞的主要特征

① 干细胞具有多向分化潜能，能分化为各种不同类型的组织细胞，在特定环境下，能被诱导分化成在发育上无关的细胞类型。

② 干细胞具有自我更新能力。

③ 干细胞可连续分裂几代，也可在较长时间内处于静止状态。

④ 干细胞通过两种方式生长：一种是对称分裂，形成两个相同的干细胞；另一种是非对称分裂，非对称分裂中的一个子细胞保持亲代的特征，仍作为干细胞保留下来，另一个不可逆地走向分化的终端成为功能专一的分化细胞。干细胞在分化时有两种模型：第一种模型是先分裂产生前体细胞（P），前体细胞受周围细胞的影响朝不同的方向分化；第二种模型是干细胞先受周围细胞的影响，分裂产生不同种类的前体细胞（P1，P2，P3…），此时干细胞的命运实际上已经决定，然后不同的 P 细胞朝不同的方向分化。正常情况下，干细胞的分化潜能会逐步丧失，且不可逆转。

（二）干细胞的分类

干细胞种类繁多，分类方式也有多种，可以按照分化潜能分类，也可以按照来源及组织发生来分类。

按分化潜能大小，干细胞可分为全能干细胞（totipotent stem cell）、多能干细胞（pluripotent stem cell）和专能干细胞（multipotent stem cell）。全能干细胞具有形成完整个体的分化潜能，如受精卵和胚胎干细胞。多能干细胞具有分化出多种组织细胞的潜能，但却失去了发育成完整个体的能力，发育潜能受到一定的限制。如骨髓多能造血干细胞，它可分化出至少十几种血细胞和免疫细胞。专能干细胞只能向一种类型或密切相关的几种类型的细胞分化，如上皮组织基底层干细胞、肌肉中的成肌细胞等。

另外，也可以根据来源分为源于胚胎的干细胞，包括胚胎干细胞（embryonic stem cell，ESC）和胚胎性生殖细胞（embryonic germ cell，EGC）；以及源于成体组织的干细胞（adult-derived stem cell，ASC），包括骨髓造血干细胞、神经干细胞、骨髓间质干细胞、肌肉干细胞、成骨干细胞、视网膜干细胞、胰腺干细胞、胚肝干细胞、脐带干细胞等。

二、重点干细胞详述

1. 造血干细胞

造血干细胞（hematopoietic stem cells）是血液系统中的成体干细胞，是一个异质性的群体，具有长期自我更新的能力和分化成各类成熟血细胞的潜能。它是研究历史最长、研究最为深入的一类成体干细胞，对研究各类干细胞（包括肿瘤干细胞）具有重要指导意义。人们关注造血干细胞是因为它有许多优点：①造血细胞是细胞增殖分化的最佳模型。②造血干/祖细胞及各系血细胞的表面标志较为清楚，细胞表型特征可进行定量分析，且可分选。③造血干细胞增殖及向各系分化的重要诱导因子、受体、信号转导、微环境等因素较为清楚。④造血细胞发挥功能可相对游离，不需要"生物支架"、神经、血管组织，也不需要外科移植等复杂的"下游"工艺，便于直接应用于临床。大部分白血病，特别是急性髓系白血病（AML）以及慢性髓系白血病（CML）的发生，都直接或间接与造血干细胞异常相关。CML 是最经典的染色体易位导致造血干细胞恶变的一类常见白血病，其他多数急性髓系白血病由祖细胞直接恶变而来。造血干细胞最先获得染色体易位等主要的致病突变，但并不影响其具有分化为正常功能的成熟细胞的能力，当染色体易位的造血干细胞或者其分化下游的细胞遭到第二次打击之后，就会引发白血病。造血干细胞在实体肿瘤微环境调节中也有一定作用，如前列腺肿瘤细胞会模拟造血干细胞的分子信号，进入造血微环境，并引起造血干细胞表达谱的改变，迫使造血干细胞离开，也可以通过表达造血细胞迁移相关的分子离开造血微环境，最终导致肿瘤的转移。

造血干细胞作为干细胞研究与应用的突破口，已被用于急性白血病、慢性白血病、重型再生障碍性贫血、地中海贫血、恶性淋巴瘤、多发性骨髓瘤等血液系统疾病的治疗，还可用于治疗小细胞肺癌、乳腺癌、睾丸癌、卵巢癌、神经母细胞瘤等多种实体肿瘤。此外，但造血干细胞移植治疗 1 型糖尿病已获得成功。但造血干细胞研究和应用也存在一些问题，比如由于现阶段尚缺乏有效的体外检测干细胞的方法，对细胞刺激因子的某些作用机制也缺乏全面了解，实验中使用造血细胞的来源也不一致，导致体外扩增的报道结果差别较大。

2. 神经干细胞

神经干细胞（neural stem cell）是指存在于神经系统中，具有分化为神经元、星形胶质细胞和少突胶质细胞的潜能，从而能够产生大量脑细胞组织，并能进行自我更新的细胞群。神经干细胞是一类具有分裂潜能和自更新能力的母细胞，它可以通过不对等的分裂方式产生神经组织的各类细胞。需要强调的是，在脑脊髓等所有神经组织中，不同的神经干细胞类型产生的子代细胞种类不同，分布也不同。神经干细胞有两个非常重要的特点：首先，神经干细胞在脑中能根据其周围微环境的诱导而分裂、分化成为相应的细胞类型，其形态和功能与附近的神经细胞非常类似。其次，由于中枢神经系统中存在血脑脊液屏障，使淋巴细胞很难进入，不同个体之间，甚至是不同物种之间的神经干细胞移植几乎都没有免疫排斥反应。神经干细胞可被广泛应用于脑外伤、脑血管病后脑功能损伤、脑瘤及其他神经退行性疾病的治疗。但是神经干细胞研究起步较晚，分离神经干细胞所需的胎儿脑组织较难取材，加之胚胎细胞研究的争议尚未平息，神经干细胞的研究仍处于初级阶段。

3. 胚胎干细胞

胚胎干细胞是从早期胚胎或生殖母细胞中分离出来的一类细胞，它具有体外培养无限增殖、自我更新和多向分化的特性，并具备发育成完整生物个体的潜能。无论在体外环境还是在体内环境，ES 细胞都能被诱导分化为机体几乎所有的细胞类型。

胚胎干细胞

1998 年，美国有两个科研小组通过不同的策略分别培养出了人类胚胎干细胞（图 7-1）。威斯康星大学的 James A. Thomson 小组从人胚胎组织中培养出了干细胞株，他们使用的方法是将人卵体外受精并培育到囊胚阶段，提取内细胞团（inner cell mass）细胞，建立细胞株。通过测试这些细胞株的表面标记和酶活性，证实它们就是胚胎干细胞。用这种方法，每个胚胎可取得 15～20 个细胞用于培养。与此同时，约翰斯·霍普金斯大学 John D. Gearhart 研究小组也从人胚胎组织中建立了干细胞株。他们的方法是从受精后 5～9 周人工流产的胚胎中提取生殖母细胞（primordial germ cell）并进行培养，由此获得的细胞株，证实也具有全能干细胞的特征。很多医学设想是建立在胚胎干细胞基础之上的，所以人类胚胎干细胞的获得彻底点燃了人们对干细胞研究的热情。

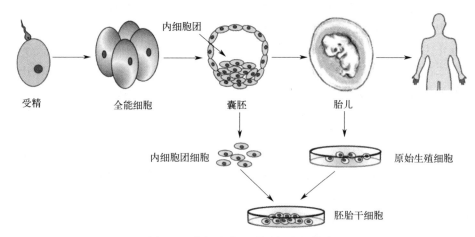

图 7-1 获得人类胚胎干细胞的策略

（1）胚胎干细胞的全能性：

相比于其他干细胞，胚胎干细胞最重要的特征就是它具备全能性。ESC 的全能性主要体现在以下几方面：①能形成畸胎瘤，将 ESC 注入同种动物皮下可形成畸胎瘤，包括三个胚层细胞；②能形成类胚体，培养的 ESC 在非黏附底物中悬浮生长，或控制增殖细胞数目，能够使之生成类胚体，它是一个与畸胎瘤相似的多种系混杂的集合体，也具有三个胚层组织；③直系分化，通过控制 ESC 生长环境，或遗传操纵特定基因表达，ESC 可直接分化成某特定种系细胞，例如将神经决定基因 NeuroD2 和 NeuroD3 转入 ESC，可使之分化为神经细胞；④形成嵌合体，将 ESC 注射到同种动物囊胚腔中后，可以形成嵌合体（chimera），ESC 可以参与嵌合体各个器官包括生殖腺的发育，这是检验一个细胞系是否为 ESC 的重要标准。

（2）胚胎干细胞的生物学特性：

从形态结构方面来说，各种动物的 ESC 具有与早期胚胎细胞相似的特点，细胞体积小、核大、有一个或几个核仁。ESC 与卵圆柱期（egg cylinder stage）胚胎外胚层和胎儿生殖嵴的原始生殖细胞类似，而与内细胞团细胞有差异。胚胎干细胞中多为常染色质，胞质结构简单，散布着大量核糖体和线粒体，核型正常，保留了整倍体性质。胚胎干细胞在体外分化抑制培养中，呈克隆状生长，细胞紧密地聚集在一起，形似鸟巢，细胞界限不清，克隆周围有时可见单个 ESC 和分化的扁平状上皮细胞。胚胎干细胞增殖迅速，每 18~24 小时分裂增殖 1 次，还可以在体外进行选择、操作、冻存。需要注意的是，ESC 在体外需在饲养层细胞上培养才能维持其未分化状态，一旦脱离饲养层细胞就会自发性分化。许多资料表明，小鼠、大鼠的桑葚胚细胞和囊胚细胞均有碱性磷酸酶（AKP）表达，小鼠的胚胎干细胞中也含有丰富的 AKP，可用于胚胎干细胞的鉴定。

（3）胚胎干细胞的制备：

在实验室目前主要通过两种方法获得胚胎干细胞：第一种方法是直接由动物体内获取囊胚再分离内细胞团，这样得到的囊胚数量少，质量也可能不高，会影响分离 ESC 的效率。第二种方法是把卵细胞去核后转入体细胞核（核移植技术），体外培养，获得高质量的去透明带囊胚，由此囊胚进一步分离得到胚胎干细胞。现已证明，小鼠、兔、羊、猪、牛等多种动物的桑葚胚以前以及囊胚的内细胞团细胞都具有发育的全能性，因此桑葚胚或囊胚成为分离 ESC 的常用材料。但是，对于人类胚胎干细胞的获得，除了技术问题以外，面临更多的是伦理争论，在本章第三节会重点阐述。

（4）胚胎干细胞研究的现状：

因为胚胎干细胞可以定向诱导分化为几乎所有种类的细胞，甚至形成复杂的组织和器官，所以备受人们的关注。胚胎干细胞在建立细胞系、体外扩增、定向诱导分化、调控机制、细胞性能、组织重构等方面的研究将在未来的人体发育、基因功能、药物开发、细胞治疗和组织器官替代治疗中发挥重要作用，并有望成为组织器官移植的新资源及细胞和基因治疗的重要载体。此外，由于胚胎干细胞具有发育为完整个体的全能性，还常被用于动物克隆和嵌合体的制备。

胚胎干细胞研究还面临很多技术难题：①体外培养 ESC 时，人们希望它既能快速无限增殖，又呈未分化状态。如何平衡这一对矛盾，必须筛选适宜的培养条件。目前在 ESC 研究中存在着建立细胞系成功率不高等问题，只在小鼠中建立了稳定的胚胎干细胞系，家畜、人类细胞系建立的最佳条件仍无定论。②胚胎干细胞高度未分化，具有形成畸胎瘤的可能性。在用胚胎干细胞治疗前，必须先体外诱导胚胎干细胞分化产生某种特异的组织细胞，或者设计自杀基因，当移植的细胞向肿瘤发展时，通过自杀基因启动自毁机制使其死亡。③如何诱导 ESC 定向分化成单一类型的分化细胞，是至今仍未解决的难题。因此，必须寻找各种细胞定向诱导分化的条件和方法，以及不同干细胞的表面标志和分选技术，从而得到所需要的细胞或组织。④ESC 真正用于器官再生与移植仍需要技术上的突破，因为器官的形成是一个非常复杂的三维构建的过程，很多器官是两个不同胚层的组织相互作用而形成的。即便是发育完整的、来自自然机体的器官，要离体培养并维持其正常的生理功能也还无法做到，器官的体外保存和维持仍是器官移植中的难题。

4. 诱导型多功能干细胞

诱导多功能
干细胞

2006 年，日本科学家 Takahashi 和 Yamanaka 首次通过反转录病毒介导的转基因技术将 4 个转录因子的基因即 $Oct3/4$、$Sox2$、$c\text{-}Myc$ 及 $Klf4$ 导入小鼠胚胎成纤维细胞（mouse embryonic fibroblast，MEF），获得一种多能干细胞，并命名为诱导型多能干细胞（induced pluripotent stem cells，iPS）（图 7-2）。这是一项把体细胞变成干细胞的点石成金术，日本科学家山中伸弥（Yamanaka）因此与英国科学家约翰·格登（John Gurdon）分享了 2012 年诺贝尔生理学或医学奖。

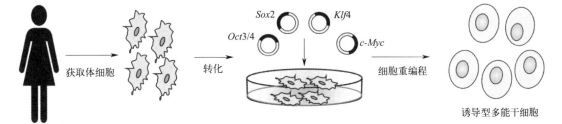

图 7-2　诱导型多能干细胞制备示意图

导入转录因子的基因的作用是使成纤维细胞重编程，回归成类似胚胎干细胞的状态。

Oct4 是 POU 家族的转录因子，维持细胞的多能性，是体细胞诱导为 iPS 细胞所必需的调控蛋白。在小鼠和人的 ESC 中，$Oct4$ 表达的抑制将会导致 ESC 自发性分化为滋养层细胞。Niwa 等的实验结果表明，Oct4 能够维持 ES 细胞未分化状态并促进其增殖，并认为 Oct4 的活化是重编程为多能干细胞的标志。Sox2 是胚胎干细胞特异性转录因子，它与 Oct4 一样均为体细胞重编程所必需的转录因子，除了可与 Oct4 协同调节维持细胞的多能性之外，还能促进干细胞向神经外胚层分化。$c-Myc$ 和 $Klf4$ 不是 iPS 形成所必需的基因，它们的作用是提高克隆形成的效率，当同时将二者去除时，iPS 将不能生成，因此 $c-Myc$ 和 $Klf4$ 在 iPS 产生的过程中同样重要。$c-Myc$ 是在人类癌细胞中发现的叶啉-原癌基因，尽管 c-Myc 可以提高 iPS 克隆形成率，但其构建的嵌合体小鼠约 20% 发生了肿瘤。如果将 iPS 用于临床治疗，c-Myc 基因的转入必须慎重。Klf4 即是抑癌基因又是原癌基因，一方面可以促进 ESC 的自我更新；另一方面在体细胞中强制表达可抑制 DNA 的复制，阻滞细胞周期于 G_1/S 期，它在细胞增殖和分化之间起开关作用。

在诱导型多能干细胞被制备出来之前，人们一直坚信只有受精卵和胚胎干细胞具有分化成构成身体的各式各样细胞的能力，是万能性细胞，且动物细胞的分化是不可逆的，然而，iPS 的获得，是第一次没有使用受精卵或是胚胎干细胞而是通过对体细胞的重编程创造出来的具有分化能力的干细胞。这对传统的哺乳动物胚胎发育及细胞分化的理论带来了巨大的冲击。而在实践上，如果借助于诱导型多功能干细胞技术将患者的体细胞诱导为干细胞，然后再使其分化为患者所需的任何组织与器官，最后移植回原患者身体内时，将可避开自身免疫系统攻击的难题，也可解决器官移植尖锐的供需矛盾。另一方面，以往人类在研究和应用胚胎干细胞过程中所产生的道德伦理问题，也可以得到根本性的解决。iPS 成为再生医学中备受瞩目的重要细胞来源。

除了再生医学的应用之外，利用患者本身的细胞形成 iPS，将其进行特定细胞诱导分化后，也可成为基因治疗的种子细胞，解决以往人类干细胞获取上的困难。目前已经成功诱导 iPS 分化为平滑肌细胞、造血细胞、血管内皮细胞、淋巴管内皮细胞、心肌细胞、成骨细胞、脂肪细胞、树突细胞、巨噬细胞、运动神经元、听觉螺旋神经元等，并借此建立了帕金森病、亨廷顿病（Huntington disease）、1 型糖尿病（juvenile diabetes mellitus）、镰形细胞贫血症的疾病细胞模型，通过体外研究这些疾病特异性的 iPS，有助于间接推断疾病的发病机制及寻找有效的治疗措施。

当然，理想和现实之间还有很大的差距，人类诱导多能干细胞的研究还处于起步阶段，所采用的供体细胞还仅仅局限在成纤维细胞、表皮细胞、毛囊细胞等少数细胞类型。更为棘手的是，这些细胞被重编程为 iPS 所需要的时间比较长（16～35 天），效率很低，只有 0.1% 左右，这大大增加了在这个过程中细胞的变异风险。另外，在转化 Oct3/4 等转录因子时，还离不开病毒载体，以及 c-Myc 等部分转录因子本身就有致瘤的可能性，所以 iPS 在临床应用方面还有很多安全隐患。

最近几年，iPS 相关的研究取得了很多令人瞩目的进展。例如，2022 年，《自然》杂志报道了来自中国科学院和深圳华大基因研究院等研究机构关于诱导型多能干细胞的最新成果，他们宣布发现了一种无转基因、快速和可控的方法，将人类多能性干细胞转化为真正的八细胞阶段全能性胚胎样细胞（8-cell totipotent embryo-like cell），这是目前全球在体外培养的"最年轻"的人类细胞，具备非常强的发育潜力。这项研究取得的进展最终有可能使个体化器官再生成为现实。通常情况下，需要器官移植的人获得器官的唯一途径是找到匹配的器官供者，而该过程并非万无一失。如果供者与受者的配型差别太大，器官移植就会失败。同时，一种旨在通过基因编辑使动物器官满足人类器官移植的方法也处于起步阶段。此外，这一成就还为早期胚胎发育的基础研究提供了一种新的体外研究系统，有助于人们了解早期胚胎发育和疾病发生之间的关系，有助于研究和治疗出生缺陷和各种发育疾病。

● 第二节　干细胞研究与应用 ●

　　近几十年来，干细胞一直是科学家热衷研究和探索的新事物。它强大的修复能力，对于临床医疗具有重要的意义，干细胞的研究和应用已经推动了大健康产业的发展和创新，为提高人民生命质量与健康水平作出了卓越贡献。我们也要清醒地认识到，在临床应用上，干细胞是一种前沿的高科技产品，也是人类医学史上最为复杂的产品，尽管相关的科研人员围绕干细胞的研究和应用已经发表了众多的医学成果，但这也是冰山一角，干细胞还有很多奥秘等待探索。

干细胞的研
究和应用

一、干细胞研究的意义

　　干细胞研究受到科学家和世人的广泛关注有其必然性，它在细胞修复、发育生物学、药物学、基因治疗、再生医学等领域有着极为广阔的应用前景。

（一）细胞治疗与组织器官移植治疗的种子细胞

　　组织器官的损伤和功能衰竭一直是人类健康面临的一大难题，完美地修复或替代因疾病、意外事故或遗传因素所造成的组织、器官或肢体的伤残一直是人类的梦想，也是目前尚未攻克的医学高峰。传统的治疗方案均难以完全修复受损的组织、器官或使其功能得以长期恢复，而组织或器官移植则面临着器官来源不足和免疫排斥两大难题。经过长期的探索和努力之后，人们最终把希望寄托在干细胞上，生命体是通过干细胞的分裂来实现细胞更新并保证持续增长的，干细胞的研究与应用将有可能使人类实现完美修复损伤组织和器官的梦想。多年来，科学家们一直在寻找利用干细胞的复制和分化来取代受损细胞或组织的方法。随着组织工程、胚胎工程、细胞工程、基因工程等各种生物技术的发展和干细胞生物学研究领域的突破，它展现了无比广阔的前景。按照一定的目的在体外人工培养、分离干细胞已成为可能，利用干细胞构建各种细胞、组织、器官作为移植的来源将成为干细胞应用的主要方向。

（二）研究胚胎发育的理想模型

　　发育生物学是生命科学的前沿领域，最近几十年人们对发育生物学的某些基础领域有了较为深入的认识，但是发育生物学领域依然存在许多未解的问题，其中最核心的问题就是如何从单细胞的受精卵发育成复杂的组织、器官、系统乃至完整的有机个体，这个问题的解决甚至能够帮助我们理解从单细胞生物到多细胞生物的进化。但是，由于哺乳动物及人类受精卵植入子宫后难以在活体状态下进行连续观察研究，使人们对胚胎发育机制的研究受到很多限制。而胚胎干细胞是一个早期胚胎发育的理想研究对象，有助于挖掘发育过程中的关键基因，有助于研究其表达时空关系以及影响因素和调控机制。

（三）作为疾病基因治疗的载体

干细胞是对疾病进行基因治疗的理想载体。如造血干细胞具有自我更新、多向分化能力及容易重建、采集和体外处理等特点。以干细胞为基础的基因治疗，在重症免疫缺陷、遗传性疾病、恶性肿瘤、造血干细胞保护、AIDS 等领域具有广阔的应用前景，并已经在临床应用中取得重大突破。涉及自体造血干细胞移植的基因治疗在临床的成功，证明了利用干细胞进行基因治疗的潜力。随着 CRISPR 基因编辑技术、自体造血干细胞体外扩增方法学和非基因毒性调节方案的完善，基于自体造血干细胞的基因治疗的临床适应证范围有望扩大。

（四）研究基因功能的重要工具

胚胎干细胞与基因敲除技术相结合，对于研究相关基因在胚胎发育中的表达模式与功能具有十分重要的意义。利用这项技术可以将一些在发育过程中出现的特定的基因敲除，在动物体内进行基因功能缺失的研究，对于揭示以前不能在体内充分证明的分子调控机制也具有重要作用。此外，还可以在干细胞水平上利用基因功能增强性突变使特定基因在体内瞬时或长期表达来研究基因在胚胎不同发育时期的作用。

（五）作为药物筛选平台

药物筛选是针对特定要求和目的，通过建立合适的筛选模型对具有生理活性化合物进行优选的过程。建立高效的筛选模型能缩短研发周期，降低研发成本。胚胎干细胞可以分化为多种细胞类型且能不断自我更新，这在药物研究领域具有广泛的用途。以前用于药物筛选的细胞都来源于动物或癌细胞这类非正常的人体细胞，对药理研究非常不利。而胚胎干细胞可以经过体外诱导，为人类提供各种组织类型的细胞，这为药物筛选、鉴定及其毒理的研究提供坚实的基础，并有助于人类疾病细胞模型的建立及新药开发。近年来，以干细胞作为药物筛选模型越来越受到新药研发者们的重视。

二、干细胞的临床应用

干细胞是一类具有自我复制能力和多向分化潜能的多能细胞，是人体的种子细胞，被医学界称为"万用细胞"。干细胞及其分化产品为有效修复人体重要组织器官损伤及治愈心血管疾病、代谢性疾病、神经系统疾病、血液系统疾病、自身免疫性疾病等重大疾病提供了新的途径。细胞治疗分为干细胞治疗和体细胞治疗（免疫细胞治疗）。干细胞治疗包括 ESC、神经干细胞、骨髓干细胞、外周造血干细胞、间充质干细胞、脐带血干细胞、脂肪干细胞治疗等，体细胞治疗一般是指免疫细胞治疗。干细胞治疗是通过干细胞移植来替代、修复患者损失的细胞，恢复细胞组织功能，从而治疗疾病。"中国造血干细胞之父"吴祖泽表示，使用者在使用自己器官培育出的干细胞时不会有排异反应。作为新兴的医疗技术，很多人对干细胞能治疗哪些病症的了解十分有限，其实干细胞的临床应用是非常广泛的，例如心肌细胞受损的心脏病、肝脏细胞受损的肝硬化、胰岛细胞受损的糖尿病等 200 多种疾病都可以通过干细胞治疗取得很好的效果，干细胞治疗也代表了未来医疗发展的趋势（图 7-3）。

（一）造血干细胞治疗血液系统多种疾病

造血干细胞移植可以治疗许多血液系统疾病，其中比较常见的就是血液系统恶性肿瘤，例如慢性中性粒细胞白血病、淋巴肿瘤、多发性骨髓瘤、骨髓增生异常综合征等疾病。此外，通过造血干细胞移植也可以治疗血液系统非恶性肿瘤疾病，例如超重型再生障碍性贫

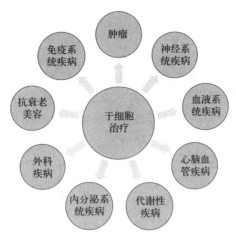

图 7-3 干细胞的临床应用

血、地中海贫血症等。造血干细胞还可用于治疗先天性免疫性缺陷、系统性红斑狼疮病等免疫系统疾病。造血干细胞移植主要分成两种：一种是先抽取自体造血干细胞，并进行体外处理，然后通过放化疗把患者体内的肿瘤细胞杀死，最后再将自体干细胞回输到患者身体，这类方法中后期发生的并发症会比较少，可是存在一定的复发性；还有一种就是提取合乎配型标准的供者的造血干细胞进行移植，这类移植会出现一定的免疫力排异反应。实际选用哪一种，要依据患者的具体情况来决定。

（二）干预治疗糖尿病

作为一种需要长期不间断管理的慢性疾病，糖尿病目前的治疗方式主要分为口服药物和注射胰岛素两种，这些方法虽然可以在一定程度上控制血糖水平，但都无法根治糖尿病。2019 年，美国《时代》周刊将干细胞治疗糖尿病纳入改变未来十年医疗的十二大创新发明中。1 型糖尿病是一种特异性针对胰岛 β 细胞的自身免疫性疾病，健康人胰腺中含有一定数量的 β 细胞，β 细胞通过不断的凋亡与增殖来维持其数量的动态平衡。对于 1 型糖尿病以及需要胰岛素的 2 型糖尿病患者来讲，这种动态平衡是被打乱的。利用干细胞在特定条件下可多向分化和增殖的能力，可将其诱导分化为分泌胰岛素的 β 细胞，再生和提高胰岛细胞的功能，达到治愈的目的。同时，干细胞还参与免疫调节、诱导免疫耐受，可重建胰岛的免疫平衡。

（三）改善和预防心血管疾病

干细胞可以分化诱导为血管内皮细胞，恢复血管的功能。新生的血管内皮细胞还可以分泌一氧化氮、前列环素 2 等多种活性物质（信号分子），发挥抗动脉粥样硬化、抗血栓的功能。干细胞还可以修复血管平滑肌细胞，预防和治疗动脉硬化，恢复血管的顺应性，增强血管功能。干细胞也可以在心脏心肌缺血或功能缺陷时，分化成工作型心肌细胞、传导型心肌细胞和分泌型心肌细胞，恢复心脏的各项生理功能。对心力衰竭、心律失常、心肌疾病、冠心病等疾病都有很好的效果。同时，干细胞还可分化为肝脏细胞、肾脏细胞、胰腺细胞等，全面修复高血压患者的身体器官。干细胞新生的各种年轻健康的功能细胞可以替换掉体内衰老病变的细胞，恢复人体各个组织、器官的正常结构和生理功能。对由高血压引起的各种并发症如心力衰竭、肾功能不全等有很好的改善。通过干细胞治疗能提高机体各种脂蛋白代谢功能，有效降低血糖中胆固醇、甘油三酯和脂蛋白浓度，还能提高机体糖代谢功能，有效降低血糖水平，提高机体能量的供给水平，具有降低血脂、血糖，改善原发性高血压等功效。

（四）改善脑功能衰退

大脑是支配整个人体的司令部，脑功能衰退主要表现为记忆力减退，思维敏捷度下降，严重者甚至出现阿尔茨海默病。主要原因就是随着年龄增大，凋亡和衰老的脑细胞越来越多，脑血管功能出现障碍，导致大脑功能衰退。临床研究发现，干细胞治疗对大脑及脑部神经都有明显的修复作用。一项发表在《移植研究》（*Translational Research*）杂志上的前瞻性、无对照的单剂量试验表明，对 7 名 22～62 岁的帕金森患者侧脑室立体定向注射自体间充质干细胞，术后 10~36 个月的随访观察发现其中 3 名患者的统一帕金森评定量表（unified Parkinson's disease rating scale，UPDRS）评分持续改善，面部表情、步态等症状也出现了改善；2 名患者接受间充质干细胞移植后明显减少了帕金森药物的剂量。整个试验中，干细胞移植并未出现严重的不良反应。目前，在 clinicaltrials.gov 上登记在案的干细胞治疗脑部疾病（包括帕金森、脑卒中）的临床试验超过 400 例，相信随着科学家们的不断努力，干细胞能够为更多的脑部疾病患者带来福音。

（五）干预治疗肝功能衰退

肝脏是人体最大的解毒器官，现代人生活繁忙，经常加班、熬夜、应酬喝酒等，容易造成肝脏功能早衰，通过输注经诱导分化的干细胞，可产生新生细胞，代替已经病变、坏死的干细胞，对脂肪肝、肝硬化等均有显著的改善作用，并可预防肝功能衰退，令肝脏免受损害。2020 年 3 月，一家医院对 9 例晚期肝硬化患者进行了干细胞移植干预临床研究。结果显示，干预后第 12 周，除胆碱酯酶外，所有患者的肝功能的多项评价指标均出现明显改善，其中白蛋白变化尤为明显，表明干细胞在修复患者肝功能中起到了良好作用。

（六）改善和预防生殖系统功能衰退

对于女性，干细胞能够定向分化出足够的卵细胞，补充卵细胞数量，刺激分泌雌激素，维护卵巢正常的形态和功能。经过干细胞治疗，还可以通过提高体内的雌激素水平推迟更年期的到来以及预防卵巢早衰。男性的性功能会随着年龄增大而逐渐衰退，通过干细胞治疗，可以靶向修复生殖系统的衰老、退化，恢复或增强性功能，并对男性的生殖系统起到预防保健效果，使其不易出现前列腺肥大等症状。

（七）改善和预防肌肉功能衰退

随着年龄增大，人体的肌肉功能日渐减弱甚至消失，肌肉的力量、紧张度、肌肉张弛功能等都会下降。通过干细胞治疗，能增加体内分化肌肉的干细胞而改善肌肉功能，增加力量，改善体形，使人更显年轻态。

（八）治疗免疫系统衰退

人类的免疫系统会随着人体的衰老而出现功能衰退，此时往往易被细菌、病毒、真菌等病原微生物感染，且常常反复发作，每次生病都要很长时间才能恢复。人类的免疫系统还有体内监视的功能，随着免疫系统功能低下，机体内的癌变细胞不能被及时发现并清除，从而导致癌症的发生概率大大增加。通过定向诱导分化的免疫细胞作用于机体的免疫系统，能够减缓免疫系统的衰退，让机体的抵抗力增强，使细菌感染及病毒感染的机会下降，罹患肿瘤的概率也会降低。

三、干细胞与再生医学

再生医学是指利用生物学及工程学的理论方法创造机体结构功能损坏的组织和器官，并使其具备正常组织和器官的结构和功能。干细胞是具有自我更新能力的多潜能细胞，具有再生各种组织器官的潜在功能，可以应用于临床，来替换自身病变或衰老的组织器官。再生医学是一种突破性的治疗方法，可用于治疗衰弱性及退行性疾病、组织损伤和致病性基因缺陷。在再生医学中，从患者身上分离出干细胞，进行工程化改造并分化为特定的细胞类型，然后将其输送回患者体内，同时还可以借助干细胞实现基因治疗（图 7-4）。再生医学除了干细胞，还包括其他很多领域，如生物材料支架、再生环境（生长因子）等。以干细胞治疗为核心的再生医学，将成为继药物治疗、手术治疗后的另一种疾病治疗的新途径，并将有可能成为新医学革命的核心。目前再生医学主要应用于皮肤修复等领域。

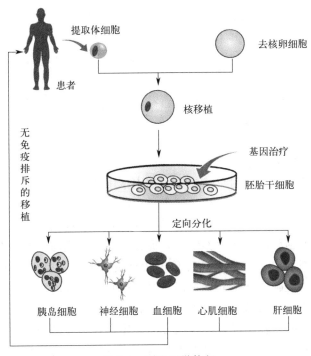

图 7-4　再生医学构想

再生医学可分为自体疗法和同种异体疗法。自体疗法是个体化医学，涉及修饰患者细胞，然后重新输回患者体内，而同种异体疗法依靠培育现成细胞产品，可用于不同患者。同种异体疗法成本更低，在患者治疗前等待时间更短，但免疫排斥的风险也更高。此外，由于同种异体治疗可以进行通用检测，避免了单独自体治疗所需的一些个体化检测。造血干细胞、间充质干细胞和神经干细胞可分化为其谱系内的各种细胞类型，成为目前再生医学应用的重点。诱导性多功能干细胞也能够分化成任何细胞类型，或将成为再生医学的新宠。

皮肤是人体最大的器官组织，是机体与外界环境接触的屏障，具有保护、分泌、代谢和感觉等重要的功能。当外界损伤或疾病等因素造成皮肤缺损时，可使屏障功能丧失，引起感染、水电解质失衡、免疫低下以及多脏器功能衰竭。再生医学作为一个新兴的学科为烧伤科和整形美容科急需的理想皮肤替代物提供了一个很好的解决办法。随着再生医学的发展，组织工程皮肤应运而生，皮肤科疾病成为再生医学最先得到应用的领域，并且将发展出成熟的产品。组织工程皮肤是由细胞或细胞外基质或由两者共同结合组成的皮肤产品，是应用生命科学和工程学的原理与技术将种子细胞与适当的支架材料相结合构建出的用于修复、维护和改善损伤皮肤组织功能和形态的生物替代物。组织工程化皮肤研究分为三个环节：种子细胞、支架材料和体外重扩建技术。种子细胞包括表皮角质形成细胞、成纤维细胞和干细胞；支架材料根据材料来源分为胶原重组膜、同种脱细胞真皮支架、异种脱细胞真皮支架、人工多聚材料等；体外重扩建主要分为三个方面：表皮膜片的构建、人工真皮的构建和复合皮肤的构建。

在再生医学的临床应用当中，另外一个比较成熟的应用领域是口腔。再生医学作为一门旨在修复、替换或再生人体各种组织器官的全新学科，在口腔种植领域的研究和应用日趋深入，从牙种植体周围骨组织的再生到牙周组织的再生及各种生物材料的研发和种植体表面处理技术，再生医学将为口腔种植领域提供更为有效的技术方法。再生医学还被应用于治疗不孕不育。2015 年，中国科学院遗传与发育生物学研究所戴建武再生医学研究团队与南京鼓楼医院生殖医学中心合作，在国际上率先开展了脐带间充质干细胞卵巢内移植治疗卵巢早衰合并不孕症临床研究。此项临床研究在通过医院伦理审查、国家卫生和计划生育委员会备案后，成为我国实行干细胞临床研究备案制度后首批备案的 8 个干细胞临床研究项目之一。2015 年 12 月，南京大学孙海翔临床团队为某女士实施了干细胞卵巢内移植术，术后复查发现，卵巢血流有明显改善。2017 年 5 月，该女士经检查确认恢复卵巢大卵泡活动，并实现自然受孕。

近年来，间充质干细胞（mesenchymal stem cell，MSC）由于其强大的再生能力和多向分化能力，成为研究热点，并成为目前再生医学中常用的成体干细胞。间充质干细胞是来源于骨髓、外周血、脐带血、胎盘等组织的一类具有高度自我更新和多向分化潜能的成体干细胞。在不同的诱导条件下，可分化为多种组织细胞，并具有造血支持、免疫调节、组织修复等作用。它可分泌多种细胞因子及生长因子，促进造血干细胞的增殖与分化。MSCs 还具有免疫调节、抗炎和组织修复作用，可减轻移植物抗宿主症状及其他移植相关并发症。现阶段，大多数间充质干细胞临床试验处于早期阶段，说明 MSCs 治疗各大系统疾病效果有待研究。间充质干细胞在临床可有望治疗骨关节炎、心血管疾病、高氧肺损伤、急性肾损伤和慢性肾病纤维化等多种疾病。在神经系统疾病方面，体内和体外多种方法都证实了 MSCs 可成功、稳定地向神经细胞分化。临床上也发现鞘内注射脐带间充质干细胞治疗神经系统疾病是安全和有效的。

近年来诱导型多功能干细胞和胚胎干细胞领域的进展推动再生医学进入发展的快车道，也拓宽了再生医学的应用领域。2022 年 4 月，日本共同社报道，大阪大学的妻木范行教授研究团队利用诱导多能干细胞制作出椎间盘中心组织，移植给老鼠后成功实现了组织再生。此项研究有望应用于治疗腰痛，该团队准备于 2005 年后启动临床试验。将干细胞组织工程与基因治疗等进一步结合，未来不仅能够帮助人类解决器官移植供体问题，还可能在很多疾病治疗过程中发挥重要作用。比如生殖系干细胞的研究，就可以被用来治疗不育不孕症，为千千万万个没有孩子的家庭造福。现在医学研究中，用"核移植"的方法来获取胚胎干细胞，再应用于相关器官的再生和基因治疗，可以避开部分伦理道德的争议。这几年诱导多能干细胞则无疑是干细胞领域，甚至是生物学界最重要的发现。诱导型多能干细胞最大的优势是，它规避了胚胎干细胞研究的伦理壁垒，用成体细胞培养出胚胎干细胞，完全可以做到

"用你自己的细胞治疗你自己的疾病"。总之，现代的再生医学已经取得了飞速的发展，早在2004年，德国科学家斯米勒等成功地复制了一位56岁患者的下颌骨，就像吴宇森的电影《变脸》一样，那位原本不能正常进食的患者成功地获得了一张"新脸"，而且还恢复了正常的饮食生活。美国的亚特里奥赛特公司利用约翰·霍普金斯大学研究出的一种以纳米纤维为基础的体外细胞扩增新技术，用造血干细胞在体外大量生产血液。近年来干细胞和再生医学领域的新进展、新成果简直令人瞠目结舌。有人提出，我们这一代人也许是"最后一代原装人"，因为再生医学的发展可以使我们活到120岁甚至更长。可见，在不久的未来，干细胞与再生医学的发展将大有可为，而干细胞组织将有可能成为医学产品。

再生医学是目前世界医学研究的前沿，它的优势在于通过改善再生微环境，患者借助干细胞自身的再生修复能力引导再生，再生后的组织是人体自身的一部分。将来，随着再生医学技术的不断进步，只要构建合适的微环境，人体组织都有可能进行再生，这也意味着越来越多疾病类型的患者有望从中受益。但是，现阶段干细胞治疗仍遇到很多困难，首先是如何使更多的治疗细胞存活下来。有研究显示约90％的移植细胞在治疗的第一周内死亡，其最主要的原因是给药时大部分的细胞被体内的循环系统带走而无法起作用。

四、干细胞应用的技术难题和研究方向

随着干细胞研究的深入和完善，将使现有的医疗技术无法根治的疾病有了治疗甚至是治愈的可能性。当然，为了实现这一目标，目前还有许多问题需要解决，主要包括以下几个方面。

（一）干细胞的获取困难及存活率低

缺乏特异性干细胞标志物严重制约了干细胞的分离及体外培养，此外，体外培养干细胞的环境与干细胞"原居住地"之间的差别严重影响了干细胞的存活、自我复制、激活和增生。另外，体外培养的干细胞之间缺乏相互调节作用也降低了干细胞的存活能力。有研究将干细胞去分化，使细胞重塑为更早期、更原始的状态，从而具有更高的存活率，提高它们的临床应用潜力，这需要更进一步的研究去证实其可行性。

（二）干细胞的特异性诱导分化

干细胞移植的最终目标是将干细胞定向诱导为临床需要的特定组织或者器官，以针对性地治疗某种疾病，从而恢复机体功能。然而胚胎干细胞的生长发育受到一个非常复杂而又精确体系的调控，很多关键因子具有独特的时空特性，相互之间又通过协作共同促进胚胎干细胞的生长。在胚胎干细胞的定向诱导分化过程中，许多调控机制尚未完全明了，还需要进一步深入探索。到目前为止，所有体外诱导胚胎干细胞定向分化的物质只能提高某一分化组织在分化群落中的比例，还不能使干细胞全部诱导形成单一组织。同样，成体干细胞的应用也面临着严峻的挑战，我们对成体干细胞如何增殖分化构成一个实质性器官仍知之甚少，关于成体干细胞的跨细胞系，甚至跨胚层分化的能力，即成体干细胞的可塑性仍存在不少争议。

（三）组织构建

除了血液系统和免疫系统的细胞以外，绝大多数细胞要构建更加复杂的具有三维结构的组织和器官才能发挥生物学功能，而且大部分组织器官都是由多种类型的细胞组成，这就为干细胞通过诱导细胞分化和组织构建治疗疾病带来了非常大的困难。当然也取得了一些进

展。比如，血管内皮细胞和平滑肌细胞是应用组织工程技术体外构建血管的两大种子细胞，最新的研究证实在诱导小鼠胚胎干细胞分化到一定阶段时，通过细胞表面标记将血管内皮细胞和平滑肌细胞的前体细胞从分化的细胞中分离出来，继而进一步扩增血管前体细胞，以获得足够量的血管内皮细胞和平滑肌细胞，在此基础上能够在体外构建双层结构的组织工程化血管。该研究的成功将为胚胎干细胞走向临床应用奠定技术基础，也将为组织工程产业化提供理论依据。2020 年 12 月《自然通信》（*Nature Communications*）报道，来自弗朗西斯·克里克研究所等机构的科学家们利用人类干细胞和一种生物工程化的支架重建了免疫系统中的一个重要器官——胸腺，该项研究是迈向开发用于移植的人造胸腺的重要一步。

（四）安全问题

安全性是干细胞应用于临床所必须保证的条件。虽然干细胞是一种未分化、未成熟的细胞，其细胞表面的抗原表达很微弱，人体自身的免疫系统对这种未分化细胞的识别能力很低，从而避免了免疫排斥反应及变态反应等。大部分的研究也表明干细胞治疗除了极少数患者有轻微的发热、头痛外，无严重不良反应发生。但是，干细胞特别是胚胎干细胞具有自身形成畸胎瘤的能力，残留未分化状态的细胞就意味着残留畸胎瘤的风险。利用反转录病毒载体建立的 iPS，导入了外源性基因，其表达可能不消失，或者在分化之时再次获得活性，因此有可能对分化的指向性、致癌性等产生影响。利用反转录病毒和慢病毒载体诱导生成诱导多能干细胞时，可能会将外源基因整合到体细胞基因组，引起插入突变。用蛋白直接诱导多能干细胞不会涉及任何的遗传修饰，且蛋白容易失活，从诱导多能干细胞临床应用角度来看，它是目前最安全的方法，但是需要进一步提高其诱导效率才有可能被广泛应用。2022 年 4 月，北京大学邓宏魁研究团队在国际学术期刊《自然》杂志在线发表研究论文，首次在国际上报道了使用化学小分子诱导人成体细胞转变为多潜能干细胞这一突破性研究成果。运用化学小分子重编程细胞（化学重编程），是继"细胞核移植"和"转录因子诱导"之后新一代由我国自主研发的人多潜能干细胞制备技术，为解决诱导多能干细胞临床应用的安全问题指出了新方向，也为我国干细胞和再生医学的发展解决了底层技术上的"瓶颈"问题。

（五）干细胞未来的研究方向

根据科技部发布的"干细胞及转化研究等重点专项"信息，我们可以发现干细胞研究和应用的重点主要包括以下几个方面：多能干细胞的建立与维持、组织干细胞功能亚群与疗效评估、干细胞定向分化及细胞转分化、干细胞移植后体内功能建立与调控、基于干细胞的组织和器官功能修复研究、干细胞资源库建设、利用动物模型进行干细胞临床前评估等。当然干细胞的临床研究同样备受关注，包括脑外伤后的干细胞精准移植治疗临床研究、心血管系统疾病的干细胞治疗临床研究、肾病的干细胞治疗临床研究等。我们相信借助于基础理论和临床应用研究，干细胞将给人类健康事业带来革命性的变化。

● 第三节 胚胎干细胞的伦理问题 ●

尽管人类胚胎干细胞有巨大的医学应用潜力，但围绕该研究的伦理道德问题也较为突出。这些问题包括人类胚胎干细胞的来源是否合乎法律及道德？从体外受精的人类胚胎中获得的胚胎干细胞在适当条件下是否允许发育成人？能否使用自愿终止妊娠的胚胎制备胚胎干细胞？为获得胚胎干细胞而杀死人类胚胎是否道德？使用来自自发或事故流产胚胎的细胞是否恰当？还有胚胎干细胞应用可能引起的伦理及法律问题？胚胎干细胞和胚胎生殖细胞能够买卖吗？什么类型的胚胎干细胞研究和应用可被接受？能允许科学家为研究发育过程或获取医学移植组织而培养个体组织和器官吗？将人类胚胎干细胞嵌入家畜胚胎中创造嵌合体以获得移植用的人体器官是否道德？改变胚胎中的缺陷基因，并使其继续发育成健康个体是否道德？干细胞相关研究会不会被某些打着医学幌子的邪恶人或组织非法应用胚胎干细胞提供了正当理由？在胚胎干细胞研究的伦理论争中，我们希望通过科学家、法学家、伦理学家之间的合作，以及公众的参与，在科学利益和人道利益，在科学与人类文明之间寻求某种契合、某种平衡，最终使人类胚胎干细胞的研究既能给科学家广阔的空间，让他们发展科学，惠泽于人；又充分尊重胚胎、尊重人的权利和尊严，为治病救人的人道主义事业开拓新领域。这些问题的很多观点相互冲突，很难简单回答，必须认真研究人类胚胎干细胞涉及的伦理、社会、法律、医学和道德问题。

一、人类胚胎干细胞研究的核心伦理问题

人类胚胎干细胞来自人类的早期胚胎，所以在制备时就需要从多个角度考虑胚胎的来源合法性和胚胎的地位。厘清这些问题是开展人类胚胎干细胞伦理研究的前提与基础，有助于研究者正确把握人类胚胎干细胞伦理研究的性质与方向，从而使这项科学研究更加符合人类的价值诉求。

(一)有关人类胚胎来源的伦理问题

人类胚胎干细胞研究要充分考虑胚胎干细胞的来源及相关伦理问题。目前胚胎干细胞来源主要有四种：选择性流产的人类胚胎组织，试管婴儿过程中产生的多余的人类胚胎，由捐献者专门为研究所捐献的配子通过体外受精产生的人类胚胎，以及由体细胞核移植技术产生人类胚胎。不同胚胎来源的干细胞产生的伦理问题不同，伦理的思考和结论也不同。

从流产的人类胚胎组织中对原始生殖细胞进行培养并获得胚胎干细胞，将其用于研究一般在伦理上是可接受的，因为不存在摧毁活体胚胎的问题。但以此来源获取胚胎细胞的伦理接受性与对流产的伦理接受性密切相关。某些宗教或国家对选择性流产有异义，部分人对以此来源产生胚胎干细胞持反对意见。此外，还有人担心可能有些研究者会引导妇女有意地去怀孕，并通过某些利益影响妇女为他们的研究作出流产的决定。因此，此种干细胞来源伦理问题的焦点是要防止研究者通过利益交换有意地为获得研究干细胞的材料去伤害妇女和胎儿。符合伦理的做法是通过制度建设保证妇女捐献流产胎儿组织的决定与结束妊娠的决定分开，两个决定不能产生相互影响。

对于试管婴儿的副产品——剩余的胚胎所涉及的伦理学问题主要是胚胎的地位问题，人们在对胚胎本身应该具有何种程度的尊重问题上存在很大的争议。有些人认为，胚胎在一般意义上是人或者是潜在的人，应该给它与人完全一样的尊重和保护。也有人认为，早期胚胎不具备现实生活中人的特征，只是没有独立伦理学地位的一团细胞。还有一些人认为，虽然早期胚胎还不是现实生活中的人，但是它们毕竟是人生周期的一个环节、一个阶段，因此对它应该给予某种程度上的尊重。此外，此种剩余胚胎来源还涉及胚胎的权利问题及胚胎的"父母"的知情同意权。

使用捐献的精子和捐献的卵子在实验室里产生胚胎，除了存在胚胎的道德地位问题外，

还涉及"仅仅把制造和使用人类胚胎当作是实现另外目的的手段"的伦理问题。因为为生一个孩子产生一个胚胎和以研究为目的产生一个胚胎性质完全不同。

用体细胞核移植技术产生干细胞与通过体外受精产生干细胞一样，也存在伦理和法律问题。首先，人们对无性生殖（核移植技术）的正当性存在疑虑，对核移植等基因工程技术也存在疑义；其次，很多人认为核移植技术对胚胎的道德地位产生了伤害，认为该技术将人类胚胎工具化；此外，到目前为止，用核移植技术产生的胚胎及干细胞的安全性未定。人们最为担忧的是会有人进行生殖性克隆，即将人体细胞核移植技术产生的胚胎放入妇女子宫中发育出克隆人。

（二）人类胚胎的道德和法律地位

胚胎分为体内胚胎和体外胚胎，体内胚胎既可以通过自然受孕获得，也可以通过人工受精技术获得，体外胚胎只能通过体外受精来获得。早期人类体外胚胎的出现在伦理、道德、宗教和政策等方面引起了很多争议。法律界、理论界和实务界对体外早期人类胚胎的法律地位意见不一，医院和精子卵子供体当事人因体外早期胚胎的所有权和处置权也各持己见。无论体外胚胎的法律地位如何，我们都应对其提供法律保护。有关目前体外早期人类胚胎的法律地位主要有三种学说：主体说、客体说、折中说。

主体说把体外早期人类胚胎看作法律上的人，认为"人的生命始于受精"，胚胎是生命的最初形态，法律应该承认其主体地位。该学说认为体外胚胎等同于胎儿，对胚胎的保护如同对胎儿的保护。有些人认为主体说将人工胚胎置于与人同等地位，违反了人的主体地位之权利能力的界定——人的权利能力始于出生终于死亡，人工胚胎还不至于达到出生的程度。

客体说把受精胚胎看作不同权利的客体，强调的是胚胎作为客体为人类主体所使用、处置，它仅仅具有使用价值，不能买卖，这种客体包含主体的人格利益，他人不得随意侵犯。相关法学专家曾批评客体说，倘若把早期人类胚胎视为物，则意味当事人将任意制造、买卖人胚胎，这容易导致伦理或法律纠纷。

折中说的核心观点在于：受精胚胎是介于人与物之间的过渡存在，因此应处在既不属于人，也不属于物的"受特别尊敬"的地位。折中说将人工胚胎置于既人又物的地位，其出发点是想保护人工胚胎的利益，但某种程度上也使得人工胚胎处于非人非物的尴尬境地。

"只有人格意义上的人，才能成为社会道德共同体中的成分。他们是有自我意识的、理性的、可以自由选择的，他们具有一种道德关怀感。"根据这样的观点，"人"不仅是生物学意义上的人，同时，还是心理学意义和社会学意义上的人。而人类胚胎还不是心理学意义和社会学意义上的人，甚至还不是完整的生物学意义上的人。因为它们还不具有人体和人脑这两个生物学上的人所必须具备的要素，只不过是含有人类遗传物质的细胞团，所以笔者更趋向于把人类的体外胚胎看成是具备部分人格属性和权利的"伦理"物，但是体外胚胎的尊严和权利必须受到格外的关注与保护。

二、人类胚胎干细胞研究和应用的基本伦理原则

人类胚胎干细胞研究是近年来生命科学和医学领域的重要课题，它的研究成果能很好地解决人类再生医疗和基因治疗等领域的难题，对人类健康事业具有重大意义。但是，由于研究过程要使用并破坏人类胚胎，这一研究触动了伦理、宗教、法律的敏感神经。关于它的伦理争论愈演愈烈，成为科学、哲学特别是生命伦理学日益关注的热点问题。我们相信，本着

符合科技造福人类的根本宗旨，积极地通过各种途径就相关伦理争议达成共识，通过加强管理可以管控人类胚胎干细胞研究中的潜在风险。同时，要建立一系列的伦理原则和监督和审核机制，以引导它与人类普遍认同的价值观念和伦理原则相协调，其中最核心的原则是不伤害、有利、尊重、公正原则。

（一）不伤害原则

不伤害是生命伦理中最基本的底线伦理。胚胎干细胞研究尽管是以挽救患者的生命为目的，但仍然有必要强调在进入临床试验之前，确保此项技术对人体是安全的、对患者的治疗是有益的。伤害不仅仅指对人身体上造成的伤害，也包括对人精神上、经济上和其他方面造成的伤害。不伤害原则要求研究和治疗要尽可能避免对受试者和患者造成伤害，一旦伤害出现要立即终止试验，当受试者的利益与科研产生冲突时，要以受试者的利益为重。

（二）有利原则

有利原则又称有益原则或行善原则，是人类胚胎干细胞研究的初衷，即在干细胞研究和临床应用过程中，要尽力促进与患者健康有关的利益，尽可能地减少甚至避免对患者或受试者的伤害，把实验和治疗的风险降到最低。如通过充分的动物实验证明干细胞产品的安全有效以及在临床试验中严格遵照国家药品监督管理局有关新药临床试验的规定。

（三）尊重原则

在人类胚胎干细胞研究和应用中，所提到的"尊重"主要指对患者、胚胎捐献者以及受试者的尊重，包括尊重人的生命健康权、自主权、知情选择权和隐私权，尊重人的生命健康权是最基本也是最高的准则。医学发展的出发点就是为了救死扶伤，尊重其他几项原则的根本目的也是为了更好地保障人的生命健康，当生命健康权与其他几项权利发生冲突时，应以保障生命健康权为先。同时还要体现对人类胚胎的尊重，禁止将胚胎干细胞研究延伸为生殖性克隆人的研究，也不能随意操纵和毁掉人类胚胎。

（四）公正原则

在人类胚胎干细胞研究及其应用中，有可能出现将人体的一部分（生殖细胞、胚胎和胎儿组织）商品化的现象。这种现象不仅有损于人类尊严，也有悖于生命伦理的公正原则。应当提倡通过捐赠方式获得人类胚胎干细胞研究所需的组织和细胞，禁止一切形式的买卖生殖细胞、胚胎和胎儿组织的行为。在人类胚胎干细胞的应用领域，只有遵循公正原则，平衡各方利益，才能真正实现为人类健康服务的目的。

三、人类干细胞临床试验的责任伦理

近年来，人类在干细胞研究技术、成果转化及临床试验方面取得很多重要进展。如何保证干细胞（特别是胚胎干细胞）临床研究在为人类服务的同时不伤害人类已成为现代医学科学研究中的一个重要难题。干细胞临床研究应在伦理学指导下开展，在此过程中，研究者必须担负起应有的责任，包括正确的责任态度和明确的责任关系，唯有如此，才能充分尊重和保护受试者，并让研究朝着人们所期望的正确方向前进。

(一)治疗性克隆的限定责任

克隆人的问题已经争论多年，至今无法得到伦理上的支持，各国都通过立法等手段禁止进行生殖性克隆的研究和实验。克隆人与生殖性克隆的技术路线是一致的，二者相差甚微，如果个别研究者由于自身无良或无知，无视伦理和法律，将克隆出的人类胚胎干细胞植入女性子宫内，并任其继续发育成完整胎儿，最终克隆人出世，将导致侵犯人权、挑战人的尊严、扰乱社会家庭等伦理问题。应特别强调禁止从事生殖性克隆人的任何研究，这是从事人类胚胎干细胞研究和治疗性克隆研究必须严守的道德防线。目前许多国家反对治疗性克隆的一个重要原因就是担心它会通向生殖性克隆。我国以务实和对渴望治疗性克隆的患者高度负责的态度对待这一问题，主张在坚决反对生殖性克隆人的同时，支持治疗性克隆。根据责任伦理的要求，必须对治疗性克隆项目进行严格管控，并及时将其纳入责任伦理关系的构建中，妥善处理现代与未来社会的人伦关系。

（二）人类胚胎干细胞临床试验的安全责任

责任伦理要求研究人员作为责任者应明确自身在临床试验中的主体责任，主动负责整个临床试验的安全，保证试验的科学性和可靠性，并且应意识到这项试验可能带来的最坏后果，让受试者或者患者的风险和损伤最小化。尤其是人类胚胎干细胞临床试验，在胚胎干细胞培养过程中，需要控制试验质量的能力，干细胞不可控的增殖风险等很多变量引起的安全性问题是需要谨慎对待的，任何问题都可能会给参与者带来严重的伤害，甚至可以演变成灾难。2009年2月，以色列一名患有共济失调毛细血管扩张性共济失调综合征这一罕见致命性遗传疾病的9岁男孩，参加了高风险的婴儿胚胎干细胞注射试验，结果注射导致男孩的大脑和脊髓中都出现了肿瘤。医学研究投资大、风险高，相关利益方往往会站在经济、竞争的角度来考虑干细胞临床试验，而缺乏应有的负责态度，从而使整个试验的风险加重，带来了严重的安全性问题，并置受试者和患者于危险境地，这是值得研究者和管理者警惕的。

（三）人类胚胎干细胞临床受试者权益保护责任

在人类胚胎干细胞临床试验中，直接对象是受试者甚至有可能是患者，而且在整个实验中，他们往往是最需要保护的"弱势者"，受试者风险最小化是必不可少的先决条件。责任主体必须明确自身在整个试验中的职责，受试者权利应高于该试验的科学价值和社会价值，更要高于研究的投资者和研究者本人的利益。责任主体要以正确、客观的态度去面对受试者或者患者，充分保护他们的知情权、选择权等，并将这些权利落实于临床试验的各个环节，正确完整地履行知情同意权。在人类胚胎干细胞临床试验的具体实施中，受试者的知情同意权利往往会遭受或多或少的侵犯，主要表现为：知情同意书医学术语堆积、晦涩难懂，受试者或代理人无法真正理解其意思或理解不够充分；不履行告知义务或告知内容不完整、避重就轻，回避试验可造成的损失和风险，造成受试者对试验风险、试验益处、试验结果认识的局限和思考的误差，导致自主决定能力被误导或扭曲。受试者权益受损的另一个很重要的原因是干细胞临床研究中涉及众多的利益相关方，而受试者往往是最弱势的一方。当受试者的利益受到影响时，相关人员可能不愿意履行专业和人道主义义务，试验执行者意愿或决策性意见可能会发生偏倚，因此必须强制要求研究人员、资助者和研究机构声明它们之间存在的所有潜在的经济利益关系，以保护受试者或患者。

（四）伦理责任的监管

从事干细胞研究活动的相关人员应具有正确的伦理观念，积极主动地承担责任并遵守相关国家主管部门制定的指南和法规，接受道德评估和法律监督，在道德与科学之间找到平衡，相互促进，共同进步。但是，仅仅依靠科学家的责任意识、道德意识和伦理意识是远远不够的。许多干细胞研究不良事件的出现，都是由于缺乏有效的伦理监管造成的。韩国黄禹锡和日本小保方晴子的学术造假及伦理违规事件给我们敲响了警钟。在巨大科学名利的驱使下，为了尽早将其产品投放市场，很多干细胞临床试验环节会缩水，从而带来实质性的风险。因此，干细胞临床研究过程中加强研究环节的监管已成为当下最为紧迫的工作。虽然干细胞的医学应用前景良好，但在干细胞临床研究方面仍需要严格的质控管理，避免违反伦理原则的行为发生。《人类胚胎干细胞研究伦理指导原则》规定："从事人胚胎干细胞研究的单位应成立包括生物学、医学、法律或社会学等有关方面的研究和管理人员组成的伦理委员会。"从事人体干细胞研究的相关机构应积极接受伦理审查和监督，以实现促进医学知识和尊重人格之间的最佳平衡，只有在正确伦理监管下的医学进步，才能最大限度地造福人类。

四、我国人类胚胎干细胞研究相关的规范和法律文件

伴随着商业资本的纷纷介入，从干细胞的获取、制备、生产到医院的治疗已形成了完整的产业链。尽管我国卫生部自 20 世纪 90 年代初就制定了《人的体细胞治疗及基因治疗临床研究质控要点》《人体细胞治疗申报临床试验指导原则》《人体细胞治疗研究和制剂质量控制技术指导原则》等一系列规范文件，但仍然出现了一些细胞治疗技术临床转化的负面事件。为促进我国人胚胎干细胞研究的健康发展，2003 年 12 月 24 日科技部和卫生部联合发布了《人胚胎干细胞研究伦理指导原则》。该指导原则明确了人胚胎干细胞的来源定义、获得方式、研究行为规范等，并再次申明中国禁止开展任何生殖性克隆人研究，禁止买卖人类配子、受精卵、胚胎或胎儿组织。

为了使我国生物医学领域人类成体干细胞研究切实遵守我国的相关法规，使干细胞技术更好地为治疗人类疾病、增进人民健康服务，并切实保护患者和受试者的权益，根据我国《执业医师法》《人体器官移植条例》《人胚胎干细胞研究伦理指导原则》《医疗技术临床应用管理办法》《药品临床试验管理规范》《药物临床试验伦理审查工作指导原则》及《涉及人的生物医学研究伦理审查办法》，参考国际干细胞研究协会（The International Society for Stem Cell Research，ISSCR）发布的《干细胞临床转化（应用）指导原则》，中国科学院理学部 2014 年在《中国医学伦理学》杂志上发表了《人类成体干细胞临床试验和应用的伦理准则（建议稿）》之后，我国出台了《干细胞临床研究管理办法（试行）》和《干细胞制剂质量控制及临床前研究指导原则（试行）》两个干细胞临床研究监管政策。2016 年 5 月，国际干细胞研究协会发布了新的干细胞研究和临床治疗指南——《干细胞研究与临床转化指南》。该指南基于各领域普遍认同的科学原则制定，而遵守这些原则可以保证干细胞研究符合科学和伦理规范，新开展的干细胞治疗必须有循证证据。作为国际上最大的干细胞研究专业学会组织，该指南的发布已在业内引起广泛重视，也对我国干细胞研究及其临床转化应用产生更好的指导作用，让我国的干细胞研究和应用更加规范。

附：《人胚胎干细胞研究伦理指导原则》

第一条　为了使我国生物医学领域人胚胎干细胞研究符合生命伦理规范，保证国际公认的生命伦理准则和我国的相关规定得到尊重和遵守，促进人胚胎干细胞研究的健康发展，制定本指导原则。

第二条　本指导原则所称的人胚胎干细胞包括人胚胎来源的干细胞、生殖细胞起源的干细胞和通过核移植所获得的干细胞。

第三条　凡在中华人民共和国境内从事涉及人胚胎干细胞的研究活动，必须遵守本指导原则。

第四条 禁止进行生殖性克隆人的任何研究。

第五条 用于研究的人胚胎干细胞只能通过下列方式获得:

(一) 体外受精时多余的配子或囊胚;

(二) 自然或自愿选择流产的胎儿细胞;

(三) 体细胞核移植技术所获得的囊胚和单性分裂囊胚;

(四) 自愿捐献的生殖细胞。

第六条 进行人胚胎干细胞研究,必须遵守以下行为规范:

(一) 利用体外受精、体细胞核移植、单性复制技术或遗传修饰获得的囊胚,其体外培养期限自受精或核移植开始不得超过 14 天。

(二) 不得将前款中获得的已用于研究的人囊胚植入人或任何其他动物的生殖系统。

(三) 不得将人的生殖细胞与其他物种的生殖细胞结合。

第七条 禁止买卖人类配子、受精卵、胚胎或胎儿组织。

第八条 进行人胚胎干细胞研究,必须认真贯彻知情同意与知情选择原则,签署知情同意书,保护受试者的隐私。

前款所指的知情同意和知情选择是指研究人员应当在实验前,用准确、清晰、通俗的语言向受试者如实告知有关实验的预期目的和可能产生的后果和风险,获得他们的同意并签署知情同意书。

第九条 从事人胚胎干细胞的研究单位应成立包括生物学、医学、法律或社会学等有关方面的研究和管理人员组成的伦理委员会,其职责是对人胚胎干细胞研究的伦理学及科学性进行综合审查、咨询与监督。

第十条 从事人胚胎干细胞的研究单位应根据本指导原则制定本单位相应的实施细则或管理规程。

第十一条 本指导原则由国务院科学技术行政主管部门、卫生行政主管部门负责解释。

第十二条 本指导原则自发布之日起施行。

科学技术部 卫生部 二零零三年十二月二十四日

干细胞研究课件

思 考 题

1. 你认为干细胞技术将来在医学领域能够解决哪些问题?

2. 使用人类胚胎干细胞治疗可能存在哪些风险?

3. 人类干细胞应用时应该在哪些方面做好行业规范和立法工作?

参 考 文 献

[1] 王延光. 人类胚胎干细胞的来源与伦理思考 [J]. 医学与哲学, 2002, 249 (23): 7-10.

[2] 韩跃红. 护卫生命的尊严——现代生物技术中的伦理问题研究 [M]. 昆明: 云南人民出版社, 2005.

[3] 邱仁宗, 瞿晓梅. 生命伦理学概论 [M]. 北京: 中国协和医科大学出版社, 2002.

[4] 桑德罗·斯奇巴尼. 民法大全选译: 人法 [M]. 黄风, 译. 北京: 中国政法大学出版社, 1995.

[5] 徐海燕. 论体外早期人类胚胎的法律地位及处分权 [J]. 法学论坛, 2014 (4): 146-152.

[6] 唐寰瑶, 张洪江. 人类胚胎干细胞临床试验责任伦理探究 [J]. 医学与哲学, 2015, 520 (36): 29-32.

[7] AZNAR J, SÁNCHEZ L. Embryonic stem cells: are useful in clinic treatments? [J]. J Physiol Biochem, 2011, 67

(1)：141-144.

[8] 孟安明，张思光. 干细胞研究中的伦理、法律、社会问题及科学共同体的责任 [J]. 科学与社会，2013，3（1）：54-62.

[9] 王佳一，李颖，刘晶. 干细胞临床研究的伦理问题反思 [J]. 医学与哲学，2019，16（40）：6-10.

[10] 裴雪涛. 干细胞生物学 [M]. 北京：科学出版社，2003.

[11] 朱晓峰. 神经干细胞基础及应用 [M]. 北京：科学出版社，2005.

[12] MAZID M A，WARD C，LUO Z. et al. Rolling back of human pluripotent stem cells to an 8-cell embryo-like stage [J]. Nature，2022，606：315-324.

[13] VENKATARAMANA N K，KUMAR S K V，BALARAJU S，et al. Open-labeled study of unilateral autologous bone-marrow-derived mesenchymal stem cell transplantation in Parkinson's disease [J]. Transl Res，2010，155（2）：62-70.

[14] 冯涛，考晓明，嵇武. 干细胞的临床应用：缺少大动物模型和人体试验 [J]. 中国组织工程研究，2014，18（14）：2269-2274.

[15] 习佳飞，王韫芳，裴雪涛. 成体干细胞及其在再生医学中的应用 [J]. 生命科学，2006，18（4）：328-332.

[16] CAMPINOT S，GJINOVCI A，RAGAZZINI R，et al. Reconstitution of a functional human thymus by postnatal stromal progenitor cells and natural whole-organ scaffolds [J]. Nat Commun，2020，11：6372.

[17] TAKAHASHI K，YAMANAKA S. Induction of pluripotent stem cells from mouse embryonic and adult fibroblast cultures by defined factors [J]. Cell，2006，126（4）：663-676.

[18] GUAN J Y，WANG G，WANG J，et al. Chemical reprogramming of human somatic cells to pluripotent stem cells [J]. Nature，2022，605（7909）：325-331.

（牟长军、刘肃霞）

第八章

动物转基因与动物克隆

在技术发展的历史上，但凡有一种技术威胁到人类主体性的边界，往往都会引来强烈的批判与质疑。动物转基因和克隆技术带给人类的冲击超过以前的任何一种技术，这些技术促进了生命科学和医学的发展，同时也引发了很多哲学和伦理问题，并让我们对与人类自身息息相关的生命的尊严、生命的权利等问题产生了深深的忧虑。

◎ 第一节 动物转基因与生物反应器 ◎

将特定的目的基因从某一生物体分离出来并进行扩增和加工，再导入另一动物的早期胚胎细胞中，使其整合到宿主动物的染色体上，在动物的发育过程中表达，并通过生殖细胞传给后代，这种技术称为动物转基因技术。这种在基因组中稳定整合人工导入的外源基因的动物称为转基因动物（trans-genetic animal）。

转基因动物
基本概念

一、动物转基因的方法

相比于大肠埃希菌等原核生物以及植物来说，哺乳动物的转基因相对来说更困难，技术方法也更复杂。主要的原因有两个：一是因为动物体细胞没有全能性，要想获得转基因动物只能将外源基因转化到受精卵或者胚胎干细胞中。二是目前没有能力将动物胚胎通过体外培养的方式获得正常的生命个体，而只能借助于动物的子宫，也就意味着只能通过外科手术一样的操作，将基因转化以后的胚胎移植到同种生物的输卵管或子宫中去。动物转基因基本步骤包括外源目的基因的制备、外源目的基因有效导入生殖细胞或胚胎干细胞、选择携带目的基因的细胞、选择合适的体外培养系统和宿主动物、转基因细胞的胚胎发育及鉴定、筛选所得的转基因动物品系。

我们在基因工程中已经详细介绍了基因的克隆、体外重组等内容，不再赘述，在此重点介绍外源基因转化动物细胞的方法。比较常用的转化方法主要有三种：基因显微注射、病毒载体转化和胚胎干细胞同源重组。

（一）基因显微注射法

显微注射是指借助光学显微镜的放大作用，利用显微操作仪，直接把 DNA 注射到动物受精卵、早期胚胎、胚胎干细胞或卵母细胞中，然后获得转基因动物个体的技术。经过显微注射 DNA 发育而成的动物中，只有少数整合了被注射的 DNA 分子的动物成为转基因动物。

我们以实验室常用的小鼠为例简单介绍一下通过显微注射获得转基因动物的方法和基本程序：①通过激素刺激使小鼠超排卵。开始时注射雌性妊娠血清，48h 后再注射人绒毛膜促性腺激素，这时小鼠便会超数排卵。小鼠一般情况下会排卵 5～10 个，通过超排卵刺激可以排卵 35 个左右，这与做试管婴儿促排卵的原理一样。②让超排卵的雌性小鼠与雄性小鼠交配，然后杀死受精的雌性小鼠，从其输卵管内取出受精卵。③将经纯化的 DNA 分子通过显微注射仪迅速注射入受精卵中变大的雄性原核内（雄性原核比雌性原核大）。④将 25～40 个注射了转基因的受精卵移植入代孕母鼠体内，代孕母鼠需要提前与结扎的雄鼠交配，使移植的受精卵更容易着床。⑤受精卵在代孕母鼠子宫内发育成胚胎，并繁殖成转基因小鼠子代。⑥从子代小鼠体内取出 DNA 样品，鉴定转基因是否成功，鉴定转基因的整合位点。⑦由于子一代转基因小鼠都是杂合的，所以需要子代小鼠间进行再交配，从子二代中才能获得纯化的转基因小鼠。同时鉴定外源基因的表达情况。

显微操作仪一般由三个主要部分组成：1 个显微镜和 2 个显微操作器。显微操作器是能够在显微镜视野内移动的、精确的机械装置，一般装在显微镜载物台的两侧．也可装在显微镜的前面或一侧。在显微注射时，2 个显微操作器中的 1 个通过持卵管吸附并固定卵细胞，另一个通过管尖极细（0.1～0.5μm）的玻璃微量注射针进行显微注射（图 8-1）。这种技术的好处是在原则上任何大小 DNA 均可传入任何种类的细胞内，现已被成功应用于包括小鼠、鱼、大鼠、兔子及许多大型家畜（如牛、羊、猪等）转基因操作。显微操作还可用于细胞核移植、嵌合体技术、胚胎移植及显微切割等。

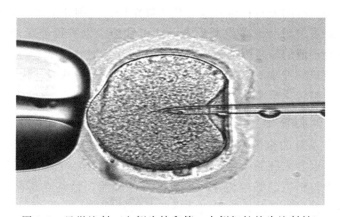

图 8-1　显微注射（左侧为持卵管，右侧细长的为注射针）

显微注射的优点是转基因范围广、转移基因大（可达数百 kb），转基因不含任何病毒基因组片段，绝对安全。缺点是整合机制不明确，外源基因无规律随机整合到基因组中，有可能会造成被转化动物基因组的重排、突变、易位缺失等；基因插入位点如果位于染色质的惰性区域的话，外源基因不表达；需通过显微操作仪进行操作，技术性要求强，但效率不高。

（二）病毒载体转化法

病毒侵染细胞时会将自身的遗传物质整合到宿主细胞的基因组中，以便通过宿主细胞的复制、转录和表达系统来复制自身的遗传物质并表达病毒蛋白，然后组装出更多的病毒，目前比较常用的病毒载体是反转录病毒。该方法是将病毒作为载体，把要转化的外源基因插入病毒的基因组中，借助病毒的转染宿主细胞的过程将目的基因导入细胞。当然，要对病毒进行改造，以消除其对细胞损害，比如选择适当的酶将病毒结构蛋白编码区切除。通过病毒转染进行动物细胞转基因操作主要包括三个步骤：构建载体、包装提纯病毒、感染靶细胞。下面以慢病毒载体为例简单介绍一下转化的基本原理和转化过程。

慢病毒（lentivirus）载体是以 HIV-1（人类免疫缺陷Ⅰ型病毒）为基础发展起来的基因治疗载体。该载体可以将外源基因有效地整合到宿主染色体上，从而达到持久性表达。有别于一般的反转录病毒载体，它对分裂细胞和非分裂细胞均具有感染能力，可有效地感染神经元细胞、肝细胞、心肌细胞、肿瘤细胞、内皮细胞、干细胞等多种类型的细胞，具有广阔的应用前景。

慢病毒载体的包装系统一般由两部分组成，即包装成分和载体成分。包装成分由 HIV-1 基因组去除了包装、反转录和整合所需的顺式作用元件后形成，能够产生病毒颗粒所必需的蛋白；载体成分与包装成分互补，即含有包装、反转录和整合所需的顺式作用序列，同时具有异源启动子控制下的多克隆位点及在此位点插入的目的基因。将包装成分与载体成分的多个质粒共转染包装细胞，即可在细胞上清液中收获携带目的基因的复制缺陷型慢病毒载体颗粒。离心取得上清液后，可以直接用于宿主细胞的感染，目的基因进入宿主细胞之后，经过反转录整合到基因组，从而高水平地表达目的蛋白。

反转录病毒感染早期胚胎获得转基因动物的优点是能有效地将外源目的基因整合入受体细胞的基因组内，获得单拷贝整合型；转基因整合后能稳定地遗传；整合机制相对明确，在 TR 区域内进行，不会破坏转基因结构。缺点是载量较小，一般只有 8kb，可能会因缺少必需的调控元件而影响转基因表达；尽管病毒载体被设计为复制缺陷型，但在包装细胞的过程中，有可能通过同源重组组装成野生型反转录病毒颗粒，也有可能激活癌基因导致细胞癌变。在构建具有商业价值的转基因动物或者用于基因治疗时，要非常谨慎并做好安全评估。需要注意的是，反转录病毒法不仅可用于转化早期胚胎获得转基因动物，也可对体细胞进行转化，是目前动物细胞转化最常用的方法。

（三）胚胎干细胞移植法

胚胎干细胞具有发育的全能性，因此常被作为动物转基因的受体细胞。基本过程是将外源基因导入胚胎干细胞，然后将转基因的胚胎干细胞注射于动物囊胚后，它可参与宿主的胚胎构建，形成嵌合体胚胎，最终获得嵌合体子一代转基因动物，然后再通过杂交最终获得转基因动物。

胚胎干细胞转化

我们仍以小鼠为例，其基本过程如下：①胚胎干细胞的建立与维持。将受孕后胚胎发育到囊胚期的母鼠断颈处死，解剖小鼠取出胚胎获得内细胞团细胞，经培养获得胚胎干细胞。②胚胎干细胞的基因组操作。将外源基因移入胚胎干细胞基因组后，要求既能高效稳定表达，又不影响 ESC 的各种功能。目前最常用的方法是通过同源重组定点插入。③通过正、负选择法获得转基因的胚胎干细胞。正选择法是通过遗传标记筛选出转基因成功的胚胎干细胞；通过负选择法筛选出特异整合型胚胎干细胞，因为非特异性整合会激活自杀基因，然后通过自杀基因将非特异整合的细胞杀死，从而保证筛选出来的细胞都是通过同源重组将外源基因定点插入受体细胞基因组中。④转基因小鼠的繁育。正确整合的转基因胚胎干细胞经培养后移入胚泡期的供体胚胎，然后将这些胚胎移植到假孕的代孕母鼠子宫内，繁育转基因小鼠。⑤转基因小鼠的鉴定和纯化。获得的子一代是嵌合体小鼠，通过杂交和鉴定最终获得纯合的转基因小鼠（图 8-2）。

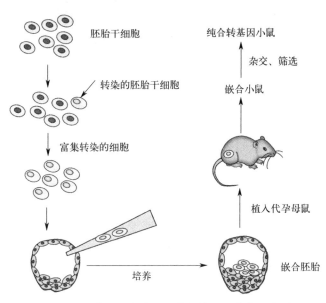

图 8-2　胚胎干细胞移植法获得转基因小鼠示意图

胚胎干细胞转化的优点：基因转移效率大大提高，且能进行定位基因转移，其细胞的鉴定和筛选比较方便，可预先在细胞水平上鉴定外源基因的拷贝数、定位、表达的水平及插入的稳定性等。细胞注入囊胚以及囊胚移植到子宫，在操作上比显微注射简便。缺点：许多嵌合体转基因动物生殖细胞内不含有外源基因，需要多代才能得到纯合的转基因动物，这对饲养成本高、产仔数较少的大型哺乳类动物来说，要获得转基因动物是一件需要投入大量资金的事情。目前，胚胎干细胞介导法在小鼠上应用比较成熟，在大动物上应用较晚。

在通过胚胎干细胞移植法获得转基因动物时首先获得的是嵌合体，那么什么是嵌合体呢？它又是如何形成的呢？所谓的嵌合体是指体内细胞有两种以上遗传背景的动物。我们仍以嵌合小鼠为例介绍其产生的原因。在通过干细胞移植制备转基因小鼠的过程中，需要将正确转化了外源基因的胚胎干细胞注射到囊胚中，需要注意的是制备干细胞的小鼠和此处用于提供移植囊胚的小鼠肯定不是同一只，假如把干细胞来源的小鼠定义为 A，把提供囊胚的小鼠定义为 B。那么，干细胞移植后囊胚里既有自身的细胞（B 背景），也有新注射进来的胚胎干细胞（A 背景，且含有外源基因）。这个囊胚移植到代孕母鼠体内继续发育成小鼠以后，小鼠体内所有的组织和器官都有两种背景的细胞混杂在一起，所得到的小鼠就是嵌合体小鼠。

由于嵌合体小鼠个体中含有不同来源的细胞，即该生物体中嵌合了两种不同遗传结构的细胞（一种是基因型被改变了的细胞，另一种是原来的基因型的细胞），其后代会出现不可预见的遗传性状的分离。胚胎干细胞在嵌合鼠中的嵌合发育是随机的，如果嵌合鼠的生殖细胞是由胚胎干细胞发育而来，那么嵌合鼠与背景鼠回交就可以得到携带靶基因的后代，即杂合子;如果嵌合鼠的生殖细胞由囊胚发育而来,那么它本身将不含有靶基因。所以嵌合体小鼠不能直接用于科学研究,必须采用回交的方式得到稳定遗传的转基因种系后才能使用。

二、动物生物反应器

生物反应器(bioreactor)是指利用酶或生物体(如微生物、动植物细胞等)所具有的特殊功能,进行生物化学反应的装置系统,几乎任何有生命的器官、组织或其中一部分都可人为驯化为生物反应器。把目的基因在动物器官或组织中表达的转基因动物叫动物生物反应器,动物生物反应器比较常见的是动物细胞反应器和转基因动物反应器两类,主要应用于生物制品的生产。动物生物反应器从生产的角度考虑,生物反应器选择的组织和器官要方便产物的获得,例如乳腺、血液、膀胱等,由此发展了动物乳腺生物反应器、动物血液生物反应器和动物膀胱生物反应器等。其中,转基因动物乳腺生物反应器的研究最为引人注目。

动物乳腺生物反应器利用哺乳动物乳腺特异性表达的启动子元件构建转基因动物,这些启动子能够指导外源基因在乳腺中表达,然后从转基因动物的乳液中获取需要的蛋白。目前用于乳腺表达载体的启动子调控元件主要来自动物乳蛋白基因,包括四类乳腺定位表达调控元件:第一类是β乳球蛋白基因调控序列;第二类是酪蛋白基因调控序列;第三类是乳清酸蛋白基因调控序列;第四类是乳清白蛋白基因调控序列。动物乳腺生物反应器的优点是产品质量稳定、成本低、研制开发周期短、无污染、经济效益显著等。动物乳腺生物反应器主要应用于药用蛋白的生产和乳汁营养价值的提高(图8-3)。

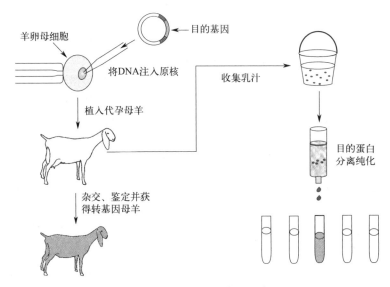

图 8-3 动物乳腺生物反应器示意图

外源基因在血液中表达的转基因动物叫血液生物反应器。大家畜的血液容量较大,利用动物血液生产某些蛋白质或多肽等药物已取得了一定进展。外源基因编码产物可直接从血清中分离出来,血细胞组分可通过裂解细胞获得。

外源基因在膀胱中表达的转基因动物生物反应器叫动物膀胱生物反应器,膀胱尿乳头顶端表面可表达一组被称为尿血小板溶素的膜蛋白,这种蛋白在膀胱中表达具有专一性,而且它的基因是高度保守的，将外源基因插入尿血小板溶素的 5′ 端调控序列后，就可以指导外源基因在尿中表达。

三、转基因动物的应用

转基因动物涉及基础研究、农牧业生产、生物医学和基因治疗等诸多方面，显示出了广阔的应用前景与重大的应用价值。

转基因动物
现状及应用

（一）转基因动物在基因功能研究中的应用

利用转基因技术可以研究基因的结构与功能、基因的组织特异性表达、发育相关基因的表达与调控，挖掘在发育中起重要作用的基因等。在研究基因功能时，经常用到基因敲除技术，基因敲除是指对一个结构已知但功能未知的基因，从分子水平上设计实验，将该基因去除，或用其他顺序相近基因取代，然后观察实验动物，推测相应基因的功能。这与早期生理学研究中常用的切除部分-观察整体-推测功能的三部曲思想相似。基因敲除是 20 世纪 80 年代后半期发展起来的，该方法和前面介绍的利用胚胎干细胞转基因技术一样，通过同源重组将外源基因定点整合入靶细胞基因组上某一确定的位点，以达到定点修饰改造染色体上某一基因的目的，克服了随机整合的盲目性和偶然性，是一种理想的修饰、改造生物遗传物质的方法。随着基因敲除技术的发展，除了同源重组外，新的原理和技术也逐渐被应用，比较成功的有基因插入突变和 RNAi 技术，它们同样可以达到基因敲除的目的。随着基因编辑技术的发展，现在也可以通过 CRISPR-Cas9 技术进行基因敲除，研究基因功能或者获得动物疾病模型。

（二）转基因动物在医药研究领域中的应用

发展转基因动物在医学和生物制药领域有重大意义，可用于研究病毒性疾病、建立人类疾病的转基因动物模型、基因治疗以及生产天然活性药物蛋白。通过转基因技术建立人类疾病动物模型，可以模拟人类疾病的发生和发展过程，并可测试比较各种治疗方案的治疗结果，最终确定最行之有效的治疗方案。现已建立的人类动物疾病模型有各类癌症、动脉硬化症、镰刀形细胞贫血、地中海贫血、红细胞增多症、肝炎、免疫缺陷、自发性高血压、淋巴系统病、透纳氏症、心肌顿抑、阿尔茨海默病等。除了疾病机制的研究以外，疾病动物模型还可用于新药筛选及药物动物实验，其优点是准确、经济、试验次数少、显著缩短试验时间，现已成为一种"快速筛选"的手段，同时也减少了实验动物的使用，进而保护了实验动物的权利。

（三）生产生物药品

利用转基因动物作为生物反应器生产人体内含量稀少的功能蛋白，是目前转基因动物应用最早也是最重要的领域。目前许多珍贵的药用功能蛋白虽然可以在植物、细菌和酵母等生物中进行规模化生产，但是在人体内许多蛋白质的生物活性需要精确的翻译后修饰才能获得，大肠埃希菌、植物、细菌和酵母不具备这种蛋白质翻译后修饰和加工能力。虽然动物细胞培养体系可以实现活性加工过程，但产量较低，成本很高。利用转基因动物生物反应器生产和分泌的蛋白生物活性高，而且产量高，这是其地表达系统所无法比拟的。转基因动物生物反应器生产的稀有功能蛋白是当前最主要的蛋白药物生产方式。利用转基因生物反应器生产药物还有一个优势是成本低，比如用传统的生产工艺来生产 1 克药物蛋白，成本需 800～5000 美元，而利用转基因动物只需 0.02～0.50 美元。2006 年 6 月 2 日，全球著名的生物制药企——美国 GTC Biotherapeutics 公司研制成功并在转基因山羊乳汁中生产的重组蛋白——人抗凝血酶Ⅲ，成为世界上第一个获准上市的转基因动物生产的基因工程药物。此后，如 C1 抑制剂（治疗血管神经性水肿的药物）、人乳铁蛋白（抗病毒、增强免疫功能等）、纤维蛋白原（抗栓药）、人类轮状病毒疫苗、人丁酰胆碱酯酶等重组蛋白等药物如雨后春笋般涌入市场，特别是治疗性抗体药物，发展潜力和市场规模更大。

（四）生产可用于人体器官移植的动物器官

我国现在每年约有 150 万患者需要器官移植，但每年器官移植手术仅有几万例，供体器官短缺严重以及移植后的免疫排斥反应使大多数患者失去了宝贵的生命。利用转基因技术改造异种来源器官的遗传性状，使之能适用于人体器官或组织的移植，是解决移植器官短缺和移植后免疫排斥反应的最有效途径。目前最为理想的转基因动物是猪，它在器官大小、结构和功能上与人类较为相似。利用转基因技术敲除猪 α-1，3 半乳糖转移酶基因（该基因会引发免疫排斥反应），就可清除猪作为人类器官供体的一个主要障碍，将进一步推动异种器官移植的发展与应用。2022 年 1 月，美国马里兰大学医学院科研人员表示，一名 57 岁的男子接受"基因编辑猪心脏移植手术"，遗憾的是，2 个月后病情恶化，医院在确定他不会康复后，对其施以姑息疗法。这是动物器官移植的一次重要尝试，相信未来会有更大的进展。2023 年 10 月，在美国马里兰大学医学院接受猪心脏移植手术的第二例患者劳伦斯·福西特存活 6 周后因排异反应去世。此外，还有两位患者接受了基因编辑猪肾，但患者都在两月内去世。看来，异种器官移植还有很多技术问题没有解决。

除了在医学领域的应用外，转基因动物在畜牧业领域也有巨大的应用潜力，特别是在家畜品种改良方面已经应用到实际生产中，包括提高家畜奶、肉、毛等产量和品质，提高生长率、饲料利用率，增强家畜抗病能力等。

第二节　核移植技术与动物克隆

1996 年，克隆羊"多莉"的诞生在全世界掀起了哺乳动物克隆研究的热潮，克隆技术在组织工程、基因治疗等领域具有广泛的应用前景。动物克隆技术引发了大量的思考，如果克隆人类自身的话将动摇我们整个社会的最基本的伦理规则：通过夫妻建立家庭生儿育女繁衍人类，而家庭就是社会的最基本单位，每个人的社会和伦理位置由此而决定。克隆人的社会和伦理位置

动物克隆

如何确定呢？通过克隆技术生产出的生物具有相同的基因，不能通过有性繁殖提供大量的基因重组类型，减少了突变类型，导致自然选择的优胜劣汰功能失效而干扰进化过程。

一、动物克隆概述

动物克隆是一种通过核移植过程进行无性繁殖的技术。将发育早期的动物胚胎细胞或成年动物体细胞的细胞核取出，经显微操作技术移植到去掉细胞核的卵母细胞中之后，在适当的条件下刺激，可以重新发育成正常胚胎。这种胚胎被移植到生殖周期相近的母体之中，可以发育成为正常动物个体。经过核移植而产生的动物，其遗传结构与细胞核供体完全相同。这种不经过有性生殖过程，而是通过核移植生产遗传结构与细胞核供体相同动物个体的技

术，就叫作动物克隆。克隆和正常的繁殖是不一样的，包括人在内的哺乳动物正常情况都是通过有性生殖繁衍后代，通过有性生殖种群内部的遗传物质重新组合，以使每一个后代都与亲代不一样，增加了种群内部的多样性并推动种群进化。而动物克隆的实质是无性生殖，克隆体和细胞核供体的遗传物质一模一样。如果单从基因组角度分析，细胞核供体不是克隆体的父亲或者母亲，更像是同卵双胞胎的兄弟或者姐妹。

动物克隆的核心技术是核移植。所谓核移植技术就是利用显微操作技术将一个细胞的细胞核移植到另一个细胞中，或者将两个细胞的细胞核（或细胞质）进行交换，从而可能创造无性杂交生物新品种的一项技术。动物克隆根据细胞核供体又可分为胚胎克隆和体细胞克隆。胚胎克隆使用的核供体细胞来自多细胞阶段的胚胎，而体细胞克隆使用的核供体细胞来自动物体。在实践上，胚胎克隆比体细胞克隆要容易，主要的原因是来自胚胎的细胞核接近于受精卵的细胞核，处于未分化状态，而体细胞的细胞核已经分化，需要重新编程回归到早期胚胎细胞核的状态并激活细胞进行分裂，直到胚胎建成，克隆才算成功。

二、动物克隆的一般操作程序

核移植克隆哺乳动物的技术操作过程主要包括核受体和核供体的处理和制备、核移植、重组胚的体外或体内培养、核移植胚胎移入代孕母畜等步骤。

（一）核受体细胞的准备

去核卵母细胞常常作为核移植的受体细胞。这是因为卵母细胞的细胞质含有某些特定的因子，可以使移植核中所含有的基因表达程序发生重新排列，使已经分化了的体细胞核重新回到发育过程的原点，同受精卵一样开始个体发育过程。卵母细胞的来源有两种方式：一是用激素对雌体进行超排处理，从输卵管取出成熟的卵细胞。二是从屠宰场收集卵巢，吸出滤泡中的卵丘-卵母细胞复合体，在体外培养成熟后作为核移植的受体细胞。

（二）核供体细胞的准备

在核移植操作中，细胞核供体细胞首先必须是完整的二倍体，该细胞还必须保持供体动物完整的基因组；其次，供体细胞核必须能够在受体细胞质的作用下，产生细胞分化过程的逆转，变得如同刚刚受精的受精卵一样，能重新完成从"受精"状态到发育成一个正常动物个体的全过程。常用的核供体细胞主要有胚胎卵裂球和体细胞两大类，此外还有胚胎干细胞和胎儿成纤维细胞等。单纯的核移植技术存在效率低、克隆动物出生率低等问题，其中供体细胞核的重编程是动物克隆成功的关键。2006 年，Takahashi 和 Yamanaka 推断胚胎干细胞特异的基因产物或许可以替代胚胎干细胞的细胞质，重编程体细胞核返回多能状态，并由此建立了诱导型多功能干细胞。2020 年，华中农业大学的研究团队在动物体细胞重编程机制研究领域取得新进展，建立了通过改变染色质结构提高克隆胚胎发育率的多种方法，可见染色质的结构和状态与细胞核重编程密切相关。

（三）细胞核移植

核移植主要通过显微操作仪进行，常用的核移植方法有两种——胞质内注射和透明带下注射：胞质内注射是用一个外径 $5\sim8\mu m$ 的注射针吸取供体核后直接注射进卵母细胞胞质内；透明带下注射则是把供体细胞核注射在透明带与卵母细胞之间的卵周隙中，核移植后用电刺激进行细胞融合。

（四）激活

卵母细胞的激活涉及的因素很多，无论是受精引起的卵母细胞激活还是人工激活，都会引起卵母细胞发生一系列的反应，这些反应是胚胎发育所必需的。其激活原理是通过电刺激、钙离子载体等方法，使 M_0 卵母细胞激活，并转到"受精"的状态，以启动活跃的 DNA 复制和细胞分裂。核移植后的卵母细胞经激活后开始进行细胞分裂，并发育成重组胚胎。

（五）重组胚的体内或体外培养

经融合和激活的重组胚移入中间受体内或体外培养，观察重组胚的发育率。羊、牛、猪的核移植胚常采用体内培养方法获得桑葚胚和囊胚，即羊和牛的重组胚用琼脂包埋后移入休情期的母畜结扎的输卵管中体内培养 4～7 天，发育至桑葚胚和囊胚。猪的核移植重组胚移入同期化受体母猪输卵管内作体内培养 7 天，发育为囊胚。大鼠、小鼠和兔的核移植胚多做体外培养，直至发育至桑葚胚或囊胚。

（六）胚胎移植

重组克隆胚胎移植的受体母畜要尽量选择皮毛颜色与供体品种不同、繁殖性能强、体格稍大的品种，以便于克隆体能够发育成功并容易区分。比如克隆羊多利细胞核供体是 Finn Dorset 白品种母羊，而卵细胞供体和代孕母体都是 Scottish Blackface 黑面母绵羊，产下的多利是白脸羊。将代孕母体进行同期发情处理，按常规方法将发育至桑葚胚或囊胚期的克隆胚胎植入代孕母畜（寄母）的子宫中，待其发育成熟，最终获得克隆动物（图 8-4）。

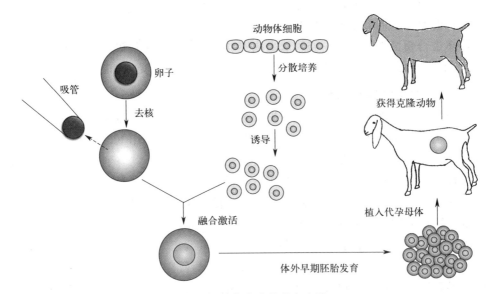

图 8-4 动物克隆的基本步骤

三、动物克隆技术的意义和应用

动物克隆技术自诞生以来虽然一直争议不断，但是无论如何，它对生命科学特别是发育生物学和干细胞生物学具有重要的理论意义。在应用上，动物克隆也被广泛应用于珍稀动物和转基因动物的繁育，在医学领域，克隆技术将来可用于组织工程、基因治疗、疾病模型建立等多个方面。

（一）动物克隆的意义

理论上，动物克隆的成功证明了一个已经完全分化了的动物体细胞仍然保持着当初胚胎细胞的全部遗传信息，并且经技术处理后体细胞恢复了失去的全能性，可形成完整个体。多利是世界上首例利用成年哺乳动物体细胞作为核供体繁殖的克隆羊，即成体母羊的复制品。它的成功提示我们可以进一步做到在培育体细胞成为核供体之前，利用"基因靶"技术精确地诱发核基因的遗传改变或精确地植入目的基因，再用选择技术准确地挑选那些产生了令人满意变化的细胞作为核供体，从而生产出基因克隆体。也就是说，我们可以按照人的意志去改选、生产物种。利用克隆技术复制哺乳类动物的最后技术障碍已被突破，在理论上，克隆人已成为可能。技术上，动物克隆解决了使供体细胞与核受体细胞（去核卵细胞）同步的方法，同时也解决了用体细胞作为受体细胞进行转基因的问题。

（二）动物克隆的应用

在理论研究领域，可以利用克隆技术研究细胞发育过程中不同基因的表达规律和调控机制，这对发育生物学（特别是哺乳动物胚胎发育）理论起重要的推动作用。在畜牧业生产上，利用动物体细胞克隆技术可以复制出数量巨大的优良个体，因此动物克隆技术首先可以应用于畜牧业育种。克隆技术还可用于拯救和保护珍稀动物，利用胚胎分割、核移植和干细胞培养等克隆技术直接"复制"和繁育珍稀动物。大熊猫、东北虎、娃娃鱼、扬子鳄等珍稀野生动物都可以通过克隆技术来加以抢救和保护。2020 年，美国科学家首次成功地克隆出一种濒临灭绝的动物黑足雪貂，克隆所需要的体细胞来自于一只已死亡 33 年的处于冷冻状态下的黑足雪貂的尸体。这就意味着如果能在北极的冻土里找到猛犸象等史前动物的完整细胞核的话，我们就有可能复活这些动物。2010 年，《狗的内心世界》一书的作者亚历山德拉·霍洛维茨说："我理解试图让你的狗永远生存下去的冲动，和狗共同生活的一大悲哀就是我们和狗一起生活的时间太短暂了。"基于此，有生物技术公司已经开展宠物克隆服务，花费 38 万元就可以克隆自己即将或已经去世的宠物。

在医学应用领域，与干细胞技术结合开展治疗性克隆也是克隆技术重要的应用方向。免疫排斥反应是器官移植中最为麻烦的事，排斥反应的原因是组织不配型导致相容性差。如果把患者的体细胞核取出，用于克隆并获得器官用于移植，则不会出现排斥反应，因为两者遗传背景完全一样。科学家已能够分离获得人类的胚胎干细胞，而体细胞克隆技术为生产患者自身的胚胎干细胞提供了可能。把患者体细胞移植到去核卵母细胞中形成重组胚，把重组胚体外培养到囊胚，然后从囊胚内分离出 ESC，获得的 ESC 使之定向分化为患者所需的特定细胞类型（如神经细胞、肌肉细胞和血细胞），用于替代疗法。这种核移植法的最终目的是用于干细胞治疗，而非得到克隆个体，科学家们称之为"治疗性克隆"。在此基础上，如果患者患的是基因缺陷导致的疾病，将来还可以在克隆细胞或者组织器官的同时实施转基因操作，实现组织工程和基因治疗的完美结合。

如果将克隆技术用于能够生产特殊医药蛋白的转基因动物以扩大转基因生物反应器，将会产生巨大的经济效益。体细胞克隆的成功为转基因动物生产掀起一场新的革命，动物体细胞克隆技术为迅速放大转基因动物所产生的新种质提供了技术可能。采用简便的体细胞转染技术实施目标基因的转移，可以避免家畜生殖细胞来源困难和低效率。同时，采用转基因体细胞系，可以在实验室条件下进行转基因整合预检和性别预选。在核移植前，先把目的外源基因导入培养的体细胞中，再通过标记基因的表现来筛选转基因阳性细胞及其克隆，然后把此阳性细胞的核移植到去核卵母细胞中，最后生产出的动物在理论上应是 100% 的阳性转基因动物。由此可以看出，当今动物克隆技术最重要的应用方向之一就是高附加值转基因克隆动物的研究开发。此外，克隆动物对于研究癌生物学、免疫学、人的寿命等都有不可低估的作用。例如，世界首例基因编辑动脉粥样硬化疾病模型犬"苹果"在 2016 年诞生于希诺谷，这对于动脉粥样硬化的机制研究和药物筛选等是非常宝贵的资源和平台。

2018 年 2 月，中国科学院神经科学研究所克隆的猴姐妹"中中"和"华华"登上国际权威学术期刊《细胞》的封面，标志着中国科学家成功突破了现有技术无法以体细胞克隆灵长类动物的世界难题。成功克隆在基因上与人类最为接近的动物意义非凡，克隆猴最重要的科学价值之一就在于能大大促进人类脑疾病的研究和治疗。灵长类动物的基因与人类较为接近，因而灵长类动物克隆对人类疾病治疗有直接帮助。克隆猪的成功推动了异体器官移植（如将猪的心脏移植到人身上）的探索和研究。脑疾病的机制研究和药物研发急需一种模拟人类疾病的非人灵长类动物模型。在现代药物分析中，药物在临床试验之前都会通过动物模型检测药物的代谢和效果。虽然动物模型最常用的是小鼠，但美国 FDA 认为小鼠和人差异较大，所以研究机构多用猕猴作为最接近人的动物模型来进行药物筛选。每年有 7 万～8 万只猕猴被用于药物检测，不仅费用昂贵，在伦理上也备受争议。现在有了克隆猴技术，就能产生一批基因背景趋同的"疾病模型猴"，最大限度地控制个体差异等变量，能使用少量动物得到更精确的药物试验结论，这将极大推动相关疾病治疗技术的进步。从长远看，克隆猴技术能够推动脑疾病和脑高级认知功能相关研究。

四、动物克隆的理论及技术问题

自克隆羊多利诞生以来，虽然人们在动物克隆领域取得了令人瞩目的成就，但是克隆技术还有很多问题需要解决。在理论方面，最重要的问题是分化的体细胞克隆对遗传物质重编程（细胞核内所有或大部分基因关闭，细胞重新恢复全能性的过程）的机制还不清楚。还有一个令人关注的问题是克隆动物是否会记住供体细胞的年龄，实际上克隆技术的一个缺陷是存在早衰现象，也就是克隆出来的个体可能面临寿命短、多病等问题。有人认为，克隆羊多莉的基因来自于 6 岁的母绵羊，多莉的年龄不能从 0 岁起算，它在出生时，就已经是一个 6 岁绵羊的体质了，所以多莉的寿命才那么短。但根据此后许多其他克隆实验表明，早衰现象并不是必然发生的，而且这个问题并不普遍。也有人认为，克隆过程中，物理和化学物质的使用，可能伤害到了细胞，这就埋下了多莉的健康隐患。从后来世界各地的克隆报道来看，克隆动物的流产、畸形、营养不良的概率也是极高的。不管怎样，克隆技术仍然存在安全隐患，不可避免地导致"复制"出来的动物也都存在一定的缺陷。癌症的产生与原癌基因和抑癌基因的突变密切相关，只有当细胞中两类基因积累足够的突变才能使正常的细胞转变为癌细胞，所以癌症是一类典型的老年性疾病。那么在进行体细胞克隆的时候，如果所用的细胞核已经积累了部分相关的基因突变，是不是会增加克隆动物罹患癌症的概率呢？在克隆技术进行临床应用之前这些问题需要得到解决。

在实践上，目前克隆的成功率很低。在多莉的诞生过程中，罗斯林研究所的科研人员实验了足足 277 次，才成功了那么一次，克隆的成功率只有 0.36%。即使到现在，动物体细胞克隆的公认成功率也只有 1%～3%。许多动物克隆没有成功的主要原因是受体细胞质与供体细胞核之间周期不相容，供体细胞核在 DNA 复制时间上与受体卵母细胞不同步。因此，要想将体细胞克隆技术广泛应用于生产实践，首先需要解决的问题是如何提高克隆成功率。

克隆技术引发的质疑和伦理道德争论也限制着克隆技术的发展。很多科学家将研究方向更多地转向了新型 iPS，也就是利用诱导因子使成熟体细胞去分化，回归到干细胞状态，具有和胚胎干细胞类似的功能，能分化生成各种不同组织的细胞。这种技术比之前的克隆技术有了长足的进步，但目前 iPS 的使用也存在很多技术问题和安全风险。

第三节　人类转基因及克隆的伦理问题

每一项科学进步总是伴随着伦理学争论，争论的结果是让人们更加理性地面对科学的发展，让人们找到解决伦理问题的科学方法。诺贝尔奖获得者、著名分子生物学家 Watson 曾经说过："许多生物学家，特别是那些从事无性繁殖研究的科学家，将会严肃地考虑它的含义，并展开科学讨论，用以教育普通大众。"对待是否可以进行人的生殖性克隆的问题，我们认为既没有必要心存焦虑，当然也不能放任自流，而应该是慎之又慎。即使在将来的某一天，科学技术已经完善到了可以完全克隆出没有任何缺陷的个体，也不再需要代孕母亲，那个时候，仍然会出现新的伦理和道德问题，我们仍然会从新的角度考虑克隆人是否有必要，是否符合法律规定和伦理原则。这也正是我们所期待的，我们希望克隆技术造福全人类。

一、基因决定论的伦理审视

转基因技术为人类疾病治疗提供了新的方法和策略，但是总有部分人将基因信息与人的行为、心理活动一一简单对应，并以前者解释后者，认为一个人的基因信息内容决定了他/她自身的行为方式与心理内容，进而希望通过转基因等手段对自己或他人进行所谓的"改造"和"优化"，使转基因技术在人类健康领域的应用笼罩着一层阴云。人们将这种基因决定一切的思想命名为"基因决定论"。

（一）基因决定论的基本思想

从决定论角度看，基因决定论是遗传决定论的延续和发展，其蕴含的"机械唯物主义"的思想，体现了物质决定论。基因决定论有弱基因决定论（weak genetic determinism）和强基因决定论（strong genetic determinism）之分，它们都强调基因或基因组是生物体一切活动的核心，外界环境影响只是生命过程中的偶然因素，并不能起决定作用。比如人的身高、俊丑、体能、健康等身体特征和智商、情商、性格等精神特征，通常情况下大部分在出生时已经固定了，后天可改变的空间并不大。基因决定论基本上相当于我们的谚语"龙生龙凤生凤，老鼠儿子会打洞"。基因决定论者认为进化论和遗传学的研究成果已经表明亲代遗传为主，变异为辅，普通的父母虽然也能生出禀赋异常的子女，那是因为基因变异了，但是变异的概率极低。

基因决定论的第一个核心思想是基因的活动决定了个体性状，认为决定人类个体性状的终极原因就是基因，基因中的 DNA 序列决定了生命活动的执行者——蛋白质等的信息，进而控制着细胞乃至整个个体的生长、发育和死亡。DNA 上任何一点微小变化都将对人体功能产生深刻影响。人"一切的一切，从智商到犯罪，都归结为相关的基因，所有的基因都被自然选择予以保留或者淘汰，人类因此就可以从基因组中捕捉它们，予以鉴定，根据需要对它们加以选择或遏制"。从某种程度讲，个人的最大能力也许就被界定在一个可以预见的具体范围里，我们称之为"DNA 宿命论"。

基因决定论的第二个核心思想是基因变异是疾病的根源，认为基因会发生变异，进而导致个体表型发生变化，成为人类罹患疾病的根源。"所有疾病都是基因病"成了基因决定论关于疾病本质的新表述。"基因病"意味着"基因相关论"，所有疾病要么由人的基因直接决定，比如遗传病；要么是人类基因组与病原体基因组相互作用的结果。基因决定论者认为在疾病治疗过程中，药物是通过修饰基因本身结构、改变基因表达调控或者影响基因产物的功能来实现治疗效果的。

基因决定论的核心理念是所有生物都是由一些不同的模块以不同的方式组成。生命世界是一类由有限结构元件组合而成的体系，像一个巨型装嵌式玩具通过不断进化修改而产生。因此，"我们是谁和是什么"的问题完全取决于基因，取决于我从父母那里继承下来的DNA，生命完全是遗传的产物。

（二）基因决定论的危害

过度夸大基因与机体活动因果关系的观点，导致机械生命观的泛滥并带来新的社会危害。根据基因决定论的基本思想，人类无非就是 DNA 和蛋白质，人的存在不过是 DNA 和蛋白质各种特性和属性的表现结果。如果我们掌握了生命系统的组成部分，特别是 DNA 和蛋白质的精确而严格的结构和功能，就能够有效推断出整个生命系统的本质。基因测序的顺利完成是深入理解生命机体的先决条件；基因组学能以化学方式解释生命的本质，一劳永逸地解决困扰人类的疾病问题。这种基因决定论，强调了线性因果观指导下的生命观、健康观和疾病观，形成了新的文化危害。

克隆技术在为人类健康服务的同时，必须摆脱基因决定论。如果迷信基因决定论的话，那么你想怀上一个聪明或者貌美的孩子，为什么还要寄希望于随机的两性基因组重组来得到满意的基因呢？为什么不直接复制一个你知道的聪明或者有魅力的人呢？毕竟这些人就有相关的基因。这种思想是非常危险的，因为它有点类似于纳粹推行的种族优势理论。

表观遗传学的研究成果对基因决定论带来了致命的打击。现在人们已经通过研究发现，表观遗传机制在不改变 DNA 序列的前提下可以改变基因的表达，影响生命的活动。表观基因的实质是 DNA 的修饰，比如甲基化、乙酰化等，这种修饰是动态的，也是可以遗传的。科学家现在已经确切地了解后天培养是如何影响先天基因的，从接触毒素到生理情感、生活经历都能改变基因表达，而且这种改变是动态的，有时甚至是可逆的。其实人类大多数基因和猿、猴，甚至和虫、鼠一样，杜克大学的表观遗传学研究先驱兰迪杰特认为是一种叫"表观修饰"的方式阻止我们长出"长尾和猪嘴"。表观基因字面意思是"在基因之上"，它是在不改变 DNA 序列的前提下控制基因表达的分子标记系统。从某种意义上说，表观基因控制了基因。人们曾经认为表观遗传这种调控方式在出生之后就会消退，只会在青春期里有一次短暂的复苏。但是最近科学家意识到这个控制者其实一直在监视着基因组，而且观察着整个世界的动静。伯明翰阿拉巴马大学的研究员刘亮说"表观基因的迷人之处在于它其实是基因和周围环境之间的协调者"，他同时认为食物、污染、有毒的化学物质、药品、压力，甚至锻炼和社会关系都会影响表观基因并改变表观修饰对 DNA 状态的影响。有时候表观修饰为了应对环境的改变，会通过一种受其控制的分子信号让基因开始工作或者更努力工作，有时候也会把基因活性下调，进而变得不积极或者带有惰性，甚至人际关系都能影响表观基因并改变心态，例如，如果被遗弃的幼鼠被富有爱心的鼠妈妈收养，能够对压力作出反应的基因就会重新开始工作，幼鼠就会平静下来。表观遗传的相关理论让我们相信后天因素对人的影响同样重要，否则人一出生就被定格，那么人和物又有什么本质区别呢？

二、生殖性克隆的伦理

目前，大部分生命科学领域的科研工作者都明确反对克隆人。"多利羊之父"伊恩·威尔穆特说："在我有生之年不一定会看到这一天，因为技术上可能还需要一段时间。但即使在我的有生之年，技术是可行的话，我也会反对克隆人。因为我觉得每一个孩子应该是被看作是一个个体，如果他跟另外一个人是完全一样的话，人们就会忽视这个个体存在的价值。曾经有人问过我的孩子们，问他们愿不愿意追随他们的父亲，走科学家的道路。实际上，我的孩子不一定想做和我一模一样的工作。对于克隆人来说，道理也是相似的，没有一个人希望自己成为别人的完全复制品。""试管婴儿之父"罗伯特·爱德华也反对克隆人，他认为进行"生殖克隆人"试验是一种不负责任的行为。就目前技术而言，无法保证"克隆"的安全性，或许在创造一个健康的"克隆人"之前，科学家们可能会先造出成百上千的畸形儿。制造大量基因结构完全相同的人，可能诱发新型疾病的广泛传播。"克隆人"的出现将对现有社会的家庭结构、伦理体系造成巨大冲击，引起人的继承权、婚姻关系、血缘关系的混乱，带来一系列社会问题。它违背了人的生命伦理原则，损害了人的尊严。2021年2月22日我国最高人民法院审判委员会第1832次会议、2021年2月26日我国最高人民检察院第十三届检察委员会第六十三次会议通过的《最高人民法院最高人民检察院关于执行＜中华人民共和国刑法＞确定罪名的补充规定（七）》规定了非法植入基因编辑胚胎罪、克隆胚胎罪罪名。

人们从研究微生物克隆、植物克隆、动物克隆，现在已经马上延伸到人类克隆。对人类的治疗性克隆人们普遍可以接受，但是对生殖性克隆，即克隆人，存在很多争议和疑虑。围绕着克隆人的伦理争论，涉及的面非常广。主要包括：①自然规律问题。克隆人将人类生殖变为人类制造，将人的自然产生变为人工生产，它违背人类繁殖的自然规律。由此出现了科学家"扮演上帝"的说法，引发了科学家社会责任的思考。②身份问题。克隆人的制造对个体身份独特性带来了挑战，引发复杂的人伦关系的混乱。这种克隆人的社会法律问题，成为法学界讨论克隆人法律规约的起点。③自由和权利问题。我们是否有克隆自己的自由，克隆自己是否是一个人的权利，克隆人（如果诞生并成活的话）是否具有自身的独特权利。对此，伦理学家从个人自由和社会自由的关系展开了讨论。④人类尊严问题。在这一问题上，反对克隆人的立场非常一致，都认为克隆人是按照人为预先挑选好的基因、以技术工程的方式设计生产出来的。整个过程开始于"父母"或其他人意识中关于最终产品的蓝图，按照这个蓝图，克隆人以工业产品的方式被制造出来。克隆人的基因组合在其出生之前被预先决定，正是这种基因组合的被决定性，使人降格为物，从而损害了人的尊严。

（一）克隆人的身份界定

人们最担心的是克隆人的出现会搞乱人际关系。很多人都会问克隆人与提供基因组的人之间是什么关系？他们与代孕母亲是什么关系？父子？兄弟？母子？母女？好像都不是（图8-5）。原本具有同样的基因组，结果相差很大的岁数，抑或几十岁，但是从生物学意义上讲他们又是孪生兄弟姐妹。所以，人们担心人类的生殖性克隆会导致伦理关系和法律关系的紊乱与解体。人类繁殖后代的过程不再需要两性共同参与，将对现有的社会关系、家庭结构造成难以承受的巨大冲击。再比如身份认定的问题，如果将来我们以 DNA 信息作为身份识别的依据的话，那么克隆人的身份将不具备独立性。

（二）克隆人与尊严

必须强调的是克隆技术作为一种主体技术，它在对人类文明的意义方面不同于以往的客体技术。在技术发展的历史上，除了克隆技术，还有人造胚胎、基因编辑技术等，但凡有一种技术威胁到人类主体性的边界，往往都会引来强烈的批判与质疑。我们应用这些主体技术的目的和结果，首先不是对客观世界的改造或掌控，而是对我们本身的改造和掌控。在这个层面谈论任何主体技术的应用，首先需要面对和回答的，不一定是幸福问题和经济问题，而是人的尊严问题。"侵犯人的尊严"通常是反对克隆人理由，这个理由的基础是生殖克隆人一定侵犯人的概念。将克隆人作为人体的器官工厂是对生命的不尊重。"人"不仅是在系统发育谱上属于脊柱动物门哺乳动物纲灵长科人科人属的人，而且是心理、社会的人。因此，人是生物、心理、社会的集合体，具有特定环境下形成的特定人格。克隆人只是与他的亲本有着相同基因组的复制体，而人的特殊心理、行为、社会特征和特定人格是不能复制的，是克隆不出来的。克隆人不是完整的人，是一个丧失自我的人。支持克隆人的动机和目的，实质上是把克隆人"物化"和"工具化"。全世界都谴责这种违反人权、损害人类尊严的行为。事实上，在 2005 年发布的一项宣言中，联合国就呼吁所有国家禁止克隆人的行为，因为其"与人的尊严和对人生命的保护相矛盾"。早在 1993 年，美国乔治·华盛顿大学医学中心的科学家就已经进行了人类克隆。通过人工手段，这些研究者把每个体外受精的人类胚胎分割成了两团甚至多团细胞，这种方法可以被用来产生同卵双胞胎。这些细胞长成了早期胚胎，但没有达到可以在子宫着床的阶段。这项工作引起了很多争议，因为不清楚研究是否获得了相应的伦理许可。

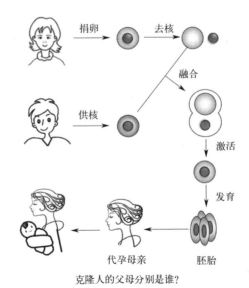

克隆人的父母分别是谁？

图 8-5 克隆人的身份界定

（三）克隆人与生育自由

在克隆人的伦理辩护中，生育自由是一个重要的辩护理由。我们可将他们的理由表述为：从生育文化角度看，个人的生育自由权利与"生命、生存、安全和性""生育自决以及生育孕产的自由选择""不歧视和尊重差异"等因素结合在一起。肯定这种权利，并将生育后代视为个人人生意义和价值的重要部分之一，既成为支持克隆人的辩解方式，也是克隆技术实践的捍卫基础。分析生育自由的文化意蕴，是厘清克隆人伦理难题的基础。自由及其权利是人类自启蒙时代以来确立的最基本、最普世的价值之一，已构成了当代人类认识和判断社会现象合理性的重要评价依据。将这种个人自由延伸到生育领域，就形成了生育自由的观点。基于此，支持克隆人的理由是，克隆人技术的出现有可能提供一种新的生殖方式，使人们摆脱先天不足，在新的生命体中重现自己的生命信息，保存和延续自己的生命。也许有人会想象这样的一幕：一对异性夫妇想生一个孩子，但夫妇中的一个人患有某种复杂的遗传病，这种疾病不仅无法通过基因治疗消除，也无法筛查，并且肯定会遗传给孩子，因此这对夫妇选择克隆两人中"健康"的一方。

（四）克隆与生物的多样性

有人担心克隆技术会导致基因多样性的丧失，也有部分人认为这是完全没有必要的。尽管有性繁殖会不断增加新基因的出现，并维系人类这个物种的基因多样性。但是克隆这种无性繁殖的方法毕竟是在一个极小的范围内进行的，大部分人还是通过有性生殖的途径出生的。现阶段担心通过克隆复制会导致基因多样性的丧失，危害整个物种的安全是多余的。当然，如果将来大规模的或者完全通过克隆技术来繁衍人类，则是另外一个问题了，这样确实会造成基因多样性的丧失。从生物多样性上来说，大量基因结构完全相同的克隆人，可能诱发新型疾病的广泛传播，对人类的生存不利。

（五）克隆技术的发展要符合生命伦理的基本原则

是否能够接受克隆人，我们首先需要看克隆人是否符合生命伦理学的原则。多数学者将自主、不伤害、行善和公正等四大原则作为判断生物技术的研究与应用是否符合伦理学的标准。在每一项具体的与克隆相关的科学研究和临床应用当中，需要相关责任人、资助者以及管理部门根据这些生命伦理的基本原则去仔细审查、严格管理它，以免出现严重违反生命伦理规范甚至违法犯罪的事件。

1. 克隆人违背自主原则

我们经常讲个体的独特性是神圣不可剥夺的。假如克隆人的技术过关了，伦理学上也允许，你愿意克隆一个你自己吗？有人会说不愿意，因为他想保持自己的唯一性。而自己的唯一性是怎么决定的呢？这是因为有性生殖配子的产生过程中，精母细胞、卵母细胞经过减数分裂，染色体经历了大量的交换，父系和母系基因组都发生了重组，每个精子和卵子中所携带的基因组都不完全一样。这样在形成配子的过程中，哪个精子与卵子结合纯粹是偶然发生的。这种偶然性就是新的生命不可剥夺的自主权利。而生殖性克隆在这个意义上就剥夺了个体的自主权，把新个体的不确定性和唯一性给剥夺了。为了保持某种遗传倾向或某个个体的基因组而进行的生殖性克隆显然是不合适的。为了使个子更高、眉毛更长、眼睛更大、皮肤更白等来设计、制造下一代，这是对个体自主性原则的剥夺。

2. 克隆人违背不伤害原则

克隆人实际上是受到伤害的，如我们上面提到的为了某种特殊的目的，如为了基因组提供者的健康而被克隆的人，另外克隆人本身社会地位的不确定性，也是其精神痛苦的原因之一。一般人可能会有一个误解：克隆某一个人，会伤害到谁呢？仅仅是从供体身上取了一些细胞，现在的技术又这么发达，也不需要破坏胚胎了。即使对代孕母亲造成了伤害，可是科学技术总是在进步的呀，将来总有一天会用机器代替代孕母亲，那个时候还会对谁造成伤害呢？其实，克隆技术本身目前并不成熟，为了使技术更加成熟，就必须进行大量的实验。虽然早期可以用动物进行实验，但这一过程必然要过渡到人体。既然是做实验就必然面临很多不确定的因素，只有经过了大量的失败，才能成功。我们试想，在克隆人研究中，出现了大量的缺胳膊少腿甚至存在智力缺陷的"人"后，我们将如何面对？克隆羊多莉壮年就出现了早衰，我们为了解除她的痛苦而将其安乐死，假如克隆人出现了各种各样的畸形和病痛，我们又该如何面对和处置？

3. 克隆人违背行善原则

还有人说，我们克隆自己的目的就是为了等将来有病的时候，取克隆人的器官用于替换自己已经丧失功能的器官，就像诺贝尔文学奖获得者石黑一雄的小说《别让我走》中的情节一样。这种想法和做法显然都是有悖于伦理道德的。一个新的生命，它绝不是为了另一个生命活得时间更长，也不应该成为另外一个生命零件的生产者，更不是为了另外一个生命来饱受伤害和折磨的。也就是说，人绝对不应该作为一种工具而没有尊严地被克隆。怀着这样的目的去克隆人不是行善，而是形成新的伤害。

4. 克隆人违背平等原则

生殖性克隆的不平等表现在对被克隆的人不平等，而不是对提供体细胞的那个人不平等。相对于提供体细胞的人来说，取几个体细胞是没有什么痛苦的。但是对于被克隆的人却是不平等的。他的基因组、他的相貌、他的身高、他将来所要面临的生存环境以及可能被歧视的身份都是别人赋予的，"他或她"不具备唯一性、独立性，更无人的尊严，这样的状态对被克隆的人是极度不公平的。而自然出生的人，他的相貌、他的基因组、他的社会环境都是先天赋予的，而不是被人为指定的。

三、人兽嵌合体的伦理研究

2021 年 4 月，顶级学术期刊《细胞》（Cell）发表了昆明理工大学和美国索尔克生物研究所共同完成的一项关于人猴嵌合体的研究，研究人员将人的扩展多能干细胞注入 132 个食蟹猴的早期囊胚内并进行了体外培养。胚胎发育到第 19 天后，仍有 3 个嵌合胚胎存活，这是人们首次实现人和猴嵌合体胚胎的培养。研究者表示这项工作回答了异种嵌合细胞如何互作及发育程序差异如何调节等基础科学问题，为解决异种嵌合效率低下等问题提供了新的思路，对器官再生研究具有指导意义。科学界对种间嵌合体的研究早已开始，20 世纪 70 年代，哺乳动物的种间嵌合体开始出现，首先在啮齿类动物身上产生，用于研究早期发育过程。近年来，大型哺乳动物的异种嵌合也取得了一系列的突破性进展。例如，2017 年 1 月发表于《细胞》上的一项研究显示，人们实现了人体干细胞在猪早期胚胎中的嵌合。2020年，周琪院士等发表在《蛋白质和细胞》（Protein & Cell）杂志上的一项研究显示，他们首次拿到了食蟹猴-猪嵌合体，创造出世界上第一个"猪猴混合体"生物，该嵌合生物在出生后一周内死亡。为什么要进行此类研究？相关工作参与者曾表示，人类器官移植、探索发育生物学中未知奥秘等都迫切需要这类研究。从器官移植角度来说，世界卫生组织估计，现在每年进行的 13 万例器官移植手术仅占实际需求的 10%，可用器官极为短缺，而通过克隆人生产器官又严重违反生命伦理的基本规则，研究人员希望在与人类器官大小、生理和解剖结构相似的猪组织中培养人类细胞来缓解这一问题。当前社会背景下，器官移植最重要的制约不是技术，而是器官来源。器官需要在离开供体一定时间内重新移入新的生命体内才有可能存活，而大多数意外死亡事件必须在生前签订捐赠协议，并且个体没有重大疾病，这些苛刻的条件使我们很难获得可以更换的器官。2022年，这项工作已经在临床上进行了首次尝试，就是前面我们提到的美国马里兰大学医学院为一名57岁的男子进行的"基因编辑猪心脏移植手术"。

从长远来看，研究人员还希望利用嵌合体研究早期人类发育规律及设计疾病模型，希望找到筛选新药以及产生可移植细胞、组织或器官的新方法，为研究特定疾病的发病机制提供一个新的平台。例如，一个可能与某种癌症有关的特定基因可以在人类细胞中被改造。然后，在嵌合模型中使用这些工程细胞观察疾病进展的过程，可能会比典型的动物模型显示出更符合真实情况的结果。嵌合疾病模型也可用于测试新药的功效，并获得比动物细胞更好地反映人类反应的结果。嵌合体还可以为衰老研究提供独特见解，例如，利用嵌合作用在寿命较长的物种（如裸鼹鼠）体内生长普通小鼠的器官，科学家们可以探索哪些器官可能是衰老的关键，哪些信号参与了细胞的生存等。

当然，不可忽视的一点是构建人类-非人灵长类嵌合体的潜在伦理问题值得关注。将人类细胞与密切相关的灵长类胚胎结合在一起，这也引发了有关嵌合体地位和身份的问题。美国凯斯西储大学的生物伦理学家 Insoo Hyun 说："有些人可能会认为，你在那里创造了道德上模糊不清的实体。"正是关注人兽嵌合体研究的技术风险，各个国家已经开始制定法规政策，对该研究予以规范和约束。2009年3月2日，我国卫生部颁布了《医疗技术临床应用管理办法》，将克隆治疗技术、自体干细胞和免疫细胞治疗技术、基因治疗技术、异基因干细胞移植技术、异种器官移植技术、干细胞治疗技术列为第三类医疗技术，即为涉及重大伦理问题，安全性、有效性尚需验证，需要特殊管理的医疗技术。

（一）人兽嵌合体的"非自然性"地位

人兽嵌合体中既有人的组织又有动物的组织，从哲学角度看，这就提出了人兽嵌合体的本体论问题。人兽胚胎到底是什么？是人还是动物？抑或半人半动物？如何看待人兽嵌合体的本体地位？人兽胚胎产生之前，人是一切价值行为的唯一主体，现在人兽胚胎产生了，人类实践活动的价值主体，是否还要加上人兽胚胎？它应该享有人的权利和尊严吗？人兽胚胎到底应享有人权还是动物的权利呢？这些本体论问题的出现，使传统伦理学命题"人是价值的唯一主体"的观点，遇到了前所未有的危机和挑战。邱仁宗先生曾说："如果科学家创造一种具有50％人遗传材料和50％小鼠遗传材料的嵌合体，我们应该把它看作是人还是小鼠？还是既是人又是小鼠？既不是人又不是小鼠？"这是哲学上的本体论问题，但同时具有道德和伦理的重要性。嵌合体究竟是什么？目前只有1％人类神经细胞的小鼠可以被看作是一只特殊的小鼠，但如果某一天科学家创造出具有更多人类神经细胞且有了人类意识的人脑鼠，我们还能把它视为动物吗？它会不会突然说话并向我们提出权利主张？我们该如何应对？我们通常把这个问题看成一个非人即兽的二选一的问题，但事实上并非如此。在这种语境下，我们很难从人与兽两个选项中找到满意的答案，因为他是一个介于人与非人动物之间、必将颠覆传统物种分类体系的新生命存在。在许多动物权利者不断呼吁赋予动物权利，特别是赋予哺乳动物以道德地位的特殊语境中，我们还能将这些具有人类认知能力、情感表达和自主行为能力的人兽嵌合体排除在人类的道德关注之外吗？如果我们给予"他或它"道德关注和一种"拟人"的道德权利，我们还能简单地将"他或它"用作实现人类知识探求和延长生命的医学模型和器官移植供体吗？如果不能，那这不就与科学家创造人兽嵌合体的初衷背离了吗？人兽嵌合体本身或许并不危险，而只是破坏了一种秩序，但这种秩序的颠覆具有道德危害性，可能要求人类重构物种分类体系和社会秩序，更可能贬损自然生命的内在价值，危及人类的尊严。这就要求从事这类研究的科学家必须履行必要的伦理法规并担负起相应的道德责任。

（二）人兽嵌合体对人类尊严的挑战

在对人兽嵌合体的伦理反驳中，破坏人的尊严是其中一个最重要的理由，绝大部分人认为人兽嵌合体研究将人类细胞、组织与动物细胞、组织混合，是对人类尊严地位的贬低。在有基督教信仰背景的欧美社会，人们普遍认为人类是按照上帝的形象创造出来的，因而具有尊严和价值。如果我们尝试创造一种非人非兽的动物，由于它结合了动物的细胞或基因，这将毁灭上帝赋予人类的特质。人兽嵌合体胚胎作为科学研究材料，存在着将初始人类生命工具化的危险，侵犯了人的尊严。同时，人兽混种将挑战现行的法律，它们究竟适用于人类立法还是动物立法？随之产生的问题还有：这种生物含多少人类的细胞才能由人类法律规制？多于50%吗？理由是什么？

人类胚胎干细胞移入动物囊胚后，有可能在分化产生体细胞的同时，进入嵌合体生殖系产生人类的生殖细胞。如果这两种嵌合体交配，一个人类精子与一个人类卵子结合，形成含有人类基因组的胚胎。这种胚胎生长在动物子宫内，是对人类尊严的亵渎。或者，如果把人兽嵌合体胚胎植入人类女性子宫内存活并出生，这会淡化人类的道德敏感性，为其他道德混乱打开方便之门。最后，如果将人的胚胎干细胞注入处于囊胚阶段的动物胚胎，人类胚胎干细胞将在囊胚中向神经细胞转化，并有可能在动物脑内发育出人的认知能力。Philip Karpowicz 说："当一个具有某种程度的'人性的存在'被囚禁于一个动物体内，不能体验我们物种所独有的认知、情感和道德权利，人类尊严就处于风险之中。"更令人不安的是，极端的组织也许会缔造出人猿混种战士。人兽混种还可能引发跨物种疾病的危机，众所周知，相对于本物种的疾病，跨物种疾病的危害更为巨大，也更为致命。

基于此，多数学者认为要采取更为稳妥的做法，给予人兽嵌合体部分的人类尊严与保护。然而即使如此，这也仅仅是一个保护性的宣言，仍然未能解决围绕此类新型生命产生的无数现实问题。要分析这些问题，需要进一步澄清人类尊严的道德内涵以及人类尊严与人的生物学基础的关系，在这一基础上，才能设定人兽嵌合体研究的道德底线，维护人类尊严。

（三）健全人兽嵌合体胚胎研究的制度

人兽嵌合体胚胎研究一旦取得成功，它将为病患提供急需的健康器官。也许到那时人们对人兽嵌合体胚胎的很多争议问题的态度会发生改变。人兽嵌合体胚胎研究涉及整个社会共同的整体行为模式，需要依靠全社会的智慧和力量来进行讨论、抉择。当前，面对人兽嵌合体胚胎引发的伦理危机，要不断健全制度原则，使人兽嵌合体胚胎研究在合理范围内进行。人兽嵌合体胚胎研究应遵循人兽胚胎研究的伦理原则和规范，要牢记并坚持生命伦理学的根本宗旨，维护人的权利和尊严，增进人类的健康和幸福。由于人兽嵌合体胚胎研究还处在发展阶段，伦理原则和规范还没有特别具体和细化，如果要确立细化的伦理原则和规范，必须围绕生命伦理学的基本原则而展开，并将之作为评价胚胎干细胞研究以及人兽胚胎研究伦理问题的基本框架。当前，评价人兽嵌合体胚胎研究的伦理原则框架仍然是：不伤害人，尊重人，有益于人，公正对待人，以及人与人之间互助团结，这五项基本原则体现人类及其社会的本性、价值和尊严。人兽胚胎研究除了遵循一定的伦理原则外，还要遵守各个国家相关的法律规定。我国科学家从事人兽胚胎研究的伦理指导原则，主要是 2004 年我国科技部和卫生部联合发布的《人胚胎干细胞研究伦理指导原则》，它参考了我国法律、伦理、社会问题研究的有关专家的多项建议，对我国科学家开展胚胎干细胞研究的伦理原则提出了建设性的指导意见。

动物转基因与
动物克隆课件

思考题

1. 如何界定克隆人的社会和伦理地位？
2. 你能接受人兽嵌合体制造的器官吗？

参 考 文 献

[1] TAKAHASHI K，YAMANAKA S. Induction of pluripotent stem cells from mouse embryonic and adult fibroblast cultures by defined factors [J]. Cell，2006，126（4）：663-676.

[2] ZHANG K，WU D Y，ZHENG H，et al. Analysis of genome architecture during SCNT reveals a role of cohesin in impeding minor ZGA [J]. Molecular Cell，2020，79（2）：234-250.

[3] LIU Z，CAI Y J，WANG Y，et al. Cloning of macaque monkeys by somatic cell nuclear transfer [J]. Cell，2018，172（4）：881-887.

[4] HO M W. 美梦还是噩梦 [M]. 魏荣瑄，译. 长沙：湖南科学技术出版社，2001.

[5] 张春美. 基因技术之伦理研究 [M]. 北京：人民出版社，2013.

[6] PERUTZ M. I wish I'd made you angry earlier [M]. New York：Cold Spring Harbor Laboratory Press，1998.

[7] 高兆明，孙慕义. 自由与善：克隆人伦理研究 [M]. 南京：南京师范大学出版社，2004.

[8] 菲利普·鲍尔. 如何制造一个人：改造生命的科学和被科学塑造的文化 [M]. 李可，王雅婷，译. 北京：中信出版社，2021.

[9] SAMUEL G N，SELGELID M J，KERRIDGE I. Managing the unimaginable. regulatory responses to the challenges posed by synthetic biology and synthetic genomics [J]. MBO Rep，2009，10（1）：7-11.

[10] CHO M K，MAGNUS D，CAPLAN A L，et al. Genetics：ethical considerations in synthesizing a minimal genome [J]. Science，1999，10：2087-2090.

[11] CELLO J，PAUL A V，WIMMER E. Chemical synthesis of poliovirus cDNA：generation of infectious virus in the absence of natural template [J]. Science，2002，297：1016-1018.

[12] BEDAU M，CHURCH G.，RASMUSSEN S.，et al. Life after the synthetic cell [J]. Nature，2010，465：422-424.

[13] TAN T，WU J，SI C，et al. Chimeric contribution of human extended pluripotent stem cells to monkey embryos ex vivo [J]. Cell，2021，184（8）：2020-2032

[14] FU R，YU D W，REN J L，et al. Domesticated cynomolgus monkey embryonic stem cells allow the generation of neonatal interspecies chimeric pigs [J]. Protein Cell，2020，11（2）：97 - 107.

[15] WU J，PLATERO-LUENGO A，SAKURAI M，et al. Interspecies chimerism with mammalian pluripotent stem cells [J]. Cell，2017，168：473-486.

[16] 邱仁宗. 生命伦理学 [M]. 上海：上海人民出版社，1987.

[17] 滕菲，李建军. 人兽嵌合体创造和应用研究中的伦理问题 [J]. 自然辩证法研究，2011，27（3）：77-81.

[18] 白雪涛，虞玲红. 人兽胚胎研究的伦理危机 [J]. 管理科学，2009，38（6）：119-121.

[19] 沈铭贤. 生命伦理学 [M]. 北京：高等教育出版社，2003.

[20] KARPOWICZ P，COHEN C，KOOY D. Developing human-nonhuman chimeras in human stem cell research：ethical issues and boundaries [J]. Kennedy Inst Ethics J，2005，15：107-134.

（牟长军）

第九章

合成生物学

随着人类生命认知的加深，我们已经越来越不满足于通过基因工程、克隆技术等对有机生命体进行小范围的修修补补。在合成生物学的推动下，人们想从基因等最基本的生命要素开始，一步步合成生命的零部件，进而创造新的生命体。合成生物学突破了生命发生与进化的自然法则，从过去解读生命密码到编号生命密码，实现了由传统的"格物致知"向"造物致知"转化，是基因组学和系统生物学时代的延伸，它将原有的生物技术上升到系统化和标准化的高度，把生物技术推向平台化的工程生物学，不仅能完成传统生物技术难以胜任的任务，还将在学科交叉和技术整合的基础上，孕育新技术，被喻为可以改变未来的颠覆性技术（造物致用）。这些新技术推动了整个生物技术的跨越式发展，为破解生命奥秘打通了新的路径，并将重塑人类健康事业。习近平同志在党的二十大报告中提出要推动包含生物技术在内的一系列战略性新兴产业融合集群发展，以合成生物学为代表的现代生物技术产业必将迎来新的发展高峰。

第一节　合成生物学概述

合成生物学（synthetic biology）是生物学、化学工程、电子工程、信息学、计算科学等多学科交叉汇聚的一个新兴学科。现阶段其概念可概括为：在解构基因与蛋白质、细胞器、细胞等各种有机生命体基本元件的基础上，通过工程化、标准化的设计理念，以基因为基本单位，将基因连接成网络，对生命体进行有目的的设计、改造乃至重新构建，并依托宿主细胞（底盘细胞）创造具有期望功能的生物系统，生产各种人类所需要的产品。

一、合成生物学的产生

合成生物学的概念最初由 B. Hobom 于 1980 年提出，一开始用于表述基因重组技术。随着分子系统生物学的发展，2000 年，E. Kool 在美国化学年会上重新阐释了合成生物学。2003 年，国际上定义为基于系统生物学的遗传工程和工程方法的人工生物系统研究，从基因片段、DNA 分子、基因调控网络与信号传导路径到细胞的人工设计与合成。2008 年，美国 J. 克雷格文特尔研究所报道了世界上第一个完全由人工化学合成、组装的细菌基因组，然后他们又成功地将该基因组转入生殖支原体（*Mycoplasma genitalium*）宿主细胞中，获得了具有生存能力的新菌株。该研究使人工合成生命这一合成生物学终极目标取得了历史性突破，为创造可用于生产药物、生物燃料、清理毒性废物等方面的人工基因组奠定了基础。随着计算机科学、生物信息学、基因合成与基因测序等技术的发展，计算机辅助设计、全基因乃至基因组人工合成成为可能，生物工程产业化的技术瓶颈被逐步突破，使生物产业进入工程化与设计化的产业发展通道，合成生物学进入发展的快车道，人造生命离我们越来越近。

二、合成生物学的理论基础

在揭示生命的本质方面，传统的生物科学有两种思路：一种是还原论，即将研究对象进行拆分，自上而下地解析、研究生物系统的组成成分，如传统的遗传学、细胞学、分子生物学、生态学从种群、个体、细胞、分子等各个不同层面对生命活动进行探究。从还原论的角度来说，人类基因组测序计划的完成标志着人们已将生命系统还原到了最底层的基因图谱。然而，对于生命奥秘的解答，路还非常遥远，其中一个重要原因是，对生物体组成部分的理解不能用于预测完整生命的运行规律，对低等生物的理解也不能用于推测高等生物精确而又复杂的内部机制。功能产生于分子，却并不直接存在于分子；功能依赖于整体，亦依赖于个体与个体之间通过互相作用形成的有机体系。因此，人们意识到，生命科学需要整体论思维，将生物视为一个系统的、复杂的、多线性的、具有自组织特性的整体。随着组学、生物控制论、计算生物学的发展，20世纪末出现了另一种思路，那就是系统论。系统论旨在理解生物系统组分的相互关系，研究它们整合在一起所形成的网络系统结构、动态变化与功能。由于系统生物学注重宏观地从表象模型层面描述实验数据和观察生命行为，其挑战在于如何进行检验，获得超越表层相关性的底层因果机制。还原论使我们从微观角度了解生命系统的组成成分，系统论使我们从宏观角度了解各组分如何相互作用并构成整体。两者各有局限性，却又是优势互补的，从不同的方向刻画生物系统，使我们对生命的认知指数级增长。

合成生物学起源于还原论和系统论的融合与碰撞，使我们能够从微观到宏观、从个体到整体，全面系统地认知生命活动，并以此为基础开始模拟并创造生命。作为与工程科学交叉的学科，合成生物学的任务是用知识达到构建生命的目的，即以工程构建的方式，将自然科学应用于生物工程中，构建自然界不存在的生命体，增进人们对工程生命体与自然生命体的基础认知。它一方面是还原论：将生命系统自上而下地拆分成元件、模块与逻辑，通过理解部件来理解系统；另一方面是系统论：在工程科学自下而上的理念指导下，整合生物学部件，构建生物系统，用重构合成的办法寻找相关性背后的因果关系。合成生物学作为生命科学、化学与工程科学之间的"桥梁"，对生命进行工程化改造，将为我们回答上述问题带来独辟蹊径的启发。

三、现阶段合成生物学的主要内容

合成生物学的目标就是合成生命。现阶段，在对生命科学相关领域深入研究的基础上，人们已经能够将基因连接成网络，让细胞来完成设计人员设想的各种任务。例如向网络加入人体细胞，可以制成用于器官移植的完整器官。麻省理工学院计算机工程师让·维斯开始为细胞"编程"，现在他已成为合成生物学的领军人物。计算机工程师和生物学家汤姆·奈特表示，他们希望研制出一组生物组件，可以十分容易地组装成不同的"产品"。研制不同的基因线路，即特别设计的、相互影响的基因。波士顿大学生物医学工程师科林斯已研制出一种带有触发器开关功能的基因电路，通过打开或关闭特定基因的表达实现对细胞功能的开关调控。加州大学生物学和物理学教授埃罗维茨等研究出另外一种线路：当某种特殊蛋白质含量发生变化时，细胞能在发光状态和非发光状态之间转换，起到有机振荡器的作用，打开了生物分子计算的大门。让·维斯和加州理工学院化学工程师阿诺尔采用"定向进化"的方法，精细调整研制线路，将基因网络插入细胞内，有选择性地促进细胞生长。让·维斯目前还在研究另外一群称为"规则系统"的基因，他希望通过带有这类基因的细菌估计刺激物的距离，并根据距离的改变作出反应。该项研究可用来探测地雷位置：当它们靠近地雷时细菌发绿光；远离地雷时则发红光。让·维斯另一项大胆的计划是为成年干细胞编程，以促进某些干细胞分裂为成骨细胞、肌肉细胞或软骨细胞等，让细胞去修补受损的心脏或生产出合成膝关节。尽管该工作尚处初级阶段，但却是生物学领域中重要的进展。

四、合成生物学的风险

第一代合成微生物是合成生物学的简单应用，它们可能与目前利用 DNA 重组的微生物结构和功能类似，其风险评估或许不成问题，对立法者的挑战较少。但随着合成生物学技术不断走向成熟，将来可能研制出更加复杂的有机体，其基因组可能由各种基因序列（包括实验室设计和研制的人工基因序列，也包含来自不同生物的多种基因）重组而成。尽管其风险和风险评估问题与经过基因修饰的生物体引发的问题类似，但对于这类复杂的合成微生物来说，找到上述问题的答案要困难得多。在转基因生物技术方面，立法者对转基因生物体进行风险评估时，一般是通过将转基因生物体与为人们所熟知的同类的非转基因生物进行比较分析来确保新的有机体像其传统的同类物质"一样安全"。但是，对于通过合成生物学制成的复杂的有机体而言，如果它是由各种来源的遗传序列组合而成或者含有人工 DNA，就很难确定其"遗传谱系"，也就很难找到对比的参照物。另外，重组后的遗传序列是否保留其原有的功能，或者新组分之间是否会产生协同反应，从而导致不同的功能或行为也是个问题。随着对有关遗传成分认识的增加，科学家们也许可以预测新的遗传改造所产生的影响，但是合成的有机体可能会表现出原来没有过的"新行为"。先进的合成微生物的复杂性给根据遗传序列和结构进行的功能预测增加了新的不确定性。现有的风险评估方法无法预测复杂的适应系统。尽管许多科学家认为转基因生物体在自然环境中可能无法生存或繁殖，但合成有机体可以发生变异和进化，这引起了人们的担忧，担心它们如果被释放到环境中，其遗传物质可能扩散到其他有机体，或者与其他有机体交换遗传物质。这种风险与转基因生物引发的风险类似，但是预先评估复杂的合成生物体的风险更为困难。

五、合成生物学的未来

合成生物学已经进入高速发展并逐渐落地的新阶段，但也面临不少挑战。首先，合成生物学相关技术的发展需要大量的基础研究来解决多方面的技术挑战，如更低成本的 DNA 和RNA 合成、更快的基因测序速度、生物合成途径的规模化解析和高通量组装与优化等。其次，社会对合成生物学的认知不足，它很难获得传统行业及社会的支持，多数创新都是在创业公司和中小型公司进行，这意味着行业的发展速度很大程度取决于风险资本的早期资金支持。最后，合成生物学生态系统的建设也离不开政府和科研机构的持续支持，这包括基础设施的建立、行业标准的制定以及法律、法规的完善等。

在环境污染和气候问题愈发严峻的今天，发展绿色经济已成为摆在人们面前的重要课题。利用合成生物学技术及生物制造所具备的清洁、高效和环保的特点，人们有望探索出一条经济效益好、资源消耗低、环境污染少的新型工业化道路，以解决社会的可持续发展问题。同时，合成生物学所展现出来的应用潜力，也可以帮助人们更好地应对疾病、粮食缺乏和其他紧迫的全球挑战。虽然离充分发挥合成生物学的应用潜力还有很长的路要走，但合成生物学取得的部分进展也可能会改变现有的供求关系、经济状况和参与者的行为。这种变革可能远比数字技术带来的影响还要强大，它对许多价值链的影响将可能引发新一轮技术创新浪潮，并可能成为全球经济的主要驱动力。

六、人造生命

在合成生物学发展的基础上，人们已经不满足对细菌等单细胞微生物的创造，开始创造更加复杂的人造生命。人造生命是指从其他生命体中提取基因建立新染色体，随后将其嵌入已经被剔除了遗传密码的细胞之中，最终由这些人工染色体控制这个细胞，再发育成新的生命体。2007年10月，美国科学家克雷格·文特尔表示，他目前已经在实验室成功制造出一个合成的人造染色体。2010年5月，他又宣布世界首例人造生命——完全由人造基因控制的单细胞细菌诞生，并将"人造生命"起名为"辛西娅"。这项具有里程碑意义的实验表明，新的生命体可以在实验室里"被创造"，而不一定要通过"进化"来完成。人造生命与克隆存在着质的区别，克隆是利用现有遗传信息"复制"生命，而人造生命则是利用脱氧核糖核酸、氨基酸、糖类等基本要素创造新生命。

尽管生命的定义各异，但科学家一致认为，生命至少应具备三个特征：承载容器、新陈代谢和繁殖能力。承载容器是指生物体存在并进行代谢活动的物质载体，如细胞膜就是最简单的容器；新陈代谢是指生物体具备的生存能力，能把基本的营养物质转化成细胞成分；繁殖能力则是生命延续所必需，它与生命体内的基因信息密切联系。从技术路径看，要合成人造生命，必须满足上述三个基本要素。

合成生命意义深远。按照科学家长远的设想，一旦人工合成生命成为现实，那么，这些地球上从来没有存在过的生命就可以被科学家赋予其他生命所不具备的功能。例如，人造有机体可以轻易地清理被原油污染的海水，因为它们可以吃掉所有原油并把它分解成无害的成分；它们还可以分解今天让环保工作者头痛的塑料和橡胶等垃圾、污染物，甚至还可以分解二氧化碳，或生产可用作燃料的氢等。人工合成生命一旦成功，它还有一个很大的意义，那就是它可能将帮我们解决生命起源问题。但事实上，生命的起源、生命的本质并没有那么简单，它现在对我们来说还是一个谜：有人认为生命物质来源于太空，有人认为地球生命最初产生于海洋，但这些都还是停留在猜测中。虽然人造生命还处于发展的初级阶段，但科技工作者坚信人造生命技术的发展将推动生命科学和医学的基础研究、生物技术的创新和生物医学产业发展。

第二节　合成生物学的应用

科学家们现在已经不局限于基因剪接，而是开始构建遗传密码，以期利用合成的遗传因子构建新的生物体。合成生物学在未来几年有望快速取得进展，并催生下一次生物技术革命。预计合成生物学在很多领域将具有极好的应用前景，包括更有效疫苗的生产、新药创制和药物改进、以生物学为基础的制造、利用可再生能源生产可持续能源、环境污染的生物治理、可以检测有毒化学物质的生物传感器的研制等（图 9-1）。尽管合成生物学的商业应用多数还要多年以后才能实现，但现在研究人员已经在利用合成生物体来研制下一代清洁的可再生生物燃料以及某些稀缺的药物。邓子新院士认为："在全世界合成生物学蓬勃发展的历史性机遇面前，探讨我国合成生物学的研究对象与最佳切入点，发展和建立合成生物学新理论、新方法及相应的技术支撑体系，对提升我国现代化生物技术水平、抢占合成生物学研究制高点有极大的意义。"

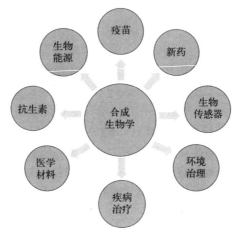

图 9-1 合成生物学主要的应用领域

一、合成生物学在肠道微生态疗法中的应用

肠道菌群是指定植于哺乳动物肠道内的共生微生物群，它们在宿主新陈代谢、免疫调节和信号传导过程中扮演着重要角色。健康的肠道菌群具有相对稳定的结构，能在一定程度上帮助宿主抵抗病原菌入侵、适应环境变化，是人类健康的重要保障之一。然而，步入工业化时代以来，尤其随着生活方式的改变、医疗卫生水平的提高，肠道菌群的结构和功能发生了显著变化，对人类健康产生了深远影响，加速了代谢性疾病、消化系统疾病、精神疾病等多种慢性疾病的发生、发展。随着合成生物学各项技术的日益完善和遗传元件的逐渐丰富，越来越多的基于不同响应机制、不同逻辑运算的人工基因线路被陆续设计开发出来。未来的合成生物学将利用蛋白质定向进化技术、人工智能化技术，在解析细胞生命活动分子机制的基础上，设计动态化感知的智能化基因线路，有效地保证代谢疾病等慢性病治疗的安全性、高效性和特异性。美国国立卫生研究院资助的人类微生物群项目（Human Microbiome Project，HMP）和欧洲人类肠道宏基因组计划（Metagenomics of the Human Intestinal Tract，MetaHIT）实施以来，人们对微生物群及其与健康和疾病的关系的了解呈指数级增长，围绕这一领域的市场规模正在飞速发展壮大。合成生物学技术可以提高微生物的可控性与有效性，极大地促进了其在疾病诊疗中的应用。

近年来，随着生活方式、饮食习惯的改变，肥胖、糖尿病和非酒精性脂肪肝病等代谢性疾病的发病率呈逐年上升趋势。越来越多的研究表明，代谢性疾病与肠道微生态失调密切相关，肠道菌群紊乱不仅可以通过破坏肠屏障功能触发局部或全身性低度炎症反应，还能加速宿主对能量的摄入，影响胰岛素敏感性。代谢性疾病治疗成本高、疗效差，且无法治愈，过程痛苦。许多研究已经证实工程益生菌等微生态疗法在治疗代谢性疾病方面的功效，经过改造的工程微生物可以定植于患者的消化道中，长期持续地缓解患者的症状。研究表明，通过在乳杆菌中融合表达金枪鱼框架蛋白和黄鳍框架蛋白可以合成血管紧张素转化酶抑制肽，从而有效降低高血压大鼠的收缩压、内皮素和血管紧张素 Ⅱ 水平。在乳酸乳球菌中表达 HSP65-6P277 融合蛋白可以显著提高非肥胖糖尿病小鼠的葡萄糖耐受性，并减少胰腺炎的发生。在乳酸菌中表达各种形式的胰高血糖素样肽-1（glucagon-like peptide-1，GLP-1），对 2 型糖尿病具有治疗效果。产生 N-酰基磷脂酰乙醇胺的大肠埃希菌（EcN）工程菌可以预防小鼠肥胖，并治疗果糖引起的小鼠脂肪肝和缺铁。再比如高尿酸血症，它是一种全球流行的疾病，其特征是由于嘌呤代谢紊乱而导致血液中尿酸水平升高，还可能导致痛风和并发症。传统的药物降尿酸疗法针对尿酸生成、尿酸排泄或直接增加尿酸盐降解，但是这些药物有潜在的不良反应。大肠埃希菌 Nissle 1917（EcN）是一种出色的益生菌，常被改造为"活体工厂"。近期，中国科学院武汉病毒研究所胡杨波课题组构建了可用于缓解高尿酸血症的工程菌株 EcN C6，经测试，口服 EcN C6 可成功缓解富含嘌呤食物诱导的大鼠高尿酸症状。因此，用合成生物学策略构建的工程菌株 EcN C6 有望成为一种安全、有效和低成本的高尿酸血症治疗候选药物。2022 年，北京大学刘涛团队与华东师范大学叶海峰团队利用合成生物学将基因密码扩展技术（将非天然氨基酸特异性引入到目的蛋白指定位点，利用非天然氨基酸中特殊的官能团赋予目的蛋白新的物理化学性质，最终达到蛋白质功能创新的目的）引入并开发出了一种新细胞，植入这种工程细胞的糖尿病小鼠只要吃下含有特殊氨基酸的饼干，90 分钟后就能提高胰岛素水平，进而降低血糖，和注射胰岛素起效时间相当。

合成生物学技术手段的迭代发展推动了新型微生态药物的研发，成为对重大慢性病进行精准识别和精准施策的关键。例如，炎症性肠病和结直肠癌等常见的消化系统疾病，尽管具体发病机制尚不清楚，但研究表明失衡的肠道菌群是消化系统疾病的重要诱因。靶向失衡肠道菌群的工程益生菌疗法在消化系统疾病防治研究中展现出巨大潜力。此外，精神疾病的治疗也是肠道微生态疗法的潜在应用领域。近年来，随着生活方式的改变（如长期酗酒和使用抗生素等），包括抑郁症和阿尔茨海默病等在内的精神或神经疾病的发病率逐年攀升，患者也因此面临着沉重的健康和经济负担。研究人员要想实现精神或神经疾病的精准治疗，必须挖掘新的发病机制和治疗靶点，而肠道菌群被认为是治疗这类疾病的下一个潜在靶点，它们可通过具有双向调节作用的肠脑轴（指肠道和大脑之间的相互作用，涉及肠道、神经系统和免疫系统之间的复杂交互作用，对人类身体和心理健康起重要作用）与大脑发生联系，从而影响大脑的发育并调节宿主行为，基于肠道菌群开发的新疗法有望为精神疾病的治疗提供新的思路。

二、合成生物学助力新药合成

天然产物是候选药物及药物先导化合物的重要来源，但传统的天然产物生产方式及新天然产物发现的速度和数量无法满足人类健康领域发展的巨大需求。随着各方面技术的发展，合成生物学在天然产物发现和高产两个领域上的新策略、新方法、新应用应运而生，尤其在复杂天然产物的高效生物全合成、天然产物复杂前体结构的化学半合成、沉默天然产物的高通量挖掘等方面有着里程碑式的发展。

目前，基于合成生物学改造的微生物平台能够搭建合理的重组生物合成途径并构建分泌相应产物的微生物高产菌株来实现从可再生原料中生产能源、化学品及药品等高价值天然产物的目标，有效地解决了目前从天然材料中提取天然产物难以实现环境友好型工业化生产的问题，为其大规模工业化生产提供了一种替代的可持续绿色制造方法。例如，四萜化合物番茄红素是一种类胡萝卜素，有着极强的抗氧化、防癌、抗癌作用。武汉大学刘天罡课题组通过合成生物学从多方面、多角度去解决天然产物在模式菌株中高效生产的难题，过表达酿酒酵母体内与脂肪酸合成和甘油三酯产物相关的关键基因，并通过调节 TAG 脂肪酰基组成来调节脂滴大小，使其以高容量容纳番茄红素，从而降低细胞毒性，最终，番茄红素产量高达 2.37 g/L。目前，研究人员已经开发出了多种合成生物学策略，用于天然产物的生产和发现，特别是基于高效前体供给的微生物底盘策略，更是极大地提高了整个天然产物的生产效率。

随着测序技术的飞速发展，互联网上存在的数据库日益庞大，目前影响新型天然产物发现的因素，已不是可供研究的生物合成基因数量过少，而是数量过大以致无法短时间内高效地进行发掘。但是，当前研究往往还拘泥于基于经验的人工筛选方法，对已知数据的挖掘的覆盖面和深度常常无法达到预期的效果。如果能基于目前互联网中繁杂的数据，开发出一套从未知的基因出发，逐步地建模蛋白质结构、推定蛋白质功能、预测产物结构，最后通过结构上的药效官能团来预测新产物可能的生物活性的生物信息学算法或工具，并结合高通量自动化平台，将使研究人员优先大批量挖掘那些最有可能产生新活性的天然产物，以减少天然产物发现过程中的重复性工作。在此基础上，再辅以高效前体供给的微生物底盘，定能极大地加速新型天然产物发现和生产的进程。

三、合成生物学推动肿瘤治疗

细菌疗法是肿瘤治疗领域的重要发展方向之一，合成生物学的日益发展为肿瘤细菌疗法提供更多样化、更有效安全的治疗策略。肿瘤细菌疗法依赖自然界中细菌的毒力、自主运动能力以及对肿瘤的趋向性和侵袭能力，调节肿瘤免疫微环境、诱导抗肿瘤免疫反应的能力。研究者依据细菌生理功能的不同，为治疗肿瘤提供了不同的干预策略。此外，细菌基因组简单，易于进行工程改造，这也进一步提高了细菌对环境感应、特异靶向和智能递送药物等能力，它可加速肿瘤细菌治疗药物的研发进程。上述特点赋予细菌为许多难治性、转移性癌症类型提供更好的解决方案的能力。

梭状芽孢杆菌是专性厌氧菌，它有在氧气匮乏的实体肿瘤坏死区域定植的能力。目前已有多株梭状芽孢杆菌被报道应用于治疗肿瘤，包括溶组织梭状芽孢杆菌（*C. histolyticum*）、破伤风梭菌（*C. tetani*）、溶瘤梭菌（*C. sporogenes*）和丙酮丁醇梭杆菌（*C. acetobutylicum*）等。李斯特菌是一种兼性厌氧的革兰氏阳性胞内杆状菌。李斯特菌感染会导致患者产生多种症状，包括肠胃炎、脑膜炎和脑炎。但一般来说，人类免疫系统具有强大的先天性和适应性免疫反应，能够有效控制李斯特菌感染。因此，由李斯特菌造成的极其严重的感染通常仅发生于老年人、孕妇或免疫功能低下的患者。随着对李斯特菌侵染细胞并激发强烈细胞免疫应答特性研究的深入，研究者也在考虑利用细菌的免疫原性来开发肿瘤疫苗。沙门菌拥有诸多优良特性，包括依赖其鞭毛的自主运动能力、便于基因改造、天然的细菌毒力等，使其成为肿瘤治疗中的模式微生物。大肠埃希菌 EcN 作为肠道益生菌具有许多优良的特性，赋予了其应用于肿瘤治疗的良好前景。首先，EcN 具有生物安全性，对免疫系统敏感，不产生任何与致病性大肠埃希菌相关的肠毒素或细胞毒素。同时，EcN 膜上的血清敏感性脂多糖可确保该菌株能快速地被机体清除，且对患者没有严重的免疫毒性副作用。因此，大肠埃希菌 EcN 作为兼性厌氧菌，具备良好的实体瘤定植能力。卡介苗（Bacillus Calmette-Guérin，BCG）是法国巴斯德研究所的 Charles Calmette 和 Camille Guérin 根据减毒的牛型结核分枝杆菌（*Mycobacterium tuberculosis*）悬液制成的活细菌制剂。起初，卡介苗的作用是治疗哮喘性支气管炎及预防结核病和结核性脑膜炎，后来卡介苗被用于癌症免疫治疗，并在治疗及预防肿瘤中取得了很好的效果。现在，卡介苗已常规用于表浅的原位膀胱癌和残留肿瘤免疫治疗。

目前已有多种细菌治疗肿瘤的案例报道，其中以卡介苗为代表的肿瘤细菌疗法在治疗和预防浅表性膀胱癌方面效果显著，临床安全，使其在诸多处于临床前研究和临床测试阶段的活菌制剂中脱颖而出，成为肿瘤细菌疗法的典范。但就目前来说，肿瘤细菌疗法在临床开发中面临着两方面的关键挑战：一是如何在保证活菌药物生物安全性的前提下，提高细菌的肿瘤治疗能力。传统的基因工程技术不能系统性地修饰细菌功能，从而不能很好地平衡细菌毒力和肿瘤治疗效力之间的关系。例如，鼠伤寒沙门菌减毒株 VNP20009 虽然降低了沙门菌天然毒力，避免了细菌毒副作用，但却损失了细菌对肿瘤的抑制效果。二是解析细菌治疗肿瘤的机制，活菌药物是如何对肿瘤细胞起到杀伤作用的，至今仍是一个待解之谜。肿瘤微环境的复杂性，活菌制剂的不可控性都给更深入的分子机制研究带来严峻的挑战，只有解决了这些问题，才能更好地利用合成生物学进一步改良或创造工程菌并用于肿瘤治疗。

四、合成生物学可用于一体化诊疗

闭环式传感器通过识别机体内的代谢物质，重新编程细胞内部的代谢活动，同时还具备反馈调节机制，因此可实现诊治一体化。因此，越来越多的闭环式传感器被用于疾病的诊断和治疗，如尿酸传感器治疗痛风，多巴胺传感器治疗高血压，脂肪酸传感器治疗肥胖，甲状腺激素传感器治疗甲亢，细胞因子交换器治疗银屑病，葡萄糖传感器改善 1 型糖尿病小鼠血糖，胰岛素传感器治疗 2 型糖尿病。如治疗痛风的尿酸传感器，该传感器的感受装置是由锌指蛋白 KRAB 和含有尿酸配体结合域的转录因子 HucR 融合形成，其应答装置则是由尿酸诱导型的启动子和尿酸氧化酶（urate oxidase）组成。尿酸诱导型的启动子是由 SV40 强启动子 3′端和 HucR 结合的操纵子位点（hucO）组成。当尿酸浓度处于极低状态，KRAB-HucR 结合至操纵子位点（hucO）上，阻遏下游基因的表达；而当尿酸水平处于过高状态，尿酸分子主动与 HucR 结合，使转录抑制子从操纵子上解离下来，启动尿酸氧化酶的表达，清除尿酸并使其恢复至正常浓度范围内。这种闭环式的基因环路利用尿酸反馈机制，不仅能实时监测尿酸浓度的变化，并且能及时对尿酸浓度作出反应，可以将机体内的尿酸水平维持在正常的生理范围内，进而改善痛风病症。

第三节 合成生物学和人造生命的伦理问题

合成生物学及人造生命的研究引发了许多道德伦理方面的争论。有人认为，这是在试图缩短几百万年来的进化历程，创立自己的生物起源版本。由于目前没有生物合成的相关监管规定，有很多人担心潜在的生物恐怖，将来生物恐怖主义分子很可能利用这一技术制造致命病毒或生化武器；实验室中的人造细菌是否会给环境和人类带来更大的风险也让人忧心忡忡。早在 1999 年，有学者撰文担心人造生命释放到自然界中，会带来不可预知的自然风险和生物安全问题并对人类健康带来不可预知的风险。还有学者认为人造生命是人傲慢自大的又一例证，是人类"扮演上帝"的表现。从根本上讲，上述伦理难题的讨论，都离不开对人造生命技术风险问题的思考。核心问题是如何评估效益和风险，权衡利弊（考虑政治、社会、经济、文化等因素），作出决策，确定是否是可接受的风险。通过梳理合成生物学的伦理争论，可以归纳为五个主要方面：制造生命有机体的正当性问题，技术发展对宗教文化的挑战，利益风险分配的社会公平分配问题，行动自由与伦理监管的冲突，人造生命的安全风险。由于该技术的不确定性特质，已有的生命科学伦理治理方案在处理合成生物学领域出现的新问题时面临困境。合成生物学科研人员作为唯一贯穿技术立项、研究及应用全过程的科研主体，对技术发展中的风险决策以及产品构建等都具有主导性影响，因此厘清以合成生物学科研人员为对象的伦理规范，将有效促进该技术的正向发展。

一、制造生命有机体的正当性

合成生物学的概念引发了人们对自然、生命或人类的新理解，使得重新审视人的尊严和权力问题成为必要。利用合成生物学技术可以从无生命的物质生产出有生命的有机体，这一过程可以理解为创造生命。因此，这种方法也引发了关于生命概念的思考，尤其是生命是否可以创造。由于概念上的不确定性，合成生物学这项技术仍在发展的初级阶段，因此首先需要厘清合成生物学的"正当性"问题，即人类到底是否有必要人工合成甚至创造生命。合成生物学技术打破了"生命"与"非生命"的天然界限，必然会对传统"生命"含义、本质、价值和意义等观念产生冲击。

哲学维度的探讨涉及两个重要的方面：一是"合成生命"特别是合成高级生命体的正当性问题。我们人类是不是具有构造新的生命体，打破自然约束和超越自然界限的权力？这实质上就是制造生命有机体的正当性问题。这种探讨涉及是否应该为合成生物学设置"禁令"。二是我们应该赋予新的合成生物怎样的道德地位？是否仅将新的生命有机体当作工具看待？人们普遍认为，这一问题在创造新的生命体之前就应该被考虑，目前合成生物学技术仍处于改变微生物的阶段，如果发展到更高等级的生命形式比如哺乳动物，新的合成生物的道德地位是否应当被重新审视？有学者认为，如果一个有机体具有某些特征，比如感觉、知觉、自我意识或理性，那么它就应当被赋予道德地位。也有学者认为，在短期内，更合理的应用并不一定会导致我们对人类与自然关系的理解发生重大转变，也不一定会导致自然发生有形的变化。因此社会有道德义务支持合成生物研究和开发的发展，而不是通过严格的规定来限制这个重要的新生领域，但是可以根据技术的性质区分哪些活动应该容忍、限制或禁止，哪些活动应该允许。

二、合成生物学技术发展对宗教文化的挑战

宗教既是一种文化现象，也是一种特殊的自然观和世界观。宗教与哲学往往相互影响，甚至融为一体。在关于合成生物学的伦理争论中，人们怀疑科学是否可以"扮演上帝的角色"。合成生物学技术与神学上的上帝创世、按照神的形象塑造人的概念相冲突。在这些神

学理念背景之下，如何应对合成生物学所带来的宗教挑战成为西方人的核心关切之一。合成生物学的本质是重新设计和再造生命，但合成生物学并不是从无到有创造生命。到底要赋予合成生物体什么样的道德地位？涉及社会中根深蒂固的信念和价值观。不同的国家和地区有其自身的风俗习惯、宗教信仰和法律道德标准。面对合成生物学的产生与发展，在多元文化价值交织的时代背景下，产生了各类迥异的价值观，具备不同的伦理意蕴。

总体来说，西方宗教人士对合成生物学的发展持排斥态度，因为《圣经》指出"上帝是生命的本源"，上帝按照自己的样子创造了人。有批评者认为合成生物学技术扮演了上帝的角色进行造物，这既改变了人的形象，也改变了上帝的形象，冲击了传统的生命观。人类运用合成生物学技术制造和改变生物体的功能和属性是对上帝权利的一种挑衅，必然遭到一些卫道士的强烈反对。但人们也试图从"造福人类"的立场对这种宗教理念提出质疑，认为技术的发展可以让人类享受更好的生活和服务质量，减少痛苦。一部分人看到了合成生物学发展所带来的潜在利益，以开放的态度接受这种技术的发展，但主张在发展此项技术的同时也要进行适度的管控。

三、利益风险的社会公平分配问题

合成生物学在发展过程中还存在着潜在利益与风险分配问题。目前生物科学的知识状况很难对生物进行设计并准确预测新生物的特性，人们不能确切地知道这项技术本身是否有效，也不知道它是否会有重大的副作用。合成生物学的技术价值存在着很大的不确定性，每个人都可能面临着利用合成生物学所制造的武器或病毒威胁的潜在风险，范围覆盖整个人类，所涉及的危害后果和预期收益均无法精确计算。

实际上，在合成生物学这个新领域，每一个社会个体是否能够公平地获得参与机会并从中获益，就是一个社会公平分配问题。新技术如果导致利益分配不公正，要么禁止这项技术，要么更普遍地进行干预，以确保技术的成果得到公平分配。以青蒿素为基础的药物是防治疟疾的最佳药物，但青蒿素自然供应有限，严重阻碍了全球供应，从而影响了贫困和弱势群体对这一药物的获取。如今科学家利用合成生物学手段，在大肠埃希菌和酵母中合成出青蒿素的前体物质"青蒿酸"，从而大幅增加了青蒿素产量，让贫困和弱势群体获益。还有一些贫困人群无法支付价格高昂的合成生物学产品，如用于消除体内癌症的工程化免疫细胞具有专利权，可能会导致这项技术成为富裕人群才能享受的特权，使福利分配不公，迫使贫困人群因为经济实力差而处于更加不利的地位。但是，如果过分强调绝对的公平分配，无视新技术研发者和投资者的利益，则会抑制新技术、新产品的研发动力，所以利益风险的社会公平分配要兼顾各方面的利益和风险。

四、行动自由与伦理监管的冲突

当一项新技术涉及伦理问题时，我们通常采取多种应对策略。如果伦理问题严重时，我们可能会暂停对该技术的研究，如人类生殖性克隆技术。伦理问题不严重时，我们会允许研究，但会管制或暂停与研究相关产品的商业应用一段时间，直到我们确信产品的相对安全性为止。对合成生物学技术，目前采取"先行原则"（proactionary principle）和"预防式原则"（precautionary principle）两种伦理监管原则。

先行原则比较适合新兴技术的起步阶段。它的支持者认为，公共政策必须促进科学家的创新精神，并明确地保护他们的知识创新自由。这使得科学家有足够的行动自由，但是不负责任的科学家行为可能会损害个人和公众的利益，这种负面的影响涉及科学家个人、其他人、团体、国家甚至国际社会。

预防式原则的支持者强调，不应以缺乏充分的科学确定性或相关知识作为推迟采取预防损害措施的理由，对不确定的技术发展要持审慎态度，在彻底了解合成生物学的社会、经济和环境影响之前，需要暂停合成有机体的释放、使用，以避免潜在的风险。

五、人造生命的安全风险

合成生物学尚处于发展的早期阶段，但所涉及的安全性风险问题已成为重要的伦理议题。技术安全性的问题，实际上是从技术的可能性和技术发展的未来潜力来思考如何把合成生物学"两面性"限定在一个可控制的范围，而允许技术有限度的发展。合成生物学的安全性风险问题主要包括人体健康风险、自然环境风险和生物安全风险。

（一）人体健康风险

在现有的人造生命研究中，一条基本路径是合成单细胞生物（微生物、支原体或病毒），虽然这种研究方式与生物演化的路径相契合，也反映了在技术不完善情况下展开研究的适度谨慎，但基因表达调控是个复杂的生命现象，而基因组的重新编程和功能行使更是一个科学难题。早在 2002 年人工合成病毒时，科学家就曾经表示担忧：人造全新的病毒将变得很容易，这也就意味着人类随时要面对新的病毒的攻击，我们没有任何针对它们的疫苗，一旦这种技术为恐怖分子所掌握，后果不堪设想。现在如果更高级的细胞生命被制造出来，我们还得担心人类最终可能失去对新物种的控制等问题，即人造生命有可能演化成与地球上现有的生命形式完全不同的生命，成为无法控制的生物。有人预言，合成生物学技术如果运用得不好，可能会导致一场人类浩劫。

（二）自然环境风险

人造生命对环境的潜在影响来自两方面：一是该技术打破物种之间的生殖隔离障碍，扩展了物种形成的来源和范围。新的生命形式是否会通过某种途径将人类创造的新基因水平转移至其他物种并产生不利后果，至今仍是未解之谜。二是运用该技术，将合成的基因导入宿主细胞后，可能对宿主产生非预期影响。如果人造生命侵入自然环境中的物种，可能会导致区域生态平衡的改变，引发一系列链式反应。一旦人造生命在生态环境稳定下来，随着时间的推移，可能会在生态环境中积累和产生级联效应。因为生物繁殖的本质就是基因复制。天然生物物种中被掺入的人工重组基因，可随被污染生物的繁殖而得到增殖，再随被污染生物的传播而扩散。基因污染对生物多样性的破坏和威胁远比狩猎和传统农业活动要严重得多，是一种非常特殊又非常危险的环境污染。

（三）生物安全风险

2002 年，E. Wimmer 的研究团队合成了有生物活性的脊髓灰质炎病毒基因组。2003 年，J. C. Venter 研究组合成了 ΦX174 噬菌体基因组。这些具有最小基因组的最小生物只能在特定的环境中生存，可被视为安全的生物个体。然而合成微生物与环境或其他有机体可能产生令人始料未及的相互作用，从理论上说，用人造生命技术可以制造出比目前人类已知的病毒和细菌更具毒性、更具传染性、更具耐药性的新品种，可能会对人类造成许多潜在危害，进而对环境和公共卫生造成风险。在环境治理中通过人工合成工程菌达到消除污染物的目的时，释放入环境的合成微生物可能引起基因水平转移并影响生态平衡，或发生演变产生异常功能，对环境和其他有机体产生前所未有的副作用。由于合成生物学是在分子水平上有目的地制造生命，新生命传播途径复杂而且未知，一旦被用于非和平用途，其强烈的传染性、难以诊疗性、有选择的攻击性和易于获取性等特性，将对人类的生存造成极大威胁。对此，牛津大学朱利安·瓦列斯库（Julian Vulescu）教授认为："这项研究在应对环境污染、能源危机等方面具有现实意义，但伴随的风险同样巨大，我们需要为这种激进研究提出新的安全评估标准，以免它被军方或恐怖主义者滥用。"

合成生物学无疑会推动人类健康、生物燃料、特种化学品、农业和药物等方面的进步。但这个新兴领域的进一步发展对政府的监管提出了严峻挑战，科学家们已经开始关注合成生物学研究的风险问题。像其他新技术一样，合成生物学也对决策者提出了挑战。政府在制定政策时必须做出权衡，一方面是如何获得新产品的利益，另一方面是如何预防对环境和公共健康的潜在危害。制定合成生物学相关的政策、法规可以效仿有关遗传工程政策和法规的制定。应重视合成生物学的应用引发的安全性问题，立法者对合成生物学的管制既不能过松，也不能过严，在相关研究和产品开发的同时开展风险研究，必须针对具体的人造生物体进行风险评估与管理。

思考题

1. 合成生物学会从哪些方面进一步重塑人类的健康事业？

2. 我国国家发展改革委员会印发的《"十四五"生物经济发展规划》中提到"以治病为中心"转向"以健康为中心"，要做到这一点，你觉得该从哪些方面入手？

参 考 文 献

[1] 张春美. 基因技术之伦理研究 [M]. 北京：人民出版社，2013.

[2] SAMUEL G N, SELGELID M J, KERRIDGE I. Managing the unimaginable. regulatory responses to the challenges posed by synthetic biology and synthetic genomics [J]. EMBO Rep, 2009, 10 (1)：7-11.

[3] CHO M K, MAGNUS D, CAPLAN A L, et al. Genetics：ethical considerations in synthesizing a minimal genome [J]. Science, 1999, 286 (5447)：2087-2090.

[4] 张柳燕，常素华，王晶. 从首个合成细胞看合成生物学的现状与发展 [J]. 科学通报，2010，55：3477-3478

[5] BEDAU M, CHURCH G, RASMUSSEN S, et al. Life after the synthetic cell [J]. Nature, 2010, 465：422-424

[6] 张振钿，黄国锋，钟流举. 基因污染与生态环境安全 [J]. 生态环境，2005，14 (6)：987-989.

[7] 沈铭贤. 生命伦理学 [M]. 北京：高等教育出版社，2003.

[8] MOE-BEHRENS G H G, DAVIS R, HAYNES K A. Preparing synthetic biology for the world [J]. Front Microbio, 2013, 4：5.

[9] 李春. 合成生物学 [M]. 北京：化学工业出版社，2019.

[10] 马诗雯，王国豫. 如何应对合成生物学的不确定性：《合成生物学的监管：生物砖、生物朋克与生物企业》评介 [J]. 科学与社会，2019，9 (3)：124-136.

[11] 王盼娣，熊小娟，付萍，等.《生物安全法》实施背景下对合成生物学的监管 [J]. 华中农业大学学报，2021，40 (6)：231-245.

[12] 罗楠，赵国屏，刘陈立. 合成生物学的科学问题 [J]. 生命科学，2021，33 (12)：1429-1435.

[13] BRODY H. The gut microbiome [J]. Nature, 2020, 577 (7792)：S5.

［14］　CRESCI G A，BAWDEN E. Gut microbiome：what we do and don't know ［J］. Nutr Clin Pract，2015，30（6）：
　　　　734-746.

［15］　SONNENBURG J L，SONNENBURG E D. Vulnerability of the industrialized microbiota ［J］. Science，2019，366
　　　　（6464）：eaaw9255.

［16］　高梦学，王丽娜，黄鹤. 合成生物学在肠道微生态疗法研发中的应用 ［J］. 合成生物学，2022，3（1）：35-52

［17］　池豪铭，刘天罡. 合成生物学助力天然产物的高效合成及创新发现 ［J］. 生命科学，2021，33（12）：1510-1519.

［18］　MA T，SHI B，Y E Z，et al. Lipid engineering combined with systematic metabolic engineering of *Saccharomyces cerevisiae* for high-yield production of lycopene ［J］. Metab Eng，2019，52：134-142

［19］　YANG G，JIANG Y，YANG W，et al. Effective treatment of hypertension by recombinant *Lactobacillus plantarum* expressing angiotensin converting enzyme inhibitory peptide ［J］. Microb Cell Fact，2015，14：1-9.

［20］　MA Y，LIU J，HOU J，et al. Oral administration of recombinant *Lactococcus lactis* expressing HSP65 and tandemly repeated P277 reduces the incidence of type I diabetes in non-obese diabetic mice ［J］. PLoS One，2014，
　　　　9：e105701

［21］　管宁子，尹剑丽，王义丹，等. 合成生物学在慢病防治领域的应用与展望 ［J］. 生命科学，2021，33（12）：
　　　　1520-1531.

［22］　SHAO J，XUE S，YU G，et al. Smartphone-controlled optogenetically engineered cells enable semiautomatic glucose homeostasis in diabetic mice ［J］. Sci Transl Med，2017，9：eaal2298.

［23］　DIEHM Y F，JOST Y，KOTSOUGIANI-FISCHER D，et al. The treatment of capsular contracture around breast implants induced by fractionated irradiation：the collagenase of the bacterium *Clostridium Histolyticum* as a novel therapeutic approach ［J］. Aesth Plast Surg，2021，45：1273-1281.

［24］　FUKUTAKE T，MIYAMOTO R. Clinical features of tetanus：a review with case reports ［J］. Brain Nerve，
　　　　2011，63（10）：1101-1110.

［25］　POEHLEIN A，RIEGEL K，KÖNIG S M，et al. Genome sequence of *Clostridium sporogenes* DSM 795T，an amino acid-degrading，nontoxic surrogate of neurotoxin-producing *Clostridium botulinum* ［J］. Stand Genomic Sci，
　　　　2015，10：40.

［26］　BARBÉ S，VAN MELLAERT L，THEYS J，et al. Secretory production of biologically active rat interleukin-2 by *Clostridium acetobutylicum* DSM792 as a tool for anti-tumor treatment ［J］. FEMS Microbiology Letters，2005，
　　　　246（1）：67-73.

［27］　FLICKINGER J C，RODECK U，SNOOK A E. *Listeria monocytogenes* as a vector for cancer immunotherapy：current understanding and progress ［J］. Vaccines（Basel），2018，6（3）：48.

［28］　TOLEY B J，FORBES N S. Motility is critical for effective distribution and accumulation of bacteria in tumor tissue ［J］. Integr Biol（Camb），2012，4（2）：165-176.

［29］　HE L，YANG H J，TANG J L，et al. Intestinal probiotics *E. coli* Nissle 1917 as a targeted vehicle for delivery of p53 and Tum-5 to solid tumors for cancer therapy ［J］. J Biol Eng，2019，13：58.

［30］　刘陈立，董宇轩，郭旋. 合成生物学在推动肿瘤细菌疗法临床药物开发中的应用 ［J］. 集成技术，2021，10（4）：
　　　　78-92.

［31］　GONTERO P，BOHLE A，MALMSTROM P U，et al. The role of bacillus Calmette-Guerin in the treatment of non-muscle-invasive bladder cancer ［J］. Eur Urol，2010，57（3）：410-429.

［32］　ZHANG Y L，ZHANG Y M，XIA L Q，et al. *Escherichia coli* Nissle 1917 targets and restrains mouse B16 melanoma and 4T1 breast tumors through expression of azurin protein ［J］. Appl Environ Microbio，2012，78（21）：
　　　　7603-7610.

［33］　HE L，YANG H J，LIU F，et al. *Escherichia coli* Nissle 1917 engineered to express Tum-5 can restrain murine melanoma growth ［J］. Oncotarget，2017，8（49）：85772-85782.

［34］　CORRALES L，GAJEWSKI T F. Molecular pathways：targeting the stimulator of interferon genes（STING）in the immunotherapy of cancer ［J］. Clin Cancer Res，2015，21（21）：4774-4779.

［35］　LEVENTHAL D S，SOKOLOVSKA A，LI N，et al. Immunotherapy with engineered bacteria by targeting the STING pathway for anti-tumor immunity ［J］. Nat. Commun，2020，11（1）：2739.

[36] ALEXANDROFF A B, JACKSON A M, O'DONNELL M A, et al. BCG immunotherapy of bladder cancer: 20 years on [J]. The Lancet, 1999, 353 (9165): 1689-1694.

[37] 张媛媛, 曾艳, 王钦宏. 合成生物制造进展 [J]. 合成生物学, 2021, 2 (2): 1-17.

[38] 邱伟龙, 廖秀灵, 罗巍, 等. 全球合成生物行业发展前沿分析 [J]. 集成技术, 2021, 10 (5): 117-127.

[39] 张慧, 李秋甫, 李正风. 合成生物学的伦理争论: 根源、维度与走向 [J]. 科学研究, 2021, 40 (4): 577-585.

[40] 杨磊, 翟晓梅. 合成生命的伦理问题及其管理建议 [J]. 中国医学伦理学, 2012, 25 (3): 273-276.

[41] KAEBNICK G E, GUSMANO M K, MURRAY T H. The ethics of synthetic biology: next steps and prior questions [J]. Hastings Center Report, 2014, 44 (6): S4-S26.

[42] GOMEZ-TATAY L, ANDEZ-ANDREU J M, AZNAR J. A personalist ontological approach to synthetic biology [J]. Bioethics, 2016, 30 (6): 397-406.

[43] SMITH K. The ethics of synthetic biology research and development: a principlist approach. advances in synthetic biology [M]. Singapore: Springer Nature Singapore Pte Ltd, 2020.

[44] DABROCK P. Playing god? synthetic biology as a theological and ethical challenge [J]. Syst Synth Biol, 2009, 3 (1-4): 47-54.

[45] GUTMANN A. The ethics of synthetic biology: guiding principles for emerging technologies [J]. Hastings Cent Rep, 2011, 41 (4): 17-22.

（牟长军）

第十章

脑机接口

脑机接口（brain-computer interface，BCI）指的是在人或动物大脑与外部设备之间创建直接连接，实现脑与设备的信息交换，是在大脑与外部环境之间建立的神经信息交流与控制通道。脑机接口技术是涉及生物技术、信息技术、认知科学、计算机科学、生物医学工程、神经科学和应用数学等多个学科的一项交叉技术，是世界各国神经科学研究的重点领域之一。在中国共产党第二十次全国代表大会报告中也提出要推动信息技术、人工智能、生物技术等战略性新兴产业的融合发展，这对我国脑机接口相关领域的研究发展有着极大的促进作用。

1929 年，德国精神科医生 Hans Berger 第一个记录了脑电图，从此脑电图信号被用于临床诊断大脑疾病。1969 年，José M. R. Delgado 通过无线电刺激大脑成功控制了植入芯片（被称为"刺激接收器"）的奔跑公牛，Eberhard E. Fetz 利用猴子进行脑电生物反馈研究，脑机接口开始成形。1973 年，Jacques J. Vidal 尝试利用脑电图在人脑与计算机之间进行交流，并创造了"脑机接口"这个词语。1998 年，布朗大学 John Donoghue 等将电脑芯片与人脑连接，实现设备远程控制。2014 年巴西世界杯开幕式上，在全球逾十亿观众注视下，巴西瘫痪青年朱利亚诺·平托在脑机接口的帮助下为世界杯开球，脑机接口技术引起越来越多公众的关注。2020 年，埃隆·马斯克的"三只小猪"，向人们展示了通过脑机接口可对小猪的下一步行动进行准确预测，再次激发了人们对脑机接口技术及其应用和伦理的讨论。

第一节　脑机接口系统

一、脑机接口的原理

大脑在感知到外界刺激、进行思维活动或产生主观意识时，神经系统的电活动会发生相应的改变，神经电活动的这种变化可通过一定的手段检测出来，并作为动作即将发生的特征信号，然后通过对这些信号进行分类识别，分辨出引发脑电图变化的动作意图，再用计算机语言进行编程，把人的思维活动转变成命令信号驱动外部设备，在没有肌肉和外围神经直接参与情况下实现人脑对外部设备的控制和通讯。同时外部设备的响应又可以反馈给患者，患者通过调整自己的大脑活动或状态更好地控制设备，实现人机交互（图 10-1）。还可以把计算机内的信息直接输入大脑，从而极大地缩短人类学习新知识和新技能的过程。脑机接口系统一般由信号采集、信号处理和控制器单元三部分组成。

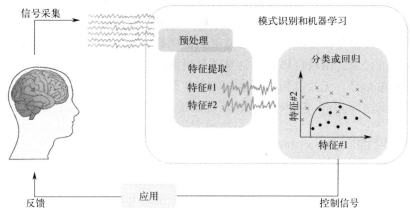

图 10-1　BCI 的基本组成

二、信号采集

信号采集是使用特定的传感器采集大脑皮质神经系统活动产生的脑电信号。信号采集的方式有很多种，包括微电极、多电极阵列、皮质脑电图、脑电图、功能磁共振成像、功能近红外光谱、脑磁图、正电子发射断层扫描等。侵入式电极可用于检测神经元的电位变化，非侵入式技术则用于检测神经元集群的电位变化。还可以基于神经活动区域的血流量变化或者神经活动在颅骨周围引起的磁场变化进行检测。脑电图是目前最成熟的脑机接口技术，其方法是将电极阵列贴附在头皮上，运用精密复杂的仪表实现多路脑电图信号同时采集、分析，以获得大脑不同区域细胞群自发性、节律性电活动所产生的电位差随时间变化曲线，主要用于诊断癫痫、大脑功能检测、解码运动意图并控制机械臂运动，还可对大脑进行电刺激，激发潜能，进而提升脑功能等。功能磁共振成像技术、功能近红外光成像、脑磁图、正电子发射断层扫描等技术可以在较大的范围内获得大脑总体信息、结构信息、组织活跃程度和组织变异信息等，多被用于医疗诊断方面。

在脑内信息获取过程中，脑机接口系统可分为侵入式、半侵入式和非侵入式三种。

侵入式脑机接口是指通过手术的方式将芯片、电极或探针植入大脑皮质特定部位或大脑深部位置，记录电极多为微电极阵列或神经电极，从而获得更精准的信号，实现神经系统和外部设备间信息交互与功能整合的技术。其优点是可以精准地监测神经元的放电活动，可以产生具有高速信息传输率的非常可靠的控制信号，但是电极的植入对大脑造成一定的损伤，还有手术风险、感染和人体组织排异等问题，且随着时间推移容易出现瘢痕组织，从而影响后续信号接收。侵入式电极有多种类型，目前常用的电极为犹他电极，该电极为多通道电极阵列，具有高密度、高通量、尺寸小、损伤小等优点。美国巴特尔纪念研究所利用 96 通道、长度 1.5 mm 的犹他电极帮助瘫痪患者重新获得了对肌肉刺激的自主和平稳分级控制，进而可灵巧地操作物体。埃隆·马斯克的 Neuralink 公司研制出一种可扩展的高带宽脑机接口系统，其电极为微米级聚合物探针。

半侵入式脑机接口是将装置植入颅骨下、硬脑膜之下或硬脑膜之外，不需要穿透大脑表面，主要为基于皮质脑电信号（ECoG）的 BCI 和基于大脑外周神经信号的 BCI。半侵入式脑机接口不仅避免了颅骨阻碍信号，减少了外部干扰信号，能够比非侵入式脑机接口测得更高分辨率的信号，接收信息也更加清晰，而且不穿过脑皮质，还避免了侵入式脑机接口因破坏神经元细胞而造成不可逆伤害、形成瘢痕组织等一系列安全隐患。

非侵入式脑机接口是指通过附着在头皮上的可穿戴设备对脑电信号进行采集解读，脑电图是一种典型的非侵入式脑机接口，也是目前最成熟的脑机接口技术。脑电图是透过颅骨和头皮组织接收脑电信号，无法收到脑电信息的详细细节，外界因素也会干扰信号采集分辨的精确度，信噪比和空间分辨 率相对较低，其优点是不会损伤大脑，佩戴方便。

三、信号处理

信号处理是对采集到的脑信号进行数据预处理、特征提取和识别分类，并将其转换为控制命令来控制外接设备。脑电信号通常非常微弱且夹杂着大量的噪声，信号频率范围低，非线性且随机性强，在进一步处理前需先对信号进行预处理，常用的预处理方法有滤波和去伪迹等。滤波的作用是使信号中特定的频率脑电图信号通过，而极大地衰减其他频率的信号，包括工频干扰和电磁干扰等大部分噪声，从而提高信噪比。去伪迹的主要作用是去除眼电、肌电等干扰。特征提取是指从经过了预处理和数字化处理的脑电信号中提取能反映使用者意图的信号特征。提取方法是以特征信号为源信号，确定各种参数并以此为向量组成表征信号特征的特征向量。特征参数包括时域信号（如幅值）和频域信号（如频率）两大类，相应的提取方法可分为时域分析、频域分析、时频分析、时空分析等多种。特征信号分类的依据是不同的运动或意识能使脑电活动产生不同的特性响应信号，以此可确定运动或意识的类型与特征信号之间的关系。典型的脑机信号分类方法有线性判别分析、贝叶斯-卡尔曼滤波、人工神经网络、遗传算法、支持向量机算法等多种。

四、信号控制

控制单元的作用是将经特征分类得到的控制信号发送给外部设备，外部设备根据这些指令执行相应的动作，这样就实现了意念控制，并且将结果反馈给受试者。常用的 BCI 输出设备包括电脑屏幕、脑控轮椅、神经假肢等。在反馈环节，受试者通过这些实时反馈帮助自身调节脑电信号，使脑机接口和用户交互更友好。

目前向脑内输入信息的脑机接口的种类较少，常见的脑内信息输入技术为电磁信号输入和光学信号输入，以及物理和化学相结合的方式。电磁信号输入又可分为深脑刺激技术和经颅刺激技术等。深脑刺激技术是采用图像引导立体定向技术，将电极植入大脑深皮质下的相关神经核团，通过外置控制器调整刺激参数来刺激相关神经核团以达到控制症状、治疗疾病的目的，主要用于治疗晚期帕金森病、肌张力障碍、特发性震颤、妥瑞综合征等运动障碍性疾病，也可用于治疗某些药物和手术无法治疗的疾病，如慢性顽固性疼痛。还有望成为日后治疗抑郁症或干预情绪的新方法。经颅刺激包括经颅磁刺激、经颅直流电刺激和经颅超声刺激，具有无创性、安全性、易操作等优点。经颅磁刺激是利用改变磁场，通过电磁感应在大脑特定皮质产生感应电流，被广泛用于抑郁症、慢性疼痛、成瘾、强迫症等疾病的治疗，不良反应包括头痛、颈痛等。经颅直流电刺激是低强度、恒定的电流通过头皮正负电极直接施加到头部，在浅表层区域诱导大量电流，从而调节脑神经元的兴奋，促进或抑制自发神经活动，被认为是抑郁症、精神分裂症、强迫症以及其他精神疾病和神经疾病的潜在治疗方法，也可暂时改变行为，提高学习效率。经颅超声刺激是利用低频超声波的高穿透性，在大脑特定区域刺激或抑制神经活动，促进神经功能的恢复，监测神经肌肉系统功能，并有益于患者的心情。但是经颅超声刺激还具有一定的安全性风险，植入电极可能会引发感染等并发症，还可能出现免疫排斥，而且刺激脑部还可能引发神志错乱、情绪改变、吞咽困难、记忆力下降等不良反应。

光遗传技术是利用基因编辑、转染等技术将光敏感蛋白基因转入神经元中进行光敏感特殊离子通道或 G 蛋白耦联受体的表达，再利用不同波长的光刺激诱导光敏感特殊离子通道的开启，引发跨膜离子电流的发生，达到对神经元进行选择性兴奋或抑制的目的。目前被用于学习记忆研究、精神疾病潜在机制研究、行为学研究，以及疼痛、癫痫、睡眠障碍、帕金森病、抑郁症等多种疾病的治疗研究。但是，光遗传技术的实施要求在大脑中转染光响应蛋白，而光蛋白的转基因过程存在伦理和安全隐患。光蛋白的激活过程要求长期植入光纤，容易引起脑损伤和感染，这限制了光遗传技术在人体临床上的研究和治疗应用。

脑内药物输运是解剖脑回路功能的重要方法之一，对于各种神经退行性疾病的理解和治疗具有关键意义。传统脑内药物输运方法是通过金属套管植入大脑并将其与外部流体泵连接完成药物注入，但是这些硬插管会导致脑组织损伤和炎症，也妨碍了动物的自主运动。近年来科学家们研发了集流体通道与光波导系统于一体的微型、柔性、多功能纤维探针，实现了光遗传学、脑机接口技术和药理学相结合的发展。该技术减轻了生物体的不良组织反应，但是仍无法长期用药。

五、脑机接口评价

脑机接口评价的性能指标主要包括识别正确率、响应时间、信息传输率、受试者工作特征曲线、脑力负荷。识别正确率是指脑机接口系统为识别人脑意图进行解码的正确率，该指标是衡量系统性能的核心指标。响应时间是指脑机接口系统对使用者单次脑意图响应所需的时长，具体包括单次响应所需的信号采集时长、脑信息解码时长（又称计算时长）和系统通信时长三部分，一般要求比较短，通常在 0.5～10s 之间。信息传输率，也被称为比特率，是指每个单位时间内发出的有效比特数，与命令数目的大小、响应时间长短和识别的正确率等有关。受试者工作特征曲线（receiver operating characteristic carve，ROC）是一种通过不断地调整算法阈值，以假阳性率为横坐标，以真阳性率为纵坐标，绘制出来的一种曲线，是另一种衡量脑机接口系统实验准确性的综合指标。越靠近 ROC 的左上角，实验的准确性就越高。脑力负荷是指受试者在完成脑机接口实验过程中大脑认知等承担的负荷，一种衡量脑疲劳程度的指标。

　第二节　脑机接口的分类　

一、按功能分类

脑机接口根据其功能可分为两类：第一类是可以采集大脑电信号，进行特征提取，并将其传递给控制设备的脑机接口，如机械手臂、外骨骼、电脑程序，甚至可以是虚拟的身体；第二类是能够与大脑双向交流信息的脑-机-脑接口，此类脑机接口可以检测大脑活动或病理信号，然后把治疗信号传回大脑，扰动正在产生的病理状态（如帕金森症或慢性癫痫）。前者是由内而外的单向控制，即单向信息交流；后者是内外互通的闭环，即双向信息交流。

二、按对自由意志的影响分类

根据脑机接口对自由意志的影响，可分为被动性、反应性和主动性脑机接口三类。

被动性脑机接口是监测用户非自主调节的大脑活动，无需用户主动规划和执行任何心理任务，这意味着个人不必要做出任何有意的努力就能为设备造成某种后果，常用于监测用户的心理负荷、睡意或情感状态等。如通过监测用户是否困倦或注意力是否集中来协助避免某些工作场景中的危险情况；通过检测用户的情绪，调节电子游戏的难易程度，当用户沮丧时则降低游戏任务难度，提升其可玩性。

反应性脑机接口是由系统提供不同类型的外部刺激，如字符闪烁和触觉刺激，用户大脑根据这些刺激作出具有特定意图的反应，脑机接口系统收集这些大脑发出的、被认为与人认知功能相关的电位信号，以确定用户意图。反应性脑机接口要求用户具备某些神经和肌肉的功能，比如用户的眼睛必须能够集中在某个对象上，因此并不适用于完全闭锁综合征患者。

主动性脑机接口需要用户主动制定特定的心理任务（如运动图像的心理形成）以创建某种大脑活动，该活动将由脑机接口系统记录、处理并识别为可由计算机执行的指令。个人想象不同的运动会产生相应的大脑活动，脑机接口识别这种脑活动的改变并执行不同的指令。这种脑机接口既不需要依靠外部刺激，也不需要通过眼睛集中在某个对象上等相关操作进行控制，对主体行为能力和意识状态要求较低。

三、按应用类型分类

根据脑机接口的应用可分为治疗型、服务型和增强型。治疗型脑机接口是以患者为治疗对象，使用脑机接口技术对人体和大脑进行生物医学干预，使患者恢复正常行为水平的临床医学治疗，如感觉恢复、运动恢复、认知恢复、脑控轮椅、精神病治疗等。服务型脑机接口是以大众为服务对象，通过脑机接口技术对其运动功能、认知功能、社交功能、道德功能等某个专项进行恢复或增强，但并不会超出人类目前各项能力的极限阈值，仅以实现群体层面的"生活优化"为限度，如自动驾驶和脑控机器人、网页浏览和虚拟世界导航、警觉性监测、记忆和认知能力增强、评估学生听课注意力集中度等。增强型脑机接口旨在改善人类形态或功能的干预措施，其作用超出维持或恢复良好健康所必需的范围，多用于军事领域，如开发脑控飞机、脑控武器等。

第三节 脑机接口的应用

脑机接口系统是在不需要外周神经和肌肉组织参与的情况下，将大脑活动产生的脑信号直接转换成控制信号来控制外部设备的脑机通信控制系统。医疗领域目前是脑机接口技术的主要用武之地，基于记录神经活动的输出型 BCI 在神经解码、感觉功能修复、运动功能重建、智能假肢控制、人体生理功能的增强和扩展等领域展示出极好的应用前景。BCI 在神经科学、临床医学、认知科学、信息科学以及航空、军事、教育、艺术、智力开发、生活娱乐、康复工程等多个领域有着极高的应用价值。人们也希望在不久的将来，通过脑机接口方便地进行信息获取、记忆存储或替换，实现思维相通，将大脑意念传递至云端达到"数字永生"等。目前，脑机接口主要用于运动功能辅助与恢复、精神状态检测与调控、沟通交流、感觉功能恢复等多个方面。

一、运动功能辅助与恢复

脑机接口的一个研究热点是为神经功能障碍（如脑卒中、脊髓损伤、肌萎缩侧索硬化症、闭锁综合征等）患者提供运动功能辅助或恢复运动功能。2020 年，浙江大学研究团队借助侵入式脑机接口，使患者可以利用大脑运动皮质信号精准控制外部机械臂和机械手实现三维空间的运动。美国卡耐基梅隆大学和明尼苏达大学的研究人员利用非侵入脑机接口系统成功实现了对虚拟光标运动和机械臂运动的控制。美国巴特尔研究所及合作研究团队利用脑机接口技术使一名脊髓损伤患者利用手部残存的触摸信号实现了触觉和运动功能的同时恢复。在此过程中，脑机接口系统从初级运动皮质活动反映的运动意识中提取出患者残余的、无法被患者知觉感知的手部触觉信号，并将该信号进行增强后反馈给患者，从而实现大脑皮质内控制的闭环感觉反馈，并通过触摸信号调节握力。在经过反复训练后，患者几乎全部恢复了通过触摸感知物体的能力，并且多种感觉运动功能也得到了显著改善。BCI 技术还能促进大脑形成新的神经连接，改善严重神经系统疾病患者的生命质量，如刺激暂时性植物状态患者脑部可使其恢复其部分脑功能。

二、精神状态检测与调控

脑机接口的另一个研究热点是检测精神状态并据此调整其他系统。脑机接口可通过识别电生理或者其他脑信号，解码正在进行的神经活动，并把它转换成控制信号来完成使用者的控制目的；还可把个体大脑信息与其他信息整合，通过分析大数据实现个性化的神经预测，包括脑疾病诊断、认知障碍分析和犯罪倾向预测等，比如利用脑机接口可靠、准确地检测用户的疲劳状况、注意力水平、觉醒程度以及情感等级等，帮助用户达到想要的精神或情绪状态，或者使系统或环境适应用户的状态，增加复杂环境下的人机交互性能；也可实时监测患者脑电活动情况，并自动识别癫痫等疾病的特征脑电，在疾病发作前或刚一发作即报警，同时自动激活脉冲发生器给予精准电刺激，从而对癫痫异常脑电产生抑制效果，这或将成为精神疾病的药物替代疗法。脑电信号测量可用于注意力水平的训练，改善注意力缺陷多动障碍儿童的注意力；通过检测驾驶员的疲劳状况，预测驾驶时的注意力下降，将这种预测方式与疲劳减轻技术相结合，降低因疲劳驾驶导致的车祸的发生率；通过电极检测前额叶 α 脑电的不对称性，判断情感类障碍疾病（如抑郁症）发病情况，并借助脑深部电刺激技术对相应脑区进行刺激，实现情绪的调节。

三、沟通交流

利用语音解码类脑机接口技术可将神经活动转化为语音信号，实现神经功能障碍患者与外界的交流。清华大学的研究团队利用非侵入式脑机接口技术帮助全身只有眼球和嘴角能活动的肌萎缩侧索硬化症患者（渐冻人）王甲实现了诗句的拼写和朗诵。2019 年，美国加州大学旧金山分校研究团队设计了一种侵入式脑机接口，可以提取大脑皮质活动对发声器官控制的信息，并实现语言合成，使患者恢复口语交流能力成为可能。研究者还发现即使受试者"默读"，即在不发声的情况下读出句子，也能实现语言的合成。之后，研究人员在此基础上还实现了自然对话的模拟。

四、感觉功能恢复

感觉功能恢复是利用 BCI 刺激和控制特定的大脑回路，包括听力恢复（人工耳蜗）和视力恢复（皮质和视网膜的植入）。人工耳蜗是目前最成功的一种 BCI 设备，它通过电脉冲直接刺激耳蜗神经将听觉信息传入大脑，为耳聋的人恢复或增强听力。视力恢复 BCI 的原理是植入物将光转变成神经元或神经纤维上的电刺激，目前还处于研究的早期阶段。

五、功能增强

功能增强是指增强健全人的身体和心理等功能。不同于传统行为和生理活动为反馈的训练，脑机接口技术通过实时监控大脑活动，并及时调整训练方案，实时提醒学习者，根据大脑活动状态自我调节，提升学习者注意力水平。如采用人工海马神经芯片增强正常人记忆力，以及提高健康人的视觉、听觉、嗅觉等能力。

六、特殊环境下的辅助控制

在某些特殊环境下，人无法通过正常渠道控制外部设备，比如手术中、太空中。这种情况下，脑机接口可以成为一种辅助控制工具，提供一种新的操控方式。如在太空环境中，宇航员的行动受到很大限制，从而无法完成某些复杂作业，而脑机接口可以将宇航员的思维活动转化为操作指令，同时又能监测宇航员的脑力负荷等神经功能状态，实现人机相互适应。外科医生在手术过程中可以通过脑机接口直接用脑电信号操控某些设备开关或者切换某些仪器的数据显示界面。

七、其他应用

脑机接口技术的教育应用主要是通过对学习者脑电信号的检测和干预，提升学习者注意力水平。在具体教学过程中，脑机接口为教师或学习者提供课堂学习状态、学习态度等方面的评估，并依据脑电信号个体差异提供个性化的学习指导，或结合自身认知规律反思并发挥自身认知特长。通过脑机接口技术可以更准确、高效地操控各类无人设备，代替战士深入危险地区或高危场所执行任务，与外骨骼结合可用于增强单兵作战能力；可以提高作战人员认知能力、处理数据的能力，保证快速准确地实现战场态势认知，及时作出应对等；还可进行更高效和更保密的军事通信。脑机接口游戏不需要任何手动操作，也不需要肢体动作，更不需要声音指令，只需要通过意识活动就可以实现游戏操控。脑机接口技术还可与虚拟现实技术相结合，使体验者获得身临其境的沉浸式游戏体验，使游戏更具有趣味性，神经功能障碍等患者也可正常使用。

　　虽然脑机接口已经取得了一定的成果，但是仍有很多技术问题，如还很难实现大量大脑信号的同时记录，信号识别精度偏低；信号处理和信息转换速度相对于人与人正常交流时的理解速度偏低；信号采集和处理方法有待改进，不能像人与人交流过程中，自动排除干扰信号；植入设备会对大脑造成损伤；与大脑兼容性好且能长期高质量使用的生物材料欠缺，针对脑机接口的芯片开发缺乏等。

● 第四节　脑机接口带来的伦理思考 ●

　　脑机接口技术迅猛发展，逐渐在各领域得以应用，同时也带来许多伦理问题，涉及安全性、自主性、社会公正和风险受益比等多个方面。

　　有人担忧植入脑机接口后，使用者获得信息的选择权被侵蚀，即接收到的信息不是他主动选择的信息，甚至无法判断哪些信息来源于脑机接口，哪些信息来源于自身知识、经验的积累和自身感受，影响使用者作出自主决策。在脑机接口使用过程中，如何判断脑机接口使用者的行动完全处于本人的主体意志之下？脑机接口中的智能计算机在对脑电信号采集、提取、分类和反馈过程中是否会误判大脑的思考，作出机器思考的决定？脑机接口的应用明显提高了个体自主行为能力，但是从脑信号采集到信号反馈过程中，机器可能会根据大脑活动状态干扰患者的自主性，如患者决定给朋友写信以维护两人间的良好朋友关系，但是脑机接口显示他每次写信时，情绪总会变得很差，那么从脑机接口收到的反馈信息可能会导致他重新审视写信的动机或者与朋友的关系，从积极方面看，这可被视为对自我决策的修正，但也可被认为是对个人自主性的破坏。

　　也有人担心脑机接口是否会通过限制或改变计算机的算法而影响个人行为选择的范围，甚至影响自我决策？脑机接口的运行依赖于设计精准的算法和系统实现，任何步骤的偏差都会对其他步骤产生影响，设计者有意或无意的偏见，如程序设计过程中的利益权衡、风险评估和应对措施等，都可能会影响行为主体的自主性。对于某些需要代理决策的患者，如闭锁综合征患者，如果代理人作出的决定和通过脑机接口得到的患者决定不一致时，该如何选择，谁能代表患者的最佳利益？因为一些闭锁综合征患者可能保留了认知、理解信息和理性推理的能力，但失去了意图表达或行为控制能力，在脑机接口协助下，这些患者可以与外界沟通，表达自我决策。而代理决策者一般认为都是对患者有足够的了解，其判断能够反映患者的态度和价值观，代表了患者的自主意愿和最佳利益。当二者决策出现冲突时，执行谁的决策才是真正的自主？而且有些代理决策者是患者之前的自主选择，那么尊重代理者的决策是否就是尊重患者的自主决策？

　　脑机接口有时会侵害植入者的隐私，如通过脑机接口可能会揭示用户的人格、喜好、情感状态或思想等信息，这是对个人隐私的一种侵犯。另外，如果脑机接口遭受黑客攻击，不仅会出现隐私信息泄露，还可能会导致从信号采集到信号处理，再到控制与反馈的整个过程被操控，这将会对使用者造成严重的身心创伤和隐私胁迫，甚至个人意志被操控。如果将来人体神经数据走向群体融合的超级大数据，同样也会带来收集、存储、分析和传播方面的隐私挑战。

　　对于利用脑机接口实现的大脑增强技术，人们是否会产生过分的依赖，从而导致人类智能的退化和独立解决问题能力的降低？人类的思维方式是否会受到冲击？有人认为可以增强人体功能，提高工作和学习效率以及生活体验感；也有人认为使用增强技术打造超人是不道德的，不仅容易带来安全隐患，还容易侵犯个人隐私和自主性，从风险和受益角度来说，也难以获得伦理上的辩护。由于增强者可能在某些方面形成竞争优势，这会造成或加剧人与人之间的差距，使社会面临更多不公平。那些无法负担或不愿使用脑机接口技术增强自我的人是否会成为技术弱势群体？脑机接口技术的强者是否会凌驾于技术弱者之上？

由于脑机接口突破了人类与机器、生命与非生命、生物智能与硅基智能的界限，人们担心这是否会冲击未来"人类"定义的边界，如何规定人与非人的界限？是否会影响人类的演化，使自然选择改变为技术选择？如何捍卫人性的底线？如何防止由于技术自主性导致的技术失范，防止人类成为技术进化的俘虏？如果由于 BCI 失误导致意外，如交通事故，谁该承担责任？

安全问题同样是脑机接口技术伦理研究中的重要问题。对于侵入式脑机接口，首先会造成手术伤害，不仅是短期的外科手术问题，还可能出现对植入物的排异，还有可能影响脑功能，造成情感、个性等方面的改变。如脑电信号被误读，会对人体产生伤害；由于人的思维复杂，脑机接口很难系统准确地识别全部脑电信号，也会对人产生潜在的危害。这些都是违背生命科学伦理中的不伤害原则的。脑机接口在临床试验和应用时，应从各方面权衡利弊，慎重前行。

思考题

1. 随着科技的发展，如果人类与机器之间的鸿沟消失，"超人"或"后人类"出现，我们该如何对待？

2. 你认为情感脑机接口的应用会带来哪些伦理问题？该如何应对？

参 考 文 献

[1] 葛松，徐晶晶，赖舜男，等．脑机接口：现状，问题与展望［J］．生物化学与生物物理进展，2020，47（12）：1227-1249.

[2] VANSTEENSEL M J，PELS E G M，BIEICHNER M G，et al. Fully implanted brain-computer interface in a locked-in patient with ALS［J］. NEJM，2016，375：2060-2066.

[3] ANUMANCHIPALLI G K，CHARTIER J，CHANG E F，Speech synthesis from neural decoding of spoken sentences［J］. Nature，2019，568（7753）：493-498.

[4] GANZER P D，COLACHIS S C，SCHWEMMER M A，et al. Restoring the sense of touch using a sensorimotor demultiplexing neural interface［J］. Cell，2020，181（4）：763-773.

[5] 胡天力．人类自由的促进抑或机器统治的崛起？——论脑机接口技术对自由意志的影响［J］．自然辩证法研究，2021，37（10），29-35.

[6] 叶岸滔．脑机增强：公平问题及其反思［J］．医学与哲学，2020，41（4）：32-34.

[7] 郭华，田雯，刘星．脑-机接口对个人自主的挑战与哲学反思［J］．中南大学学报（社会科学版），2020，26（5）：190-198.

[8] 拉杰什 P N 拉奥，脑机接口导论［M］．张莉，陈民铕，译，北京：机械工业出版社，2016.

[9] 狄柏丽·班赛尔．基于 EEG 的脑机接口：认知分析与控制应用［M］．施明辉，译．北京：机械工业出版社，2022.

［10］　龚怡宏，洪晓鹏 . 认知科学与脑机接口概论［M］. 西安：西安电子科技大学出版社，2020.

［11］　刘融，殷正坤 . 脑科学研究的伦理思考——从脑科手术戒毒谈起［J］. 医学与社会，2006，19（2）：25-27.

［12］　袁逖飞 . 药物成瘾：脑可塑性机制与靶向干预［J］. 中山大学学报（医学科学版），2020，41（3）：358-362.

（王兆彦）

第三篇

药物研发与应用伦理

第十一章

药物研发过程概述

药物是用以预防、治疗及诊断疾病的物质，药物的发现是人类的一项重要活动，涉及科学、产业及医疗实践三大领域。纵观历史，不同文化背景下的药物发现，从过去的传统药材，发展到 19 世纪至 20 世纪的合成药物，再到 20 世纪后期的生物制品、基因工程药物，都为各自的民族生存和安康作出了不可磨灭的贡献。各国科学研究和工业技术的快速发展，也推动着人们为本国及全人类的健康和幸福努力开发出新的药品，并极大地改变了现代药物的发现过程。

◉ 第一节 药物的基本知识 ◉

从理论上讲，凡能影响机体器官生理功能及细胞代谢活动的物质都属于药物。晋代葛洪的《抱朴子·道意》就提到"屡值疫疠，当得药物之力"。清代严复的《原强续篇》中也提到"盖察病而知致病之原，则其病将愈，唯病原真而后药物得，药物得而后其病乃有瘳，此不易之理也"。经国家食品药品监督管理部门批准，允许上市生产、销售的药物称之为药品。《中华人民共和国药品管理法》对药品的定义作了明确规定，药品是指用于预防、治疗、诊

药品定义与识别

断人的疾病，有目的地调节人的生理机能并规定有适应证或者功能主治、用法和用量的物质，包括中药、化学药和生物制品等。

中药包括中药材、中药饮片和中成药。中药材是中药饮片的原料，必须符合国家药品标准。中药材一般指原植物、动物、矿物除去非药用部位的商品药材。药材未注明炮制要求的，均指生药材，应按照《中华人民共和国药典》现行版附录中药材炮制通则的净制项进行处理。从严格意义上来说，药品范畴内的中药材仅指经过净制处理后的药材，对于未经依法净制处理的原药材不能列为药品概念下的中药材，更不能直接入药。中药饮片是指在中医药理论指导下，可直接用于调配或制剂的中药材及其中药材的加工炮制品。中药饮片包括部分经产地加工的中药切片（包括切段、块、瓣），原形药材饮片以及经过切制（在产地加工的基础上）、炮制的饮片。中药饮片是中医学临床辨证施治必需的传统武器，也是中成药的重要原料，其独特的炮制理论和方法，无不体现着中医学的精深智慧。随着中药饮片炮制理论的不断完善和成熟，目前已成为中医学临床防病、治病的重要保障。中成药有两种概念：一

种是狭义的中成药，它主要是指用一定的配方将中药加工或提取后制成的具有一定规格、可以直接用于防病治病的一类药品，如各种丸剂、散剂、冲剂等，这便是生活中人们常说的中成药；另一种是广义的中成药，它除包括狭义中成药的概念外，还包括一切经过炮制加工而成的中药材。

化学药是指通过合成或者半合成的方法制得的原料药及其制剂，天然物质中提取或者通过发酵提取的新的有效单体及其制剂，用拆分或者合成等方法制得的已知药物的光学异构体及其制剂。原料药是指用于生产各类制剂的原料药物，是制剂中的有效成分，由化学合成、植物提取或者生物技术制备的各种用来作为药用的粉末、结晶、浸膏等，但患者无法直接服用。原料药经加工制成适合服用的剂型，即制剂。

生物制品是指利用生物体、生物组织、细胞、体液等制造的一类用于预防、治疗和诊断的药物，包括血液制品、疫苗等。血液制品主要指以健康人血液为原料，采用生物学工艺或分离纯化技术制备的生物活性制剂，包括人血白蛋白、静脉注射用人免疫球蛋白、人凝血因子Ⅷ、人凝血酶原复合物、人纤维蛋白原、抗人淋巴细胞免疫球蛋白等。疫苗是指用各类病原微生物制作的用于预防接种的生物制品。其中用细菌或螺旋体制作的疫苗亦称为菌苗。疫苗分为活疫苗和死疫苗两种，常用的活疫苗有卡介苗、脊髓灰质炎疫苗、麻疹疫苗、鼠疫菌苗等；常用的死疫苗有百日咳菌苗、伤寒菌苗、流脑菌苗、霍乱菌苗等。

除中药、化学药和生物药外，诊断试剂和药用辅料也属药品类。诊断试剂是指按医疗器械管理的体外诊断试剂，包括可单独使用或与仪器、器具、设备或系统组合使用，在疾病的预防、诊断、治疗监测、预后观察、健康状态评价以及遗传性疾病的预测过程中，用于对人体样本（各种体液、细胞、组织样本等）进行体外检测的试剂、试剂盒、校准品（物）、质控品（物）等。药用辅料是指生产药品和调配处方时使用的赋形剂和附加剂；是除活性成分以外，在安全性方面已进行了合理的评估，且包含在药物制剂中的物质。药用辅料除了赋形、充当载体、提高稳定性外，还具有增溶、助溶、缓释、控释等重要功能，是可能会影响药品的质量、安全性和有效性的重要成分。

第二节　药物研发的历史

疾病与人类相伴而来，对健康的不懈追求让医疗随人类社会发展而不断向前发展。药物是医疗资源的重要组成部分，也伴随人类从远古走到现代，帮助无数人战胜疾病。

一、天然药物时期

在远古时代，人类对于自然知之甚少，对疾病的认知也非常匮乏。在当时的人们看来，疾病与神秘力量联系，治病也与鬼神相关，"医"常常和"巫"存在联系。但这些神秘的自然崇拜并不妨碍人们发现身边的事物对人体的影响，进而发现其中某些动植物对疾病的治疗作用。在我国数千年前的钟鼎文中就有药（藥）字出现，其义为"治病草，从草，乐声"，反映了药为治病之物，而且以草居多。古代欧洲称药品为"drug"，原意就是干燥的草木。

药物的发现史

通过反复的实践与经验的总结，人们发现不同的动植物对人体可以产生不同的影响，于是开始了早期的药用动植物资源的开发。目前已知最早的药学著作是《神农本草经》，书中记载了 365 种药物的疗效，多数真实可靠，很多现在仍是临床常用药；它提出了辨证用药的思想，所论药物适应证达 170 多种，对用药剂量、时间等都有具体规定，这也对中药学起到了奠基作用。在西方，人们也很早就知道柳树皮可以用于解热镇痛。在漫长的岁月中，无数人悬壶济世累积的经验，为人类提供了早期的药物库，很多药物应用至今。明代李时珍编著的《本草纲目》收载药物 1892 种，方剂 11096 首，并将药物分为矿物药、动物药和植物药，是我国 16 世纪以前的药物学知识与经验的系统总结，也是一部具有世界性影响的博物学著作。古印度在公元前 2000 年至公元前 1000 年的宗教文献《吠陀》记载了大量的医药知识和各类药物。古罗马医学家盖伦（130—200 年）发明了浸出法，用它制备植物制剂，其创造性的研究工作为医药学的发展奠定了基础。

除来源于动植物资源的药物外，中国的炼丹术和西方的炼金术也为药物的发现，尤其是化学药物的发现奠定了基础。3000 年前的周代已有石胆（硫酸铜）、丹砂（硫化汞）、雄黄（硫化砷）、矾石（硫酸钾铝）、磁石（氧化锆）制取方法和治病的记载。中国古代的炼丹术所涉及的化学药物有 60 余种，炼丹方法包括加热法、升华法、蒸馏法等，这些都是现在药物生产常用的方法。

从 18 世纪起，社会生产力迅速提高，近代化学蓬勃发展，为药物的研发奠定了坚实的基础。科学家们应用化学知识分离、提取、纯化天然植物中的有效成分，开始了天然药物研究的新阶段。如 1803 年从鸦片中分离出强效镇痛药吗啡，1823 年从金鸡纳树皮中分离出抗疟药奎宁，1833 年从颠茄和洋金花中提取出抗胆碱药物阿托品。

二、合成药物发展时期

19 世纪中期以后，化学工业的发展，特别是染料化工和煤化工等的发展，为人们提供了更多的化学物质和原料，人们开始对众多的有机合成化学的中间体、产物等进行药理活性研究。同时有机合成技术的发展，使人们通过简单的化工原料合成药物成为可能。如人们发现氯仿和乙醚可作为全身麻醉药，水合氯醛可作为镇静安眠药，这些药品的成功使用促进了制药工业的发展。1891 年，人们发现亚甲蓝可以治疗疟疾；1898 年，德国拜耳公司生产的阿司匹林开始上市；1904 年，埃尔利希和志贺洁公布了化学治疗剂锥虫红；1909 年，埃尔利希合成了治疗梅毒的砷制剂"606"（砷矾纳明），开启了药物合成时代。

近现代药物
的发展

三、药物快速发展时期

20 世纪 30 年代到 60 年代为药物快速发展时期。1932 年，多马克发现对链球菌和金黄色葡萄球菌感染有特效的首个磺胺类抗菌药物百浪多息，开创了抗微生物化学疗法新纪元，多马克因此获得 1939 年诺贝尔生理学或医学奖。进一步的研究发现百浪多息在体内可分解代谢为磺胺，继而人们又相继开发出数十种磺胺类抗菌药。1940 年，第一个应用于临床的抗生素药物青霉素上市，其发现者弗莱明也因此获得 1945 年的诺贝尔生理学或医学奖。由于青霉素结构独特，抗菌活性强，在治疗学上带来了一次革命。青霉素的发现促使人们开始从真菌和其他微生物中分离和寻找其他抗生素，同时在青霉素临床应用的基础上，开展了半合成抗生素的研究并成功开发了耐酸、耐酶和广谱的几大类半合成青霉素。1944 年，瓦克斯曼从灰色链霉菌中发现了链霉素，开辟了利用放线菌生产抗生素的途径，并因此获得1952 年的诺贝尔生理学或医学奖。

与此同时，人们还利用有机合成技术及其他技术，合成了甾体激素类药物、半合成抗生素、神经系统药物、心脑血管治疗药以及恶性肿瘤的化学治疗药物等，使化学药物在这个阶段取得了长足的进步。如 1931 年，德国生物学家布特南特从睾丸中分离出一种胆固醇分子，将其命名为睾酮（testosterone），并弄清了它的分子结构式；1934 年，瑞士科学家卢齐卡合成了一种完全具有睾酮性质的类似化合物，两位科学家因此共同获得了 1939 年诺贝尔化学奖。

1957 年，孕妇止吐药物沙利度胺率先推向欧洲市场，该药物一经上市就获得市场巨大反响，不到一年时间，在日本、澳大利亚、新西兰、加拿大等 46 个国家风靡一时。但是，由于沙利度胺未经过严格的动物实验便进入临床使用，大量的"海豹儿"出现，使人们意识到药物安全的重要性，各国卫生部门制定法规，规定对新药进行致畸、致突变和致癌性试验。药物的发展速度也开始减慢。

四、药物分子设计时期

20 世纪 60 年代中期，定量构效关系（quantitative structure-activity relationship，QSAR）概念的提出，标志着药物分子设计时代的到来。经过 50 多年的努力和探索，尤其是 20 世纪 90 年代以后，计算机辅助药物设计方法已经发展成为一门完善和新兴的研究领域，它大大提高了药物开发的效率，为人们攻克一些顽症提供了崭新的思路和成功的希望。目前已经有几十种药物在计算机辅助药物设计的参与下研制成功并上市，如抗艾滋病药物HIV 蛋白酶抑制剂沙奎那韦、抗流感药物神经氨酸酶抑制剂扎那米韦和奥司他韦、抗高血压药物卡托普利。随着高性能计算机的不断升级及超算技术与生物信息学、化学信息学、计算化学、结构生物学、合成生物学等学科的不断发展及相互渗透交融，计算机辅助药物设计已成为当代药物研发中不可或缺的工具。

五、后基因组时代

2003 年，人类基因组计划（human genome project，HCP）的完成标志着后基因组时代的到来。在药物研发过程中，科研工作者首先通过研究功能基因及其表达的蛋白质与疾病相关的机制，寻找和确证药物作用的靶标；其次，通过药物筛选，包括借助基于组合化学为基础的高通量筛选，或者基于配体和蛋白质结构的高通量虚拟筛选的方法，寻找有潜力的先导化合物并进行生物活性的测试；再次，综合运用结构生物学、分子对接、定量构效关系、药效团等方法，分析药物与受体的构效关系，进一步优化先导化合物分子水平与细胞水平的活性；通过对候选药物的药效，药代动力学的吸收、分布、代谢、排泄和毒性数据，以及动物体内体外实验数据来进行评价；最终，药物经过 I、II、III 期临床试验，确证其有效性和安全性，经注册批准后进入市场上市销售。

从药物的发展历史上看，新药发现的黄金时代已经逐步远去，药物发现也越来越难，近些年上市的药物也大多集中于癌症治疗。但是，人们对健康生活的美好追求是不会停歇的，伴随着技术的进步，仍将有越来越多的新药走上历史舞台。

第三节　新药研发的基本过程

新药是指拥有全球专利或在全世界都没有上市过的新化学实体（new chemical entity, NCE）。众所周知，一个药物从实验室走向临床被患者所用，需要药物靶点的选择与确认、苗头化合物的筛选、先导化合物的发现及优化、临床前研究、临床试验申请、临床研究、新药申请和上市后研究及上市后再审批等一系列漫长的过程。随着疾病复杂程度的提升，新药研发难度和成本迅速增加，全球新药研发成功率呈明显下降趋势。2019年，艾昆纬公司发布报告指出，新药从临床试验开始到研发结束的平均开发时间在过去10年里增加了26%，2018年达到12.5年；新药开发成功率不断下降，2018年降至11.4%。据《自然》杂志报道，新药研发成本快速增长，2018年研发的平均成本约为26亿美元，而新药投资回报率则呈不断下滑趋势。

一、药物靶点的选择与确认

确定要治疗的疾病和作用的靶点是新药研发的出发点，也是以后施行各种操作的依据，酶、受体、离子通道等是常用的靶点。目前确认靶点的技术主要包括利用基因重组技术建立转基因动物模型以验证与特定代谢途径相关的靶点，或利用反义寡核苷酸技术通过抑制特定的信使 RNA 对蛋白质的翻译来确认靶点等。

新药研发步骤

二、苗头化合物的筛选

靶点选定以后，药物化学家首先要建立生物学模型，以筛选和评价化合物的活性，找到对该靶点有作用的化合物。苗头化合物是指对特定靶点或作用环节具有初步活性的化合物。一般模型标准包括：化合物体外实验的活性强度；动物模型是否能反映人体相应的疾病状态；药物的剂量（浓度）-效应关系等。近年来，为了规避药物开发的后期风险，一般还同时进行药物的药代动力模型评价和药物稳定性试验等。常见的寻找苗头化合物的策略包括在先前已知化合物中寻找、随机高通量筛选、集中筛选、基于结构的药物设计、基于片段的先导化合物生成、DNA 编码库筛选和虚拟筛选等多种。其中，在已知化合物中寻找和高通量筛选占主要地位。虚拟筛选，即利用计算机的方法在生物结构的基础上发现新配体的过程，正在制药行业得到越来越广泛的应用。

三、先导化合物的发现

先导化合物（leading compound），也称新化学实体，是指通过各种途径和方法得到的具有某种生物活性或药理活性的化合物。先导化合物主要有以下几个来源：①对天然活性物质的挖掘（如青蒿素、紫杉醇）；②根据现有药物副作用对药物进行改进，如利用异丙嗪对中枢神经系统有安定作用，通过结构优化研制出多巴胺拮抗剂氯丙嗪；③以现有突破性药物作为先导，"沿

先导化合物
的发现

用"了创新药物的研发思路、作用机制和作用靶点，在化学结构上进行了一定的创新，由此开发的药物即 me-too 药物；④从药物合成中间体中发现，即中间体与目标化合物存在结构上的相似性，经过筛选也可以成为先导化合物；⑤以体内内源型活性物质作为先导化合物，可以将内源性活性物质本身作为药物（胰岛素），也可通过对内源性活性物质分子结构进行改造优化（性激素类、皮质激素等），还可研究与某种疾病有关的内源性活性物质在体内的受体（或相关酶）并进行设计（阿片受体激动剂杜冷丁）；⑤通过药物代谢研究得到先导物，如利用前药原理使先导化合物的药代动力学性质得到改善，提高药物作用的选择性及疗效，消除药物的副作用或毒性以及不适气味等。

近年来先导化合物的合理设计也越来越成为这一领域的热点。所谓合理设计，是指根据已知的受体（或受体未知但有一系列配体的构效关系数据）进行有针对性的先导化合物设计。这种方法有别于一般普遍筛选，其显著特点在于目的性强，前途十分广阔。

四、先导化合物的优化

由于发现的先导化合物可能具有作用强度或特异性不高、药代动力学性质不适宜、毒副作用较强或化学或代谢上不稳定等缺陷，先导化合物一般不能直接成为药物，需要对先导化合物进行优化以确定候选药物。简要地说，先导化合物的优化就是基于相似性原理制备一系列化合物，评价其全面的构效关系，以对其物理化学及生物化学性质进行优化。优化后再进行体内外活性评价，循环反馈，最终获得优良的化合物——候选药物。

五、临床前研究

新药安全、有效性研究最终将在人体上进行，但在药品监管部门允许试验药物试用于人体之前，必须证明该药的研究对人体是安全的。如果药品申报者不能从现有的研究数据、本国及他国的使用数据等证明该药是安全的，就必须进行临床前研究。临床前研究主要进行非临床药理学、药代动力学和毒理学研究，其中药理学研究强调的是化学物质与机体的相互作用，包括药物的吸收、分布、代谢和排泄，而毒理学研究则注重研究化学物质对机体的毒性反应、严重程度、发生频率和毒性作用机制等，包括化合物的生殖毒性、致癌性（能否引起肿瘤）和致畸性（对于 DNA 的影响），以及单剂量和多剂量的毒性、局部耐受性等。临床前研究均在小动物上或者在细胞分子水平进行，并根据研究结果推断化学物质对人体的可能影响。更重要的是，临床前研究还可以预测在进行临床研究时，人体所能承受的最大可耐受剂量，以降低人体试验时所面临的风险。此外，还要对药物的合成工艺、提取方法、理化性质及纯度、剂型选择、处方筛选、制备工艺、检验方法、质量指标和稳定性等进行初步确定。

六、新药临床研究申请

当药品申办者认为它已具有足够的数据证明该药是安全的，就可准备向 FDA 提交新药临床研究申请（investigational new drug，IND）。本质上 IND 只是一个建议，通过这个建议，药品申报者获得药品监管部门的许可，开始在人身上进行试验。

在临床研究申请中，药品申报者必须提交至少以下两个领域的材料：①必须向药品监管部门公布所有临床前研究的结果，提供该药组成的信息，以及生产该药的生产、质控程序。

②必须提供临床研究的计划书。在计划书中详细叙述药品申办者想做的临床研究以证明该药用于人体的安全性、有效性。还要提供和临床研究有关的一些其他材料，研究者（临床医生）的资格也必须包括在内。

审评工作从药品监管部门收到 IND 申报文件包开始，按照现行规定，药品监管部门有30 天的时间来决定是否允许该药进行人体试验，同时还将评价临床计划书。保证临床受试者不应受到不必要的危险，并能科学、合理地推理该药用于人体是安全、有效的。

七、临床研究和临床前研究补充

为了评估药物在人体的安全性、有效性或疗效，临床研究是药物研发过程中必不可少的一部分。在药物上市前，临床研究包括三个阶段：第一阶段，即第一期临床试验，通常在20～80 例健康志愿者中进行测试，以确认其安全性和药代动力学特征，包括安全剂量范围，药物在体内的吸收、分布、代谢和排泄及药物的作用持续时间等，大概需要 1 年时间；第二期临床试验，在 100～250 名患有该疾病的患者身上测试，以重新评估其疗效并确定最佳剂量，并对药物的安全性和副作用进行评估，这个阶段大约需要 2 年时间；第三期临床试验为扩大试验，通常需要诊所和医院的 300～1000 名患者参与，医师通过对患者进行监测，重点考察药物的安全性和有效性及不良反应，此阶段持续约 3 年时间。

在临床试验过程中，为防止对试验治疗结果的评估产生主观偏差，研究者、受试者、统计师、监查员对每位受试者的治疗用药情况均保持未知，即采用盲法试验，包括双盲和单盲。双盲是指所有参与试验的人员对试验治疗的分配均保持未知，此类试验可完全避免对结果分析产生主观偏差，因此成为临床试验设计的金标准，并被管理当局所认可。单盲是指仅让对试验结果进行评估的人员（研究者、统计师）对治疗分配保持未知，而发药者和受试者明确知道试验治疗，这类试验的结果多带有一定的偏差性。

临床前研究补充则包括长期动物毒性研究、剂型和处方工艺优化、生产和控制及包装和标签设计。

八、新药申请

在临床前和临床研究完成以后，药物申请者可以提交新药申请（new drug application，NDA）以求获准上市新产品。FDA 根据药品的治疗特性，对在治疗、诊断或疾病预防上比已上市药品有显著改进的新药进行审查。NDA 评审是最严格、耗时的过程，而且只有很小比例的试验药最终能获准进入市场。

九、上市后研究及上市后再审批

上市后研究是新药上市后由申请人自主进行的应用研究，国际上多数国家称为"四期临床试验"，是新药问市后进行的社会性考察与评价。其目的为考察药物在广泛使用条件下的药物疗效和不良反应，评价药物在普通或者特殊人群中使用的风险受益比，改进给药剂量等。如果出现更严重、超出预期的副作用，药物在必要的情况下要从市场撤市。一般上市后4～10 年，需重新审核新药申请中的有效性和安全性。

第四节 新药研发过程中的伦理问题

药物研发是一个漫长的过程，从先导化合物的发现到临床前研究、临床研究，再到产品上市，会带来一系列的伦理争论。如临床试验方案设计是否存在不公平？是否会误导受试者？如何保证受试者的权益？孤儿药（又称罕见药）的研发中的伦理问题？在发展中国家进行的药物实验对受试者来说是否公平？其中有关动物实验和人体试验的伦理问题将在第十二章节中讨论。

一、临床试验方案设计中的伦理争议

在临床试验过程中，入组难是常见的问题之一，其原因可能是没有对合格的受试者人数做出适当的估计。研究者应考虑试验方案中特定的入组/排除标准对入组的影响，同时也要考虑受试者的积极性问题。申办者则需要考虑对试验方案进行修改，以增加符合试验要求的受试者人数，也可用一些其他方式，如广告、海报等（必须事前获得伦理委员会批准）帮助入组，还可以考虑从其他医院或医生处推荐介绍患者，或在其他医院建立卫星诊所。那么在这个过程中，会不会出现为了获得足够试验人数，出现违规现象，如通过混淆研究性质、夸大受益、低估风险等虚假宣传等方式误导受试者，试验方案是否会出现不同受试者的区别对待，如发达国家的受试者剂量为低剂量组，而发展中国家受试者为风险较大的高剂量组，这不仅违背了公平承担风险的公正原则，也构成了发达国家对发展中国家居民的剥削和利用。

二、孤儿药研发过程中的伦理争议

孤儿药是指用于预防、治疗、诊断罕见病的药品，而罕见病是一类发病率极低的疾病的总称，又称"孤儿病"。世界卫生组织定义罕见病为患者人口数占总人口数 $0.65‰\sim1.00‰$ 的疾病或病变。在药物临床试验中，为保护受试者的权益，通常将基因缺陷人群排除在试验范围之外，限制了以罕见病为研究对象的孤儿药研发。为了鼓励孤儿药的研发，各国均采取一些相关的激励政策，如临床试验费用相关的税收抵免、FDA 用户费减免、临床试验设计中 FDA 的协助，以及药物上市后针对所批准适应证为期 7 年的市场独占期。在孤儿药研发过程中，由于罕见病发病率极低，是否可以减少临床试验病例数或免做临床试验？如果数量减少如何保证药物的安全有效？在临床试验过程中，对于期限短、疾病发展迅速、致病程度严重或处于生命终末期的罕见病患者，如何在有限的观察期限内，获得足够的数据来评价药效？替代方法是否有效？部分罕见病是由遗传因素引起的，当涉及家系的研究时，鉴于家系生物标本不仅具有个人专属权、控制权，还关系到家族其他成员的权利，如何获得家系生物标本使用的知情同意，需要协调解决生物标本的个人专属权与家族共有权的问题。罕见病的研究通常需要通过生物技术提取生物样本和遗传物质等人类遗传资源进行研究。人类遗传资源承载着丰富且具有可身份识别的遗传信息，对人类资源的使用涉及受试者的人身权和隐私权等问题。此外，孤儿药的市场独占期是否会影响相关药物研究发展，使其他企业的相关研究受到限制，破坏公平公正原则，或者是否会出现药品价格太高等问题，反而不能使部分患者受益。

三、人工智能在药物研发过程中的伦理问题

受深度神经网络或递归神经网络技术快速发展的影响，人工智能（artificial intelligence，AI）技术在药物靶点发现、先导化合物合成、先导化合物筛选、晶型预测、药理作用评估、药物重定向、新适应证开发等多个场景中广泛应用，应用优势也愈加凸显。但是AI在新药研发中的应用面临政策瓶颈、人才匮乏、技术壁垒、数据质量不确定等方面的挑战：①从政策瓶颈来看，新技术的引进改变原有药物研发模式，现在尚无针对性的政策指南出台。在无相关政策条件下是否可以应用新研发模式，如何保证研发药物的安全性？②AI技术需要大量高端复合型人才，是否需要国家专门出台相关的人才培养政策，相关技术应用是否会加大不同国家的技术鸿沟？③AI制药涉及的技术领域广泛，包括机器学习、深度学习、自然语言处理等。这些技术的复杂性和前沿性使得企业需要投入大量的研发资源和时间来积累相关技术和经验，这极易成为相关行业发展的技术壁垒。④从数据质量挑战性来看，AI模型基于数据学习，数据学习导致了结果的不确定性，有人担心新药研发系统工程加上AI的不确定性是否会导致新药研发结果的不确定性？当前阶段，可用于AI挖掘的数据仍相对较少，如何保证在少量数据下结果的准确性？

四、新药研发过程中的道德要求

在新药研发过程中，研发人员的素质直接影响药物质量，研发人员不仅要有系统、扎实的专业知识，有相关专业多年的动手经验；深度了解成功和失败的新药开发案例，全面掌握这些新药开发的过程，包括药物来源、构效关系等；具有分析所从事研发项目相关的数据的能力，并能解释结果，推理、演绎更合理的作用机制；能即时关注构效关系不佳的化合物，并迅速发现导致构效关系不佳的化学结构或特征，从而在药物研发的前期终止研发，有效降低药物研发的成本，避免社会资源的浪费，同时也可有助于临床试验阶段的风险控制。还要求研发工作者在研发过程中坚持实事求是，反对弄虚作假，切忌见利忘义，时刻坚持药物质量第一，不能出于利益或其他原因擅自修改研究数据，严格遵守《药品临床试验管理规范》和《药品非临床试验管理规范》，不能进行未经伦理委员会批准的研究方案相关临床研究，受试者的知情同意不能流于形式，更不能采用欺骗的方式获得受试者的知情同意书。

思考题

1. 你认为将来人工智能是否可以完全替代目前的动物实验或人体试验？
2. 你是否同意参与新药的临床试验？研发方应对受试者提供哪些保护措施？

新药研发课件

参 考 文 献

[1]　本杰明·E. 布拉斯，著，药物研发基本原理［M］. 白仁仁，译. 北京：科学出版社，2019.
[2]　陈小平. 新药研究与开发技术［M］. 北京：化学工业出版社，2020.
[3]　塔马斯·巴特菲，格兰姆·李. 药物发现—从病床到华尔街［M］. 王明伟，译. 北京：科学出版社，2010

［4］　唐凌，张杰，赵伯媛，等 . 罕见病药物研发现状与思考［J］. 中国临床药理学杂志，2021，23（37）：3295-3299.

［5］　程英，汪飞，黄丽晶，等 . 药物研发全过程质量管理体系的构建和运行［J］. 中国药事，2021，35（6）：631-640.

［6］　白东鲁，沈京康 . 创新药物研发经纬［M］. 北京：化学工业出版社，2019.

［7］　白东鲁，沈京康 . 新药研发案例研究--明星药物如何从实验室走向市场［M］. 北京：化学工业出版社，2014.

［8］　黄芳，杨红飞，朱迅 . 人工智能在新药发现中的应用进展［J］. 药学进展，2021，45（7）：502-511.

［9］　WAITET H MOOS. 新药研究与策略［M］. 北京：科学出版社，2007.

［10］　LAI Y, CHU X, DI L, et al. Recent advances in the translation of drug metabolism and pharmacokinetics science for drug discovery and development［J］. Acta Pharmaceutica Sinica B，2022，12（6）：2751-2777.

（王兆彦）

第十二章

动物实验和人体试验

新药物、新治疗技术必须经过基础理论研究、动物实验、人体试验等科学操作程序才能问世。因此，在生命科学、医学、药学等多个领域中，动物实验和人体试验是开展科学研究的重要支撑条件之一，也是重要技术之一，在人类追求科技发展、医学进步的过程中作出了巨大的贡献，但随之也产生了许多伦理问题，成为当代伦理学研究的一个热点。

第一节　动物实验

动物实验在生物医学发展的进程中发挥着不可替代的作用，实验动物作为人类的替身，为人类的健康作出了巨大的贡献，同时也承受了大量的痛苦。随着人类社会的发展与文明的进步，人类越来越关注与其共存于自然界中的其他生物，与人类同科的动物更是关注的焦点。动物是否具有同人类一样的权利，我们又该如何保障动物的权利，动物实验该如何进行，甚至是否应该

动物实验

进行，更是引来众多的争论。尽可能地减免实验动物所承受的额外痛苦，保护其生理和心理健康已成为人们的责任，这是人类对人道主义的诠释，也是人类文明进步的表现，还是人类自身生存的需要。

一、动物实验与实验动物

动物实验是指在实验室内，为获得有关生物学、医学和药学等方面的新知识或解决具体问题而使用动物进行的科学研究。动物实验必须由经过培训的、具有专业技术能力的人员进行或在其指导下进行。近两百年来，动物实验为人类健康和科技发展作出了不可磨灭的贡献，且依旧发挥着不可替代的作用。

实验用动物包括一切用于实验的动物，既包括实验动物，还包括家畜和野生动物等。实验动物是经人工培育或人工改造，对其携带的微生物和寄生虫实行控制、遗传背景明确或来源清楚，用于科学研究、教学、药品和生物制品检测以及其他科学实验的动物。家畜是指为人类社会生活需要而驯养、培育、繁殖生产的动物，虽有一部分已培育为实验动物，但是其品质还低于传统实验动物。野生动物是指为人类需要从自然界捕获的动物，没有进行过人工繁殖和饲养的动物。在动物实验中，实验动物、家畜和野生动物实验结果的重复性有着较大

的差异。

在生物、医学和药学研究中使用的动物大多数是哺乳动物，其中啮齿类动物的使用量最大。常用的啮齿类动物包括小鼠、大鼠、豚鼠、地鼠、沙鼠及土拨鼠等。小鼠是世界上用量最大、用途最广、品种最多、研究最为彻底的实验动物，在生物医药领域主要用于药物的毒性研究，"三致"实验（致畸、致癌、致突变），药物筛选和生物药品的效价测定，病毒、细菌和寄生虫病研究（流感、脑炎、狂犬病、支原体、沙门菌、疟疾、血吸虫和锥虫等），肿瘤学研究（肿瘤病因学、发病学、预防和抗癌药物筛选），遗传病研究（白化病、家族性肥胖和遗传性贫血等），免疫学研究，内分泌疾病研究，老年病研究等。大鼠在生物医药领域主要用于药理学和药效学、行为学、老年病、心血管疾病、内分泌疾病、微生物学、营养代谢病和口腔医学等方面的研究。豚鼠在生物医药领域主要用于免疫学（过敏性反应和变态反应首选动物）、微生物感染试验、皮肤毒物作用实验、药物研究（药物对胎儿后期发育影响及镇咳和局部麻醉药物研究）、耳科、营养学、出血和血管通透性变化实验、缺氧耐受性和耗氧量等方面的研究。地鼠是肿瘤学研究中最常用的实验动物，被广泛用于肿瘤增殖、致癌、抗癌、种植、药物筛选和X线治疗研究，此外还可用于小儿麻疹病毒、溶组织内阿米巴病、利氏曼原虫病、旋毛虫病、染色体畸变、染色体复制机制、内分泌学、遗传学、糖尿病等方面的研究。土拨鼠不仅仅是鼠疫杆菌的主要传播者，还是良好的肝炎动物模型。

非人灵长类具有许多与人相似的生理学和解剖学特征，其高级神经活动发达，在生物医药领域起着很重要的作用。在生物学领域常用于生理学（脑功能、血液循环、血型、呼吸生理、内分泌、生殖生理、神经生理等）、心理学和遗传学等研究；在医学领域常用于感染人类的传染病研究和疫苗实验，如肝炎、脊髓灰质炎、大脑炎、痢疾、疟疾、肠道杆菌病和结核病等。脊髓灰质炎（小儿麻痹）疫苗神经毒力试验就是在猕猴身上完成的。非人灵长类动物还可用于药理、毒理及其他一些疾病如动脉粥样硬化、慢性支气管炎、蛋白缺失症等方面的研究。此外，由于猕猴的主要组织相容性抗原与人的相似，有高度多态性，还是人类器官移植的重要模型。绿猴和狒狒可用于艾滋病研究，猕猴可用于流行性感冒研究。实验用非人灵长类主要是从野外捕获，由于本身数量稀少和各国的野生动物保护政策，价格相对昂贵，一般尽量用其他动物代替。

其他常用的哺乳类动物有兔、犬、猪、雪貂和猫等。兔在生物医药领域常被用于热原实验、皮肤反应实验、胆固醇代谢和动脉粥样硬化症、心血管和肺心病、眼科学和免疫学、生殖生理及胚胎学、微生物等方面的研究以及抗体的生产。犬的解剖生理特点较一般哺乳动物更接近人，常用于实验外科学（如心血管外科、脑外科、断肢再生、器官或组织移植等）、基础医学（如失血性休克、弥散性血管内凝血、动脉粥样硬化、急性心肌梗死、肾性高血压等）、药理学和毒理学、人类传染性疾病、营养学和生理学、肿瘤学、行为学等方面的研究。小型猪在解剖学、生理学、疾病发生机制等方面与人极其相似，已被广泛用于肿瘤、异种移植、转基因克隆、外科、口腔科、皮肤烧伤、心血管、糖尿病、代谢性疾病和新药评价等方面的研究。雪貂由于呼吸道上皮细胞受体与人类相似，且受流感病毒影响的方式与人相同，症状、发病过程和集体反应与人相似，是良好的流行性感冒动物模型。猫具有极敏感的神经系统且头盖骨和脑的形状固定，是脑神经生理学研究最好的实验动物。由于猫的血压恒定，血管壁坚韧、心搏力强，常用于研究药物代谢过程对血压的影响。

水生鱼类、两栖类、昆虫类动物及线形动物中常用于动物实验的有斑马鱼、剑尾鱼、爪蟾、果蝇和线虫等。斑马鱼是发育生物学研究的模式生物，由于斑马鱼的心血管系统与人类的极其相似，也是心血管疾病基因研究的最佳生物模型。随着突变体筛选技术的发展，斑马鱼还被用于肿瘤、器官再生和药物筛选方面的研究。斑马鱼与人类基因组相似度为87%，这意味着利用它得到的实验结果多数情况下适用于人体。剑尾鱼多被用于生理学、发育学、遗传学和环境监测等方面的研究。爪蟾的发育模型和调控机制与人类很接近，在脊椎动物卵子产生、受精、卵裂、原肠形成、器官发生、核移植和体细胞克隆等方面作出了很大的贡献。果蝇在遗传领域发挥着巨大且不可替代的作用。线虫是分子发育生物学、细胞生物学和神经生物学研究的模型，细胞凋亡和RNA干扰都是用线虫模型发现的。

二、动物实验中的伦理问题

动物实验在生物医药科学发展进程中发挥着极其重要的作用，不仅在过去对推动科技发展作出了不可磨灭的贡献，现在在科学研究中的作用依然是不可替代的。如乔治·斯内尔（George D. Snell）利用近交系小鼠做移植时，发现了决定组织移植是否排斥的关键因素是位于细胞表面的抗原，即组织相容性抗原，极大地推动了人们对主要组织相容性抗原的结构和功能研究，为器官移植成功提供了理论基础，他也因此获得1980年诺贝尔生理学或医学奖。在新药研发过程中，药物的药效、药理和毒理实验必须先在动物身上完成，如果直接在人身上做实验，就会造成严重的人身伤亡。动物实验已经不仅仅是生物医药领域的一项技术，更是推动科学发展的重要手段，被越来越多地开发和应用。

人们利用实验动物进行科学实验，避免了人类自身遭受痛苦或伤害，获得了科学研究或测试数据，实验动物却不可避免地受到了生理或心理的伤害，甚至死亡。大量的动物实验使牺牲的动物数量和造成的动物痛苦无法估量。随着人类社会的发展和文明的进步，人们认识自然、关注自然界中其他事物的意识越来越强烈，与人类同属的动物更是人们关注的焦点，善待动物，关爱动物生命、保护动物权利的思想观念日益增强，并已经渗透到各个领域。实验动物这个在生物医药等领域起着极其重要作用的特殊动物群体，同样也受到了越来越多的关注。人们开始考虑动物与人是否是平等的，是否享有同样的权利和福利，动物实验是否具有伦理学上的合理性，实验动物是否应该得到伦理学的关怀或善待。这些基于动物实验引发的伦理问题已经影响着医学研究成果的公众认可度和人类可持续发展的方针政策，也成为社会公众、科研系统乃至国家和政府都关注的热点问题之一。

有些人看来，人与动物有着本质的区别，人是地球上唯一能创造文化与文明的智慧生物，人的思维、意识和精神被强调为人的本质。在人类进化过程中，人类的文化进化在不断地改变人类的生活方式，这是人与动物的本质区别所在，因此人与动物是不可能平等的，人的生命比其他动物具有优先权，人的地位和权益也高于其他动物。也有人认为，权利与能力是密切相联系的，动物即使有感受痛苦的能力，但是不能与人的自我意识和能力相提并论，因此也不能将人类的道德权益延伸到动物身上。权利与义务是相伴的，人类无法要求动物"道德地"行动，动物本身也没有所谓的义务，所以动物也没什么权利可言。亚里士多德曾说过"动物不能理解理性的原则，它们只服从于自己的直觉"，动物不属于"道德"等伦理问题的讨论范畴，也没有属于自己的道德利益，仅有满足人们需求的"工具价值"。人们所谓的保护动物权利，其本质也是基于人类自身的利益。还有人认为动物是否具有思维、意识和情感等能力，现在仍然没有标准的答案，如果把人类的道德标准延伸到动物身上，相当于用动物的价值否定了人的价值，把人的尊严等同于动物，把人格降低到动物的地位，这是人类无法接受的。还有人认为人类利益高于其他动物，人们也不能为了动物的权利而放弃某项对人类健康有益的研究，人类为了自身健康攻克疾病或获取知识而进行动物实验是完全合理的，即便是实验动物为此作出牺牲也是合乎人类伦理道德的。因为动物权利而妨碍或破坏科学家为人类健康所做的研究是从根本上损害人类利益和国家利益。

也有些人对此持完全相反的观点，认为动物与人是同等存在的，应该享有同样的权利，不应该被人类出于自身利益的需要而伤害其权利，动物实验是不应该被进行的，也是不道德的。早在 18 世纪，David Hartley 在《人类观察》一书中写道："动物像人类一样，它们智力的形成也依赖于记忆、激情、痛苦留下的印记、恐惧、疼痛以及对死亡的感觉，我们往往疏于考虑动物能够体验到的痛苦与快乐。"Jeremy Bentham 曾提出判断一个个体是否享有道德地位的标准是"它是否能感受痛苦"。动物具有感知能力，动物的痛苦与人的痛苦没有本质区别，应该享有平等的道德地位和不遭受痛苦的自然权利。达尔文在进化论中也表明，从进化的角度来看，人也只是在进化过程中形成的大自然无数产品中的一种，人和地球上的其他生物之间没有不可跨越的鸿沟。动物和人类一样都有感觉、直觉和感知，相似的激情、情感和情绪。动物甚至有与人类近似的"复杂情感"，如嫉妒、怀疑、感激和宽容。动物还有模仿、关注、思考、选择、记忆、想象、联想甚至理性的能力，与人类只是在程度上有着差别，而不是本质上的。罗伯特·钱伯斯在《自然创造史的遗迹》中提到："在认识到动物只是在进化中较不先进的类型之后，我们必须像尊重人类的伙伴一样，尊重动物拥有的自然权利，尊重它们的感受。"提出动物解放论，把动物权利推向顶峰的彼得·辛格曾说过："动物不是为我们而存在的，它们拥有属于它们自己的生命和价值。"他还谴责人类对动物的态度是世界上"现存的最后一种歧视形式"。明代哲学家王阳明在《大学问》中提到："孺子犹同类者也，见鸟兽之哀鸣觳觫，而必有不忍之心焉，是其仁之与鸟兽而为一体也。"他主张天地万物为一整体。在《列子·说符》中也有"天地万物，与我并生，类也"的说法。

还有人认为动物与人类在生理学和病理学上存在着差异，通过动物实验获得的资料不能真实地反映人体中发生的情况，如青霉素对人是一种安全有效的抗生素，而豚鼠对青霉素极其敏感，使用后很容易出现肠炎甚至死亡；异烟肼是一种抗结核病药物，对人类只有一定的副作用，过量服用才会有危险，而对犬类来说却是剧毒的。动物模型并不是人体某种疾病的翻版，所谓的动物模型是研究人员对动物的遗传特性进行选择或控制而产生的，或者通过手术或药物构建的，它是否能反映患者的真实生理情况是值得考虑的。因此，动物无法完全成为人参与实验的替代品，动物实验甚至会把人类对自身的认识引入歧途，是不应该进行的。

此外，还有人认为人类的道德义务对象不仅包括社会共同体中的人类成员，还应包括非人类的所有生命成员共同组成的生命共同体，人类应该采取规范的方式调整对待非人类生命（主要是动物）的行为，以保障非人类生命物种的生存权益。总之，科学家、哲学家、公众和动物保护主义者在动物实验伦理道德问题上应该建立一种建设性伙伴关系，从而在利用实验动物的同时保护它们的权利并维护它们的尊严。

三、动物的福利与伦理

在生物医药研究中，对动物实验合理性的争论是永无休止的，但是科学研究还要正常进行，而且在很长一段时间内医学的发展也不能够杜绝动物实验。为了兼顾动物的权益和科学的发展，实验动物福利和伦理问题开始被人关注。与此同时，随着人类社会文明程度的提高，人们也越来越尊重为人类利益作出贡献的实验动物。

关于动物保护的倡仪最早出现在英国，1822 年人道主义者查理·马丁提议的《禁止虐待动物法令》，也被称为"马丁法令"，在英国国会通过，这是人类历史上第一部反对人类虐待动物的法令。两年后，英国废奴运动的领导人威廉·威伯福斯成立了"防止虐待动物协会"，之后欧美各国陆续出现了许多动物保护组织。1966 年美国出台了第一部针对实验动物福利的法规——《实验室动物福利法》，1970 年对其保护范围进行了扩大，出台了《动物福利法》，随后许多国家都制定了相应的动物福利法规。1975 年彼得·辛格的《动物解放》一书出版，把动物保护运动推向高峰。

我国对实验动物福利和伦理方面也做了相应的规范，2006 年科技部发布了《关于善待实验动物的指导性意见》，这是我国第一个全面系统的实验动物福利和动物实验伦理的法规性文件；2018 年出台了《实验动物福利伦理指南》（GB/T35892-2018），规定了实验动物生产、运输和使用过程中的福利伦理审查和管理要求。2022 年 3 月 21 日，中共中央办公厅、国务院办公厅印发《关于加强科技伦理治理的意见》中明确要求尊重生命权利，使用实验动物应符合"减少、替代、优化"等要求，即遵循"3R"原则，合理、人道、科学地使用动物，同时还明确要求加强科技伦理审查和监管。

（一） 3R 原则

3R 原则是 1959 年英国动物学家 Wiliiam M. S. Russell 和微生物学家 Rex L. Burch 在《人道主义实验技术原则》（The Principles of Human Experimental Technique）中提出的，经过动物保护主义者和科学研究人员数十年的宣传和实施，现在 3R 原则已成为生物医药研究中使用实验动物的职业道德准则，也是各国实验动物法规的重要内容。绝大多数国家的生物医药学研究都要求必须严格遵守 3R 原则。

1. 替代

替代（replacement）是指使用低等级动物代替高等级动物，或不使用活着的脊椎动物进行实验，而采用其他方法达到与动物实验相同的目的。根据替代方式可分为：植物替代动物、计算机模拟替代动物实验、细胞替代动物实验、低等动物替代高等动物实验、单克隆抗体技术应用和转基因动物技术的应用。如用空斑实验替代小鼠试验用于 TBE 病毒的定量检验；用鲎试剂法代替家兔法进行热原检测；用体外培养的细胞替代猴子进行脊髓灰质炎疫苗的毒力测试；用虚拟仿真技术模拟活体动物解剖训练；根据化合物结构与它们可能具有的生物学活性两者之间关系，利用计算机定向设计出新的化合物，有目的地寻找那些最能与作用受体互补的结构基团，预知新型化合物的生物学活性，替代动物实验进行化合物初步筛选；用发酵罐、中空纤维和固定床等体外生物反应系统替代动物进行单克隆抗体的生产，将来还可能通过器官芯片替代传统的动物实验（图 12-1）。

2. 减少

减少（reduction）是指如果某一研究方案中必须使用实验动物，同时又没有可行的替代方法，则应把使用动物的数量降低到实现科研目的所需的最小量。包括绝对减少和相对减少。减少实验动物数量的基本方式包括：①利用已有的数据，即充分利用可靠的科学文献资料减少无谓的动物使用；②实验方案的合理设计和实验数据的统计分析，即通过有效地控制实验中的生物学变异，减少实验动物的使用量而获得相同水平的研究结果，如急性经口毒性试验中，用改良后的固定计量法代替经典的 LD50 急性毒性实验，可以有效减少实验动物使用数量 40%；③实验动物的重复多次使用，即根据实验要求和动物的寿命重复使用实验动物，或根据不同的研究目的尽可能地共用动物，减少动物使用量；④通过使用替代方法、近交系动物、无特定病原体（specific pathogen free，SPF）动物等方法，提高实验操作人员操

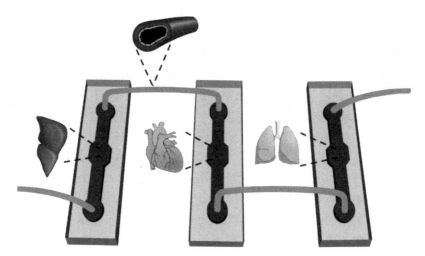

图 12-1　微流控器官芯片

作技术的熟练性等减少实验动物的使用。

3. 优化

优化（refinement）是指通过改善动物设施、饲养管理和实验条件，精选实验动物、技术路线和实验手段，优化实验操作技术，尽量减少实验过程对动物机体的损伤，减轻动物遭受的痛苦和应激反应，使动物实验得出科学的结果。优化的基本方式包括：①动物实验设计的优化，即实验动物的选择（种类、品系、年龄、性别等生物学特性）应符合实验的要求，选择伤害小的实验方法（如示踪、遥感和成像技术等）可减少对动物机体的侵害，如使用磁共振成像技术，只需 1 只动物就能获得过去需要处死很多动物才能获取的药代动力学数据，或采用导管介入装置，可在一个动物体内重复取样、反复注射。②动物实验技术和实验条件的优化，如优化动物实验麻醉技术，以减轻动物在实验过程中的疼痛和应激反应；动物实验前对动物驯化，降低动物的对抗性；优化实验操作技能，减少失误给动物带来的痛苦和伤害；采用实验动物安乐死技术，人道处死动物，以避免或减轻动物的痛苦和疼痛；稳定实验条件，减少因实验条件的波动或实验操作的不一致性导致动物血压、心率、激素水平、免疫耐受力、消化、食欲和行为表现的异常变化；饲养环境丰富化。③避免动物实验中的不利影响，即除了采取优化的实验方案、技术、环境等外，还应在实验中尽量避免各种主观或客观因素的影响，如实验人员的判断、意外事件的影响、个体差异等。

美国芝加哥伦理化研究国际基金会还在"3R"的基础上提出了"4R"原则，增加了"responsibility"（即"责任"）作为第四个原则，要求人们在生物学实验中增强伦理观念，呼吁实验者对人类和动物都要有责任感。

2. 动物福利

动物福利是对动物在整个生命过程中实施保护的具体体现，其基本原则是保障动物处于舒适、健康、快乐等自然生活状态。动物福利最早是由修斯（Hughes）于 1976 年提出的，是指饲养农场中的动物与其环境协调一致的精神和生理完全健康的状态。国际上公认的动物福利有五项基本权利或称为五大自由。动物实验同样应享有五项基本权利具体包括：①生理福利方面，享有免于饥渴的权利，即保障有新鲜的饮水和食物，以维持健康与活力；②环境福利方面，享有生活舒适的权利，即提供舒适的栖息环境；③卫生福利方面，享有免于痛苦、伤害和疾病的权利，即减少疾病产生的可能性，如果动物感染疾病，相关人员应立即采取措施，减少动物所感受到的痛苦；④行为福利方面，享有表达主要天性的权利，即提供足够的空间、适当的设施和同类的社交伙伴；⑤心理福利方面，享有生活无恐惧和悲伤感的权利，即保障良好的条件和处置方式，不造成动物的精神压抑和痛苦。

2006年，我国科技部颁布的《关于善待实验动物的指导性意见》对实验动物福利进行了全面系统的规定，意见中的善待是指在饲养管理和使用实验动物过程中，要采取有效措施，使实验动物免遭不必要的伤害、饥渴、不适、惊恐、折磨、疾病和疼痛，保证动物能够实现自然行为，受到良好的管理与照料，为其提供清洁、舒适的生活环境，提供充足的、保证健康的食物、饮水，避免或减轻疼痛和痛苦等。

动物福利的保障对促进人与自然和谐发展、适应科学研究等多个方面有着重要的意义。①从伦理学角度来看，善待动物、避免给动物带来伤害、尽可能地为动物提供福利是动物福利理念的基本观点。②从社会学角度看，动物福利是人类文明的标志，是建设和谐社会的需要。印度哲学家甘地曾说过："从对待动物的态度可以判断这个民族是否伟大，道德是否高尚"。③从哲学角度看，动物福利和动物的利用是对立统一的，提倡动物福利不等于不能进行动物实验，应该是怎样合理地、人道地利用动物，保障动物的基本权利，避免不必要的伤害。④从实验动物学角度看，动物福利是影响动物实验结果科学性和准确性的重要因素，保障实验动物的福利，才能保证实验结果的准确、可靠。⑤从生态学角度看，善待动物就是善待人类自身。

为了保障实验动物的权利，伦理委员会需定期对管辖范围内实验动物相关行业单位进行相关的伦理审查和监督，保证实验动物设施符合要求，有关人员已经得到必要培训，实验设计合理并综合考虑了"3R"原则，用尊重的态度对待动物，用遵守伦理道德的原则对待动物。任何动物实验只有在审查批准后才能进行。审查原则包括八个方面。

（1）必要性原则：实验动物的饲养、使用和任何伤害性的实验项目的开展必须有充分的科学意义和必须实施的理由作为前提。禁止无意义滥养、滥用、滥杀实验动物，禁止无意义的重复性试验。

（2）保护原则：对确有必要进行的项目，应遵守3R原则，对实验动物给予人道的保护。在不影响项目实验结果科学性的情况下，尽可能采取替代方法，减少不必要的动物使用数量，降低动物伤害频率和危害程度。

（3）福利原则：尽可能保证善待实验动物。实验动物生存期间包括运输中尽可能多地享有动物的五项权利自由，保障实验动物生活自然、健康和快乐。各类实验动物的管理和处置要符合该类实验动物规范的操作技术规程。防止或减少动物不必要的应激、痛苦和伤害，采取痛苦更少的方法处置动物。

（4）伦理原则：尊重动物生命的权益，遵守人类社会公德。制止针对动物的野蛮或不人道的行为；使用实验动物研究的项目的目的、实验方法、处置手段应符合人类公认的道德伦理价值观和国际惯例。实验动物使用过程中应保证从业人员和公共环境的安全。

（5）利益平衡原则：以当代社会公认的道德伦理价值观，兼顾动物和人类利益，在全面、客观地评估动物所受的伤害和人类由此可能获取的利益基础上，负责任地出具实验动物项目伦理审查结论。

（6）公正性原则：实验动物审查和监管工作应保持独立、公平、公正、科学、民主、透明，不泄密，不受政治、商业和利益的影响。

（7）合法性原则：项目目标、动物来源、设施环境、人员资质等各个方面，符合相关法律、法规或标准的要求。

（8）符合国情原则：应遵循国际公认的准则和我国传统的公序良俗，符合我国国情，反对各种激进的理念和极端的做法。

伦理审查内容主要包括实验人员是否符合操作要求，实验方案是否符合动物福利要求，动物操作是否符合规范，动物处死是否符合安乐死原则，设施设备是否符合动物要求，饲料、垫料、饮水是否符合动物要求，动物运输是否符合要求，动物尸体处理是否符合环保要求等。

动物实验对于科学研究而言是一个必要的过程，然而对实验动物来说却是一个遭受痛苦的过程，实验动物作为人类的替身，为人类的健康作出了巨大的贡献，人类有责任避免动物在实验过程中承受不必要的痛苦与伤害，保护实验动物的生理与心理健康。保护动物的福利是人类文明进步的体现。

第二节 人体试验

人体试验是医药研究中一个必不可少的重要环节，对科学发展和人类健康具有特殊的意义，由于是以人为实验对象，必然带来医学价值和社会伦理的矛盾。如何在实验过程中保护受试者，一直是人们关注的焦点。为了维护受试者的利益，国际社会制定了《纽伦堡法典》《赫尔辛基宣言》等多项公约法规，确立了世界各国进行人体试验时应当普遍遵循的道德原则，使人体试验符合医学目的的正当性、实验行为的规范性，尊重与维护受试者权利，真正达到造福人类的崇高目标。

人体实验

一、人体试验及其意义

人体试验是以人体为受试对象，通过人为的实验手段，有控制地对受试者进行观察和研究，以判断假说是否正确的医学行为过程。其中受试者既可能是患者，也可能是健康人。人体试验使医学知识建立在科学的基础上，对医学的发展具有重要意义，已成为医学发展的必要条件，特别是在近代实验医学产生以后，科学的人体试验更成为医学科研的核心和医学发展的关键。在生物医药学领域，一项新的技术或一种新的药品在临床使用前，都必须在动物实验的基础上进行人体试验，毕竟人与动物是存在差异性的，只有在人体上证实无害或利大于害，才能正式在临床应用，如新药研发过程中必须经过三期的临床试验来确定药物药效和毒副作用。

人体试验根据是否由科研人员控制可分为天然实验与人为实验。天然人体试验是指实验的发生、发展和后果是一种自然演进过程，不以医学科研人员的意志为转移（如瘟疫、战争、地震、旱灾、水灾以及疾病高发区等），多是回顾性的，也被称为天然后果总结实验，这种研究是没有道德代价的。人为实验是指医学科研人员按照随机的原则，对受试者进行有控制的观察和实验研究，以检验假说，多是前瞻性的。不同类型的实验有着不同的社会后果和道德价值。人为实验根据受试者意愿又分为自愿实验、欺骗实验和强迫实验。自愿实验是实验者出于医学的目的，受试者本人在一定的社会目的、健康目的或经济利益的支配下自愿参加的人体试验，包括自体实验和志愿实验。自体实验是医务工作者为了获得医学信息，在自己身体上进行的实验，比如古代的神农氏尝百草，这类实验有很高的道德价值，反映了科研人员或医生为人类健康事业的献身精神。志愿实验是受试者在知情同意的情况下，自愿接受的实验，其目的可能是为了人类科学事业，也可能是无奈的选择，也有可能是为了钱或其他的利益，其中为了人类科学事业的志愿实验具有很高的道德价值，但无奈的选择也是应该理解和支持的，为了自身利益也同样不违背伦理原则。这些实验客观上推动了医学、药学及相关领域的发展，应该鼓励和支持。强迫实验通常是在一定的军事、政治或行政组织的强大压力下，违背受试者意愿，强迫受试者进行的人体试验，如日本侵华期间731部队进行的灭绝人性的人体试验，这种做法是违背人道的，是对科研事业的亵渎。欺骗实验是为了达到实验目的，对受试者告知的实验信息不准确，或者采用蒙骗手法在受试者身上进行的人体试验，如美国在非裔人群中进行的塔斯基吉梅毒实验，由于实验违背了知情同意原则，是不道德甚至是违法的。

二、人体试验的伦理原则

人体实验的
伦理原则

人体试验就像一把双刃剑，它促进和推动了人类医学的发展，但由于它本身内在的一些道德矛盾，处理不当或激化时，也会对人类造成巨大的灾难。为了维护受试者自身利益，保证人体试验的顺利进行，促进科学事业的顺利发展，世界医学会、卫生组织以及各个国家制定了相应的法规和伦理指导原则，如《纽伦堡法典》《赫尔辛基宣言》《贝蒙特报告》等，这些法规要求人体试验必须遵循以下伦理原则：

1. 维护受试者利益原则

维护受试者利益原则是指人体试验必须把保障受试者的身心安全作为首要原则，这是人体试验开展的前提。生物医药知识专业而且复杂，受试者对其面临的风险可能知之甚少，因此相关国际公约、伦理规范或法律规范均强调受试者权益保护的首要地位。如《赫尔辛基宣言》规定："医学研究必须遵守的伦理标准是，促进和确保对所有人类受试者的尊重，保护他们的健康和权利。""尽管医学研究的首要目的是产生新知识，但这一目标决不能凌驾于受试者个体的权利和利益之上。"我国《药物临床试验质量管理规范》也规定"受试者的权益和安全是考虑的首要因素，优先于对科学和社会的获益"。

（1）必须坚持安全第一。对于任何一项人体试验，都要预测实验过程中的风险，充分权衡人体试验对受试者的利弊，要保证把受试者精神上、身体上、心理上可能受到的不良影响减少到最低限度。即使预测对受试者无害，实验过程也必须有充分的安全保障措施。实验过程中一旦发生意外，危害受试者利益时，应该立即停止实验。人体试验必须在有关专家和具有丰富医学研究及临床经验的医师参与或指导下以安全的科学途径和方法进行。

（2）风险受益评估。每个涉及人体的研究项目，必须首先对预计的风险和受益，即伤害产生的可能性和对受试者健康有益的东西，进行仔细评估。评估时要具体分析实验对谁有利，有什么样的利益，利益有多大，利益的意义是什么。如在药物临床试验过程中，受试者存在的风险包括药物的毒性反应，对照组得不到医疗，试验组新疗法效果不好，其他可能的风险（选择不当等）。受试者的利益则包括获得之前无法得到的医疗，获得研发中的新治疗，因受益而获得心理满足及经济收益（报酬、补偿）等。

在实验过程中，风险应减少到对于达到科研目标是必需的程度，野蛮或非人性对待实验参加者在道德上是绝对不允许的。为了使研究中的风险最低化，需要规范化的知情同意，使受试者有可能在充分知情的基础上作出有利于自己的自主选择，并使无行为能力的脆弱人群得到保护；成立数据与安全性监督委员会，不仅督促研究者在研究的全过程中注意风险最低化，还要及时发现原先不知道的严重不良反应，避免不必要地长期进行效果较差的临床干预试验；向受试者提供相应医疗保健服务，在研究结束后向受试者提供有效的干预措施或科学知识；万一受试者因为参与试验而受到损害，受试者有权进行索赔，研究资助者有责任给予赔偿。

（3）受试者的公平选择。选择受试者时，现在国际上通行的准则是公平分配负担与收益，即公平准则。科研工作者公平的选择实验对象，平等公正地区分哪些种类的对象应该或不应该参加任何一项特定的实验。选择弱势群体作为受试者时，因为他们特别脆弱，更容易受到胁迫或者额外的伤害，需要特别保护，因此需要对公平准则进行强调或补充，通常需满足以下条件：① 弱势群体受试者数量越少，相关研究越难开展。②研究目的是为了获得新知识，以提高诊断、预防或治疗某些疾病或解决某些弱势群体特有的健康问题的水平。③受试者及其群体的其他成员都有权合理地享有任何由该研究所带来的用于诊断、预防或治疗的产品。④研究者给受试者带来的风险是最小的，除非伦理审查委员会允许风险稍微高于最小风险。⑤当受试者无能力或明显无法给出知情同意时，他们的同意决定将委托给其法定监护人或其他适当的权威代表人物代理表达。

对于特殊的受试者，还有特殊的要求：①以患者为受试者时，应该认识到患者的自愿中充满了无奈，尤其是临床试验性治疗，患者往往是在常规的治疗手段无效或效果不明显的情况下才愿意接受实验的。对于以患者为受试者的人体试验，研究人员必须以更加负责的态度对待实验和受试患者，要将实验严格限制在患者所患疾病的范围，任何离开或扩大实验的做法都是不道德的。②以儿童为受试者时，必须是只有在儿童身上进行才能取得有意义的结果的实验（如某些儿童预防药物实验）。同时，由于儿童正处于身心发育时期，还不能做出理智、全面的判断，以儿童为受试者必须得到其监护人的同意，而且事先必须经过动物或成人实验证明其有益无害。③以被隔离的精神病患者或犯人为受试者时，由于他们自由同意的能力常遭约束，应该对他们进行保护，只有在特定情况下才允许他们参与实验，避免出于行政上的方便或由于他们的病情易受摆布而使他们被动参加实验。

2. 知情同意的原则

知情同意是判断人体试验是否符合道德的第一标准，只有获得了受试者的认可，人体试验才符合人道主义的精神。知情是指受试者知晓临床试验有关的必要的信息并充分理解这些信息，包括实验的目的、方法、资金来源、可能的利益冲突、研究者机构所属、研究的预期受益和潜在风险、研究可能引起的不适、研究之后的规定以及研究的任何其他相关方面，且被告知他们有权在任何时候不受惩罚地拒绝参与研究或撤回参与研究的同意。同意是指受试者在不受任何势力的干涉、欺瞒、蒙蔽、挟持、哄骗或者其他某种隐蔽形式的压制或强迫下，自愿地参加试验。还要考察受试者的智力状况能否作出知情同意的决策，一般要求18周岁以上，且不存在昏迷、痴呆等情况。对于不能给予知情同意的潜在受试者，必须从合法授权代理人那里征得知情同意，同时考虑他们本人的意见并予以尊重。对于身体或精神上没有能力给予同意的受试者，如无意识的患者，须从合法授权代表那里征得知情同意，如果此类代表不在场，且不得延误，那么该研究也可以在没有获得知情同意的情况下进行，前提是研究方案中已经说明将不能给予知情同意的受试者纳入研究的特殊理由，并且该研究已获得研究伦理委员会的批准。知情同意可以使受试者了解他们参加的研究，从而可以保护自己，也是尊重人权的象征。

一份知情同意书，一般应包括如下基本内容：项目介绍、危险描述、利益描述、替代方式、保密描述、赔偿描述、关于退出试验的说明、终止试验的说明、额外费用和联系人说明。

项目介绍包含项目名称、研究目的、入选标准和排除标准、试验过程、分组情况，并阐述受试者可能分至安慰剂组或其他治疗组等。特别注意忌使用"试验项目是安全的"等描述，对于验证有效性的试验，知情同意文件内不应宣称其有效。危险描述是指任何可以预见的致死、致残危险以及合理解释（处理对策），且不能弱化危险。利益描述是指详述对受试者的益处是什么，对研究者和资助者的益处是什么，且不能夸大对受试者的益处。替代方式是指如果存在适当的替代方式或治疗程序，需向受试者说明，并说明替代方式的危险和益处。保密描述是指应注明保密的范围，比如谁有权查阅医疗记录，并声明必须采取一切防范措施以保护研究受试者的隐私，并为他们的个人信息保密。赔偿描述包括是否给予赔偿和治疗，赔偿和治疗费用的来源是什么，如何申请赔偿等。关于退出试验的说明，需表明参加和退出均是自愿的，可以随时退出，当退出试验可能对受试者产生危害时应说明必要的退出程序，且研究者有义务让退出后的受试者享受随访服务。终止试验的说明内容为在什么情况下可能终止试验，且终止实验不需要受试者同意。额外费用是指如果受试者因为参加了试验而导致额外的费用，应向受试者说明。关于联系人的说明需包括一个明确的办公室名称和一个工作人员的姓名和电话。

那么知情同意就是一切吗？曾有这样一个案例，某医院在进行一种治疗心力衰竭的新药临床疗效的人体试验。实验前所有受试者（患者）都签署了"知情同意协议书"，然后被划分为实验组和对照组进行双盲实验。当实验进行到大半时，实验组织者发现实验组患者的死亡率比对照组降低了 35%。这时，一个极其尖锐的伦理矛盾凸现出来，是以已经获得受试者知情同意为由，把该实验继续下去，从而取得完备数据和权威结论，还是把受试者的生命和健康权益放在第一位，从而颇为遗憾地终止该实验，也就是说，做出何种选择、决定才是公正的？经过伦理委员会的讨论，实验最终被终止。这一方面与《世界生物伦理与人权宣言》中的"个人的利益和福祉高于单纯的科学利益或社会利益"是相统一的。另一方面是因为在现实中，对知情同意的把握，不管坚持受试者自主权的，还是追求功利最优化的，都隐含着社会公正的考虑。

对于代行知情同意，首先要求有受试者的明确委托，且代理行使权力者有资格和能力代表受试者的利益和意愿，因此要求受试者和代行者之间无利害与情感冲突；其次要求代理行使权利是必要的，即受试者不具备或丧失了知情同意的能力，此时即使没有受试者委托，有资格者也可代行知情同意权；最后要求代行具有一定的合理性，要求按照一定顺序代行，依次为配偶—子女—父母—兄弟姐妹—其他亲属等；此外，如本人不能行使知情同意权，又无人代理行使该权利，可由国家法律授权的组织和医生代理行使该权利，但要登记备案并公示，以待进一步的审查。

3. 医学目的的原则

人体试验的首要目的是为了理解疾病的原因、发展和影响，以及改进预防、诊断和治疗的干预措施（方法、程序和处理），致力于促进医学科学的发展和改善人类生存的环境，造福人类。人体试验只有在其研究目的的重要性超过给受试者带来的风险和负担时才可进行。

实验者不能为了获取医学知识而不顾人体试验手段方法的正确性、道德性和科学性，更不能违背人道进行有损医学、危害社会和人类的人体试验。那种以科研为名，为个人私利或某集团的利益而进行的任何离开医学目的的人体试验都是不合乎伦理规范的。如二战期间日本731 部队和德国纳粹进行的灭绝人性的人体试验。

尽管医学研究的首要目的是产生新知识，但这一目标决不能凌驾于受试者个体的权利和利益之上。当受试者健康利益与科学发展之间出现伦理矛盾时，必须使医学目的性原则服从于维护受试者健康利益原则。因此，开展人体试验之前，必须严格审查其是否符合医学目的。

4. 科学性原则

科学性原则是指实验目的明确、实验原理正确、实验设计科学严谨，实验手段选择恰当，整个实验思路和实验方法都不能偏离各个学科领域的基本原则；人体试验必须以动物实验为基础；人体试验的全过程都要遵循医学科学的原理，需采用实验对照的方法，保证新方法的受益、风险、负担和有效性；在人体试验结束后，必须写出实事求是的科学报告，任何篡改数据、编造材料的行为都是不道德的。

实验对照原则是现代人体试验的一个科学原则，也是一个道德原则。实验中无关变量很多，必须严格控制，要平衡和消除无关变量对实验结果的影响，对照实验的设计是消除无关变量的有效方法。如人体试验不仅受实验条件、身体状态的制约，也受社会文化、心理、习俗等因素的影响，如果没有严格的对照实验，即使出现了某种预想的实验结果，也很难保证该结果是由某些因素引起的。因此，只有设计对照实验鉴别处理因素和非处理因素之间的差异，才能有效排除其他因素干扰结果的可能性。

为了保证实验对照的客观性，常采用随机分组、安慰剂和双盲技术。分组随机化，即将实验对象分配至实验组或对照组的机会是均等的。通过随机化，一是尽量使选择的受试者能够代表总体，减少误差；二是使实验组和对照组受试者的条件尽量一致，消除或减少组间差异，从而使处理因素产生的效应更加客观，便于得出正确的实验结果。安慰剂对照是给受试者惰性或无效物质作为对照，使受试者主观感受和心理因素均匀分布于实验组和对照组中。安慰剂的使用可以有效证明新药与空白组之间的疗效差异，弥补阳性对照对新药疗效有效性论证的不足，还可以克服研究者、受试者、参与评价疗效和安全性的工作人员等由于心理因素所形成的偏移，消除疾病自然进程的影响，区别试验药物所产生的真正疗效和不良反应。双盲法是指受试者、研究者、监查员以及数据分析人员均不知道治疗分配情况，从而避免了观察者的主观偏向，保证了结果的客观性的方法。对于采用对照实验的伦理争议是，安慰剂的使用是否违背了受试者的知情同意权，是否是一种欺骗行为。

5. 伦理审查

医学伦理审查是保护受试者利益、维护科研秩序的必要程序，是对人体试验是否符合伦理要求的外部监督。在研究开始前，研究方案必须提交给相关的伦理委员会进行审查、评论、指导和批准。在研究进行过程中，研究者必须向伦理委员会提供监测信息，尤其是有关任何严重不良事件的信息。没有伦理委员会的审查和批准，研究方案不得更改。研究结束后，研究者必须向伦理委员会提交一份结题报告，其中包含研究成果和研究结论。

三、人体试验中的伦理思考

1. 安慰剂使用的伦理问题

在新药实验过程中，一般需要对照实验才能得出有效的结论，对照组往往是没有疗效的安慰剂，在实验过程中采用双盲的方式给予新药或安慰剂，这就引发了一个伦理争论：在新药实验中安慰剂的使用是否符合伦理道德？

一种观点认为，给受试者（患者）服用安慰剂是不道德的，理由如下：①虽然安慰剂本身不会给患者造成直接伤害，但是由于安慰剂没有疗效，服用安慰剂耽误了患者的治疗，会对受试者形成间接伤害；②安慰剂的使用是实验者对受试者信任的辜负，因为患者认为自己在接受新药治疗，安慰剂的使用欺骗了受试患者，是对受试者精神和尊严的直接伤害，这种欺骗还会损害患者对正常治疗的信任；③安慰剂的使用是存心欺骗受试者，不仅是对服用安慰剂受试者的"直接欺骗"，还是对所有受试者的"间接欺骗"，不可能得到受试患者的理智赞同；④即使是"好意的欺骗"也是不允许的，这是对尊重受试者的嘲讽；⑤安慰剂的使用违背了人体试验中"知情同意"的原则。

另一种观点认为，使用安慰剂是合理合法的：①在签署知情同意书时就被告知受试患者有可能被分到对照组，这是具有法律约束力的，因此给患者服用安慰剂是合法的；②从社会利益和个人利益平衡角度来看，安慰剂虽然不能给受试患者带来什么好处，但是正是由于对照组的数据，才能对新药的疗效和副作用进行准确的判断，新药获批上市后，将给大众带来利益；③尽管安慰剂没有药理作用，但是在临床观察中，安慰剂却有广泛的"疗效"，特别是一些因个人情绪而影响症状的疾病，如抑郁症、疼痛、咳嗽、高血压等；④也有人认为安慰剂是疾病治疗的一部分，只是机制尚不明晰，安慰剂可能使患者产生接受积极治疗的好心情，神经受到积极调节后，人的激素分泌和免疫能力都会发生改变，有利于病情缓解；⑤按规定，参加新药实验的受试患者必须处于暂停治疗而不至于恶化病情或错过治疗的时间，当患者出现病情恶化苗头时，也会停止实验并采取补救措施，因此不会对受试者造成严重伤害；⑥停止常规治疗，接受新药实验是受试患者自己的决定，使用新药或安慰剂进行实验是对个人自主权的尊重。

2. 受试者的伦理思考

在新药研发过程中，第二、三期临床试验的目的是为了确定药物的有效性，受试对象为患者，试药的风险是不言而喻的，因此试药者也被称为"刀尖上的舞者"。患者之所以愿意参加新药实验主要是因为以下几方面的因素：①可以尝试新的药物治疗，新药可能会有不错的治疗效果；②参加药物实验，可以省掉常规治疗的治疗花费，还会有一定的补偿；③可以得到规范化跟踪治疗；④对于目前无法治愈的疾病，参加新药实验是为生命的最后一搏；⑤当患者被医生告知适合做新药试验后，患者心中会或多或少产生压力，担心不听从医生的建议，会遭到医生歧视；⑥基于理想信念，愿意为医药事业的发展贡献自己的力量。虽然所有受试患者都有自己不同的考虑，同意参加药物实验，但是我们也应该考虑患者是否是真正的"同意"，体会患者在"知情同意"中的无奈，思考"无奈中的知情同意"是否符合伦理道德。

3. 弱势群体和个体（未成年人或智力发育不全者，隔离的精神病患者或囚犯）作为受试者的伦理问题

在人体试验中，有一部分实验是在特殊人群中完成的，如未成年人、胎儿、智力状况或身体状况使其不能自主作出决定者，这个时候需要代理人来完成知情同意。在此情况下，我们需要考虑的是代理人是否能够完全站在受试者角度作出决定，代理人会不会在决定过程中掺杂自己的意愿，代理权是否会出现被滥用，代理知情同意时如何保证受试患者利益的最大化。

4. 同情用药的伦理问题

同情用药是指在临床试验外，让特殊患者使用一个还没有批准上市的药物。同情用药也被称为拓展性临床试验、早期准入计划，是药物临床试验的一种形式，属于药物临床试验管理范畴。《中华人民共和国药品管理法》对此进行了明确规定：对正在开展临床试验的用于治疗严重危及生命且尚无有效治疗手段的疾病的药物，经医学观察可能获益，并且符合伦理原则的，经审查、知情同意后可以在开展临床试验的机构内用于其他病情相同的患者。中共中央办公厅、国务院办公厅印发的《关于深化审评审批制度改革鼓励药品医疗器械创新的意见》也规定，支持拓展性临床试验，且其试验所得的安全性数据可用于注册申请。由于新型冠状病毒感染肺炎（简称新冠肺炎）的暴发，同情用药引起了很多人的关注。如我国研发的新冠肺炎药物 dxp-604，2021 年被批准成新冠肺炎（简称新冠肺炎）患者的"同情用药"，实验结果表明药效良好；美国研究人员根据"同情用药"原则对一名新冠肺炎患者使用了尚未获批上市的在研药物瑞德西韦（Remdesivir），患者用药一两天后临床症状得到改善。

很多人对于同情用药持支持态度，理由是：①同情用药的目的是最大限度地救治病患，是一种人道主义原则，也是对生命的关怀和尊重；②虽然同情用药在给患者带来生存希望的同时也存在着未知的安全风险，但如果由于存在风险而不允许患者使用"同情用药"药物，剥夺其生存的机会，也是一种不符合伦理原则的行为；③同情用药可以让部分患者得到及时、有效的治疗；④同情用药可以加速药品临床研发进程，尤其是对预期获益明显的品种，同情用药可在较短时间内吸纳患者加盟，也为最终临床试验报告提供更多有效性和安全性数据；⑤通过同情用药，可使部分符合用药条件的患者获得免费治疗，适度缓解了部分患者的经济压力。

对于同情用药也有部分人持怀疑态度，理由主要包括：①同情用药规定必须是"危及生命或严重影响患者生活质量需早期干预且无有效治疗手段的疾病"，这个"严重"很难有统一尺度衡量，有可能会被滥用，如药品研发者可能出于商业利益而通过同情用药方式推广其研究用药以获得快速批准；②对于患有严重影响生活质量的疾病，但所患疾病还没有危及生命的患者，其同情用药的迫切性和必要性值得考虑，患者是否应该等待临床试验完毕后再使用该药进行治疗？③未经过临床试验的药物存在未知的风险，且早期试验性用药对患者而言真正获得治疗优势的机会很低，这种冒险是否值得？④"同情用药"往往缺少足够的对照实验，药物的疗效和安全性结果将会受到影响，并影响药物临床试验进程；⑤同情药使用计划过程中还可能会面临怎样确保稀缺资源公平分配的伦理问题。

四、有关人体试验的法规

1.《纽伦堡法典》

从科学发展来看，人体试验是生物医药研究过程中一个必不可少的重要环节，人体试验必须是为健康服务的，任何背离这一原则的人体试验都是不道德和不允许的。二战期间日本731 部队和德国纳粹分子进行了大量的惨无人道的人体试验，受到了世界各国人民的强烈谴责，国际法庭在德国纽伦堡对纳粹分子进行了审判。为了禁止不道德的人体试验，国际组织根据纽伦堡审判的结果于 1947 年制定了国际上第一部生命医学伦理学法典——《纽伦堡法典》。该法典制定了 10 条关于人体试验的基本原则：

（1）受试者的自愿同意绝对必要。这意味着接受试验的人拥有同意的合法权力；应处于有选择自由的地位，不受任何势力的干涉、欺瞒、蒙蔽、挟持、哄骗或者其他形式的压制或强迫；受试者应对实验项目有充分的认知和理解，在足以作出决定之前，必须让他知道实验的性质、期限和目的，实验方法及采取的手段，可以预料得到的危险，以及对其健康或可能参与实验的人的影响。确保知情同意质量的义务和责任，落在每个发起、指导和从事这项实验的个人身上，这只是一种个人的义务和责任，无法推脱给别人而自己却可以逍遥法外。

（2）实验应该能得到对社会有利的富有成效的结果，而且是用其他研究方法或手段无法达到的，在性质上不是轻率和不必要的。

（3）实验应该立足于动物实验取得的结果，在对疾病的自然历史和别的问题有所了解的基础上，经过研究，参加实验的结果将证实原来的实验是正确的。

（4）实验进行必须力求避免受试者肉体上和精神上的痛苦和创伤。

（5）事先有理由相信会发生死亡或残废的实验一律不得进行，医生本人愿意成为受试者的实验不在此限。

（6）实验的危险性不能超过实验所解决问题的人道主义的价值。

（7）必须作好充分准备，有足够能力保护受试者，排除受试者哪怕微小创伤、残废和死亡的可能性。

（8）实验只能由科学上合格的人进行。进行实验的人员，在实验的每一阶段都需要有极高的技术和管理水平。

（9）当受试者在实验过程中，出现无法继续参加实验的肉体或精神状况的时候，完全有停止参加实验的自由。

（10）在实验过程中，主持实验的科学工作者有充分理由相信即使操作是善意的，技术也是高超的，判断是审慎的，但是如果实验继续进行，受试者照样还会出现创伤、残废和死亡的时候，必须随时中断实验。

《纽伦堡法典》的制定和颁布不仅是人类对人体试验医学功用与价值作出的深刻理性思考的结晶，还是对德国纳粹惨无人道的人体试验的揭露、谴责与控诉作出的正义回应，也是为了维护医学的名义和圣洁而作出的积极行动。而对于日本关东军 731 部队的审判，由于美国的庇护，最后不了了之。

2. 《赫尔辛基宣言》

1964 年在芬兰赫尔辛基召开的世界医学会上，制定了涉及人体受试者的医学研究伦理原则——《赫尔辛基宣言》，它是比《纽伦堡法典》更加全面、具体和完善的第二个人体试验国际文件，现已成为研究人员进行人体试验必须遵守的准则。该宣言还在不断修订，目前版本为 2013 年修订版。宣言包括前言、总体原则、风险、负担和受益、弱势群体和个人、科学要求和研究方案、研究伦理委员会、隐私和保密、知情同意、安慰剂的使用、试验结束后的规定、研究注册及研究结果的出版和传播、临床实践中未被证实的干预措施十二项 37 条规定。具体内容详见附录。

3. 《贝尔蒙报告》

为了明确适用所有人体研究的基本伦理原则，以及如何在研究中贯彻执行它，美国于1978 年出台了《贝尔蒙报告：保护人体受试者伦理学原则及准则》（简称《贝尔蒙报告》）。它指出了科研与行医的区别，并提出了人体试验的基本道德原则：尊重个人、善行和公正原则，以及将这些原则应用时应考虑知情同意、风险受益比及实验对象的选择。

《贝蒙特报告》明确定义了行医与科研的分界："行医"大多指的是为增进患者健康而采取的有一定成功希望的措施。行医的目的是为个人提供诊断、预防性治疗及治疗。相反，

"科研"指的是为测试一种假设而采取的行动，以便获得结论以发展或增长概括性的知识（如理论、原则、对关系的陈述）。科研一般有一个方案，包括目标以及达成目标所需的步骤。

尊重个人包括尊重个人享有自治权和保护丧失自治力的人两个方面。尊重自治权是尊重有自治力的个人的意见和选择。只要他没对别人造成危害，就不能妨碍他的行动。尊重不成熟和没能力的人，是指需要在他们还不成熟或被剥夺能力时对他们进行保护。

善行是指在尊重他人决定及保护他人免遭伤害基础上，尽力确保他的健康，是超出义务的仁慈或博爱行为。善行行为正要求不伤害受试者，并尽量增加其可能的益处，减少潜在的害处。

公正是指谁应享受科研成果带来的好处？这是一个平等公正的问题，即平等分配或应不应该的问题。无故拒绝应受益者或过度地施加责任会导致不公平，如在 19 世纪及 20 世纪初，受试者大多是贫穷的患者，而医疗改进带来的好处却大都给了富有的患者。在人体试验过程中应该仔细检查对受试者的选择，以确定是否存在某些阶层的人员（如福利患者、特别种族或少数民族、被隔离的人员）出于与研究课题无直接关系的原因而被系统选出。这些原因可包括他们的易得性、被损害的地位或可被随意摆布。另外，当由公共基金赞助的科研导致了医疗器械的发展，公正原则要求不能将这些好处只给那些有支付能力的人，这些研究也不应过度使用那些不可能享受科研成果好处的人群。

知情同意包括信息、理解及自愿三个因素。信息是指受试者能够了解实验操作过程、目的、潜在的危险和预计的好处、其他类似的操作（当牵涉到治疗时），以及声明实验对象有提问题的机会且可在任何时候退出实验等相关信息。理解则是指科研工作者应保证让受试者理解所传达的信息，保证提供全面的有关潜在危险性的资料及受试者对危险性有充分理解是科研工作者的责任。受试者的理解力是智力、合理性、成熟性及语言的组合，应该根据受试者的能力来决定传达信息的方式。当受试者（如婴儿、精神病患者、昏迷患者等）的理解力受严重限制时，需要制定特殊规定，应根据受试者的自身情况而对他们进行考虑。自愿则是指知情同意未受到强迫或过分影响，如蓄意恐吓或不适当的奖赏等。

对风险和受益进行评估时，要求科研的合理性建立在一个有利的系统的风险、受益评估基础上，其中"风险"指的是伤害产生的可能性，"受益"指的是对健康和福利有益的东西。

选择对象应平等公正，包括科研工作者公平地选择受试者和平等公正地区分哪些种类的对象应该或不应该参加任何一项特定的实验，即不能只对某些他们喜欢的患者进行能带来潜在好处的实验，或只选"不受欢迎的"人进行有风险的实验，也不能出于人们行政上的方便对实验对象进行挑选，更不能由于部分特殊群体的病情或社会经济情况易受摆布而不断地将他们挑选为实验对象。

4. 我国人体试验相关法规

我国于 2003 年出台了《药物临床试验质量管理规范》（Good Clinical Practice，GCP），强调药物临床试验应当符合《赫尔辛基宣言》及相关伦理要求，受试者的权益和安全是考虑的首要因素，优先于科学和社会的获益。伦理审查与知情同意是保障受试者权益的重要措施，且 GCP 也在不断改进中，目前执行版本为 2020 版。2007 年，我国卫生部出台了《涉及人的生物医学研究伦理审查办法（试行）》，旨在规范涉及人的生物医学研究和相关技术的应用，保护人的生命和健康，维护人的尊严，尊重和保护人类受试者的合法权益。2010年卫生部印发了《药物临床试验伦理审查工作指导原则》，旨在促进伦理委员会伦理审查能力的提高，规范伦理审查工作，切实保护受试者的安全和权益。2022 年 3 月 21 日，中共中央办公厅、国务院办公厅印发了《关于加强科技伦理治理的意见》，明确指出科技伦理是开展科学研究、技术开发等科技活动需要遵循的价值理念和行为规范，是促进科技事业健康发展的重要保障。科技伦理的五个基本原则为增进人类福祉、尊重生命权利、坚持公平公正、合理控制风险和保持公开透明。科技活动应最大限度避免对人的生命安全、身体健康、精神和心理健康造成伤害或潜在威胁，尊重人格尊严和个人隐私，保障科技活动参与者的知情权和选择权。

附：赫尔辛基宣言
——涉及人体受试者的医学研究伦理原则

1964 年 6 月第 18 届世界医学会大会，芬兰，赫尔辛基通过，修订于：

第 29 届世界医学会大会，日本，东京，1975 年 10 月；

第 35 届世界医学会大会，意大利，威尼斯，1983 年 10 月；

第 41 届世界医学会大会，中国香港，1989 年 9 月；

第 48 届世界医学会大会，南非共和国，西苏玛锡，1996 年 10 月；

第 52 届世界医学会大会，苏格兰，爱丁堡，2000 年 10 月；

第 53 届世界医学会大会，美国，华盛顿，2002 年 10 月（增加解释说明）；

第 55 届世界医学会大会，日本，东京，2004 年 10 月（增加解释说明）；

第 59 届世界医学会大会，韩国，首尔，2008 年 10 月；

第 64 届世界医学大会，巴西，福塔雷萨，2013 年 10 月。

前言

1. 世界医学会制定了《赫尔辛基宣言》（以下简称《宣言》），是一项涉及人体受试者的医学研究伦理原则的声明。此研究还包括对可识别身份的人体材料和数据进行的研究。

《宣言》应整体阅读，其中任一段落的运用都应同时考虑其他所有相关段落的内容。

2. 与世界医学会的一贯宗旨相同，《宣言》主要针对医生。世界医学会鼓励参与涉及人体受试者研究的其他相关人员采纳这些原则。

总体原则

3. 世界医学会的《日内瓦宣言》用下列语句约束医生："患者的健康将是我的首要考虑。"《国际医学伦理准则》也宣告："医生应从患者的最佳利益出发提供医疗照护。"

4. 促进和维护患者，包括那些参加医学研究的人的健康和权益，是医生的职责。医生的知识和良知是为履行这一职责服务的。

5. 医学进步以科学研究为基础，而研究最终必然涉及人体受试者。

6. 涉及人体受试者医学研究的首要目的，是了解疾病的起因、发展和影响，并改进预防、诊断和治疗干预措施（方法、操作程序和治疗）。即使是已被证实的最佳干预措施，也必须对其安全性、有效性、效能、可及性和质量研究进行持续评估。

7. 医学研究要遵循那些尊重人体受试者、保护他们的健康和权利的伦理标准。

8. 尽管医学研究的主要目的是产生新知识，但这一目的永远不能超越个体研究受试者的权益。

9. 参与医学研究的医生有责任保护研究受试者的生命、健康、尊严、健全、自我决定权、隐私，并对其个人信息保密。保护研究受试者的责任必须始终落在医生和其他医疗卫生专业人员肩上，而绝不是研究受试者本人身上，即使先前他们已经给出同意。

10. 医生必须考虑本国涉及人体受试者研究的伦理、法律、法规、条例、标准，以及适用的国际规范和标准。任何国家或国际的伦理、法律、法规要求不应削弱或取消本宣言提出的对研究受试者的任何一项保护。

11. 开展医学研究应以尽量减少对环境破坏的方式进行。

12. 惟有受过适当伦理和科学教育、培训并具备一定资格的人方可开展涉及人体受试者的研究。针对患者或健康志愿者的研究应由一位胜任并有资质的医生或其他医疗卫生专业人员负责监督。

13. 应使那些在医学研究中缺乏代表人物的人群有适当的机会参加研究。

14. 只有当该研究潜在的预防、诊断或治疗被证明有价值，而且医生有正当的理由相信患者作为受试者参加研究对其健康不会造成不良影响时，医生才可以使其患者参与该研究，将医学研究与医疗照护结合起来。

15. 应当确保因参与研究受到伤害的受试者能得到恰当的补偿和治疗。

风险、负担和受益

16. 在医学实践和医学研究中，大多数干预措施具有风险，会造成负担。

惟有研究目的之重要性超出受试者承担的研究内在风险和负担时，涉及人体受试者的研究方可开展。

17. 在实施所有涉及人体受试者的研究前，必须对参加研究的受试个体和群体，就预期的研究风险和负担，与带给他们及其他受到该研究疾病影响的个体或群体的可预见益处进行对比，进行谨慎评估。

须采用使风险最小化的措施。研究者必须持续监测、评估和记录风险。

18. 除非医生确信研究相关的风险已得到充分评估，并能得到满意控制，否则人体受试者不可以参与该研究。

一旦发现研究的风险大于潜在获益，或已获得了肯定的研究结论时，医生必须评估是否继续、修改或是立即停止该研究。

弱势群体和个人

19. 一些群体和个人特别脆弱，而且更有可能被虐待或遭受额外的伤害。

所有的弱势群体都应得到特殊的保护。

20. 惟有这项研究是针对该人群的健康需要或是此人群优先关注的问题，并且这个研究在非弱势人群中无法开展的情况下，方能认为这项涉及弱势人群的医学研究是正当的。此外，该人群应当能从研究获得的知识、实践或干预措施中获益。

科学要求与研究方案

21. 涉及人体受试者的研究必须符合公认的科学原则，并以对科学文献、其他相关信息、充分的实验室研究及动物实验的充分了解为基础。实验动物的福利必须得到尊重。

22. 任何涉及人体受试者的研究，其设计和操作必须在研究方案中明确描述和论证。

方案应陈述该研究所包含的伦理学考量，并应说明该《宣言》中的原则是如何被强调和贯彻的。研究方案应包括有关资金来源、申办者、机构隶属关系、潜在的利益冲突、对受试者的激励措施，以及规定对研究造成的伤害如何治疗和/或予以补偿的相关信息。

对于临床试验，研究方案也必须说明研究结束后的恰当安排。

研究伦理委员会

23. 研究开始前，研究方案必须递交至相关研究伦理委员会，供其考虑、评论、指导和批准。该委员会的工作必须透明，必须独立于研究者、申办者和其他任何不当影响之外，且应能胜任工作。委员会必须考虑本国和研究项目开展所在国的法律和法规以及适用的国际规范和标准，但这些绝不允许削弱或取消本宣言提出的对研究受试者的保护。

该委员会必须有权监督正在进行的研究。研究人员必须向该委员会提供监督所需的信息，特别是关于任何严重不良事件的信息。未经该委员会的审查和批准，不得修改研究方案。研究者在研究结束后，应当向伦理委员会递交最终报告，其中必须包含对于研究发现的总结和结论。

隐私和保密

24. 必须采取一切防范措施保护研究受试者的隐私并保守其个人信息的机密性。

知情同意

25. 有知情同意能力的个体作为受试者参加医学研究必须是自愿的。尽管同其家人或社区首领进行商议可能是合适的，除非他或她自由表达同意，否则不得将有知情同意能力的个体纳入研究中。

26. 涉及有知情同意能力受试者的医学研究，每位潜在受试者必须被充分告知：研究目的、方法、资金来源、任何可能的利益冲突、研究人员的机构隶属关系、研究预期的获益和潜在的风险、研究可能造成的不适、试验结束后的条款，以及任何与研究有关的其他信息。潜在受试者必须被告知有拒绝参加研究或随时撤回同意参加研究的意见而不会因此受到不当影响的权利。应特别关注个体潜在受试者对特定信息的需求及传递信息所用的方式。

在确保潜在研究受试者理解了告知信息后，医生或其他适当的有资格的人必须寻求其自主的知情同意，最好是书面形式。如果不能以书面形式表达同意，非书面同意必须被正式记录并有见证人。

所有医学研究的受试者有权选择是否被告知研究的一般性结局和结果。

27. 在寻求参与研究项目的知情同意时，如果潜在受试者与医生有依赖关系，或存在可能因受到压力而被迫表示同意的情况，医生应特别谨慎。在这些情况下，必须由一个适当的有资格且完全独立于这种关系之外的人来寻求其知情同意。

28. 对无知情同意能力的潜在受试者，医生必须寻求其法定代理人的知情同意。上述潜在受试者绝不能被纳入到一个不可能带给他们益处的研究中，除非研究旨在促进该潜在受试者所代表的人群的健康，且研究不能用有知情同意能力的受试者来替代进行，同时研究仅造成最小风险和负担。

29. 当一个被认为无知情同意能力的潜在受试者能够作出赞同参加研究的决定时，医生除了寻求法定代理人的同意之外，还必须寻求该受试者的赞同意见。应尊重该潜在受试者作出的不赞同意见。

30. 研究涉及因身体或精神状况而不能作出同意意见的受试者时，如无意识的患者，惟有在阻碍给出知情同意的身体或精神状况是该研究人群的一个必要特征时，研究方可开展。这种情况下，医生应寻求法定代理人的知情同意。如果无法联系到法定代理人，而且研究不能延误时，研究可以在没有获得知情同意的情况下进行。前提是，研究方案中陈述了需要纳入处于不能给出同意意见情况下的受试者的特殊理由，且该研究已得到了伦理委员会的批准。研究者必须尽早地从受试者或法定代理人处获得继续参与研究的同意意见。

31. 医生必须完全告知患者医疗中的哪些方面与研究有关。绝不能因患者拒绝参加研究或决定退出研究而对医患关系造成不利影响。

32. 对使用可识别身份的人体材料或数据的医学研究，例如采用生物标本库或类似来源的材料或数据，医生必须寻求受试者对其采集、储存和/或二次利用的知情同意。可能有一些例外的情况，如对这类研究而言，获得受试者同意已不可能或不现实。在这样的情况下，惟有经研究伦理委员会审查并批准后，研究方可进行。

安慰剂的使用

33. 一种新的干预措施的益处、风险、负担和有效性，必须与被证明的最佳干预措施进行比较试验，但下述情况除外：

在不存在被证明有效的干预措施的情况下，使用安慰剂或不予干预是可以被接受的；或出于令人信服的以及从科学角度看合理的方法学上的理由，使用任何弱于已被证明的最佳有效干预措施、安慰剂或不予干预，是确定一种干预措施的有效性或安全性所必须的，而且使用任何弱于已被证明的最佳有效干预措施、安慰剂或不予干预不会使患者由于未接受已被证明的最佳干预措施而遭受额外的严重风险或不可逆的伤害。

为避免此种选择被滥用，须极其谨慎。

试验结束后的规定

34. 试验开始前，申办方、研究者和试验所在国政府应针对那些研究结束后对试验中业已证实的有益干预仍有干预需求的受试者，就如何获取这些干预拟定条款。这些信息应在知情同意过程中向受试者披露。

研究注册及研究结果的出版和传播

35. 每项涉及人体受试者的研究在招募第一个受试者前，必须在公众可及的数据库上注册登记。

36. 对研究结果的出版以及传播，研究者、作者、申办者、编辑和出版方均负有伦理义务。研究者有责任公开涉及人体受试者的研究成果，并对其报告的完整性和准确性负责。相关各方应遵守已被接受的指南，进行符合伦理的报告。阴性的或未得出结论的研究结果应同阳性结果一起发表，或通过其他途径使公众可及。在发表物上应声明资金来源、机构隶属以及利益冲突。未能遵守本《宣言》原则的研究报告，不应发表。

临床实践中未被证实的干预措施

37. 在个体患者的治疗过程中，若尚没有被证明有效的干预措施，或其他已知干预措施已经无效，医生在寻求专家意见后，并得到患者或法定代理人的知情同意后，如果根据自己的判断，该干预措施有望挽救生命、重获健康或减少痛苦，那么医生可以采用未被证实的干预措施，继而对该干预措施进行研究，旨在评价其安全性和有效性。无论何种情况，新信息都应被记录，并在适当情况下将其公开。

思考题

动物实验与
人体实验课件

1. 在人类文明史上先后消除了性别歧视和种族歧视，你认为将来物种歧视会消除吗？

2. 进行人体试验时，如需代理知情同意，如何保证受试者的权益？

3. 患者李某，因脑梗死（右半球）及三期高血压入院治疗。针对其脑梗死，医院建议患者参加注射用灯盏细辛酚的实验性治疗研究，以观察该药物对脑梗死的疗效和安全性。该项临床研究的申请人为某研究所，患者的女儿在知情同意书中签字，同意他参加上述研究。治疗后患者病情加重，遗留左侧肢体偏瘫，患者李某认为医院未及时对其进行溶栓、降纤和抗凝等常规治疗，而是对其进行人体药物试验，且试验事项及内容未向其本人进行任何告知，亦未取得患者本人的同意，侵犯了其知情权和健康权，并导致患者目前的损害后果。研究所作为试验的申办者，未履行好监督义务，应承担连带赔偿责任。患者、患者女儿、医院和某研究所的做法是否符合伦理要求？

参 考 文 献

[1] 秦川，魏泓．实验动物学［M］．北京：人民卫生出版社，2015.

[2] 汤姆·比彻姆，詹姆士·邱卓思．生命医学伦理原则［M］．李伦，译．北京：北京大学出版社，2014.

[3] 高崇明，张爱琴．生物伦理学十五讲［M］，北京：北京大学出版社，2004.

[4] 欧美贤，蒲画华，谢连红，等．新冠肺炎中"同情用药"的临床应用及伦理思考［J］，中国医学伦理学，2021，34（9）：1203-1207.

[5] 王晓敏，田勇泉．安慰剂对照试验的伦理辩护［J］．伦理学研究，2013，64（2）：124-127.

[6] 王德国．探讨《纽伦堡法典》中人体实验的伦理原则与规范［J］．中国医学伦理学，2016，29（2）：311-314.

[7] 汪婷婷，曲巍．基于动物实验引发的医学伦理问题及对策探究［J］．锦州医科大学学报（社会科学版），2012，19（6）：24-27.

[8] 郭欣．动物福利科学兴起的研究——基于行动者网络理论的分析［D］．南京：南京农业大学，2020.

[9] 田侃，刘义胜．安慰剂在临床试验中的伦理学困境［J］．中国药事，2015，29（10）：1028-1031.

[10] The Nuremberg Code. Trials of war criminals before the Nuremberg military tribunals under control council law No. 10［M］. Washington，D. C.：U. S. Government Printing Office，1949：181-192.

[11] 国家药品监督管理局．中华人民共和国药品管理法［EB/OL］．［2019-08-26］．http：www. gov. cn/xinwen/2019-08/26/content_5424780. htm.

[12] 国家食品药品监督管理总局，国家卫生健康委员会．药物临床试验质量管理规范［EB/OL］．［2020-04-23］．http：www. gov. cn/zhengce/zhengceku/2020-04/28/content_5507145. htm.

[13] 中共中央办公厅，国务院办公厅．关于加强科技伦理治理的意见［EB/OL］．［2022-03-20］．http：//www. gov. cn/zhengce/2022-03/20/content_5680105. htm.

[14] 国家卫生和计划生育委员会．涉及人的生物医学研究伦理审查办法［EB/OL］．［2016-10-21］．http：//www. nhc. gov. cn/fzs/s3576/201610/84b33b81d8e747eaaf048f68b174f829. shtml.

[15] 国家食品药品监督管理总局．药物临床试验伦理审查工作指导原则［EB/OL］．［2010-11-08］．http：//www. gov. cn/gzdt/2010-11/08/content_1740976. htm.

（王兆彦）

第十三章

疫苗研发

疫苗是应用传统技术或基因工程等生物技术，由获得的微生物及其蛋白质、多糖或核酸等富含免疫原性的生物材料制成，用于人类疾病预防和治疗的生物制品。根据制备疫苗的技术和疫苗成分不同，疫苗分为传统疫苗和新型疫苗或高技术疫苗。传统疫苗包括灭活疫苗、减毒活疫苗和从微生物及其衍生物分离提取的亚单位疫苗，如蛋白质疫苗和多糖疫苗；新型疫苗包括基因工程亚单位疫苗、重组载体活疫苗、核酸疫苗、基因缺失活疫苗、遗传重组疫苗以及合成肽疫苗等。

疫苗的防病效果已基本被全世界接受，疫苗注射也早已成为各国公共卫生的重要组成部分，且取得了举世瞩目的成绩。如通过普遍接种痘苗（vaccinia）在全球根除了天花（smallpox）；通过强化脊髓灰质炎疫苗（poliomyelitis vaccine）免疫，许多国家已无小儿麻痹症；自实施扩大免疫规划以来，麻疹（measles）、白喉（diphtheria）和百日咳（pertussis）等的发病率已大幅度下降，已进入消除麻疹时代；新生儿实施乙型肝炎疫苗（hepatitis B vaccine）免疫接种以后，中国儿童乙型肝炎表面抗原（hepatitis B surface antigen，HBsAg）携带率下降了 90%。但近些年来一些新现和再现传染病对人类健康又构成新威胁，同时抗感染免疫学理论的进展和现代生物技术的广泛应用，又为研发新疫苗和改进现有疫苗奠定了基础，创造了条件，预期更多的疫苗将不断问世，疫苗在保护人类健康方面将发挥更大的作用。新型冠状病毒感染爆发以来，包括我国在内的多个国家迅速启动疫苗研发和生产，为抵抗疫情作出了突出贡献。

● 第一节 疫苗概述 ●

从某种意义上来说，人类繁衍生息的历史就是人类不断同疾病和自然灾害作斗争的历史，控制传染性疾病最主要的手段就是预防，而接种疫苗被认为是最行之有效的措施，疫苗的发现和大规模使用可谓是人类医学发展史上一件具有里程碑意义的事件。事实证明，威胁人类几百年的天花病毒在牛痘疫苗出现后便被彻底消灭了，迎来了人类用疫苗迎战病毒的第一个胜利，也更加坚信疫苗对控制和消灭传染性疾病的作用，此后 200 年间疫苗家族不断发展壮大，接种人群也不断扩大。

一、疫苗的发展史

据相关古籍记载，我国在宋代就曾采用接种人痘（天花病原体）的方法来预防天花，即以天花患者的痘浆或研细的痘痂为接种材料，当时也称"种花"。因痘痂的毒力渐减从而淘汰了痘浆法，主要以天花痘痂作为"种花"材料。为降低天花痘痂的毒力，"种苗"（痘痂）须经"养苗"（不断传种），精加选炼使之成为"熟苗"。16世纪明代隆庆年间，已有精加选炼的"并无种花失事者"的"宁国府太平痘苗"了。此后接种人痘预防天花的方法在我国推广使用，至17世纪已传至俄罗斯、日本、朝鲜等国家。西欧各国自1721年起也开始采用种人痘术，证明牛痘可以预防天花的爱德华·詹纳（Edward Jenner）在8岁时也曾种过人痘。接种人痘可预防天花，但也曾引起天花传播，尽管如此，源于我国的人痘接种在医学史上开创了人工自动免疫的先河。人们陆续发现，用症状较轻的天花患者作为人痘种苗来源可降低致病性，将采集到的脓液烘干后与樟脑一起埋入地下长期保存也可降低致病性，这些"熟苗"的使用提示采用合适的选择和保存方法可使病原体降低毒力。

1776年，英国医生爱德华·詹纳实验证实接种牛痘可预防天花，接种牛痘只引起局部皮损，逐渐替代了人痘接种。当时的牛痘接种是将自然牛痘接种于人体，而后再取其痘浆给他人接种，痘浆来源很有限。直至19世纪才将自然牛痘的痘浆接种到小牛皮肤使牛痘病毒大量增殖，取其痘浆，用甘油保存起来，作为疫苗，称为牛痘苗，开始人工制备疫苗。天花病毒和牛痘病毒同是痘病毒科脊椎动物痘病毒亚科正痘病毒属的成员，在抗原性上关系密切，相互间有广泛的交叉中和反应，所以接种牛痘可以预防天花。

法国人巴斯德（L. Pasteur）采用延长细菌培养时间和提高细菌培养温度（42～43℃）使毒力减弱的方法，先后制成减毒的鸡霍乱（chicken cholera）疫苗和动物用炭疽（anthrax）疫苗；1885年，巴斯德又采用兔脑内连续传代使狂犬病（rabies）街毒成为固定毒，制成人用狂犬病疫苗。巴斯德的工作使疫苗的研发和制备迈上了新的台阶，其最重要的贡献是使人们认识到致病力强的流行株在实验室更换其宿主或改变培养条件后可获得致病力弱的变异株，为疫苗发展开辟了广阔前景，但有些微生物毒力不易减弱或毒力减弱后即失去免疫原性。1886年，Salmon Smith发现加热杀死的强毒猪霍乱菌仍具有很好的免疫原性，开创了灭活疫苗新领域。随后一些死菌疫苗相继问世，如鼠疫（plague）、霍乱（cholera）、伤寒（typhoid）、百日咳（pertussis）等疫苗。

疫苗的发展与微生物分离、培养技术的发展关系密切，特别是病毒疫苗，病毒培养技术的创新是疫苗发展的重要基础。早期的病毒疫苗都采用动物培养法，如牛痘苗、羊或兔脑狂犬病疫苗、Dakar株鼠脑黄热病（yellow fever）疫苗以及鼠脑乙型脑炎（Japanese encephalitis）疫苗等。1931年，Good Pasture发现鸡胚培养能大量增殖病毒，此后相继开发了流感（influenza）、腮腺炎（mumps）和17D株黄热病疫苗等。1949年，Enders等研究证实病毒能在离体的细胞培养物中增殖，随后采用细胞培养技术开发了多种病毒疫苗，如脊髓灰质炎、麻疹、风疹（rubela）和水痘（varicella）等疫苗。曾采用动物和鸡胚培养制备的疫苗亦相继改进为细胞培养疫苗，如痘苗、狂犬病疫苗、乙脑疫苗和腮腺炎疫苗等，其中痘苗、狂犬病疫苗和乙脑疫苗都经历了动物疫苗、鸡胚疫苗和细胞培养疫苗的发展历程。

1969年，Gotschlich用十六烷基三甲基氨溴化物处理及提取A群脑膜炎球菌（group A meningococci）荚膜多糖抗原的方法，获得纯度高、分子量大的多糖抗原，并制成A群、C群多糖疫苗（polysaccharide vaccine）。经临床研究证明多糖疫苗安全有效，且受种者获得的免疫力能维持数年。流脑 A、C 群多糖疫苗的研究成功，促进了细菌多糖疫苗研究，并相继开发了 b 型流感嗜血杆菌（hemophilus influenza type b）多糖疫苗、肺炎链球菌（*Strep-tococcus pneumoniae*）多糖疫苗和伤寒 Vi 多糖疫苗（Vi polysaccharide typhoid vaccine）。细菌荚膜多糖是 T 细胞不依赖性抗原，只激活 B 细胞，且几乎不产生 B 记忆细胞，在免疫接种实践中对婴幼儿（小于 18 月龄）及有免疫缺陷的成年人中免疫效果不佳。为提高多糖疫苗的免疫效果，人们又研究开发了结合疫苗，即将荚膜多糖与蛋白结合在一起，使之成为 T 细胞依赖性抗原，以提高免疫原性。

培养细菌或病毒而后灭活可制成灭活（死）疫苗，如伤寒疫苗、乙型脑炎灭活疫苗；培养细菌或病毒的减毒疫苗株可制成活疫苗，如卡介苗、麻疹活疫苗；用培养的微生物提取能产生保护性抗体的抗原成分可制成亚单位疫苗，如脑膜炎球菌多糖疫苗、流感 HA 亚单位疫苗。减毒活疫苗、灭活疫苗和亚单位疫苗统称为传统疫苗。

20 世纪 70 年代，基因工程技术结合蛋白分离纯化技术成功应用于疫苗开发。美国默沙东公司采用重组酵母表达 HBsAg 研制的乙型肝炎疫苗于 1986 年获准生产，这是最早也是最成功的基因工程疫苗。重组酵母表达的多肽为脂质膜包裹形成的 22 nm 颗粒，从而增加了免疫原性。其后采用基因重组技术相继开发了莱姆病（lyme diseases）疫苗（rOspA）、霍乱疫苗（全菌体和基因重组霍乱毒素 B 亚单位）以及重组痢疾活疫苗等。在此期间，基因缺失活疫苗、活载体疫苗以及核酸疫苗的研究亦取得明显进展。进入 21 世纪，采用基因工程技术又相继开发了人乳头瘤病毒（human papillomavirus，HPV）疫苗、5 价轮状病毒（rotavirus）基因重配疫苗。近几年，我国学者采用基因工程技术研制的幽门螺杆菌（*Helicobacter pylori*，Hp）疫苗已获新药证书；戊型肝炎（hepatitis E）疫苗亦已完成Ⅲ期临床研究，获得明显保护效果，已获准上市。

随着生物技术的进展，利用 DNA 重组技术已研究开发了多种基因工程疫苗。将编码目标抗原的基因和载体质粒重组后转入酵母或哺乳动物等受体细胞并使之表达，提取表达的抗原可制成重组亚单位疫苗，如重组酵母乙肝疫苗。将编码目标抗原的基因插入已有的病毒或细菌的疫苗株基因组的某个部位使之高效表达，可制成重组载体活疫苗。利用 DNA 重组技术，定向缺失与毒力有关的基因，使之丧失毒力而保留免疫原性，可制成基因缺失活疫苗，如缺失了霍乱毒素 A 基因的霍乱活疫苗。采用反向遗传技术，将适应于鸡胚的 PR8 株流感病毒的 6 个内部基因节段与流行株的血凝素（Hemagglutinin，HA）和神经氨酸酶（neuraminidase，NA）基因在细胞培养中定向重配，可获得基因重配疫苗株。将目的基因和载体质粒重组后直接用于免疫接种即核酸疫苗。参照保护性抗原决定簇的氨基酸序列，以此肽段作为抗原可制成合成肽疫苗。

随着基因组学和蛋白质组学技术的发展和应用，一个崭新的疫苗设计策略已经形成，即从全基因水平来筛选具有保护性免疫反应候选抗原的疫苗发展策略，也被称为"反向疫苗学（reverse vaccinology）"。与常规的疫苗设计基于保护性免疫是由结构蛋白所激发的原理不同，反向疫苗设计是基于将所有的蛋白质看作是潜在的具有免疫性抗原的思路。经过对某一病原体的基因组测序和生物信息学

蛋白组学概念

预测，从中筛选可能编码疫苗抗原的基因，通过高通量克隆表达和纯化技术，即可进行保护力的测定。这种疫苗设计策略可缩短筛选、鉴定候选疫苗的时间并提高成功概率。"反向疫苗学"的疫苗设计思路已应用于 B 群脑膜炎球菌疫苗的开发。B 群脑膜炎球菌与 A 群脑膜炎球菌和 C 群脑膜炎球菌不同，其多糖的免疫原性极弱，即使与蛋白质耦联后也不能增加其免疫原性；其

外膜蛋白可作为抗原诱导免疫应答产生杀菌抗体，但有严格的型和亚型特异性。采用反向疫苗设计策略，已筛选到一些蛋白抗原，能诱发对绝大多数临床分离株的杀菌力。反向疫苗设计思路亦已应用于肺炎链球菌、肺炎衣原体和铜绿假单胞菌等疫苗的研发。

二、疫苗的免疫学基础

多细胞生物在长期进化过程中，在病毒、细菌、真菌及寄生生物等病原微生物感染压力下，选择了两种对抗病原微生物的防御系统，一种是固有免疫也称非特异性免疫，另一种称为适应免疫性或特异性免疫。两种免疫性均由细胞和体液因子组成，用以识别、杀伤和清除病原微生物。疫苗接种可以预防人类及家畜传染病的发生的根本原理就在于激发特异性免疫，让免疫系统认识并记住病原，以保护人类及家畜免受病原的危害。

免疫系统的
概念及组成

1. 免疫应答的概念

免疫系统最重要的生理功能是对"自己"和"非己"抗原分子的识别及应答。这种识别作用是由免疫细胞完成的，免疫细胞对抗原分子的识别、活化、分化和效应过程称为免疫应答（immune response）。对这一过程的认识随着免疫学的发展逐步深化并建立起了较为完整、清晰的概念。在免疫学发展的早期，认为这种应答只对"非己"抗原，而对"自己"抗原是不能产生应答的，其指导学说为侧链学说和指令学说。20世纪中期，人们逐渐发现B淋巴细胞是产生抗体的细胞，提出抗原对产生抗体的细胞只起选择和激发作用，并认为抗体产生是由单一淋巴细胞完成的，淋巴细胞之间彼此也无关联。在这一时期还发现除了体液免疫，还有细胞免疫。1957年，约翰斯·霍普金斯大学的诺埃尔·罗斯等人完善了对"自己"抗原产生自身耐受的概念，在打破自身耐受的条件下，可以发生自身免疫现象。这一时期的抗体生成理论主要是Burnet提出的细胞系或克隆选择学说（clonal selection theory）。20世纪60年代以后，人们发现在脊椎动物及人体内存在极其复杂的免疫系统，它由免疫器官、免疫细胞及免疫分子组成。同时也证明了免疫应答不是由单一淋巴细胞产生的，而是由多细胞系协同作用产生的。它们之间存在着相互协同和相互制约的关系。

免疫细胞的识别功能是在个体发育中获得的，因此在免疫应答过程中，抗原分子对免疫细胞只起选择和激发作用。免疫细胞在抗原识别过程中可被诱导、活化、分化并产生效应分子——抗体（体液免疫）和效应细胞（即细胞免疫），这一过程可称为正免疫应答。亦可诱导免疫细胞使之处于不应答状态，称为免疫耐受或负免疫应答。

在免疫功能正常的条件下，机体对"非己"抗原可形成正免疫应答，并产生排异效应，发挥保护作用，如抗感染免疫和抗肿瘤免疫；对"自己"抗原则形成自身耐受状态或负免疫应答。但在免疫功能失调情况下，机体可对非己抗原产生高应答或负应答。高应答可形成超敏反应（hypersensitivity），易造成机体组织损伤，发生变态反应性疾病；而后者则不能产生排异效应，可降低机体抗感染免疫、降低疫苗接种效果和抗肿瘤免疫。如果打破对自身抗原的耐受性，则可对自身抗原产生正免疫应答而出现排己效应，形成自身免疫现象，如造成组织损伤发生自身免疫性疾病。因此在正常条件下，免疫应答过程既可产生免疫保护作用，但在非正常条件下，则可产生免疫性病理作用。

2. 免疫应答的过程

现代免疫学的发展为了解免疫应答过程提供了理论基础。虽然免疫应答过程的效应表现主要是以B细胞介导的体液免疫和以T细胞介导的细胞免疫，但体内、体外实验已证明这

两种免疫应答的产生都是由抗原呈递细胞（antigen presenting cell，APC）、
T 细胞和 B 细胞共同完成的。B 细胞和 T 细胞是一组具有特异识别抗原功能
的淋巴细胞群，也称为抗原识别细胞（antigen recognition cell，ARC）。它
们借助质膜表面的抗原识别受体对抗原进行识别。免疫应答过程不是单一细
胞系行为，而是多种细胞系相互作用的复杂行为。免疫细胞间的相互作用既
表现出相互协同又表现出相互拮抗，它们之间的这些相互作用是由其膜分子

免疫应答

及分泌的介质介导的。在免疫细胞相互作用中，也发现了具有组织相容性复合体的限制性，
即所谓 MHC（major histocompatibility complex）限制性，表明免疫细胞活动是受遗传控制
的，这也是近亲属器官配型容易成功的理论基础。

目前对免疫应答机制的了解已由细胞水平、分子水平进入了基因水平，但对这一复杂过
程的认识仍是十分有限的，还有众多问题有待解决。简单来讲，免疫应答可分为三个阶段：
第一个是抗原识别阶段，此阶段包括 APC，如树突状细胞及巨噬细胞等，对抗原分子的摄
取、加工与呈递，以及 T 细胞和 B 细胞等（抗原识别细胞）对抗原分子识别；第二个是免
疫细胞活化及分化阶段，此阶段包括 APC 与 T 细胞之间以及 T 细胞与 B 细胞之间相互作
用，以及 T 细胞与 B 细胞的信号转导、细胞增殖、分化及生物活性介质的合成与释放；第
三个是免疫应答的效应阶段，此阶段主要包括效应分子（体液免疫）和效应细胞（细胞免
疫）的排异作用及其对免疫应答的调节，此阶段除抗体和效应 T 细胞参与外，还必须有固
有免疫效应细胞和相关免疫分子的参与，即非特异免疫细胞和分子如吞噬细胞和补体等分子
参加，最终才能完成排异和免疫调节作用（图 13-1）。

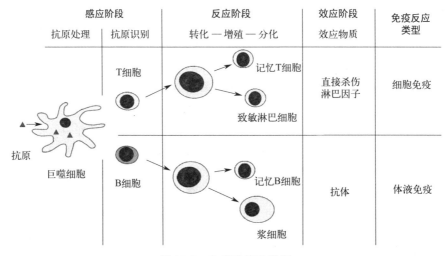

图 13-1　免疫应答示意图

对免疫应答机制的深入探讨，不仅有助于了解免疫防御及免疫病理发生的机制，而且为
疫苗设计及佐剂的作用提供了理论基础。新型疫苗的研制不仅要重现疫苗抗原的生物学性
状，也要考虑疫苗进入体内后如何诱导免疫系统发生免疫应答。

3. B 细胞与体液免疫

B 淋巴细胞最初证明是在鸟类淋巴样器官法氏囊（Brusa of Fabricius）
内发育成熟的，故称为 B 淋巴细胞。B 淋巴细胞的祖细胞存在于胚胎时期的
胎肝造血细胞岛中，此后 B 淋巴细胞的产生和分化场所逐渐被骨髓所代替。

抗原与抗体

成熟 B 细胞可定居于周围淋巴组织，如淋巴结的皮质区和脾脏的红髓及白髓的淋巴滤泡内和黏膜样淋巴组织。B 细胞是体内唯一能产生抗体（免疫球蛋白分子）的细胞。体内可含有识别不同抗原特异性的抗体分子。其多样性来自于千百万种不同的 B 细胞克隆，每一个 B 细胞克隆的特异性是由其遗传决定的，可产生能与相应抗原特异结合的免疫球蛋白分子。外周血中的 B 细胞占淋巴细胞总数的 10%～15%。

体液免疫的效应分子是抗体，即免疫球蛋白，它是由 B 淋巴细胞产生的。成体动物及人体的 B 细胞是在骨髓内发育成熟的，然后经血液或淋巴循环到达周围淋巴器官如脾脏、淋巴结及黏膜淋巴样组织。在此处与相应抗原相遇可激发特异性免疫应答。B 细胞对蛋白质抗原的应答过程中如果没有 T 细胞的辅助就不能产生抗体，例如在 T 细胞缺损的动物体内不能产生对蛋白质抗原的抗体，故称蛋白质抗原为胸腺依赖抗原（thymus dependent antigen，TD 抗原）。对非蛋白质抗原如多糖及脂类等抗原，诱导抗体产生则不需要抗原特异 T 细胞的辅助，可在 T 细胞缺损的动物体内产生抗体，故称这类抗原为非胸腺依赖抗原（thymus independent antigen，TI 抗原）。

第一次用适量抗原给动物免疫后，需经一定潜伏期才能在血液中出现抗体，而且含量低且维持时间短，抗体浓度很快下降，这是初次免疫应答（primary immune response）的典型特征。若在抗体下降期再次给予相同抗原免疫时，可发现抗体出现潜伏期较初次应答明显缩短，抗体含量也随之上升，而且维持时间长，称这种现象为再次免疫应答（secondary immune response）或回忆应答（anamnestic response）（图 13-2）。通过对抗体分子结构的研究，发现初次应答产生的抗体主要是 IgM 分子，对抗原结合力低，为低亲和性（affinity）抗体。再次应答主要为 IgG 分子，它们是高亲和性抗体。我们注射疫苗就相当于初次免疫，真正接触病原就相当于再次免疫，二次免疫所需要的应答时间大大缩短且会产生高亲和性抗体，这就降低了病原微生物对机体产生伤害的概率。

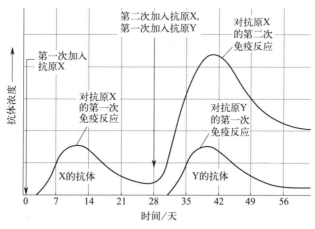

图 13-2 免疫记忆示意图

4. T 细胞与细胞免疫

它们由一群功能不同的异质性淋巴细胞组成。由于是在胸腺（thymus）内发育成熟，故称为 T 淋巴细胞。成熟 T 细胞分布在淋巴结的副皮质区和脾脏白髓小动脉等周围淋巴组织中。不同功能的成熟 T 细胞均属小淋巴细胞，在形态上不能区分，但可借其膜表面分子的不同加以鉴别。T 细胞介导的细胞免疫有两种基本形式，分别由两种亚类 T 细胞参与：

一种为 CD4$^+$T 细胞亚类，它们在抗原激活下可产生效应 Th1 亚群，通过其分泌的细胞因子可活化巨噬细胞等炎症细胞；另一种是 CD8$^+$T 细胞，即胞毒 T 细胞（Tc），受抗原刺激活化可产生效应杀伤 T 细胞（CTL），对靶细胞有特异性杀伤作用。

CD4$^+$T 细胞激发的特异性细胞免疫应答可引起组织的慢性炎症，它是以淋巴细胞（主要是 T 细胞）和单核吞噬细胞系细胞浸润为主的渗出性炎症。免疫细胞的激活、增殖和分化以及其他炎症细胞的聚集需要较长时间，炎症反应发生较迟，持续时间也长，故称此种炎症反应为迟发型超敏反应（delayed type hypersensitivity，DTH）。这种由 CD4$^+$T 细胞介导的细胞免疫与临床传染性变态反应、接触性皮炎、移植排斥反应以及一些自身免疫病的组织损伤有关。

CD8$^+$T（Tc）细胞能杀伤表达特异抗原的靶细胞，它在抗病毒感染、急性同种异型移植排斥和对肿瘤细胞的杀伤作用中是重要的效应细胞。绝大多数 Tc 细胞表达 CD8 分子，其抗原识别受体（TCRαβ）可识别多肽抗原与自己 MHC I 类分子形成的复合物。这些非己多肽抗原是在靶细胞内合成经加工后与自己 MHCI 类分子结合并运送到靶细胞表面的。

在正常机体中杀伤 T 细胞（Tc）以不活化的静息形式存在，因此它也必须经过抗原激活并在辅助 T 细胞（Th）的协同作用下，才能分化发育为效应杀伤 T 细胞（CTL）。Tc 的活化需要双信号刺激，一个是 TCR 与靶细胞膜上 MHC I 类分子与抗原肽分子复合物结合后，通过 CD3 复合分子传递的第一信号；而 Tc 细胞上的其他辅助分子，如 CD2、LFA-1、CD8 及 CD28 分子等，可与靶细胞上相应的配体分子如 LFA-3、ICAM-1、MHC I 类分子及 B7 分子等结合，不仅可增强 Tc 细胞与靶细胞的黏附作用，同时也向 Tc 细胞传递协同刺激信号并使之活化。在活化 CD4$^+$T 细胞分泌的细胞因子（如 IL-2、IL-6）作用下使之克隆增殖并分化为效应杀伤 T 细胞（CTL）（图 13-3）。

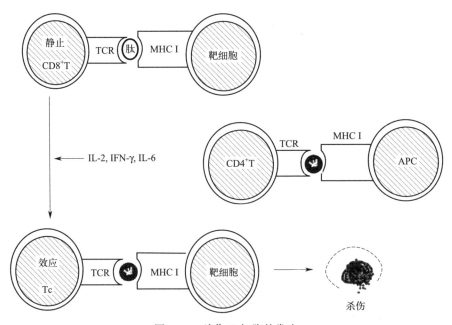

图 13-3　杀伤 T 细胞的发生

效应杀伤 T 细胞（CTL）对靶细胞的杀伤作用是抗原特异性的，只杀伤相应靶细胞而对其他细胞无损伤作用。杀伤 T 细胞必须与靶细胞直接接触才有杀伤作用。当靶细胞被溶解时，CTL 细胞本身不受损伤并与之解离。1 个杀伤 T 细胞可连续杀伤多个靶细胞，其杀伤机制可能是其分泌的多种细胞毒素所致，其中一个是穿孔素蛋白。杀伤 T 细胞活化可诱发脱颗粒作用，排出其胞浆颗粒内已合成的穿孔素，这种蛋白在颗粒内是单体，当与胞外高浓度钙离子接触后即发生聚合。这种聚合多发生在靶细胞膜的脂质层，并形成离子通道，因此大量离子和水分子可进入细胞并造成细胞溶解。这种细胞溶解作用类似于补体的膜攻击复合物的作用，并且穿孔蛋白的结构也与 C9 有同源性。颗粒中的其他成分如丝氨酯酶和蛋白聚糖也有损伤细胞的作用。T 细胞还可分泌另一种蛋白质毒素颗粒酶，它通过激活细胞凋亡途径激活靶细胞内参与细胞凋亡的 DNA 降解酶，导致靶细胞核 DNA 的裂解，引起靶细胞的凋亡。

5. 免疫细胞的记忆与疫苗原理

在获得性免疫方面，一旦对某抗原发生反应，用同一抗原再次免疫时，可引起比初次更多的抗体或更强烈的反应，称为免疫记忆（immunological memory）。无论在体液免疫或细胞免疫均可发生免疫记忆现象。在体液免疫时，对 TD 抗原的再次应答可表现为抗体滴度明显上升，同时免疫球蛋白类别可由 IgM 转换为亲和力增强的 IgG。表明再次应答不仅发生抗体量的变化，而且也发生了质的变化。实验证明，免疫记忆的基础是免疫记忆细胞的产生。

对体液免疫来讲，当抗原入侵以后，B 细胞第一次受到免疫刺激以后会分化出两种细胞，一种是产生抗体的浆细胞，另一种是寿命长的记忆细胞，发生二次反应能立即消灭再次入侵的同种抗原。长生命期的记忆细胞是免疫记忆的中心部分，这些细胞负责抗体的持续分泌。受到抗原刺激后，原始 B 细胞经过克隆扩张形成活跃的 B 细胞簇，在增生和亲和力成熟（亲和力成熟是指在抗体生成过程中，由于体细胞高频突变，抗体分子的平均亲和力逐渐增强的过程）之后，B 细胞在生成长寿浆细胞以产生高亲和力的抗体的同时，还会生成记忆 B 细胞，以拥有高亲和力的细胞感受器。记忆 B 细胞可能会通过自我平衡的增生来实现自我更新。除了 B 细胞以外，T 细胞也能分化出具有记忆能力的细胞。大量研究表明，记忆 CD4$^+$T 细胞和记忆 CD8$^+$T 细胞可以在缺乏抗原的情况下持续生存。这也表明记忆 T 细胞不是静态的，它们通过自我增生来补充其数量，并且这种增殖更新不需要抗原或 MHC 的刺激。

疫苗相当于给予免疫系统一定数量的无害抗原，即细菌或病毒表面的一部分，而这被免疫系统视为"外来异物"。疫苗还可能提供无活性的毒素（毒素是细菌释放的有毒物质），促使机体产生免疫力，与之对抗。一旦免疫系统发现了抗原，B 淋巴细胞就会生成抗体，它能精确地与抗原结合。免疫系统具有"记忆"能力。一旦暴露于特定的细菌或病毒，它们就将在若干年、数十年甚至终生保留免疫力，能够抵御以后的感染，并且应答更为迅速。免疫系统所具备的这种能力及产生这种能力的速度，对于人体来说有极大好处。身体初次遭遇病菌，可能需要 7～12 天才能建立起有效防御，到那时，或许已经发生严重疾病甚至死亡；注射疫苗以后，感染真正的抗原相当于再次免疫，其反应时间大大缩短的同时，产生的抗体的亲和力也更高。

三、疫苗的种类

疫苗一般分为两大类：预防性疫苗和治疗性疫苗。预防性疫苗主要用于疾病的预防，接受者为健康个体或新生儿；治疗性疫苗主要用于患病的个体，接受者为患者。根据传统和习惯又可分为减毒活疫苗、灭活疫苗、抗毒素、亚单位疫苗（含多肽疫苗）、载体疫苗、核酸疫苗等（图 13-4）。

1. 减毒活疫苗 (live-attenuated vaccine)

这一类的病毒疫苗多具有超过 90% 的效力，其保护作用通常延续多年。它的突出优势是病原体在宿主复制产生一个抗原刺激，抗原数量、性质和位置均与天然感染相似，免疫原性一般很强，甚至不需要加强免疫。这种疫苗有突出优势的同时也存在潜在的危险性，即在免疫力差的部分个体可引发感染；活疫苗可能通过突变恢复毒力。随着人类对病原毒力的分子基础的认识不断深入，我们可以更合理地进行减毒，并使减毒更为彻底且不能恢复毒力。

2. 灭活疫苗 (inactivated vaccine)

与减毒活疫苗相比，灭活疫苗采用的是非复制性抗原（死疫苗），安全性好，但免疫原性变弱，往往需要加强免疫，这也是有些疫苗需要多次注射的原因。需要注意的是，并不是所有病原体经灭活后均可成为高效疫苗，其中一些疫苗是高效的，如索尔克注射用脊髓灰质炎疫苗（IPV）或甲肝疫苗；其它则是一些低效、短持续期的疫苗，如灭活后可注射的霍乱疫苗，几乎已被放弃；还有一些部分灭活疫苗的效力低，需要提高其保护率和免疫的持续期，如传统的灭活流感和伤寒疫苗。这些低效疫苗正在逐步被新型疫苗代替。

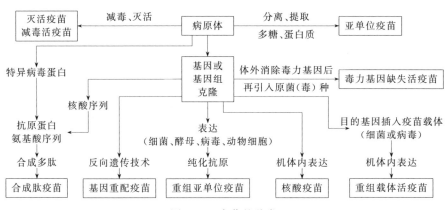

图 13-4　疫苗的种类

3. 类毒素疫苗

当疾病的病理变化主要是由于外毒素（外毒素是细菌毒素的一种，是细菌分泌到菌体外的一种对机体有害的毒性物质，包括细胞毒素、神经毒素及肠毒素三大类）引起时，类毒素疫苗就成为很好的选择，如破伤风和白喉疫苗。一般来说，肠毒素的类毒素很少成功，然而肠毒素型大肠埃希菌的热稳定性肠毒素经遗传改造的去毒变构体则有希望成为有效的腹泻疫苗。霍乱毒素对应的突变可能成为更为重要的疫苗。这两种毒素的变异体甚至可以诱导很好的黏膜免疫，也是有希望的黏膜免疫佐剂。

当前使用的类毒素疫苗多采用传统技术制造，这些疫苗（如白喉和破伤风疫苗）含有很多不纯成分，将毒素变为类毒素的甲醛处理过程也导致类毒素与来自培养基的牛源多肽交联，从而产生不必要的抗原。因此，一个突变的非毒性纯分子作为一种新疫苗可以提高这些疫苗的质量和效力，如将白喉毒素 52 位谷氨酸替换成甘氨酸，可导致毒性丢失，且可与白喉毒素交叉反应。

4. 亚单位疫苗与多肽疫苗

DNA 重组技术使得获取大量纯抗原分子成为可能。与以病原体为原料制备的疫苗相比，这在技术上发生了革命性变化，使得质量更易控制，当然价格也更高。从效果来看，有些亚单位疫苗，如非细胞百日咳、HBsAg 等，低剂量就具有高免疫原性；而另外一些疫苗的免疫力则较低，要求比铝盐更强的佐剂。肽疫苗通常由化学合成技术制造，其优点是成分更加简单，质量更易控制，但随着免疫原分子量和结构复杂性的降低，免疫原性也显著降低。这些疫苗一般需要特殊的结构设计、特殊的递送系统或佐剂。

5. 载体疫苗

载体疫苗是指将抗原基因通过无害的微生物载体导入体内诱导免疫应答。它的特点是组合了减毒活疫苗强有力的免疫原性和亚单位疫苗的准确度两个优势。这种活载体疫苗的一个好处是可以在体内有效诱导细胞免疫，因为细胞免疫针对一些疾病的治疗特别重要，而目前诱导细胞免疫还没有太好的办法。在试验中使用的重要载体有牛痘病毒的变体、脊髓灰质炎病毒、禽痘病毒、腺病毒、疱疹病毒、沙门菌、志贺菌等，也可以同时构建一个或多个细胞因子基因，这样可增强免疫反应或者改变免疫反应方向。

6. 核酸疫苗

核酸疫苗也称之为 DNA 疫苗或裸 DNA 疫苗。它与活疫苗的关键不同之处是编码抗原的 DNA 不会在人或动物体内复制。核酸疫苗应包含一个能在哺乳细胞高效表达的强启动子元件，例如人巨细胞病毒的中早期启动子，同时也需含有一个合适的 mRNA 转录终止序列。肌内注射后，DNA 进入胞浆，然后到达肌细胞核，但并不整合到基因组。作为靶细胞，肌细胞和树突状细胞均没有高速的分裂增殖现象，它们与质粒也没有高度的同源，故同源重组可能性较小。

与其它类疫苗相比，核酸疫苗具有潜在而巨大的优越性：①DNA 疫苗是诱导产生细胞毒性 T 细胞应答的为数不多的方法之一；②可以克服蛋白亚基疫苗易发生错误折叠和糖基化不完全的问题；③稳定性好，基因突变频率低，易于质量监控；④生产成本较低；⑤理论上可以通过多种质粒的混合物或者构建复杂的质粒来实现多价疫苗；⑥理论上抗原合成稳定性好，将减少加强注射剂量，非常少量（有时是毫微克级）的 DNA 就可以很好地活化细胞毒性 T 细胞。

当然核酸疫苗也存在潜在的问题或者副作用。首先，虽然与宿主 DNA 同源重组的可能性很小，但随机插入还是有可能的，是否诱导癌变也是一个值得关注的问题。其次，不同抗原或不同物种 DNA 疫苗效价的不同。应正确评价人用疫苗在模型动物的效应。第三，机体免疫调节和效应机制有可能导致对抗原表达细胞的破坏，导致胞内抗原的释放，激活自身免疫。第四，持续长时间的小剂量抗原的刺激可能导致免疫耐受，从而导致受者对抗原的无反应性。

核酸疫苗中除了经典的 DNA 疫苗以外，还有在抗击全球新型冠状病毒感染的过程中脱颖而出的 RNA 疫苗。RNA 疫苗是一类新型的疫苗，由编码病原体特异性蛋白（抗原）的 mRNA 序列组成。一旦在体内表达，靶抗原便会被免疫系统识别，从而诱导所需的免疫反应。在 RNA 疫苗中，没有将活的/灭活的病原体或病原体特异性抗原直接插入人体。相反，将包含病原体特异性抗原的遗传序列的 mRNA 序列插入体内。然后该 mRNA 序列被宿主细胞的蛋白质合成机制用作模板以产生靶抗原。一旦产生免疫反应，靶抗原就会显示在细胞表面，以便被专门的免疫细胞识别并诱导病原体特异性免疫反应。

RNA 疫苗并不需要将部分病毒注射到人体内，研究人员利用病原体基因序列可以快速得到一个潜在的抗原编码序列，将该序列插入一个 DNA 模板中，接种到人体后合成相应的 RNA 并制造相关的病毒蛋白，整个过程更快速、更简单，并且避免了培养病毒和纯化蛋白质等步骤，所以 RNA 疫苗仿佛是专为速度而生的。比如，Moderna 公司在得到新冠病毒基

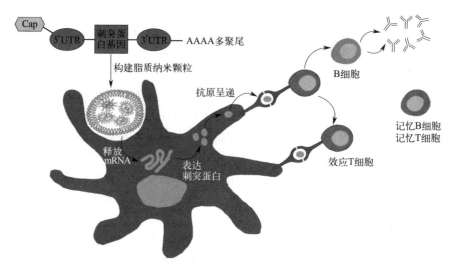

图 13-5　COVID-19 RNA 疫苗原理图

因组序列后，短短 4 天内就完成了上述流程。它用的是新冠病毒的刺突蛋白，是病毒借以进入细胞的一种表面蛋白（图 13-5）。之后，Moderna 公司与美国国立卫生研究院合作，先用小鼠开展了概念验证试验，然后启动了首个人体试验，前后不过两个月的时间。理论上，任何疫苗都能以同样的方式研制。相比之下，传统的疫苗制作方法要求对每一种候选疫苗专门设计耗时费钱的步骤。这种低效的流程解释了为何卫生机构必须在流感季到来之前的几个月，就决定在当年的季节性流感疫苗中放入哪些毒株。这些选择通常会有失误，但是也没时间去测试替代选项。正因为如此，流感疫苗的有效性很少超过 60％。而 RNA 就不同，疫苗厂商可以更快地找出有效抗原。

第二节　疫苗的安全与伦理

经过与新冠肺炎 3 年的战斗，人们比以往任何时候更加关注健康，积极寻找预防传染病的有效手段。其中，疫苗是国际医学界公认的对抗传染病最有效的武器。统计显示，全球每年有近 300 万人的生命因疫苗而获救。随着接种疫苗的普及，一个个威胁人类健康和生命的传染病（如天花、结核病、脊髓灰质炎等）得到了有效控制。新冠肺炎肆虐时，全球主要国家的相关机构和生物技术公司都在积极研制抵抗新冠病毒疫苗，"疫苗"也迅速成为互联网上一大热门搜索关键词，疫苗市场空前活跃。与此同时，疫苗管理和使用过程中的安全性及伦理问题也日益凸显，值得引起重视。

一、疫苗安全

接种疫苗以预防疾病的概念越来越被人们所接受，但必须重视疫苗相关的一系列安全性问题。疫苗安全是指在疫苗研发、生产、运输和接种的整个过程中，严格遵守相关法规和规范，严格进行质量控制和安全监测，确保疫苗的质量和安全性。同时加强医德教育、加大行政执法力度以确保人民群众预防接种的疫苗安全有效。

1. 疫苗传递及储存过程中的安全问题必须高度警惕

疫苗作为特殊商品，其安全性要求比药物更高。为保持疫苗的生物活性，在疫苗的储运过程中必须保持特定温度。从生产厂家到各级贮存运输单位和基层接种点的各个环节，都需配备冷藏、冷运设备（即冷链），再加上正确地实施接种方法，才能得到可靠的免疫效果。目前国内冷链产品的开发生产并不平衡，偏重储藏、销售环节的产品较多，冷藏运输仍是薄弱环节。不少地方还沿用落后的运送方式，既延长了在途时间，又增加了污染环节。尤其是小型冷冻冷藏设备，大多数结构陈旧、性能落后。《全国计划免疫冷链系统管理办法》第七条规定：各地必须根据工作需要有计划地进行冷链装备更新和维修，不断完善和改进冷链系统，保证冷链正常运转。迅速膨胀的疫苗市场必将派生出巨大的安全问题和传递压力，如果不未雨绸缪、全面强化完善疫苗的冷链系统建设，加强冷链产品储备，万一在传递环节出现安全问题，后果将不堪设想。如曾轰动全国的山东疫苗案。2010 年以来，庞某与其女儿孙某，从上线疫苗批发企业人员及其他非法经营者处非法购进 25 种儿童、成人用二类疫苗，未经严格冷链存储运输销往全国 24 个省市的 300 余名疫苗非法经营人员和少量疾控部门基层站点。此案中，庞某购入疫苗共计 2.6 亿元，销售金额 3.1 亿元，违法所得近 5000 万元。在中国裁判文书网查到与此案有关的刑事判决书 91 份，涉及山东、湖北、湖南、河南、广西、陕西等 18 个省份；共 137 人各因非法经营、滥用职权、毁灭伪造证据、贪污、故意泄露国家秘密 5 项罪名获刑，其中涉及国家公职（工作）人员 64 人。

2. 供应疫苗的渠道混乱，影响了预防接种工作的严肃性和规范性

《传染病防治法实施办法》规定：用于预防传染病的菌苗、疫苗等由卫生防疫机构统一向生物制品生产单位订购，其他任何单位和个人不得经营。但一些单位及个人受经济利益驱使千方百计地介入疫苗的经营，他们违反国家规定，从私人或私有单位低价购进没有质量保障的疫苗，以市场价出售给被接种者，甚至一些防疫站或承担预防任务的医疗单位的个别人违背职业道德，也加入了这个"发财致富"的行列中，违反进货渠道规定，不重视疫苗的质量与效果，接种后出现异常反应者较多。有的生产厂家为了抢占市场，不惜代价低价向其他非疾病控制机构或个人销售疫苗，造成个人销售疫苗现象活跃，在很大程度上扰乱了主渠道购苗的供应秩序，损害了防疫机构的正当利益，影响了预防接种工作的开展。

3. 个别疫苗接种反应较多，影响了预防接种的质量

一般说来，严格按照国家质量标准生产、供应的用于预防接种的疫苗、抗毒素是非常安全的生物制品。但受目前医学科技发展水平所限、个体差异、接种者行为的过错或过失等因素的影响，以及疫苗生产、供应、贮藏、运输等过程中存在的问题造成被接种者伤残甚至死亡等严重后果时有发生。根据《预防接种后异常反应和事故的处理试行办法》规定，在预防接种后出现的难以确诊或病情严重的病例，通常分为异常反应、偶合和事故。异常反应是人体对作为异物的疫苗所产生的严重的排异现象；偶合则是在预防接种中无意但恰巧发生了其他种类的疾病；而预防接种事故的构成要件应具备三个特征：首先，事故必须发生在预防接种过程中；其次，从事预防接种工作人员在预防接种中主观上有过失；再次，因预防接种工作人员主观过失直接造成被接种者严重的人身损害后果。

二、疫苗接种与群体免疫的伦理反思

传染病是对人类生命健康的最大威胁之一。人类与灾难性传染病抗争了数千年，发现接种疫苗是降低传染病负担的最经济、最有效的干预手段。对于一些在人类之间传播的疾病，即使是最有效的疫苗也只有当足够多的人选择接种后才会有效。当一定比例的人口接种了某种疫苗之后，就会在人群中形成对相关传染病的群体免疫，使病毒的人传人链条难以维系，从而阻止传染病的传播。如果没有建立群体免疫，只要社会防控措施减少或取消，疫情就会再度暴发。尽管疫苗在预防甚至根除某些传染病方面取得了巨大成功，但仍有人拒绝为自己或其孩子接种疫苗，拒绝接种疫苗已经成为很多西方发达国家的一个严重公共健康问题。在拒绝接种疫苗观念广泛传播的地方，一些曾被疫苗有效控制的传染病又卷土重来。通过大规模疫苗接种保护公共健康是一项需要许多个人共同参与才能实现的集体事业，这会引发个人与集体之间复杂的关系。接种疫苗不仅是为了个人自身的利益，而且也是为了其他人的利益。拒绝接种疫苗者认为，当群体免疫尚未实现时，无论个人是否接种疫苗，他人受感染的风险都很高，拒绝接种者个人的决定对他人感染风险的影响可忽略不计；而当群体免疫已经实现时，个人可以合理地"免费搭车"，个人不接种对他人造成的风险也可忽略不计。在这两种情况下，个人贡献或不贡献的影响几乎微不足道，因此他们认为个人没有接种疫苗的道德义务。个人是否有接种疫苗的道德义务呢？如果能够从群体免疫的角度论证个人有接种疫苗的道德义务，就可以增强个人构筑全民免疫屏障的责任感，并为疫苗接种政策提供伦理基础，以促进公共卫生目标的实现。

1. 群体免疫与传染病防控

群体免疫指当人群中有足够多的人对某种传染病有免疫力时，那些没有接种疫苗的人可以通过人群的高免疫率而间接地免于病毒感染，通过大规模接种疫苗达到群体免疫是应对疫情暴发的有效手段。由于病原菌或病毒的传染性不同，不同传染病的群体免疫临界值是不同的。中国疾病预防控制中心吴尊友教授根据新冠肺炎的基本再生系数（R0）计算后认为，对新冠病毒而言，人群中至少需要 47%～85% 的人获得免疫力，才能达到群体免疫的保护效果。人体可以通过自然感染或疫苗接种这两种方式获得对传染病的免疫力。一般来说，自然感染的过程与结局不可控，获得群体免疫主要是通过接种疫苗来实现。一些传统的传染性疾病，就是通过预防接种达到一定范围后形成的免疫屏障预防流行，以麻疹为例，其群体免疫临界值是人群中 95% 的人对麻疹免疫。也就是说，当人群中 95% 的人维持对麻疹的免疫力就可以避免麻疹流行，从而使那些因医疗原因不能接种疫苗的人得到保护。如果人群的免疫力下降，则麻疹暴发的危险就会变高。欧洲的数据显示，因疫苗接种量下降，2017 年麻疹的发病率较前一年上升了 3 倍。

从科学角度来看，大规模接种疫苗构建人群免疫屏障对群体是有益的。从伦理学角度来看，管理者接种疫苗的决定会在维护被接种者的个人权利与构建人群免疫屏障之间形成道德和责任冲突。在构建群体免疫的过程中，这种个人责任与公共利益的冲突是最主要的伦理问题。针对这种伦理冲突，基于公正和预防伤害这两大伦理基本原则，存在个人尊重优先、公共利益优先等不同的伦理观点。

2. 群体免疫与公正原则

从公正原则来看，因接受疫苗接种而获得的免疫力可以看成是一种公共产品，与私人产品的概念相对，是在消费和使用上具有非竞争性，在受益上有非排他性的产品，简而言之就是人们都可以从中受益。在群体免疫的情况下，人们对传染病有直接或间接的免疫力，都从中受益。由于公共产品本身的非排他性，那些没有接种疫苗的人可以"搭便车"而获得群体免疫力的保护，从而会增加人们不接种疫苗"搭便车"的那种不用付出也能受益的动机。从伦理的角度来看，维护公正原则，就需要采取激励或是限制措施，如对受种者提供某种补偿以减少"搭便车"的现象。

疫苗接种政策可以有多种选择，如单纯宣传动员、采取奖励措施激励、强制接种等。一般来说，疫苗接种最常采取的就是单纯的宣传动员。以流感疫苗为例，我国推动流感疫苗接种以宣传为主，人们可以自主选择是否接种，接种费用自理。通过奖励措施来激励接种疫苗的策略也很常见，例如，我国的计划免疫实行的免费接种策略可以看成奖励的一个例子。在新冠病毒疫苗的接种过程中，我国也采取了免费接种的策略，不同地方还有对新冠病毒疫苗接种者给予现金或物质补偿的做法。强制接种则是一种比较激烈的政策，对不接种疫苗的行为会采取一些限制措施，比如没有按规定完成计划免疫的儿童可能在入托、入学时存在一定的限制措施。国外的例子也很多，例如限制未接种疫苗的孩子上学，对不给孩子接种疫苗的家庭取消某些福利等。人们一般认为奖励激励的策略比强制接种更容易被接受，而国外的研究显示，奖励激励是否真的有效仍然存在疑问。有学者认为，从伦理的角度来看，在疫苗接种过程中采取奖励措施会引发两个问题：首先，根据一些哲学观点对强迫的理解，如果给予的奖励大到让人无法拒绝的程度，那么这种过大的奖励就可以被视为胁迫。这种提供奖励的做法看起来不像惩罚性的威胁那么具有强迫性，但具有很大的迷惑性。第二，不管奖励措施是否具有强制性，付钱让人们做他们本身就有道德义务做的事情是否合理，也是一个伦理问题。用于奖励的物质财富往往来自于税收，变相地侵害了更多纳税人的利益。如果疫苗接种是个人的道德义务，对没有接种疫苗的人采取惩罚措施比激励人们接种疫苗反而更有道德依据。

3. 群体免疫与预防伤害的原则

有学者认为，从预防伤害的原则看，在人群没有达到群体免疫临界值，有暴发某种传染病的风险时，以预防伤害作为理由要求人们强制接种疫苗的情况是可以接受的，因为此时任何未接种疫苗的个体会导致其他个体暴露于感染传染病的风险中。在这种情况下，对预防伤害的考虑应当优先于对个人自由的考虑，即此时接种疫苗被视为一种个人的道德义务，可以防止对人群中的其他人造成伤害。

通过疫苗接种预防伤害的考虑还需要与疫苗存在的风险相权衡，在已达到群体免疫的情况下，不应强制接种疫苗。在这种情况下，给个人接种疫苗不会降低人群的风险，但会使个人暴露于接种疫苗的风险，哪怕风险很小，也没必要，但需要考虑因不再强制接种后，免疫率下降到群体免疫阈值以下的风险，这将使人群再次面临传染病传播的风险。

疫苗的作用效果也会对伦理价值判断产生影响。以新冠病毒疫苗为例，疫情期间疫苗研发的主要目标是预防发病，关于新冠病毒疫苗对病毒传播的阻断效率在疫情期间并不能马上有确切的统计结果，这就会影响一部分人的接种意愿。如果能证实疫苗可以有效阻断病毒的传播，在公平和预防伤害原则基础上，强制推进疫苗接种的策略可能更易被人们接受。

总之，在构建群体免疫的过程中，个人有接种疫苗的道德责任，至少在一些特定环境下有采取措施抵抗传染病的道德责任，包括增加社交距离、做好个人防护、接种疫苗等。从社会的角度看，一般来说，在没有紧急情况时，非强制性措施是合乎道德的；但在紧急的情况下，强制措施在伦理上也是合理的。

三、疫苗的全球合作及分配伦理

疫苗合作是应对全球传染性疾病的重要手段，而合作过程并不顺利，伦理困境是掣肘疫苗合作的障碍之一。回顾历史，迄今为止最为成功的疫苗合作当属全球天花根除行动，但即使在根除天花过程中，也遇到不少伦理困境，包括国际冲突、国家利益冲突、疫苗分配冲突、疫苗本身伦理争议等。

1. 疾病根除的伦理争议阻碍团结协作

团结协作是在全球卫生合作中凝聚各个行为体的重要伦理价值。全球公共卫生需要国家、国际组织、社会组织、社群等不同行为体间广泛的、多层次和多维度的团结协作。不同行为体甚至同一行为体内部关于公共卫生问题的优先排序及其不同解决模式等方面的争议都可能阻碍团结协作的实现。比如，根除天花通常被看作是世界卫生组织的重大成就，而在此行动实际执行过程中，却遭到了来自世界卫生组织从上至下的反对。一方面，疾病根除行动本身具有一定的伦理争议，即疾病根除行动是否是面对传染病最正确的做法具有争议。许多专家甚至世界卫生组织第二任总干事马科利诺·坎多也曾反对该计划，认为全球每个人注射天花疫苗不切实际；另一些人认为疾病根除计划将产生一系列不可预估的生物、政治、经济与社会后果，是另一种形式的乌托邦；还有人认为，疾病根除意味着以"冷漠和信任"取代"预防和警惕"。另一方面，自世界卫生组织诞生之初，横向与纵向卫生干预两种不同的全球卫生援助模式便互相竞争。前者认为，全球卫生的重点应在适应当地经济、社会、文化基础上，为发展中国家建立并改善基础性健康服务设施；后者认为，重点应为根除某种具体的健康问题。世界卫生组织组织部分官员认为，纵向卫生干预过于强调可量化的结果，导致横向项目发展不足，并以牺牲发展中国家系统化的医疗改革进程为代价。

2. 疫苗强制冲击相称性原则

相称性原则要求行政主体在实施行政行为时必须确保所采取的措施与其所追求的目的之间保持相称关系。这一原则强调，在面对多种可能的行政行为选择时，应选择对行政相对人权益造成最小侵害的方式，同时考虑三个重要的因素：人性尊严不可侵犯的基本准则、公共利益的重要性以及所采手段的适合性程度。功效、自由和平等是卫生合作中最基本的伦理价值观，如何平衡制约使这三大价值观符合相称性原则是全球卫生合作的难点。为了推进相关疫苗计划，不少地区采用了强制、胁迫等手段解决"疫苗犹豫"（指尽管疫苗可及，受种者却因缺乏对疫苗安全性、有效性及对所防疾病的认知，导致延迟接种或拒绝接种）。个人追求平等、自由的权利与追求疫苗接种率的功效价值产生了冲突，引发了人权争议。产生"疫苗犹豫"的原因多与当地文化习俗有关，比如印度。受到殖民政治与文化的影响，在十九世纪初，部分印度土著居民便认为强制接种疫苗与征收人头税相关，将强制疫苗接种与压迫性的殖民政治相联系。印度教中对身体纯洁性的追求、对牛的崇拜、对宿命论的深信等导致以婆罗门为代表的群体强烈反对疫苗接种。圣雄甘地甚至在1913年还表达了对疫苗接种的强烈反对，他认为，这是一种"对神灵的亵渎，一种肮脏的亵渎"。之前的很多国际性疫苗接种计划在印度遇到了巨大的阻力。部分印度民众直接"妖魔化"疫苗接种人员，将接种队描述为"强盗"。而为了推进相关疫苗接种计划，印度项目组对那些抵制疫苗的个人施加了多种形式压力，包括持续口头劝说、施加舆论或法律压力、逐户搜索监视与遏制，极端情况下甚至利用军队为其强制接种疫苗。世界卫生组织的一名疫苗接种员曾说，在印度，妇女和儿童经常被从床下、门后、厕所等地方拉出来接种疫苗。相关的疫苗强制直接引发了人们对疾病根除计划民主性的怀疑，引发了以集体福祉的名义压制个人权利的讨论。

3. 疫苗公平分配关乎全球疾病根除成效

只要疫苗仍是一种救命的稀缺资源，一个根本性的伦理问题就会一直存在：各国可被允许给本国居民保留多少疫苗，然后才有义务向其他国家出让疫苗？两种对立的哲学观点，世界主义和民族主义为全球卫生紧急状态中资源分配的讨论定调。在极端情况下，疫苗民族主义和疫苗世界主义在伦理上都站不住脚。极端民族主义无视边界之外的基本道义，而极端世界主义则忽视政府对公民和居民的义务。世界主义与民族主义立场之间可能达成的妥协是，允许各国为其人民获得足够的疫苗以实现群体免疫，但要求他们向 COVAX 项目捐赠多余的疫苗，以便再分配给仍受病毒肆虐的国家。这表明，从道义角度来看，各国不应保留超过实现群体免疫所需的疫苗数量，但各国是否有道德义务在实现群体免疫之前就与其他国家共享疫苗？

新型冠状病毒肺炎肆虐以来，疫苗为人类战胜病毒带来了希望。然而，全球疫苗分配不公问题日渐突出，"疫苗民族主义"和富国"自我优先"等做法正在不同国家和群体间造成"免疫鸿沟"，对全球构建抗疫统一防线的努力造成冲击。世界卫生组织数据显示，疫情爆发一年后至少有 49 个高收入国家已接种了超过 3900 万剂新型冠状病毒疫苗（简称新冠疫苗）疫苗，而一个最低收入国家却只得到了 25 剂，全球 95％已接种的疫苗仅局限在 10 个国家。世界卫生组织总干事谭德塞为此曾大声疾呼："世界正处于灾难性道德失败的边缘，这一失败的代价将是世界上最贫穷国家民众的生命和生计。"

确保发展中国家平等获得疫苗的权利，是全球疫情联防联控的应有之义。如果任凭市场机制让出价高的富国控制疫苗资源，发展中国家则可能因疫苗短缺而陷入疫情恶化的困境，这种"免疫鸿沟"不仅会极大削弱全球疫情防控的整体效果，也会随着病毒在落后国家加剧传播变异，疫苗防护作用也可能有所弱化，发达国家也很难独善其身。确保发展中国家平等获得疫苗的权利，是推动全球经济复苏的必要之举。全球经济紧密相连，如果置低收入国家高危人群于不顾，最终只会延长疫情，增加防控难度，让各国民众和经济持续甚至反复遭受冲击。反之，公平分享疫苗，可以放大疫情防控的协同效应，加快全球经济重启的步伐。

全球化背景下，人类社会相互依存，国家间应守望相助，应对共同挑战，不能各自为战。新冠病毒快速跨境传播特性决定了应该采取全球联防联控策略，疫苗也应得到公平合理的分配，特别是发展中国家平等获得疫苗的权利应得到保障，从而实现全球免疫成效的最大化。这关乎道德良知，更是全球尽早战胜疫情、恢复经济的关键。我们需要充分认识到，面对百年一遇的疫情，新冠疫苗的研发与分配绝不是国与国、企业与企业之间的竞争，而是全人类与病毒的决战，捍卫人类生命福祉的社会理性应高于市场主导的经济逻辑。人类是一个命运共同体，疫情没有国界，只有确保所有处于危险之中的人得到有效防护，人类才能彻底战胜病毒，真正实现整体安全。此时此刻，我们能做的只有团结，正如世界卫生总干事谭德塞所说，抗击疫情"必须从一个全球大家庭的角度出发"。

我国提出一种新机制来解决这个问题，那就是"居民公平优先权"机制。每年有数以万计的美国人死于流感，但美国政府将这一死亡率视为正常的背景风险。以此为背景，我们提出，一旦新冠死亡率降至"流感风险"水平，各国帮助受到新冠病毒威胁的海外国家的责任，就超过进一步降低本国死亡率的责任。促进疫苗公平分配，确保它在发展中国家的可及性和可负担性是当务之急。中国最早承诺将自主研发的疫苗作为全球公共产品，加入"新冠疫苗实施计划"和世界卫生组织发起的"全球合作加速开发、生产、公平获取新冠肺炎防控新工具"倡议，不断为全球抗疫注入信心与希望。随着产量大幅提升，中国为缓解全球疫苗供不应求作出贡献，中国疫苗公平合理的价格极大地减轻发展中国家的经济负担。

参 考 文 献

[1] 甄永苏，赵铠. 疫苗研究与应用 [M]. 北京：人民卫生出版社，2013.

［2］ 周柔丽 . 医学细胞生物学 ［M］. 北京：北京大学出版社，2006.

［3］ 周光炎 . 免疫学原理 ［M］. 上海：科学技术出版社，2007.

［4］ 金伯泉 . 细胞和分子免疫学 ［M］. 2 版 . 北京：科学技术出版社，2006.

［5］ 曹雪涛 . 免疫前沿进展 ［M］. 北京：人民卫生出版社，2009.

［6］ PLOTKIN S，ORENSTEIN W，OFFIT P. Vaccines ［M］. 5th ed. New York：Saunders，Elsevier，2008.

［7］ LEVINE M M. New generation vaccines. ［M］. 4th ed. New York：Informa-Healthcare，2009.

［8］ 阮萍 . 当今疫苗接种的安全性及伦理问题 ［J］. 中国医学伦理学，2004，17（4）：14-15.

［9］ 史军 . 疫苗接种与群体免疫的伦理反思——个人是否有接种疫苗的道德义务？［J］. 湖北大学学报（哲学社会科学版），2021，48（5）：1-8.

［10］ FINE P，EAMES K，HEYMANN D. "Herdimmunity"：a rough guide ［J］. Clin Infect Dis，2011，52（1）：911-916.

［11］ 吴尊友 . 群体免疫作为新型冠状病毒肺炎防控策略可行性分析 ［J］. 中华流行病学志，2020，41（7）：986-989.

［12］ 李海玲 . 新型冠状病毒疫苗接种过程中的伦理思考 ［J］. 医学与哲学，2022，43（3）：30-33.

［14］ GIUBILINI A. Vaccination ethics ［J］. Br Med Bull，2021，137（1）：4-12.

［15］ HAIRE B，KOMESAROFF P，LEONTINI R，et al. Raising rates of childhood vaccination：the trade-off between coercion and trust ［J］. J Bioeth Inq，2018，15（2）：199-209.

［16］ LEASK J，DANCHIN M. Imposing penalties for vaccine rejection requires strong scrutiny ［J］. J Paediatr Child Health，2017，53（5）：439-444.

［17］ LAGARDE M，HAINES A，PALMER N. Conditional cash transfers for improving uptake of health interventions in low-and middle-income countries：a systematic review ［J］. JAMA，2007，298（16）：1900-1910.

［18］ GIUBILINI A，SAVULESCU J. Demandingness and public health ethics ［J］. Moral Philos Politics，2019，6（1）：65-87.

［19］ PIERIK R. Mandatory vaccination：an unqualified defense ［J］. J Appl Philos，2018，35（2）：381-398.

［20］ FLANIGAN J. A defense of compulsory vaccination ［J］. HEC Forum，2014，26（1）：5-25.

（牟长军）

第十四章

纳米药物

纳米材料是指在三维空间中至少有一维处于纳米尺度范围（1～100nm）或由纳米粒子作为基本单元构成的材料，包括金属、非金属、无机、有机、生物分子等多种，是 20 世纪 80 年代末发展起来的新型、交叉、前沿学科领域。随着纳米技术的飞速发展，纳米材料以其优异的性能，大大拓展了人们对客观世界的认知，带来了材料、信息、环境、生物、医药等领域的技术革命，科学家预言纳米科技将成为 21 世纪的核心高端技术之一。纳米药物作为纳米技术领域的重要分支之一，由于其本身的优异特性，在疾病预防、诊断和治疗等方面展现出常规药物无法比拟的优势，并取得了令人瞩目的成果，也成为药物研究领域中的一个重要方向。

● 第一节　纳米药物概述与分类 ●

纳米药物指利用纳米制备技术将原料药等制成具有纳米尺度的颗粒，或以适当载体材料与原料药结合形成具有纳米尺度的颗粒并最终制成的药物制剂。药物纳米化后其物理化学性质（如溶解度、溶出度、晶型、颗粒表面亲水或疏水性），物理响应性（如光、电、磁响应性、pH 和温度敏感性等），以及生物学特性（如特定分子亲和力等）会发生改变，从而影响药物的吸收、分布、代谢和排泄，使其靶向性、缓释和控释性、生物利用度、生物黏附性、胃肠道内稳定性、"三透"（透皮、透黏膜、透血脑屏障）特性等发生改变，最终实现药物疗效增强、不良反应降低、改善患者用药顺应性等目的。因此，纳米药物已成为医药研究领域的新热点。

一、纳米药物的定义与特性

当粒子尺寸下降至纳米尺度时，往往呈现出一些独特的效应，如量子尺寸效应、体积效应、界面效应、宏观量子隧道效应等，在性能上与传统材料有着显著差异，表现出许多优异的性能和全新的功能。纳米药物具有基于纳米结构的尺度效应，具备很多优良特征。

（1）改善难溶药物的溶解性，提高难溶性药物的口服吸收效率，提高药物利用效率，或显著降低食物效应和个体间差异。如利用纳米晶体技术将药物颗粒制成稳定的纳米粒子，药物颗粒总表面积增加，使得其与胃肠道液体的有效接触面积增加，药物的溶出速率随药物颗粒尺度的缩小而提高，实现难溶性药物的药效提高。

（2）通过包载或复合药物提高药物的体内外稳定性，保护药物不受体内复杂环境（如胃液等高酸环境，或含高浓度蛋白或多种酶的血液环境）影响，并延长其在血液中的循环半衰期。如将青霉素 G 或 V 的钾盐制备成脂质体后，可以保护其不被胃酸破坏，提高药物的稳定性，增加药物的口服效果。

（3）改善药物对组织器官或细胞的靶向选择性，跨越生物屏障，提高药物疗效和/或降低药物的不良反应。如大多数纳米药物具有 EPR 效应（enhanced permeability and retention effect），这是由于异常组织（如实体瘤或炎症部位）的毛细血管壁细胞排列紧密度低于正常组织，纳米药物可以越过不连续的新生血管，在异常组织处被动蓄积滞留，从而可被动靶向至肿瘤部位；抗体修饰的纳米药物可以靶向结合到细胞表面过表达的抗原，触发后续细胞的内吞，将药物主动靶向递送至抗体对应抗原的器官、组织和细胞；利用细胞穿膜肽修饰过的纳米药物实现 DNA 或 RNA 药物的跨细胞膜递送；利用铁蛋白纳米材料做载体可实现血脑屏障的穿越，可用于恶性脑瘤的治疗；利用磁性纳米粒子的磁响应性，在外加磁场的作用下，将磁性材料与药物制成的纳米药物递送至特定靶区释放，从而降低非特异性作用引发的药物副作用。

（4）设计刺激响应性药物，改善药物的溶出或释放行为，实现治疗药物的定时、定点释放，即缓控释给药。内部刺激响应包括 pH 响应、氧化还原响应、酶响应、电响应等，外部刺激响应是包括热响应、光响应、机械力响应、磁响应或超声波响应等。还可根据需要设计双重和多重刺激响应材料。如利用 pH 敏感纳米载体使药物在特定的 pH 靶区释药；在局部热疗作用下，实现温度敏感载体药物在靶区的释药；光响应核酸纳米载体可将双链 DNA 与纳米粒子相连，到达肿瘤细胞后，进行光刺激，纳米粒子将光能转化为热能，受热后双链 DNA 解螺旋释放运载的药物。

（5）制成特殊制剂后实现新的给药途径，优化药物联合治疗策略或提高候选药物的成药性。如将抗高血压药物奥美沙坦制备成纳米乳剂系统后，与常规剂量相比，血药浓度增加了 2.8 倍，而剂量则只为原来的 1/3，抗高血压的效果更好，维持时间更长。

（6）改变药物的最终制剂形态、贮存条件或给药方式等，降低贮存和运输成本，提高药品生产和使用的便利性，或改善患者顺应性。如增加药物在胃酸中的稳定性，使对酸不稳定的药物可以以口服形式给药，或改变药物对消化道酶的稳定性，实现蛋白质、多肽类药物的口服给药。

（7）纳米载体还可以同时负载多种药物和诊断剂，实现联合治疗或诊疗一体化。如利用 pH 敏感的聚合物包覆光敏剂原卟啉，经 EPR 效应富集于肿瘤部位后，由于 pH 的改变将其释放，在肿瘤微环境中经激光照射显示肿瘤部位，且激光照射产生的单线态氧可使肿瘤体积减小。

二、纳米药物的分类

纳米药物可分为三大类：药物纳米粒、载体类纳米药物和其他纳米药物。

（一）药物纳米粒

药物纳米粒是指采用特定的制备方法直接将原料药等加工成纳米尺度的颗粒，然后再制成适用于不同给药途径的不同剂型，粒径一般为 100～1000 nm，无需载体材料。由于小的粒径使其具有大的比表面积，可改善药物溶解度和溶出度，提高其口服生物利用度，改善体内分布，增强对生物膜的黏附性。由于多种吸收机制并存，食物对其干扰降低。还可进一步固化并加工成各种剂型，如片剂、胶囊和冻干粉针剂等。1995 年自德国 Bausch 公司开发的首款纳米晶药物 Gris-PEG 上市以来，已经有多种纳米晶体药物上市并展现出优异的性能。如 Merck 公司利用开发的纳米制剂阿瑞匹坦胶囊（意美，Emend），与普通混悬液相比，不仅提高了人体生物利用度，还消除了食物效应，不受空腹或进食的限制，具有巨大的临床意义。对于难溶性药物，可通过加入少量表面活性剂或其他载体作为稳定剂，将其以微粒状态分散于介质中，形成纳米晶混悬液（nanosuspensions）。药物制成纳米混悬液后，不仅可以减小药物的粒径，增大药物的比表面积，并且能够增大难溶性药物的溶解度，从而提高药物的生物利用度。如美国 FDA 2020 年批准的 Baudax Bio 公司生产的美洛昔康纳米混悬液 Anjeso®，不到口服美洛昔康片剂 MOBIC® 的达峰时间的 2%，药峰浓度增加了 4.6 倍，生物利用度提高了约 1 倍，并且其较高的载药量使有效止痛时间长达 24 h。

药物纳米粒的常用制备方法分为自上而下（Top-down）、自下而上（Bottom-up）和组合技术三类。Top-down 技术是将原料药通过一定的机械过程缩小药物颗粒尺寸至纳米范围，常用方法为介质研磨法和高压均质法。如美国 iCeutica 公司 SoluMatrix 技术平台改进的双氯酚酸钾胶囊（Zorvolex），在保证药效的同时，药物使用剂量减少了 20%。Bottom-up 技术是通过控制药物的结晶和成核过程以得到粒径在纳米范围的药物晶体，包括反溶剂沉淀法、超临界流体技术、去除溶剂法、冷冻干燥过程中控制结晶法、微射流反应技术等。如 Zhai 等人通过控制冷冻干燥过程制备出了黄体酮纳米晶，其生物利用度明显提升。组合技术包括 Nanoedge 技术、H69 技术（沉淀法和高压均质法结合）、H42 技术（喷雾干燥法和高压均质法结合）、H96 技术（冷冻干燥法与高压均质法相结合）、超声法联合反溶剂沉淀法等。如利用 Nanoedge 技术成功制备了粒径约为 300 nm 的奈韦拉平、粒径为 100～200 nm 的两性霉素 B、粒径为 200±4 nm 的联苯双酯；利用 H69 技术制备了粒径为 304 nm 的布洛芬纳米晶体；利用超声和反溶剂沉淀法在没有表面活性剂情况下制备了喜树碱纳米晶。纳米晶药物具有粒径小、不含基质材料、载药量高、给药方式多、易于产业化等优点，已成为药物研发的一个重要方向，但是在靶向和控释等方面仍有待提高。

（二）载体类纳米药物

载体类纳米药物是指以天然或合成的聚合物、脂质材料、蛋白类分子、无机材料（可代谢排出）等作为药物递送的载体材料，基于特定的制备工艺，将原料药包载、分散、非共价或共价结合于纳米载体形成的具有纳米尺度的颗粒。载体材料根据其种类和结构等，可分为有机纳米材料、无机纳米材料和生物纳米材料。有机纳米材料制备的药物载体具有生物相容性高、靶向性好、毒性低、多药荷载性佳等优势，包括脂质体、固体脂质纳米粒、聚合物胶束、纳米乳、聚合物纳米凝胶等多种，其中脂质体作为药物载体的研究开始的较早。无机纳米材料具有制备简便、形状尺寸可控性好、易于表面修饰等优势，材料自身独特的光、电、磁等性质赋予其潜在的成像显影、靶向递送和协同药物治疗等功能，可谓是生物医药领域的后起之秀。常用的无机纳米材料有碳纳米材料、磁性纳米材料、硅纳米材料、陶瓷纳米材料和金属纳米粒等。随着生物组学领域的蓬勃发展，更多研究者将目光转向了生物相容性好、易降解、安全性高、具有一定靶向功能的生物纳米材料，蛋白质、核酸等作为机体生理活动的承担者，是理想的天然药物载体材料。生物纳米材料包括内源性天然纳米材料和仿生型纳米材料，如蛋白质、DNA、多肽纳米材料等。

1. 脂质体

脂质体（liposomes）是磷脂分散在水中形成的类球形、包封一部分水相的封闭囊泡。脂质体的大小为 30 nm 到微米级，磷脂双层厚度为 4～5 nm。根据隔室结构和层状性，脂质体可分为单层囊泡、寡层囊泡、多层囊泡和多囊脂质体。根据粒径，有人将单层囊泡进一步分为小单层囊泡（SUV，30～100 nm）、大单层囊泡（＞100 nm）和巨型单层囊泡（＞1000 nm），目前大多数商业产品是 SUV。脂质体自 1964 年被英国血液学家 Bangham 等发现以来，作为小分子药物、蛋白质、核酸等的载体被广泛研究，并展现出优异的性能。在药物运载过程中，将亲脂性药物嵌入脂质体疏水的脂双层中，或将亲水性药物包埋于其亲水性核心，可使药物避免与血液直接接触，从而降低血液对药物活性的影响，还可以延长药物的半衰期、控制药物分子的释放，并且具有优异的生物相容性和安全性。脂质体除了具有 EPR 效应外，还可以通过被动和/或主动靶向选择性将其有效载荷递送至病变部位，从而减少全身副作用，提高最大耐受剂量，并改善治疗效果。目前存在包封率较低、水溶性药物在血液中释放速度快等缺点。

脂质体类纳米抗癌药是第一批被批准用于恶性肿瘤治疗的纳米药物，多柔比星脂质体 Doxil® 于 1995 年被批准用于卡波氏瘤、卵巢癌、转移性乳腺癌和多发性骨髓瘤等的治疗。之后还有多种脂质体抗癌药物被批准上市，如柔红霉素脂质体（DaunoXome®）、阿糖胞苷脂质体（DepoCyt®）、多柔比星脂质体（Myocet®）、紫杉醇脂质体（力扑素®）、米伐木肽脂质体（Mepact®）、长春新碱脂质体（Marqibo®）、伊立替康脂质体（Onivyde®）等。其中力扑素为我国绿叶制药公司研发的具有完全自主知识产权的脂质体药物，于 2003 年上市，用于乳腺癌、非小细胞肺癌和卵巢癌的治疗。这些脂质体类纳米药在恶性肿瘤的治疗中表现优异，在一定程度上提高了患者耐受性，降低了各种不良反应。脂质体还被用于抗真菌药物（AmBisome®、Abelcet®、Amphotec®）、抗菌剂（Ampicillin）、抗病毒剂（Epaxal®、Inflexal®）、核酸（NAs）和止痛药（DepoDurTM，Exparel®）等多类药物的递送。

2. 固体脂质纳米粒

固体脂质纳米粒（solid lipid nanoparticles，SLN）是以固态天然或合成的类脂如卵磷脂、三酰甘油等为载体，将药物包裹或夹嵌于类脂核中制成的固体胶粒给药系统，粒径在 10～1000 nm。根据固体脂质与药物间的相互作用方式，药物在 SLN 中的分布形态主要有三种：①固溶体型，药物以分子形式分散于脂质材料中；②脂质核心型，药物富集于外层；③药物核心型，药物富集于核心。SLN 主要适用于难溶性药物的包裹，具有可提高药物体内和体外的稳定性、减少毒副作用、增强特定组织或细胞的递送等优点。SLN 载体为天然或合成的脂质，具有很好的生物降解性和耐受性，而且 SLN 制剂几乎无味，可以封装大量药物并制成固体或液体剂型，还可以黏附在肠壁上，增加药物的生物利用度，并保护活性成分不被胃酸分解。如张继明等研制的胰岛素固体脂质纳米粒，避免了胃中酶对胰岛素的影响，提高了其稳定性，实现了胰岛素的口服给药，且具有一定的淋巴吸收特性。此外，还有研究表明 SLN 可穿过肠壁和血脑屏障，实现脑部给药。如 Kakkar 等人利用 Compritol 888 ATO 和 Tween 80 制备的 SLN 通过微乳法包载姜黄素，提高了药物对阿尔茨海默病、抑郁症和中风等疾病的治疗效果。他们还研制了硫酸链霉素的 SLN，通过非侵入性鼻内递送，其脑内和血液内药物浓度，相对于游离硫酸链霉素分别提高了 3.15 和 11.0 倍，且肾脏内药物浓度降低为原来的 1/3，肝脏内浓度降低为原来的 1/12，脾脏内浓度降低为原来的 1/4，毒副作用明显降低。

3. 聚合物胶束

聚合物胶束（polymeric micelles，PMs）是由两亲性聚合物在水溶液中达到一定浓度时，分子自组装形成的有序排列的热力学稳定胶状团聚体。聚合物胶束具有亲水性的外壳和疏水性内核，适合携带不同类型药物，完成对药物的增溶和包裹，是近几年发展起来的一类新型纳米载体。聚合物胶束的粒径在 $10\sim100$ nm 范围内，在血液循环系统中不易被内皮网状系统识别捕获，能在血液中长时间稳定存在，同时通过 EPR 效应实现对肿瘤部位的靶向作用。聚合物胶束还有结构稳定、低毒、疏水药物增溶等优点。

聚合物胶束根据自组装原理可分为嵌段聚合物胶束、聚电解质共聚物胶束、非共价键胶束、接枝共聚物胶束等。聚合物胶束药物已在部分地区上市，但大多数仍处于研发阶段。紫杉醇（聚乳酸聚乙二醇胶束 PTX）（Genexol-PM）是第一个被批准用于人类疾病治疗的聚合物胶束药物，由韩国 Samyang Biopharm 公司开发。之后，多西他赛的聚合物胶束（Nanoxel® M）、紫杉醇的聚合物胶束（NK105）、多柔比星的聚合物胶束（SP1049C）等多种聚合物胶束药物相继上市。2021 年 10 月，上海谊众的紫杉醇胶束在国内获批上市，联合铂类治疗表皮生长因子受体基因突变阴性和间变性淋巴瘤激酶阴性、不可手术切除的局部晚期或转移性非小细胞肺癌。相比于紫杉醇的其他剂型，紫杉醇胶束在临床使用剂量提升的情况下具有相对更好的安全性，用药前无需任何抗过敏预处理，无需使用特殊输液装置，临床使用便捷。

4. 纳米乳

纳米乳（nanoemulsion）又称微乳液（microemulsion），是由水、油、表面活性剂与助表面活性剂等自发形成，粒径为 $1\sim100$ nm 的热力学稳定、各向同性、透明或半透明的均相分散体系。在药学领域，目前主要用于药物的递送，有研究表明纳米乳能够提高难溶性药物的溶解度和生物利用度，还可实现药物的靶向递送与缓释。如 Shobo 等合成了普托马尼（pretomanid，PA-824）水包油纳米乳剂，经鼻腔给药后，药物可靶向递送至脑组织，其在大鼠脑组织中的 PA-824 水平明显高于规定的治疗水平，且在脑组织中均匀分布，在颅内结核治疗方面展现出良好的应用前景。Choudhary 等制备了负载利奈唑胺的水包油纳米乳剂，该纳米乳剂口服给药后可以经淋巴转运至淋巴结，具有靶向淋巴的理想特性。

纳米乳与胶束不同，胶束是表面活性剂直接将药物增溶，其核芯没有油相，载药量受胶束分子影响（目前有树状胶束可提高载药量），而纳米乳核芯有油，可增加载药量。纳米乳与脂质体的不同之处在于，纳米乳是磷脂单分子层，而脂质体是磷脂双分子层，脂质体可在内部包裹水溶性药物、双分子层包裹脂溶性药物，而纳米乳则需要不同的体系分别实现不同药物的包裹。

5. 纳米囊和纳米球

纳米囊（nanocapsules）和纳米球（nanospheres）是将固体药物或液体药物作为囊心物，由天然或合成的高分子薄层聚合物膜包裹而成的一类亚微米载药系统（$10\sim1000$ nm）。主要由聚乳酸、聚丙交酯、乙交酯、壳聚糖、明胶等生物降解高分子材料制备，既可用于包裹亲水性药物，又可包裹疏水性药物。根据材料的性能适合不同给药途径，如静脉注射、肌肉注射或皮下注射。口服给药的纳米囊和纳米球也可用非降解性材料，如乙基纤维素、丙烯酸树脂等。纳米囊和纳米球药物静脉给药后，可被网状内皮系统吞噬，从而将药物直接导入含病原体的细胞内，经溶酶体摄入，从而直接作用于细胞内的病原体。如抗生素经纳米囊或纳米球包载后，将药物靶向性导入感染细胞，药物在细胞内不断缓慢释放，从而增强对感染的治疗作用。作为口服制剂可防止多肽、疫苗和一些药物在消化道失活，提高药物口服稳定性和生物利用度。

6. 纳米水凝胶

纳米水凝胶（nanogels，NGs）是一种以纳米颗粒形式存在的，由亲水性或两亲性高分子链通过物理或化学交联形成的聚合物凝胶，粒径为 $1\sim1000$ nm。通过调节 NGs 的化学组成，可以灵活地调节 NGs 的尺寸、电负性、两亲性、柔软性和降解性。NGs 具有以下优点：①生物相容性好，不易引起免疫反应；②其大小易于逃脱网状内皮系统的识别，延长了体内血液系统循环时间；③表面易功能化，有利于提高其主动和被动靶向性，降低药物的副作用；④容易穿透人体中的各种保护膜，如脑膜，从而实现脑部给药。纳米凝胶可响应温度、pH、溶剂、光、磁、外应力等刺激，凝胶内部发生溶剂的挤出或溶胀导致凝胶体积发生改变，并引起孔隙度、流变性、折光指数、表面电荷密度等物理化学性质变化，现已用于药物递送与控释、诊断分析、诊疗一体化等多个领域。

7. 碳纳米材料载体药物

碳元素是自然界中一种与人类密切相关的重要元素，可以形成各种不同结构和性质的功能材料，在常温下具有稳定、不易反应、人体毒性低等优点。碳纳米材料是指分散相尺度至少有一维小于 100nm 的碳材料，其展现出的独特的光、电、磁、力学、机械等性能，使其迅速渗透到包括生物医药等多个研究领域，引起众多科学家的关注，已成为当今世界最热门的科学研究热点之一。碳纳米材料主要包括富勒烯、碳纳米管、石墨烯和碳量子点等。

富勒烯（fullerene）是一种完全由碳组成的中空分子，形状呈球型、椭球型、柱型或管状。第一个富勒烯于 1985 年由英国的 Harold. Kroto 和美国的 Richard. Smalley 和 Robert. Curl 发现，三人因其开创性工作，获得 1996 年诺贝尔化学奖。富勒烯具有较大的共轭电子结构，可高效淬灭过剩的自由基，从而减少自由基对机体的伤害，且具有良好的生物相容性，在生物医药领域具有广阔的应用前景。目前，富勒烯的研究已经在抗氧化保护、抑制蛋白酶活性、抗菌、抗肿瘤、光敏化和造影方面取得了一定的进展。如国家纳米科学中心陈春英发现三种富勒烯能清除单线态氧、超氧阴离子、DPPH 等多种自由基，保护细胞不受过氧化氢引发的损伤，还能稳定线粒体膜电位，降低细胞内的活性氧化物。中国科学院化学研究所王春儒课题组研究发现富勒烯可通过极化肿瘤相关巨噬细胞激活肿瘤免疫，可联合免疫检查点抑制剂（PD-L1 单抗）实现高效的肿瘤免疫治疗。还有研究表明，羧基富勒烯可以插入细菌细胞膜破坏其完整性，导致细菌死亡，富勒烯衍生物还可使病毒包膜失活。富勒烯的光敏化作用可用于光致抗菌药物的开发，也可利用光致细胞毒性杀伤肿瘤细胞。如果嵌入放射性金属，可用作放射示踪剂，由于金属嵌在富勒烯碳笼内部，不仅增强了造影剂的稳定性，还避免了其泄露造成生物毒性。

碳纳米管（carbon nanotubes）是一种结构为管型的一维碳材料［径向尺寸为纳米级（1～100 nm）、轴向尺寸为微米量级］。根据碳纳米管中石墨烯的层数，分为单壁碳纳米管和多壁碳纳米管。碳纳米管独特的一维纳米结构缔造了其优良的理化性质，已成功用于药物小分子、质粒 DNA、siRNA 及蛋白质的递送；其光电特性也被用于生物成像，其力学性能则在组织工程修复方面展现出良好的应用前景。碳纳米管具有纳米级尺寸，能被不同类型细胞摄取，具有高比表面积和良好的疏水作用，可通过共价耦联和非共价吸附负载药物分子协助药物递送。碳纳米管性质稳定、结构灵活，可以延长负载药物的循环时间，改善药物生物利用度。人们已经尝试利用碳纳米管与各种抗癌药物结合，改善抗癌药物利用度，增强抗癌效果。另外人们发现单壁碳纳米管具有较高的基因转染效率，已被用于基因的递送。采用碳纳米管负载造影剂可以有效减小造影剂对人体的伤害，且成像也更为清晰。碳纳米管能在 700～900 nm 激发下能产生近红外荧光，这大大降低了成像过程中生物组织自发荧光的干扰，提高了活体成像的灵敏度。碳纳米管在红外区有明显的吸收，脉冲激光照射会使碳纳米管产生热，进而引发热振动的超声发射，这种超声信号被检测并转化为图像，即光声成像。

如果近红外引发的热足够大，就可以利用光热转化进行光热治疗。碳纳米管的这种成像能力和光热转化能力，使其有可能成为诊疗一体化材料。

石墨烯（graphene）是一种以 sp^2 杂化连接的碳原子紧密堆积成单层二维蜂窝状晶格结构的新型碳材料，具有较大的比表面积和优异的光学、电学、力学性能，同时具有良好的生物相容性，被认为是一种革命性的材料。在生物医药领域，石墨烯已经在生物传感、光学成像、药物递送和光热治疗、光动力治疗、磁热治疗和声动力治疗等方面取得了一定的研究成果，同时还被用于癌症的综合治疗。如石墨烯具有大的比表面积，可用于药物、基因、光敏剂分子、造影剂、生物相容性高分子等负载。戴宏杰等利用 PEG 修饰的石墨烯负载疏水性药物喜树碱衍生物 SN38，显著提高了 SN38 的水溶性和抗肿瘤活性。石墨烯的 sp^2 杂化晶体结构使石墨烯纳米材料的吸收从紫外区延伸到红外区，使其有近红外吸收和光热转化能力，从而可用于肿瘤的光热治疗。还有研究表明，利用负载化疗药物的石墨烯材料可实现光热治疗和化疗的协同进行。

碳量子点（carbon quantum dots），简称碳点或碳纳米点，是一类具有显著荧光性能的零维碳纳米材料，其尺寸与半导体量子点相似，一般小于 10 nm。碳量子点具有良好的荧光性能（如光稳定性强、抗光漂白、无光闪烁现象、发射波长可调等）、良好的水溶性和生物相容性、合成方法多等优点，在医学成像、分析检测方面有较好的应用前景。

8. 磁性纳米材料

磁性纳米材料主要包括纳米级的金属氧化合物（Fe_3O_4、Fe_2O_3、MnO），纯金属（铁、钴、镍）或其合金（$CoPt_3$、$FePt$），及尖晶石型铁磁体（$CoFe_2O_4$、$NiFe_2O_4$）等，具有超顺磁性、交流磁热效应和磁量子隧道效应等特性，已被广泛用于磁共振成像、药物靶向递送、药物控释、磁致热疗和细胞与生物分子的检测分离等多个领域，其中 Fe_3O_4 应用最为广泛。纳米磁性材料结构多为核壳式，包括由磁性材料组成核部，高分子材料组成壳层的核-壳结构；以高分子材料为核部，外面包裹磁性材料的壳-核结构；或最外层和核部为高分子材料，中间层为磁性材料的壳-核-壳结构。研究人员将 Fe_3O_4 纳米粒修饰到碳纳米管上，通过在治疗部分进行交变磁场处理将药物靶向递送至病变部位，使药效提高了两倍。这表明磁性纳米材料在药物递送系统的应用可以改善治疗效果、减少药物使用剂量。

9. 硅纳米材料

硅纳米材料具有优异的电学和力学性能、易于修饰和良好的生物相容性等特点，在电子学和生物医药领域具有很好的应用前景。硅纳米材料种类繁多，包括量子点、纳米线、纳米棒和纳米带等。其中硅纳米球具有很好的生物相容性，可用于体内或体外成像。硅纳米线是一种优异的半导体材料，直径一般为几纳米或几十纳米，结构为单晶硅，广泛用于生物传感器，如 DNA 检测、蛋白质检测和病毒检测。如中国科学院上海应用物理研究所樊春海课题组将 DNA 探针分子连接至硅纳米线上制备场效应晶体管（field-effect transistor，FET）传感器，利用目标 DNA 与探针 DNA 的杂交作用，实现无标记 DNA 的实时检测分析。Lieber课题组利用硅纳米线 FET 实现了单个甲型流感病毒的实时无标记检测。二氧化硅纳米粒子尤其是介孔二氧化硅纳米粒子具有比表面积大、纳米孔径尺寸可调、稳定性好等优势，在药物递送与释放、生物传感等领域展现良好的应用前景。二氧化硅纳米材料作为药物载体可以提高药物的稳定性，避免药物被降解，已被用于布洛芬、阿霉素、喜树碱、顺铂、阿仑膦酸盐、肽类药物、蛋白质药物和基因药物等多类药物的递送。Casasús 等制备了一种 pH 响应高分子修饰的介孔二氧化硅分子门，在低 pH 条件下，高分子的氨基质子化介孔打开，高

pH 条件下介孔被封堵，从而实现 pH 调控的药物装载与释放。

10. 陶瓷纳米材料

陶瓷纳米材料是指由纳米尺寸的晶粒所构成的陶瓷材料，包括氧化钛、羟基磷灰石、氧化铝和氧化锆等，在临床上主要用于制造人工骨、人工齿、牙种植、骨的髓内固定、生物传感、药物递送与释放等。纳米羟基磷灰石与骨骼主要成分性能一致，且密度指数和强度指数也与骨骼相似，在人工植入物的应用方面受到广泛关注，是最具有代表性的纳米生物活性陶瓷。二氧化钛纳米粒子比表面积大，氧化能力强，具有优异的光催化活性，可以产生活性氧，用于光动力治疗。

11. 金属纳米材料

金属纳米材料，特别是贵金属纳米材料具有独特的表面等离子共振等光学特性及电学和生物学特性，主要用于光热治疗、生物成像、生物化学传感和杀菌等领域。金属纳米材料包括金、银、铂、钯等，其中金纳米材料由于具有无毒性、生物相容性和对各种条件的稳定性，备受科研人员的青睐，被广泛用于快速检测、疾病诊断和治疗领域。如金纳米颗粒通过功能化分子的修饰后具有良好抗菌活性，可以对抗细菌的多药耐药性；可以有效地吸收近红外光并将其转化为热能，提高周围环境的温度以杀死细菌，即通过光热疗法杀死细菌；作为铂药物的载体时，不仅可以进行药物的靶向运输，还可以在其进入癌细胞之前，保护其不受生物体环境影响。银纳米粒子是一类非抗生素类杀菌剂，且具有广谱、无耐药性、不受酸碱度影响等多个优点。有研究表明纳米银对常用药物耐药菌的杀灭率非常高，针对变形杆菌，是左氧氟沙星的 3.2 倍，是头孢噻肟的 10 倍；针对溶血性链球菌，是红霉素的 4.3 倍；针对阴沟肠杆菌是哌拉西林的 10 倍。

12. 核酸载体药物

核酸是脱氧核糖核酸（DNA）和核糖核酸（RNA）的总称，是一种生物源的天然纳米材料，具有良好的生物兼容性，可以自组装成形貌和尺寸各异的纳米结构。

DNA 纳米材料载体药物：DNA 纳米材料是一种利用人工设计并自组装形成的复杂核酸结构。1982 年，美国科学家 Ned Seeman 利用 DNA 碱基互补编码原则构建了二维和三维纳米结构，构建了首个 DNA 纳米材料。2006 年，Rothemund 发展了 DNA 折纸技术（DNA origami），即利用长的单链 DNA 支架（通常是噬菌体 M13），与数百条与之互补的短链 DNA（通常 20～60 bp）相互配对，通过编程设计折叠成具有一定形状、不同维度的纳米物体，如长方形、三角形、笑脸等，该技术使构建具有不同尺度二维和三维复杂纳米结构变得简便易行。由于 DNA 纳米材料具有结构可控、易于化学修饰和生物相容性好等特点，近年来在纳米生物医药领域，如生物材料合成、药物靶向递送、疫苗研究、生物传感等方面，获得了广泛关注并取得巨大进展。有研究表明，利用八面体 DNA 折纸结构可以获得高度有序的三维晶体，实现金纳米颗粒、量子点以及生物酶的装载。

RNA 纳米材料载体药物：相对于 DNA，RNA 不稳定、易降解，在一定程度上限制了其应用。随着 RNA 纳米技术的发展，人们研究出 RNA 的可模块化组装和功能编程特性，发展出多种形貌各异、功能不同的 RNA 纳米材料，具有良好的热稳定性和抗酶解的化学稳定性，在生化检测与基因药物治疗方面展现出良好的应用潜力。如美国肯塔基大学郭培宣等人利用噬菌体 phi29 构建出孔径为 3.6～6 nm 的纳米孔道，允许单个 DNA 和 RNA 自由穿梭，实现了高灵敏度的单分子检测。由于 RNA 很难进入细胞，RNA 基因治疗在临床上受到很大限制。2005 年 Guo 等人利用 RNA 纳米技术，整合治疗性 RNA 分子和靶向性核酸适配体到 RNA 纳米马达内，构建了一种多功能 RNA 纳米材料。该纳米材料能够通过核酸适配体靶向识别肿瘤细胞并介导复合物进入细胞内，进入细胞后治疗性 RNA 分子发挥诱导凋亡的治疗作用。

13. 蛋白质纳米材料载体药物

蛋白质是生命的重要物质基础和生命活动的主要承担者，因其氨基酸的数目、顺序、种类及空间结构不同呈现不同的结构和功能。蛋白质是一种生物源性纳米材料，近年来在生物医学领域的应用受到众多关注。蛋白质作为药物递送系统，有以下优势：①生物相容性好。蛋白质为内源性物质，无毒，代谢产物安全，无抗原性，不会引发自身免疫反应，也不会有其他不良反应。②稳定性好。在一定的温度和酸碱度下能保持稳定，大多数外源性药物通过蛋白包载后稳定性提高。③载药性能好。蛋白质具有独特的空间结构，可通过物理包埋或化学键合的方式包载药物，增加疏水性药物在血浆中的溶解度，还可以保护易氧化药物。④具有靶向性。蛋白质可以躲避网状内皮系统的识别与吞噬，同时因为蛋白质表面有大量的结合位点，可通过表面修饰实现对药物的靶向递送。⑤体内半衰期较长。部分蛋白质在血液中显负电性，不易被巨噬细胞清除，延长了药物在体内血液循环的时间。

白蛋白载体药物：白蛋白是一种常见的球蛋白，具有多个口袋结构域和结合位点，可以与多种药物和探针分子结合，且表面具有大量氨基和羧基结构，为药物递送和临床诊断提供了基础。2005 年，美国 Abraxis BioScience 公司研发的白蛋白紫杉醇（商品名，Abraxane）成功上市，该药物利用白蛋白疏水位点负载紫杉醇形成 130nm 的纳米颗粒，由于白蛋白易溶于水，同时在肿瘤部位具有高的增强滞留和渗透效应，提高了紫杉醇的水溶性和肿瘤被动靶向性，实现了紫杉醇的疗效提高和副作用降低，现已成为临床肿瘤治疗的一线药物。白蛋白不仅可以负载药物分子，还可负载光学探针和光疗分子，或同时负载药物分子和光疗分子，实现肿瘤的化学-光热的联合治疗。

铁蛋白载体药物：铁蛋白是一种广泛存在的储铁蛋白，具有由亚基组装形成的中部空腔的笼形结构，外径 12～14 nm，内径约 8 nm，含有 8 条亲水性离子通道和 6 条疏水性离子通道。其球形空心结构在强酸或强碱性条件下去组装，pH 恢复到生理条件又可重新组装，恢复笼状结构。空腔结构可以装载药物，实现药物的包载和递送，于 2005 年成功用于阿霉素的包载和递送。铁蛋白不仅具有良好的生物相容性和生物降解性、良好的稳定性等优点，由于其尺寸因素，铁蛋白在血液循环中还易于逃脱网状内皮系统的吞噬，体内循环时间长，且可利用增强通透性和滞留效应，增强药物在病变部位的积累，实现药效的增强。铁蛋白还具有先天肿瘤靶向性和脑靶向性。转铁蛋白受体 1（transferrin receptor 1，TfR1）在脑内皮细胞和恶性脑肿瘤细胞上同时高表达，铁蛋白与 TfR1 结合后，会通过脑内皮细胞的转胞吞作用穿过血脑屏障；而在恶性脑瘤细胞中，在 TfR1 的介导下，铁蛋白会被特异性地富集到溶酶体中降解，进而释放其内部装载的药物，这种自动识别功能，使其无需附加额外"定位系统"，大大降低了生产难度和成本。这使得铁蛋白成为理想的穿越血脑屏障并用于恶性脑瘤治疗的药物载体，并有潜力成为中枢神经疾病的药物载体。铁蛋白包载磁性氧化铁纳米颗粒后，具有核磁共振成像能力，构建特异性靶向识别配体或其他信号分子（如荧光）后还可使铁蛋白具有靶向性和多模态成像潜能，这使其可用于肿瘤的诊断。有研究表明，H 亚基铁蛋白纳米颗粒具有肿瘤靶向和肿瘤显色的双功能，对肿瘤组织染色诊断的灵敏度高达98％，特异性为95％，还可对不同等级和分化程度的肿瘤细胞进行分级、分型。

麦醇溶蛋白载体药物：麦醇溶蛋白是一种在小麦中发现的谷蛋白，其中心结构域富含亲水性氨基酸谷氨酰胺和疏水性氨基酸脯氨酸，而其末端区域通常富含疏水性氨基酸，这两个结构域赋予麦醇溶蛋白两亲性质。麦醇溶蛋白富含中性和亲脂性氨基酸，可以通过氢键和疏水相互作用吸附于黏膜表面和富含脂质的组织，具有良好的生物黏附特性，已被用于口服和局部药物递送。Lopes 等利用麦醇溶蛋白纳米粒子具有胃肠道的亲和力和胃黏膜的渗透性及对抗生素的保护作用，通过去溶剂化方法制备含克拉霉素和奥美拉唑的麦醇溶蛋白纳米颗粒。该纳米颗粒对幽门螺旋杆菌具有较好的抗感染治疗效果。Sonekar 等通过去溶剂化法制备叶酸缀合的姜黄素-麦醇溶蛋白纳米粒，可口服递送并靶向结肠癌细胞。

14. 多肽纳米材料载体药物

多肽是由多个氨基酸以肽键连接形成的天然聚合物，与蛋白质不同，多肽的结构可调性和可操作性强，可自组装成具有生物活性和特定结构的超分子组装体，形成一定的纳米结构，如纳米粒、纳米管、纳米纤维、囊泡、胶束和水凝胶，可以负载药物。多肽侧链有多种活性官能团（氨基、羧基、羟基和硫醇基），可通过共价耦联药物分子进行药物递送，也可通过各种化学修饰实现药物的靶向递送。多肽纳米材料在生物模拟、组织工程、药物递送等方面应用较多。

（三）其他纳米药物

1. 抗体偶联药物

抗体耦联药物（antibody drug conjugate，ADC）是由靶向特异性抗原的单克隆抗体与小分子细胞毒性药物通过连接子链接而成，兼具传统小分子化疗的强大杀伤效应及抗体药物的肿瘤靶向性。ADC 由三个主要部分组成：负责选择性识别癌细胞表面抗原的抗体，负责杀死癌细胞的药物有效载荷，以及连接抗体和有效载荷的连接子。其兼具单抗药物的高靶向性以及细胞毒素在肿瘤组织中高活性的双重优点，可高效杀伤肿瘤细胞，较化疗药物副作用更低，较传统抗体类肿瘤药物具有更好的疗效。Mylotarg 是第一代 ADC，存在抗原特异性低、毒/副性强、接头不稳定、半衰期短等缺点，之后以 Adcetris 和 Kadcyla 为代表的第二代 ADC 上市，相对于第一代 ADC，其抗原特异性增强，药效提高，免疫原性降低，但是依旧存在毒副作用较强，耐药性，高抗体载药率（drug-to-anibody ratio，DAR）等问题。以 Polivy 为代表性药物的第三代 ADC 药物，其采用位点特异性偶联，解决了前一代抗体偶联比均一性差的问题，使抗体在体内分布、代谢和排泄等变得简单，药物活性更高，毒性更低。国内也有大量 ADC 药物处于研发阶段。

2. 聚合物-药物偶联物

聚合物-药物偶联物（polymer-drug conjugate，PDC）是指活性药物分子与聚合物通过化学共价键偶联形成的纳米药物，其循环稳定性好，载药量高，具有 EPR 效应，还可根据刺激因素设计为刺激-响应型 PDCs，包括聚合物-大分子耦联药、聚合物-小分子耦联药等。聚合物材料主要包括聚乙二醇（PEG）、多糖类聚合物（如透明质酸、葡聚糖等）和聚谷氨酸等，具有水溶性好、无毒和无免疫原性等特点。最早上市的用于急性淋巴细胞性白血病的聚合物-药物耦联物 PEG-天冬酰胺酶（培门冬酶注射剂，Oncaspar），与天冬酰胺酶相比，其半衰期从 20 小时延长至 357 小时，给药频率从每周 2～3 次降低至每 2 周一次；用于治疗慢性肾病的 PEG-红细胞生成素 β 偶联物 Micera，其血浆半衰期从小于 25 小时延长至 134 小时；PEG 干扰素 α-2b（Pegintron）和 PEG 干扰素 α-2a（Pegasys）每周单次剂量给药的疗效与未修饰干扰素 α-2b 和干扰素 α-2a 连续给药三周计量疗效相当。还有研究表明伊利替康四臂聚乙二醇偶联物 Onzeald，相对于常规伊利替康，其半衰期明显延长，血浆和肿瘤部位药物浓度显著升高，血浆暴露增加 400 倍，肿瘤部位最高血浆浓度上升 10 倍。μ 阿片激动剂 Loxicodegol 聚乙二醇化后其穿过血脑屏障率降低，成瘾性降低。

3. 纳米中药

中医药是中华文明的瑰宝，推进中医药现代化，让中药走向世界是药学人的重要目标之一。纳米中药是指利用纳米技术将中药有效部分、有效部位或提取物制作成粒径小于 100 nm 的颗粒，包括药物纳米粒子化和载药系统纳米化两类。中药纳米粒子可通过物理或化学方法制备，如超细粉碎、喷雾干燥、高压均质、溶剂蒸发、乳化聚合、化学沉淀等方法。中药纳米载药系统是指以纳米乳、纳米脂质体、纳米混悬液、纳米粒、纳米球和纳米囊等作为载体，与中药有效成分、有效部位、原料及其复方等以一定方式结合在一起后制成的中药纳米制剂。纳米中药相对于传统中药有以下优势：①纳米粒径的中药由于表面效应增加了药物与胃肠道黏膜的接触面积，提高了单位面积药物浓度；②与生物膜的附着性提高，半衰期延长；③小的粒径有助于通过扩散或渗透形式进入生物膜，使溶解度增加；④可以穿过组织间隙、血脑屏障；⑤可实现靶向运输或控释；⑥生物利用度提高；⑦改变给药途径等。如有研究表明利用脂质体包覆后的叶黄素，其降解率显著降低，提高了其稳定性；吴茱萸碱纳米乳的水溶性、稳定性和生物利用度明显高于传统制剂；新藤黄酸纳米囊具有明显的肝靶向性。

4. 纳米酶

酶是由活细胞产生的、对其底物具有高度特异性和高度催化效能的蛋白质或 RNA，但是酶的稳定性差，容易失活，且价格昂贵。2007 年，阎锡蕴院士课题组首次发现无机纳米材料本身具有类似天然酶的催化活性，并建立了过氧化物纳米酶动力学及催化活性检测的标准方法，开启了人工模拟酶发展和应用的新篇章。研究者已经合成了多种纳米酶，如谷胱甘肽过氧化物酶、卤素过氧化物酶、葡萄糖氧化酶、亚硫酸氧化酶、超氧化物歧化酶等。相对于天然酶，纳米酶具有价格相对低廉、可大规模生产、稳定性强、可循环利用等优点，还会有光、电、磁等特性。利用纳米酶已成功实现埃博拉病毒、流感病毒、HIV 病毒、麻疹病毒、呼吸道合胞病毒、诺如病毒等多种病毒的检测。

5. 纳米机器人

纳米机器人（nanorobot）是根据分子水平的生物学原理为设计原型，设计制造的可对纳米空间进行操作的"功能分子器件"，可在体内执行特定的任务，在生物医药领域中极具诱惑力。纳米机器人是生物系统与机械系统的有机结合，如酶和纳米齿轮的结合体，这种纳米机器人可以注入血管中疏通血管中的血栓，清除脂肪沉淀，吞噬病毒，杀死癌细胞，还可实现抗癌药物的靶向运输和疾病的诊断。如国家纳米中心研发的由矩形 DNA 折纸板制成的纳米机器人，可利用自身携带的核酸适配体靶向定位至肿瘤血管，并释放机器内部装有的凝血酶，切断肿瘤血管，阻断肿瘤营养和氧气运输。中国科学院深圳先进技术研究院蔡林涛团队设计制作了一种由顺序性磁驱动和光触发的微纳机器人，并将其用于主动靶向的癌症治疗研究。哈尔滨工业大学吴志光课题组利用研制的中性粒细胞机器人，可穿越血脑屏障，直接将药物运输到恶性神经胶质瘤所在位置。

第二节　纳米药物的应用

在过去的几十年中，纳米药物以其自身独特的优势，如靶向递送释放，改善难溶药物溶解度，提高生物利用度，减小毒副作用，能通过血脑屏障等，在疾病诊断、治疗、诊疗一体化、抗菌杀菌等方面取得了令人瞩目的研究成果。随着科学技术的不断发展，纳米药物一定会有更加广阔的发展前景，并更好的造福于人类。

一、纳米药物用于疾病诊断

纳米材料的迅速发展带动分子成像的高速发展。与传统方法相比，纳米材料具有以下优点：①纳米材料比小分子造影剂或药物更容易整合多种药物（成像剂/治疗剂），实现诊断和治疗的一体化；②纳米材料有大的比表面积或内部空腔，可实现大量的成像剂或药物的负载；③纳米材料可具有特定的靶向性，可实现疾病部位的靶向药物传递和成像；④纳米材料可减少网状内皮系统对成影剂和药物的摄取和清除，增加血液循环时间。目前，可用于诊疗的纳米粒子成像方法包括光学成像、核磁共振成像、光声成像、超声成像和计算机断层扫描成像（CT）等。

1. 光学成像

光学成像是一种基于光学原理探知细胞、组织或者生物体生物学信息的非电离、非侵入性的检测手段，成像原理是基于成影区域与周围背景区光学性质的差异，光散射、光吸收、光致发光等都可用于光成像分析。光成像技术不仅分辨率高、灵敏度高、成本低，可实现单细胞甚至单分子水平上的成像，还可对手术切除肿瘤过程进行成像指导。纳米材料光学成像是借助生物相容性好的纳米材料对生物体进行标记从而实现成像，相对于传统成像技术具有高分辨率和高信噪比等优点，金属纳米粒子的双光子荧光、表面增强拉曼散射及表面增强荧光效应都可用于成像领域。如共轭聚合物纳米材料的荧光可覆盖可见光至近红外光区域，被广泛用于生物成像，且实现了活体荧光成像。还可以通过表面生物功能化靶向配体，包括抗体、多肽、靶向小分子、生物素等实现靶向荧光成像。

2. 磁共振成像（magnetic resonance imaging，MRI）

磁共振成像是根据有磁矩的原子核在磁场作用下，能产生能级间的跃迁的原理而发展出来的的一项新的检查技术，是一种能够提供高分辨率组织成像的非侵入性成像方法。用具有特异性识别作用的基团或蛋白分子修饰的磁性纳米粒子，在外加磁场的作用下，可通过识别基团靶向结合生物目标分子或细胞，从而实现目标生物分子或细胞的检测。

3. 超声诊断

超声诊断是一种临床常见且广泛使用的、安全、非侵入、非电离、低成本且可以实时临床成像的诊断模式。其工作原理是放置在皮肤上的换能器发射超声波在身体组织界面上产生反相散射，不同组织之间因阻抗不同产生不同的反相散射，从而生成超声图像。由于微小血管及血流的常规超声检出较为困难，往往需要借助造影剂进行诊断。纳米超声造影剂具有EPR效应可直接进入肿瘤组织内部，且具有穿透力强、能聚集成像、可在血液循环系统中停留更长时间等优点，有效地提高了诊断效果。

4. 光声成像（photoacoustic imaging，PAI）

光声成像是一种将光学成像和超声成像相结合的成像方式，当脉冲激光照射到生物组织中时，组织的光吸收域将产生超声信号，该方法兼有纯光学组织成像中高选择特性和纯超声组织成像中深穿透特性的优点，具有极高的空间分辨率和良好的成像对比度。近年来，多种无机纳米材料基于其优异的物化性质，已成为肿瘤组织光声成像造影剂。如金纳米材料具有良好的近红外吸收光能力和光热转换能力，在光热成像研究中受到了较多的关注。二维过渡金属碳/氮化物碳化钛（Ti_3C_2）由于其优异的光热转化和光声信号转换效应，被认为是肿瘤光声成像的理想造影剂。

二、纳米药物用于疾病治疗

在治疗方面，使用较多的有光热治疗、光动力治疗、磁热治疗、声动力治疗、气体疗法等，还可用于放疗增敏、免疫调节等多个方面。

1. 光热治疗（photothermal therapy，PTT）

光热治疗是一种基于光热转化原理的新型癌症治疗方法，在外部光源照射下，具有高光热转化效率的纳米材料（如金纳米颗粒）将光能转化为热能，加热病灶部位，特异性杀死肿瘤细胞，达到治疗效果。由于肿瘤细胞通常对温度比较敏感，达到一定温度即可破坏肿瘤，这种治疗方式可不负载药物，纳米材料直接与肿瘤细胞作用即可。在治疗过程中，为了靶向肿瘤细胞，纳米材料通常需要利用识别分子进行标记。除肿瘤治疗外，还可利用纳米材料的光热效应破坏细菌细胞膜、导致蛋白质变性，实现抗菌治疗。

2. 光动力治疗（photodynamic therapy，PDT）

光动力治疗是利用光敏剂（如卟啉）在激光照射下将周围的氧气分子转化为具有细胞毒性的活性氧，如单线态氧或自由基，从而诱导细胞凋亡，实现肿瘤治疗的目的。光动力治疗被认为是一种新的替代化疗和放疗的方法，已被用于食道癌、膀胱癌、黑色素瘤、肺癌等的治疗。研究者还通过构建刺激响应纳米递送载体，实现光敏剂在肿瘤部位的可控激活，以避免光敏剂对皮肤等组织造成的光毒性。如共轭聚合物在光照下可以敏化周围氧气产生单线态氧和活性氧（reactive oxygen species，ROS），ROS能够损伤细胞膜而达到杀死细菌和肿瘤细胞的作用。中国科学院王树等人设计合成了阳离子聚噻吩并将其与卟啉通过静电相互作用形成复合物纳米颗粒，在可见光照射下，实现了革兰氏阴性菌和革兰氏阳性菌的杀伤。

3. 磁致热疗

磁致热疗是在外加交变磁场作用下，利用氧化铁磁性纳米粒子的磁自旋弛豫产生热效应，使肿瘤细胞结构和蛋白质功能改变，从而出现热凋亡或坏死，实现治疗目的。其优点是外加磁场为非侵入式，磁性纳米粒子也可积累在肿瘤部位。

4. 声动力疗法

声动力疗法是采用低强度超声刺激病灶部位，激活富集在此处的声敏剂，产生活性氧分子，对肿瘤细胞造成损伤，从而达到治疗的目的。这是一种新型的肿瘤治疗手段，具有无创、毒副作用低且克服多药耐药性等优点。常规声敏剂水溶性较低，组织分布无序，药代动力学参数差，极大地制约了声动力疗法的临床应用。纳米技术的引入不仅能够增溶难溶性声敏剂，还能够提高声敏剂的声动力活性，改善其组织分布，提高治疗安全性。如二氧化钛纳米粒能通过超声激活产生过氧化氢、羟基自由基、超氧化物等活性氧分子，用于抗菌和抗肿瘤治疗。

5. 气体治疗

气体治疗是指借助纳米技术将产生治疗性气体的前驱药物多功能纳米载体与气体释放分子（gas release molecules，GRMs）或者气体进行组合，形成纳米气体释放平台，还可通过化学修饰来实现气体的主动和被动释放，可提高细胞靶向性、增强细胞摄取和提高生物利用度等，具有高效性和生物安全性等优点。

6. 放疗增敏

放射治疗是一种常用的肿瘤治疗方法，但由于许多肿瘤对射线的敏感性不高及肿瘤组织乏氧等引起的放疗抗拒以及放射不良反应等，使其疗效不尽如人意。纳米粒子（如金、银等贵金属纳米粒子）放射增敏多依靠其本身的放射增敏作用以及被动靶向功能及增强渗透滞留效应（EPR 效应）。一些研究认为，纳米粒子自身的放射增敏，是由于纳米材料通过电离激发过程产生大量带电离子，引起 DNA 断裂、DNA-蛋白质交联、DNA 损伤，产生大量自由基等，从而提高射线对靶细胞的杀伤作用。此外，通过对纳米材料的修饰，或设计靶向性纳米材料，可进一步增强其放射增敏作用，有科研人员用谷胱甘肽包被路径制备 2 nm 的超小型纳米金粒子，使其兼具纳米金核的放射增敏作用与谷胱甘肽的生物相容性，通过增强其 EPR 效应提高纳米药物向肿瘤组织的累积。与对照组相比较，肿瘤体积和重量明显降低，表现出良好的放射增敏作用。

三、纳米药物诊疗一体化

诊疗一体化（theranostics）是指将疾病的诊断、监测和治疗相结合的医学技术，是目前临床医学的热点之一。其优点包括可以对癌症患者进行个体化治疗，实时监测治疗过程和动态反馈治疗效果，从而根据病情及时调整治疗方法达到最好的治疗效果等。近年来，纳米技术的飞速发展，为诊疗一体化奠定了基础，利用多功能纳米诊疗药物进行抗肿瘤研究已成为医药研究领域的一个重要方向。纳米药物诊疗一体化是指将纳米诊疗剂在体内的成像功能和治疗功能整合为一体，通过成像掌握纳米诊疗剂在体内的动态分布和代谢情况，当肿瘤组织中的分布浓度最高时进行光热治疗、光声治疗或光动力治疗等，从而靶向性并可控地杀死肿瘤细胞。这种治疗方式的优点是治疗效果好、副作用小、可控性强。诊疗一体化有以下几种形式：

1. 核磁共振成像诊疗一体化

即将核磁共振成像（MRI）与治疗药物结合在一起，通过 MRI 信号有效监测纳米材料在体内的分布和在靶点位置的累积情况，能够预测治疗的有效性并且可以根据疾病的具体特征优化治疗方案。

2. 光学成像诊疗一体化

光学成像诊疗一体化是将光学成像与治疗联用，如 Nurunnabi 等人将聚乙二醇-二十五二炔酸偶联物和二十五二炔酸-赫赛汀偶联物同时包覆在近红外量子点外，该诊疗一体化材料在小鼠实验中可以明显阻断过表达的 HER-2 的功能，显著抑制肿瘤生长，还可通过量子点的荧光有效检测纳米胶束的生物学分布。

3. 超声成像诊疗一体化

基于超声波的治疗方式最常用的是高强度聚焦超声，这是一种通过将声能聚集并转化为局部热量以迅速增加温度并引起热凝固坏死并以此来破坏恶性病变细胞的方式。如有科研人员通过使用叶酸靶向的脂质体包覆全氟己烷对肿瘤进行超声成像和高强度聚焦超声治疗，其制备的液体核心可以通过声学液滴蒸发机制产生足够的微泡，同时增强超声成像能力和治疗能力，展现出高效超声成像和治疗方面的巨大潜力。

4. 多模式诊疗一体化

在有些情况下，仅使用一种诊断方式往往具有一定的局限性，如荧光探针虽然灵敏度高但分辨率和组织穿透性差，核磁共振分别率高但灵敏度低，计算机断层扫描（computed tomography，CT）具有高的分辨率和组织穿透性且成像速度快，但是无法定量，不能很好地区分软组织的细微变化且有辐射。人们提出采用多模式成像来消除单一诊断方式的弊端，实现准确高效的诊断。同样，在肿瘤治疗过程中，单一治疗方法往往不能消散整个肿瘤，而借助多功能纳米材料实现多种治疗剂的共组装和共递送，为联合治疗提供了可能性。Jae-sook Parka 等人合成了一类空心金纳米粒子，可以将表面等离子共振谐调至近红外光，实现对肿瘤的光热消融，同时其空腔还可包载化疗药物阿霉素以实现肿瘤的化疗，金颗粒的高 X 射线吸收能力还具有放射增敏作用，从而实现化疗、热疗和放疗的一体化。

四、在医用材料方面应用

理想的生物基质材料具有以下特点：①良好的生物兼容性，在植入人体后无论其本身还是降解产物对机体无毒副作用，不会引起炎症和免疫排斥反应；②适合的生物降解性，材料的降解速率与植入的细胞组织再生速率相匹配；③良好的结构相容性，可被制成空心结构，为种子细胞的均匀分布和生长提供足够的空间；④具有可塑性和一定的机械强度，使材料在植入体内后保持所需的外形和力学特性，从而使新形成的组织具有一定的外形。目前纳米材料已被广泛应用于组织工程学领域。

骨组织工程纳米生物活性材料由氨基酸及其他无毒生物活性物质构成，如葡萄糖、甘油、胶原蛋白等，并采用"绿色化学"技术合成，具有良好的生物相容性。材料中含有骨生长因子，可促进新骨的生成和骨组织功能的恢复，从而缩短骨修复周期，增强再造骨的功能，并可用于大面积骨缺损修复。在成骨过程中，作为填充物质和骨生长因子的载体，纳米材料起桥梁作用，伴随新骨的生长，生物材料逐步降解，待新骨形成时，生物材料被组织完全吸收。此外，纳米碳材料也在人工心脏膜瓣、人工血管、人工齿根、人工韧带和肌腱等方面获得应用。

五、纳米药物用于杀菌抗菌

细菌耐药已经成为全球性公共卫生难题，感染部位靶向抗菌治疗越来越受到重视。纳米药物载体可靶向递送抗菌药物并维持抗菌药物的浓度，通过吞噬细胞胞吞将抗菌物质带入真核细胞，从而杀灭细胞内的病原体，不仅具有对抗目标病原体的抗菌活性，还可以限制细菌耐药性的产生和减少药物的毒副作用。研究表明，纳米银和纳米金的氨苄西林偶联物是强效广谱杀菌剂。金属纳米药物载体，如纳米银和纳米金，自身也表现出良好的抗菌性能，其中银纳米材料抗菌性最强，这可能是由于银纳米粒子较易与细菌的细胞膜作用，黏附于细菌外膜，破坏细胞膜进入细胞内部，导致细菌畸形或损伤。部分金属纳米材料具有较强的光热转换效率，能产生更多的活性氧，可通过光热效应和光动力协同抗菌。碳纳米材料由于其在近红外区强的光吸收性和稳定性，在光热抗菌方面有着广阔的应用前景。

第三节　纳米药物应用带来的伦理问题

20 世纪 90 年代以来，随着纳米技术的蓬勃发展，有关纳米技术的社会和伦理问题的讨论也在国内外引起了广泛关注，关于纳米技术与未来世界、纳米技术的可能性与可行性的争论不绝于耳。一方面，人们对纳米技术的前景充满了期待，科技界和企业界更是将纳米技术看作是能够引领未来产业革命的核心技术；另一方面，种种关于纳米技术的担忧和顾虑与日俱增，包括纳米材料的安全性问题、纳米材料对人类健康和环境的负面影响、纳米技术的利益与风险的公平分配、纳米生物技术对人的隐私和自主权的挑战等。2000 年，美国《发现》杂志评出威胁人类生存的 21 世纪 20 大危险，纳米技术位列其中。纳米药物作为运用纳米技术研究开发的一类新的药物制剂，在展现诱人的纳米生物效应的同时，其安全性问题也不容忽视。

一、纳米药物的安全问题

纳米药物由于在疾病诊断、靶向肿瘤治疗及降低药物毒性方面有着诱人的优势，受到了医药工作者的广泛关注，但是其潜在的安全问题也引起了人们的担忧。众所周知，当物质粒径为纳米尺寸时，除了具有量子尺寸效应、小尺寸效应、表面效应和宏观量子隧道效应等一些特殊效应外，在光学、磁学、电学、化学及生物学等方面表现出许多特殊性质。纳米材料进入生命体后，是否会导致特殊的生物效应？这些效应对生命过程和人体健康有益还是有害？纳米颗粒是否会穿越血脑屏障，进入大脑而影响大脑功能？很多纳米材料具有自组装能力，这些人工纳米材料进入人体后是否会干扰或破坏生命过程本来的分子组装过程？

各国都在开展纳米材料的安全性研究，并取得了一定的成果，但仍存在不少问题。其中一个争论的焦点是，现有的药品质量评价体系是否满足纳米药物安全性的评价要求。一般药物安全性评价标准的"剂量-效应关系"在纳米尺度物质的安全性评价时是否存在缺失？我们如何能用今天的知识、规范和评价尺度去衡量潜在的、未来的技术及未来的技术活动？如果我们既不能用逻辑推理，也不能用经验论证的方法去评价纳米技术的后果，即便那种基于模拟的情景评价方法也同样是从现有的知识和规范模式出发的，我们伦理评价和论证的合理性基础是什么？如何能令人信服？

有研究表明，没有毒害作用的微米级物质被加工成纳米级超细微粒时，会表现出一定的毒性，进入生命体后与生命体相互作用产生的化学特性和生物活性与化学成分相同的常规物质有很大不同。药物纳米化后，其药动学和药效学行为可能会发生很大变化。纳米颗粒可能透过生物膜上的间隙进入细胞及细胞器内，与细胞内生物大分子结合，使生物大分子和生物膜的正常空间结构发生改变，并使体内一些激素和重要酶系活性丧失或使遗传物质突变，导致肿瘤发病率提高、促进老化过程；可能透过血脑屏障或血睾屏障，对中枢神经系统、精子生成过程和精子形态及精子活力产生不良影响；还可能通过胎盘屏障对胚胎早期的组织分化和发育产生不良影响，导致胎儿畸形。纳米颗粒为降低表面能，具有聚合的趋势，而聚合的纳米粒子又可能具有与单个纳米粒子不同的行为。纳米粒子本身由于比表面效应，具有很强的吸附能力和很高的活性，又会吸附其他分子，或者与其他分子发生反应，形成另外的物质，也就是说会产生不同的表面修饰，造成这些纳米粒子的性质又发生了变化，而这些变化带来的影响往往并不能通过实验进行全面的评估。

基于纳米材料不同寻常的特性，为了确保纳米药物的安全性，有人提出在进行纳米药物安全性研究时应全面考量剂量-效应关系、纳米尺寸-效应关系和纳米结构-效应关系三个方面的协同效应，建立科学的纳米药物评估标准，以确保纳米药物的积极效应，防止"风险评价标准也可能有潜在风险"的现象发生，同时建立全球一致的纳米药物安全性评价标准，以减弱技术风险的迟延性效力。2021年8月，我国出台了纳米药物质量控制研究技术指导原则（试行），对纳米药物的分类、质量控制指标、质量评价、全过程质量控制、稳定性研究、上市后变更等作出了明确的规定，以保证纳米药物的安全和有效。

二、纳米药物在人类增强方面应用的伦理问题

借助于纳米药物，人们不仅可以达到治疗疾病的目的，而且还可以使用药物来提高创造力、注意力、知觉等。在未来，纳米技术可以给人类提供一种植入物使人在黑暗中看见物体；"人造红细胞"可以使心脏病发作的受害者维持数小时的呼吸，也可以为健康的运动员提供额外的氧气输送，从而提高其体能。在不远的将来，纳米计算机还可以嵌入到我们身体内部以协助我们更快地处理更多的信息，甚至达到人机合一的程度。利用纳米技术进行基因优生，就是为未来人作决定，这些设计将人变成了工具，善良的愿望变成了对他人的强制，这是否违背了任何人都享有自主权的伦理原则？运用纳米技术进行人体增强，是否侵犯了人的尊严，增强与治疗的边界如何划分？从环境伦理学角度看，人类增强不仅可能破坏生态系统，还会改变人类的美学价值，这些能否允许？

三、纳米技术受益与风险的公正分配问题

已有的关于纳米材料毒性的动物实验和流行病学研究结果都表明，纳米材料对暴露人群会产生不同程度的健康伤害。关于纳米药物，与健康风险相关的伦理问题主要是纳米科学家、纳米药物生产企业和纳米药物服用者的健康权利与国家、社会和企业利益之间的可能冲突，包括：①对纳米药物是否应该采取"预防原则"，是否应该对它们进行"有罪推定"？是否应该对纳米药物进行"人体试验"？②对于可能存在健康风险的纳米药物，如何在公众的知情权和企业利益之间保持平衡？政府监管部门应该采取何种监管措施才恰当？③在存在健康风险的情况下，发达国家是否会将纳米药物的研发与生产向发展中国家转移，使发展中国家工人承担更大的健康风险？这一问题又对国际公正带来了哪些挑战？④如果纳米药物研发和生产对相关人员造成了健康伤害，谁应该对这些伤害负责？⑤纳米药物作为非自然药品，它与常规药品有何不同？它对不同文化背景、宗教信仰和价值观的人群的影响是什么？⑥纳米药物研究的合法性与公众信任问题。如果纳米药物有潜在风险，谁有权决定是否开展研究？在涉及国家机密、公司商业秘密等问题上，公众对相关研究决策及研究结果的知情权如何体现？

纳米技术作为新兴战略性产业中的核心技术，无疑会带来巨大的经济和社会效益。但是，正如每一次新技术的出现都会导致效用价值和分配公正的冲突。纳米医学技术仍是一种稀缺资源，纳米药物至少在短期内是相对昂贵的，只有富贵阶层才能承担得起，其结果是只有社会的一小部分人能够从纳米技术中获益。如果没有公正的分配制度，巨大的经济效益将会变成巨大的社会问题，不仅在一个国家内部会造成巨大的贫富分化，而且会带来国与国之间，尤其是发展中国家与发达国家之间的"纳米鸿沟"。

四、环境与公共卫生伦理问题

和其他生物技术一样，纳米科技也是一把双刃剑，存在一些环境和公共卫生问题。如纳米材料由于尺寸效应是否会避开生物的自然防御系统，能否生物降解等。虽然，纳米材料很早之前已经广泛存在于自然环境当中，只是由于人类的生产力和认知水平有限，在很长时

间内没有人认识和发现它,它在自然界中扮演的角色是未知的,它在生态系统中的产生、迁移、吸附、蓄积、消亡等过程还有待探明,人造纳米材料对环境污染、可持续发展和人类健康的影响需要着重评估。具体来说,纳米药物甚至其他纳米材料被大量生产使用以后,其废弃物是否会对环境造成影响,后期是否会影响人类健康,应该如何回收处理,这些问题都不能忽视。基于纳米材料不同寻常的特性,人们呼吁必须在环保及劳动保护方面有专门的法规。同时,纳米技术给人类长寿带来希望,但长寿不等于健康,用纳米技术延长生命可能存在健康风险、降低生命质量;长寿可能会引起生命价值与意义的危机以及代际公平与冲突,这些是否会不利于整个社会的持续发展?

国内外的纳米药物大多仍处于临床研究阶段,用于临床治疗的药物依旧很少,一个很重要的因素是由于其安全性无法充分认证。但是,随着科学技术的不断发展,相信纳米药物会有更加广阔的发展前景,能更好地造福于人类。

思 考 题

纳米药物课件

1. 你认为纳米药物的应用前景如何?它有哪些利与弊?
2. 你是否乐意接受新型纳米药物?

参 考 文 献

[1]　国家药监局药审中心. 纳米药物质量控制研究技术指导原则(试行)[EB/OL]. [2021-08-25]. https://www.cde.org.cn/zdyz/domesticinfopage? zdyzIdCODE=3e60526d467585dc77d35445f04bae5c.

[2]　国家药监局药审中心. 纳米药物非临床安全性评价研究技术指导原则(试行)[EB/OL]. [2021-08-25]. https://www.cde.org.cn/zdyz/domesticinfopage? zdyzIdCODE=942bf99a3aa764c05b4d437c1de94eb7.

[3]　杨祥良,徐辉碧,廖明阳. 纳米药物安全性[M]. 北京:科学出版社. 2010.

[4]　王树,刘礼兵,吕凤婷. 纳米生物材料[M]. 北京:化学工业出版社. 2018.

[5]　桑晓,刘永军,张娜. 新模式肿瘤纳米诊疗一体化[J]. 生命的化学,2021,41(1):1-9

[6]　李二晶,荆慧. 超声纳米微泡造影剂在肿瘤诊疗中的研究进展[J] 现代肿瘤医学,2021,29(24):4410-4413.

[7]　陶琳琳,霍美蓉,徐巍. 蛋白质类纳米载体材料的研究进展[J]. 中国药科大学学报,2020,51(2):121-129.

[8]　刘君,许银银,李萌,等. 纳米药物的研究进展[J]. 纳米药物的研究进展,2020,28(1):51-55.

[9]　周叶舒,王燕梅,张倍源,等. 无机纳米材料在药物递送中的研究进展[J]. 中国药科大学学报,2020,51(4):394-405.

[10]　周建平. 纳米技术在药物递送中的应用与展望[J]. 中国药科大学学报,2020,51(4):379-382.

[11]　傅佳骏,沈涛,吴佳,等. 纳米酶:对抗细菌的新策略[J]. 无机材料学报,2021,26(3):257-268.

[12]　NÉSTOR MENDOZA-MUÑOZ N, URBÁN-MORLÁN Z, LEYVA-GÓMEZ G, et al. Solid lipid nanoparticles: an approach to improve oral drug delivery[J]. J Pharm Pharm Sci, 2021, 24:509-532.

[13]　LIU P, CHEN G L, ZHANG J C. A review of liposomes as a drug delivery system: current status of approved products, regulatory environments, and future perspectives[J] Molecules, 2022, 27:1372.

[14]　ZHANG N, FENG N N, XIN X Y, et al. Nano-drug delivery system with enhanced tumour penetration and layered anti-tumour efficacy[J]. Nanomedicine, 2022, 45:102592.

[15]　ZHANG H Y, LI Z S, GAO C Y, et al. Dual-responsive biohybrid neutrobots for active target delivery[J]. Sci Robot, 2021, 6:9519.

(王兆彦)

第十五章

药物成瘾

　　科学技术的发展不仅增强了人类治疗疾病、保护身体健康的能力，还可以改变患者的思维和行为能力，即具备控制人的行为的能力——行为控制。行为控制既包括用药物来干预行为，也包括通过对大脑直接干预来控制或改变人的行为能力。人们希望通过行为控制来解决个人或社会问题，或创造一个更美好的世界。

行为控制

　　药物成瘾是一种慢性复发性脑疾病，亦是一种进行性、致死性的行为综合征。药物成瘾者常表现出强迫性的药物使用和觅求，无法获得药物时有强烈负面情绪，断药后不断产生再次使用药物的倾向的行为，而且这些行为往往非人意志所能控制，是一种自主性严重受损的行为，也是一种冲动性自我强迫行为。药物成瘾不仅严重危害用药者的身体和心理健康，同时也给家庭和社会带来了巨大的危害，尤其是毒品成瘾。药物成瘾研究涉及神经科学、心理学、精神医学、药理学、法医学和公共卫生等多个学科，其中药物成瘾的神经生物学研究涉及神经可塑性、奖赏系统、学习记忆等多个神经科学前沿领域。开展药物成瘾和成瘾相关行为研究，对理解大脑的工作原理有重要的意义，是实现国家重大战略需求和人口健康事业的重要保障。

第一节　成瘾性药物分类和成瘾诊断标准

　　药物成瘾可分为躯体依赖和精神依赖药物成瘾两种类型。躯体依赖又被称为生理依赖，是指反复使用某一药物产生的一种适应状态，一旦中断药物，服用者体内的生理功能就会引起紊乱，产生难以忍受的戒断反应。精神依赖又称心理依赖，是指服用者吸食成瘾药物后在心理上有特殊的欣快感、满足感，产生持续或周期性的用药欲望，这种欲望不能自我控制，并驱使服用者不顾一切地觅药和使用。能引起依赖性的药物常兼有精神依赖性和躯体依赖性，如阿片类和催眠镇痛药

兴奋剂

在反复用药过程中，先产生精神依赖性，后产生躯体依赖性，可卡因、苯丙胺类中枢兴奋药主要引起精神依赖性，但大剂量使用也会产生躯体依赖性，少数药物如致幻剂只产生精神依赖性而无躯体依赖性。

一、成瘾性药物分类

成瘾性药物可分为麻醉药品、精神药品和其他类三大类。麻醉药品是指连续使用后易产生生理依赖性和心理依赖性，停药后产生戒断症状，能形成瘾癖的药品，包括阿片类、可卡因类和大麻类。阿片类包括阿片粗制品及其主要生物碱吗啡、可待因、二乙酰吗啡（海洛因）以及人工合成的麻醉性镇痛药哌替啶、美沙酮和芬太尼等；可卡因类包括可卡因及其粗制品、古柯叶等；大麻类包括大麻、粗制品大麻浸膏和主要成分四氢大麻酚。精神药品是指作用于中枢神经系统，能使之兴奋或抑制，反复使用能产生依赖性的药品，包括镇静催眠药和抗焦虑药、中枢兴奋药和致幻药。镇静催眠药和抗焦虑药包括巴比妥类和苯二氮䓬类，中枢兴奋药包括苯丙胺、甲基苯丙胺（冰毒）和亚甲二氧基甲基苯丙胺（摇头丸）等，致幻药包括麦角酰二乙胺（LSD）、苯环利定和氯胺酮（"K"粉）等。其他类包括烟草、酒精和挥发性化合物，挥发性化合物包括丙酮、四氯化碳和其他溶媒。

也有人将成瘾药物分为非毒品和毒品两大类：非毒品类是以慢性成瘾的方式带给人们伤害的药物；毒品是危害大、即刻成瘾的药物。非毒品类以麻醉类和精神类医用药物为主，麻醉类药物有醋托啡、乙酰阿法甲基芬太尼、醋美沙朵、吗啡、哌替啶、可待因等，这些药物具有镇痛、镇静等作用，但是滥用同样也会成瘾，有强烈的躯体依赖性。精神类药物有苯丙胺类、去氧麻黄碱、氯胺酮、巴比妥类等，这些药物直接作用于中枢神经系统，长期服用主要产生心理依赖。毒品类可分为天然毒品、半合成毒品和合成毒品。天然毒品是直接从毒品原植物中提取的，如鸦片、大麻。半合成毒品由天然毒品与化学物质合成制得，如海洛因。合成毒品是完全通过有机合成反应制得，如冰毒、摇头丸等。毒品在全球已经泛滥，严重危害人类的健康和安全。联合国毒品和犯罪问题办公室发布的《2023 年世界毒品报告》显示，全球约有 2.96 亿人使用过毒品。《2023 年中国毒情形势报告》显示，截至 2023 年底，中国现有吸毒人员 89.6 万名。毒品问题已成为严重的社会问题。

二、成瘾诊断标准

判断是否药物成瘾的两个主要标准是戒断和耐受。戒断是指停止使用药物或减少使用剂量后所出现在生理和心理上的症状，只有继续摄入药物才能够维持身体中各个系统的协调运作。如中枢神经兴奋药物可卡因的使用者在戒断期间容易产生抑郁的精神状态，巴比妥类药物使用者在戒断期间可能会出现癫痫发作。耐受是指持续使用药物后，对其剂量反应下降，需要增加剂量以达到原来剂量所产生的效应。耐受表现为躯体耐受或行为耐受，前者是通过增加物质的代谢率使机体更容易清理物质，后者是中枢神经系统对物质敏感性降低。如安眠药的服用，开始往往只需 1 片就能促进睡眠，但是随着服用时间的延长，需要服用的量会逐步增加。同类的成瘾性药物制剂由于药理作用相似，还会产生药物交叉耐受性，即对某一成瘾性药物产生耐受性后，对同类其他成瘾性药物的敏感性也会降低。如海洛因成瘾者对吗啡和美沙酮等产生不同程度的耐受性。

我国把药物依赖列为精神疾病，属精神活性物质所致精神障碍，其诊断标准为：

1. 有长期反复使用精神活性物质的历史。

2. 对精神活性物质有强烈的渴求及耐受性，因此至少有下述情况之 2 项：

（1）不能摆脱使用这种物质的欲望；

（2）对觅取这种物质的意志明显增强；

（3）为使用这种物质而经常放弃其他活动或爱好；

（4）明知这种物质有害，但仍继续使用，或为自己诡辩，或想不用或少用，但做不到或反复失败；

（5）使用时体验到快感；

（6）对这种物质耐受性增大；

（7）停用后出现戒断综合征。

● 第二节 药物成瘾的原因 ●

"成瘾的生物学基础是什么？"被列入《科学》（Science）杂志公布的 21 世纪最具挑战性的 125 个科学前沿问题。有研究表明，中脑边缘奖赏系统在药物成瘾中发挥着重要作用，其中中脑腹侧被盖（ventral tegmental area，VTA）至伏隔核（nucleus accumben，NAc）脑区多巴胺系统是目前公认的药物奖赏的主要通路，其他脑区如海马、杏仁核、下丘脑、前额叶皮质等，可向 VTA 和 NAc 投射不同类型的神经纤维，调节 VTA-NAc 的活动，如前额叶皮质介导机体由偶然用药发展为强迫性用药；杏仁核参与成瘾记忆、应激诱导复吸以及戒断后的心理渴求等；缰核则作为脑内"反奖赏系统"的关键组分参与药物戒断后诱发的负性情绪，从而在阿片类药物成瘾中发挥作用。也有研究认为，反复暴露于成瘾性药物可引起突触水平的适应性改变，是个体从用药初期发展成强迫性用药的重要因素，也是导致复吸的原因。由于药物成瘾相关突触可塑性的异常改变是对其正常状态的篡夺所引起的病理性变化，如何调节及恢复该病理性变化是药物成瘾治疗的难点和重点。还有研究认为外泌体、胶质细胞、表观遗传学机制等在药物成瘾过程中发挥作用。目前认为药物成瘾的主要原因体现在以下四个方面。

一、药理因素

成瘾药物会让服用者产生一种欣快感和满足感，或使服用者消除疼痛、焦虑和烦恼等症状，只有不断服用才能满足这样的条件。有研究认为人大脑内存在两个奖赏系统——中枢多巴胺奖赏系统和内源性阿片奖赏系统。正常情况下中枢多巴胺奖赏系统参与调节摄取食物和饮水等天然奖励活动，内源性阿片奖赏系统维持人体的安静状态，最近也有研究表明内源性阿片受体回路决定状态依赖性奖励消费。当人们感到心理满足或心情愉快时，自体的天然奖励系统就会释放促进身心健康的多巴胺和内源性阿片肽，这些物质通过神经调节使人心情愉快、情绪振奋。当服用了成瘾性药物时，成瘾性药物刺激脑内的奖赏中枢及神经通路，促使多巴胺和内源性阿片肽的释放，从而使服用者产生强烈的满足感和欣快感。成瘾性药物在抢占相关奖赏通路的同时，还会抑制天然奖赏系统中多巴胺和内源性阿片肽的生成，破坏人体原有的天然奖赏机制平衡。服用者为了获得更多的满足与欣快，就必须不断地一次次服用药物，对成瘾药物产生渴求，出现觅药行为。一旦中断成瘾药物服用，就会出现烦躁、恶心、疼痛和行为异常等强烈的戒断反应，为了摆脱这种极度痛苦，药物成瘾者只有坚持继续用药。

也有研究认为药物成瘾的脑环路机制较为复杂，是脑内奖赏系统和反奖赏系统的共同作用，二者分别介导成瘾过程中的正性强化和负性强化，参与成瘾的形成、维持及复吸。正性强化为用药后产生药物诱导的奖赏、欣快感和继续获取药物的动机及相关行为反应；负性强化为停用成瘾药物后，使用者产生的严重戒断症状，为了避免药物戒断带来的躯体痛苦和负性情绪，出现觅药动机增强和药物滥用。成瘾性药物的正性和负性强化作用反复交替形成恶性循环是成瘾者药物滥用和复吸的主要原因。如腹侧被盖区相关环路参与药物成瘾的奖赏效应，前额叶皮质相关环路参与强迫性用药行为，杏仁核相关环路参与戒断后的心理渴求等。还有研究认为药物成瘾是一种异常持久的病理性记忆，其主要原因是用药时的相关线索可与药物产生的奖赏或厌恶效应相关联，当成瘾者再次暴露于用药相关线索时，可由于成瘾记忆的唤起而产生复吸。

不同成瘾药物的成瘾机制不同，如阿片类药物的作用机制可能是通过中脑边缘系统增加多巴胺的释放，苯丙胺类药物可能是促进伏隔核内多巴胺的释放，可卡因类可能是阻止多巴胺的重吸收，尼古丁类可能是作用于烟碱型乙酰胆碱受体并同时促进中脑边缘系统的多巴胺释放等。由于药物成瘾形成的神经机制非常复杂，涉及多个脑区和多种神经递质，其原理仍需研究与探讨。

二、心理学因素

成瘾药物在特定时间内能增强人的正面情绪，如使人心情愉快、精神振奋，或减轻人的负面情绪，如缓解疼痛、抑制焦虑等。药物成瘾者为了获得相应情绪体验，产生渴求药物的欲望，并表现出难以自控的觅药行为。有研究者认为人的精神状态失调是药物成瘾的主要因素之一，同时人的好奇心、冒险精神、易怒、好斗等心理方面的风险因素，都可能使人去尝试使用成瘾性药物。特别是青少年，对外界环境的辨别能力较弱，自控力又比较差，容易受到诱惑。

三、基因因素

有研究表明，基因组中的特异位点会影响药物的作用以及代谢，其中部分可称为成瘾遗传风险位点，它们会影响个体的成瘾易感性，因此每个人成瘾潜力有所不同。如海洛因成瘾的易感性有 $40\%\sim60\%$ 与遗传因素有关，父母是嗜酒成瘾者，其子女嗜酒的可能性会比他人高。也有研究表明，表观遗传学改变导致的持续性基因表达改变是药物成瘾的重要机制，重复暴露于滥用性药物的患者其大脑的奖赏区域会发生表观遗传学改变，包括组蛋白修饰（乙酰化、甲基化）、DNA 甲基化和非编码 RNA 调控，这些改变会影响个体对成瘾物质的依赖或渴求等。如可卡因或其他兴奋剂的使用可提高 NAc 脑区中组蛋白 H3 和 H4 的乙酰化水平。同时，成瘾也可能通过遗传对后代产生影响，如可卡因成瘾可以依赖表观遗传学进行遗传，并且一些表观遗传学修饰在其子代精子 DNA 中得以保持。如可卡因成瘾大鼠的子代对可卡因的易感性更强，这可能与亲代精子 DNA 甲基化修饰以及成瘾相关的脑区神经可逆性基因表达的改变有关。虽然基因位点在一定程度上也可用于成瘾易感性的预测，但是这种预测有可能使人们陷入唯基因论的危险之中。

四、社会、环境因素

毒品的泛滥使得人们能够轻易获得毒品，这是致使药物成瘾的一个重要外部因素。在一个特定的社会文化环境中，如犯罪团伙，毒品成瘾也常常发生。家庭关系不良、亲属成瘾、家庭暴力等都可能导致个体的心理问题，从而影响毒品成瘾。朋友间的相互影响和传染效应，也可能导致个体沉迷于毒品。

第三节　药物成瘾的治疗方案

药物成瘾是一种慢性复发性脑疾病，给患者生理和心理均造成了巨大的伤害，同时还带来了严重的社会问题。在中国，国家和政府制定了相关的法律从源头上限制成瘾药物，并采取强制性措施对成瘾进行戒除。常用的成瘾药物治疗方案为药物治疗、心理治疗和手术治疗等。

一、药物治疗

药物治疗主要是对生理上的依赖进行脱毒治疗，其目的是停止服用成瘾药物，治疗戒断症状。用于药物成瘾的治疗药物包括阿片受体激动药和部分激动药、阿片受体拮抗药、非阿片类受体激动药、中药等。阿片受体激动药美沙酮和阿片受体部分激动药丁丙诺啡主要用于替代性疗法治疗。阿片成瘾者突然中断使用毒品，会产生强烈的戒断反应，容易导致戒毒失败和复吸。在用阿片受体激动剂治疗过程中，用维持时间长、成瘾性较低的阿片受体激动药来部分满足药物成瘾者的需求，缓解戒断症状，阻断阿片类药物所致的欣快感，从而淡化心理渴求，然后逐渐减少药量，使戒断症状逐渐消失。美沙酮效果与吗啡类似，具有镇痛作用，药效维持时间较长，不易产生耐受性、药物依赖性低，是目前阿片类药物成瘾长期维持治疗的主要药物，但是长期服用，依旧会产生依赖。丁丙诺啡具有镇痛作用，对缓解吗啡依赖症状有着明显的效果，但同样有一定的依赖性。阿片受体拮抗剂常见药物为纳曲酮等，纳曲酮可以消除吸食后的欣快感和身体依赖，减弱正性强化作用和负性强化作用，在防止复吸时有较好的辅助作用，但是此药物在用量达 300mg/日会引起干细胞损伤，同时还有焦虑、易激动、睡眠困难等一系列的副作用。非阿片受体激动药主要有可乐定和洛非西定。可乐定通过抑制去甲肾上腺素神经元的活动，减轻阿片类药物依赖者的戒断症状，对海洛因依赖的躯体戒断症状疗效较好，但对焦虑、渴求等精神性戒断症状效果较差，会出现低血压等副作用，且停药后容易出现反跳现象或迟发性阶段症状等。洛非西定是咪唑啉类 α-2 受体激动剂，具抗高血压作用，并可减轻阿片类药物的戒断症状，也可有效控制美沙酮骤停引起的戒断症状。中药戒毒有着悠久的历史，其戒毒理论认为健康的机体阴阳平衡、气血充盈，而毒品进入人体后，损耗脾肾的阴气，引起阴阳失调、气血亏损，造成湿浊内生，全身各通路堵塞，进而阻塞心窍，完全损害大脑，吸毒症表现为全身各种功能失调，要达成戒毒的目的就要调阴阳、通心窍。中药治疗多采用一些扶正固本、清心安神、解毒止痛类方剂进行治疗，如福康片、益安回生口服液、香藤胶囊等，但是由于中药方剂机制不明确，其推广受一定限制。也有科学家提出通过免疫的方法进行戒毒，即通过开发戒毒疫苗，刺激机体免疫系统，诱使机体产生对抗毒品的抗体，此后再吸食时，产生的抗体就会发挥作用将进入体内的药物分子中和，但是目前该项研究还处于临床前阶段。

二、心理治疗

心理治疗是让药物成瘾者从心理上脱瘾，矫正成瘾者的心理依赖行为，防止复吸，一般与药物或手术治疗配合使用。心理治疗大致可分为三个阶段：第一阶段，构建一个无成瘾药物的生活环境。获得成瘾药物是再次服用的前提，成瘾药物越容易获得，成瘾者的渴求感就越强烈，这会使得患者树立戒瘾的信心降低，因此药物或手术治疗后必须维持一段时间的无成瘾药物状态。第二阶段，通过心理医生的介入辅导，让患者认识到自己成瘾的事实，并对自己的成瘾行为负责，主动控制成瘾状态，同时心理医师与患者建立彼此信任、沟通合作的平台，对患者进行心理矫治。第三阶段，培养患者拒绝成瘾药物的意识，只有患者清楚认识到成瘾的危害性之后，才能在之后获得成瘾药物时产生心理畏惧，主动与自己内心对话，寻求自我心理治疗。

也有人认为，药物成瘾相关记忆是一种病理性记忆，持续存在的成瘾记忆，导致成瘾者再次接触吸毒环境时出现强烈的心理渴求，从而导致复吸。为了消除成瘾记忆，北京大学陆林院士课题组利用记忆的再巩固和消退原理，先后提出条件性线索记忆唤起-消退和非条件性记忆线索唤起-消退心理学范式，消除成瘾者的成瘾记忆，降低其对于成瘾性药物的心理渴求和复吸风险。

三、手术治疗

药物成瘾的手术治疗是利用立体定向技术，直接干预脑内参与药物成瘾机制的核团，调节成瘾环路的功能状态，削弱患者对药物的精神依赖，从而实现成瘾的戒除。手术的主要途径有毁损术和脑深部刺激（deep brain stimulation，DBS）、重复经颅磁刺激（repeated transcranial magnetic stimulation，rTMS）和经颅直流电刺激（transcranial direct current stimulation，tDCS）。毁损术以双侧伏隔核为主要治疗靶点，再根据患者具体症状而增加相应的靶点，首先安装立体定向仪，之后对大脑进行核磁共振扫描以确定靶点位置，然后通过深入脑内的射频针发射正负相反电流，破坏目标核团。由于手术的不可逆性，毁损术的伦理争议很大。

脑深部电刺激是一种可调节的、可逆性、微创伤、相对安全的神经外科干预方法，它利用植入的电极将电脉冲传递至大脑的各个区域，并调节异常的神经网络。功能性神经成像试验表明，DBS 可以驱动活性不足的神经回路的活动，也可以减弱活性过强的神经回路的活动。在治疗时，将单侧或双侧电极进行立体定向放置，电极与植入的可编程脉冲发生器相连，电流可被传送到特定的脑靶区。此方法原先是用来治疗帕金森病，后扩展用于治疗癫痫、慢性疼痛、丛集性头疼、颅脑损伤、抑郁症、永久性植物状态等。DBS 的确切作用机制尚不明确，有研究表明，持续的高频电刺激通过失活电压依赖性离子通道减少神经传递；也有人提出了基于突触抑制的描述，DBS 刺激导致 γ-氨基丁酸释放，从而抑制下游神经元；也有人认为高频电刺激可能导致递质耗竭，从而阻止受刺激神经元的输出；还有人认为DBS 细胞外刺激可以影响轴突末梢和电极周围通行的神经纤维的活动，并可沿神经元结构进行顺行、逆行和"侵入式"的传播，进而调控远隔部分的神经元活动（顺行效应和逆行效应）。DBS 的优点在于它能够深入大脑深部区域，而且高度聚焦，许多成瘾相关区域也位于脑深部，DBS 植入后可实现持续不间断刺激，可以用于长期治疗，而且 DBS 可以实现远程调控刺激参数，优化治疗方案。

非侵入式神经调控技术经颅磁刺激和经颅电刺激也被用于药物成瘾的治疗。经颅磁刺激是基于电磁感应原理，通过影响大脑皮层神经元动作电位、局部血流量、脑组织新陈代谢等产生治疗效果。经颅电刺激是通过置于颅骨的电极产生微弱直流电（通常 0.3～3 mA）持续作用于大脑，进而改变大脑皮层的兴奋性。虽然非侵入式神经调控技术在成瘾治疗中显示一定效果，但是确切的疗效和作用机制尚待进一步研究。

除前面介绍的几种戒毒方法，还有研究表明运动对药物成瘾具有一定的改善作用，具体表现为缓解抑郁、焦虑情绪，降低药物渴求，其调控机制主要通过神经递质途径、胞内信号分子途径和表观遗传学途径实现。

第四节　药物成瘾治疗的伦理问题

随着药物成瘾带来的危害逐渐被人们重视，针对药物成瘾的治疗也在不断深入，出现了一系列的伦理、社会和法律问题。

药物成瘾现在可通过临床医疗手段来治疗，但是在治疗过程中依旧存在着技术风险和心理风险。如果针对成瘾治疗的药物本身就是一种危险品，虽然可以让患者摆脱原上瘾药物的依赖性，但是这些治疗性药物使用一定时间后也有成瘾的风险。如美沙酮可以缓解海洛因发作带给患者的痛苦，让患者在毒瘾发作时得到满足，从而不再吸食海洛因，但是美沙酮的过度服用会导致嗜睡、昏迷甚至死亡，而且长期服用还会产生依赖，停止服用会产生戒断症状。这种治疗本为帮助患者脱瘾，却导致其再一次成瘾，这种做法是否合适值得商榷。

心理治疗是一种辅助疗法，目的是让患者对成瘾有正确的认知，并从心理上进行辅导咨询。但是有人认为心理治疗可能会让患者在认知方面产生误区，导致情绪紊乱和行为适应不良，这是违背心理治疗的初衷的。同时心理医师的自身特点也会影响对患者的治疗，容易与心理治疗目标发生偏差，患者心理安全也会受到威胁。

手术治疗的对象是成瘾者的中脑边缘多巴胺系统，该系统是成瘾药物刺激的共同通路，手术治疗是以毁损该系统为代价来达到治疗目的的。但是多巴胺系统除此之外还参与其他的生物学过程，如系统中的杏仁核、海马等核团参与关于刺激奖赏的联合型学习、情感和记忆；前额叶外侧皮质参与动机形成、行为决策和信息整合；扣带回、前额叶皮质参与认知和认知性记忆。手术对这些核团的毁损虽然能戒除成瘾，但是同时也影响了大脑的其他功能，由于人们对大脑的功能还没有完全了解，对在这种情况下实施这种不可逆的治疗手术是否道德也是存在争议的。也有人认为手术过程对大脑核团的毁损，违背了医学的不伤害原则。手术时不能只看到手术对治疗的有效性，却忽视了手术的副作用对患者身体健康的影响，还要充分尊重患者的知情权和选择权，护卫人类生命的尊严。由于手术治疗成瘾的机制还不完全明确，目前仍有大量的研究在进行，相关手术还应严格区分属科学研究还是临床治疗，针对科学研究类手术，患者不仅需要签署外科手术的知情同意书，还要签署参加研究的知情同意书，严防出现把科学研究作为临床治疗处理。在手术治疗时，脑成像技术有助于确定患者的成瘾机制，但是同时也会收集到的患者大脑的其他信息，使得患者隐私有暴露的可能，如何保护患者的脑隐私是需要慎重考虑的。

药物成瘾的治疗有自愿治疗和强制治疗两种模式，在强制治疗时，患者日常行为会受到一定的限制，治疗方法和手段也几乎没有可选择性，有人认为这在一定程度上损害了成瘾者的自主性。在治疗过程中，要求医务人员充分尊重患者的自主性，让患者在自主性恢复状态下了解整个治疗过程的相关信息，保证患者的知情同意权和自主权。

药物成瘾者是社会中的弱势群体，也是一个特殊群体，由于成瘾类药物的侵蚀，大脑功能受到影响，情感、认知和行为方面也出现不同程度的障碍，患者不能准确表达自己的病情和诉求。如何在治疗过程中保证患者享受基本利益就成为一个重要的伦理问题，包括如何保障患者的人格尊严，如何保护患者的隐私，如何满足患者的知情同意，如何保证患者接受最佳治疗。在成瘾者自主权利与对社会、对他人的义务产生冲突时，是应该坚持患者自主权（药物成瘾者也具有自我价值和社会价值），还是必须维护社会整体利益，这是个值得深入研究的问题。

药物成瘾（特别是毒品成瘾）给服用者、家庭和社会带来了巨大的灾难，严重干扰了正常社会秩序，有效防止成瘾药品的滥用，科学合理地治疗药物成瘾还有很长的路要走。

思考题

行为控制课件

1. 你认为如何才能有效防止毒品的日趋泛滥？
2. 如何帮助戒毒者回归社会？

参 考 文 献

[1] 张力博，孟适秋，陈玟君，等. 药物成瘾神经机制的研究进展 [J]. 中国医刊，2021，56（11）：1161-1164.

[2] 常海刚. 脑深部电刺激前岛叶在药物成瘾中的治疗作用及机制研究 [D]. 银川：宁夏医科大学，2021.

[3] 卢关伊，李斐，吴宁，等. 外泌体在药物成瘾中的作用研究进展 [J]. 中国药理学与毒理学杂志，2020，34（9）：694-701.

[4] 齐一泽，戴柔丽，吴兆京，等. 中国大陆戒毒药物使用现状与进展 [J]. 南京医科大学学报（自然科学版），2022，42（3）：431-436.

[5] 甘昕，李新旺. 提取消退范式在药物成瘾中的研究进展 [J]，中国医药指南，2021，19（10）：25-35.

[6] 孙国林，张咏梅. 中脑边缘奖赏系统参与阿片类药物成瘾的环路机制 [J]. 中国药理学通报，2019，35（5）：611-614.

[7] 黄英杰，张为旭，丁增波，等. 伏隔核参与药物成瘾及睡眠的调节 [J]. 中国药物依赖性杂志，2018，27（5）：318-323

[8] 闫薇，高雪娇，孟适秋，等. 药物成瘾治疗的国内外现状和发展趋势 [J]. 中国药物依赖性杂志，2017，26（4）：249-253

[9] 徐文锦，陈为升，刘惠芬. 药物成瘾的表观遗传学机制研究进展 [J]. 中国药理学与毒理学杂志，2016，30（3）：248-257.

[10] 蒋峻宇，杨雨为，韩丽，等. 胶质细胞参与阿片类药物和中枢神经兴奋剂成瘾机制及治疗的研究进展 [J]. 中国药物依赖性杂志，2021，30（3）：167-173

[11] 李兵，杜艳，尉志文，等. 多巴胺受体激动剂、拮抗剂在药物成瘾中的应用基础研究进展 [J]. 中国药物滥用防治杂志，2022，28（2）：137-145.

[12] 魏勇，廖帅雄. 运动对药物成瘾的作用及调控机制研究 [J]. 2022，49（5）：935-940.

[13] 管林初. 药物滥用和成瘾纵谈 [M]. 上海：上海教育出版社，2008.

（王兆彦）

第四篇

生殖医学伦理

第十六章

出生缺陷的预防

出生缺陷（birth defect），是指婴儿在出生前发生的身体结构、代谢或者功能的异常，它们严重影响患儿的生活质量。为减少出生缺陷的发生，世界卫生组织提出了出生缺陷"三级预防"战略：一级预防是指孕前干预，通过健康教育、遗传咨询、生活方式改变及保健等方式，减少出生缺陷的发生；二级预防是指产前干预，包括产前筛查、产前诊断以及部分宫内干预措施，较少出生缺陷；三级预防是指对新生儿疾病的早筛查、早诊断、早治疗，降低致残率，提高患儿生活质量。

传统意义上，出生缺陷的预防属于优生学范畴。优生是利用遗传学原理来保证子代有正常生存能力的科学，是计划生育具体内涵的延伸。优生起源于英国，意思为"健康遗传"，主要是研究如何用有效手段降低胎儿缺陷发生率。提倡优生的意义在于提高人口素质，通过开展优生工作，能够避免劣生，减少先天性缺陷和遗传性疾病婴儿的出生，节约有限的社会资源，同时优生还有利于家庭幸

优生

福。然而，优生政策最初给人类带来的不一定是好处，它可能是对个人生育权利的过度干预。例如德国在二战时期，曾打着"优生"的旗号残忍杀害了很多无辜的生命，给人类带来了难以想象的灾难。直到后来医学遗传学的提出和产前诊断技术的发展，才真正意义上实现了优生。

第一节 优生的发展史

优生或优生学的英语一词为 eugenics，源自希腊语 eugenes，寓意为人类的良好愿望，希望他和她健康成长。eugenics 一词本意与中国的"优生"相近，即生出一个健康的孩子。但在优生运动发展的初期，有一些生物学家则想通过遗传学改良人种。

一、畸形的优生运动

19 世纪，达尔文的表弟高尔登以及 20 世纪初期一些欧美的遗传学家、生物学家和医生因为刻意关注种族改良问题，曾掀起了当时盛极一时的残忍的优生运动。尤其在德国，他们试图要建立一门新的学科，称之为"种族卫生学"，这门学科注重人类的"种质"，其推行者曾迫使人们通过绝育或"安乐死"的办法来达到防止"劣生者"繁殖的目的。他们把聪明的、精神健全的、健康的人群归类为"优等者"，把智力低下、患精神病的、有病的人群归

类为"劣生者"。并企图利用法律和政府的力量，来强制执行和推行他们的优生计划。

1929 年在罗马举行了国际优生学大会。在德国，希特勒颁布了一部优生法律，该法律规定政府可以违反本人的意愿或代理人的意愿，对"劣生者"施行强制绝育。有人甚至吹捧希特勒是"将种族卫生学纳入国家政策的第一位政治家"。希特勒也称自己是"德国人民的伟大医生"。1933 年，德国把对低能者、精神分裂症患者以及其他人进行强制绝育列入法律。1935 年通过纽伦堡法律，禁止犹太人与德国人通婚和性接触。1937 至 1944 年期间，德国曾先后对有色人种的儿童、德国吉普赛人、犹太人实施了绝育，导致 35 万人被迫绝育。可悲的是，在上述这些灭绝人性的大规模残酷计划的制定者中，也包括所谓的优生学家、遗传学家和医学家。在当时环境下，凡是对此规划持有不同意见的医学家，均被认为是"劣生者"，他们被剥夺人权，最后也遭到杀害。最终，德国优生学家与纳粹政客结成了联盟。截至 1942 年，共有 38000 名德国医生先后参加了纳粹党，这个数据几乎占据了德国所有医生一半的数量，而他们参与的理由是推行狭义的人类遗传学。

1946 年，23 名纳粹德国的医生接受了纽伦堡国际军事法庭审判，在长达几个月的审判中，被告者中的 10 名医生被定为犯有反人类的战争罪行。1947 年 8 月 20 日，国际法庭颁布了《纽伦堡法典》，将其作为全世界各国政府、医生、科学家必须遵循的原则。其原则共有 10 条，其基本原则是知情同意或知情选择，要求一切实验或治疗手段、所实施程序的方法、目的以及可能发生的相关副作用，都必须向患者或受试者说明情况，在没有任何威胁利诱的条件下，患者和受试者知情同意，并自主做出选择。

二、医学遗传学

医学遗传学与历史上希特勒的"劣生者"强制绝育并导致种族灭绝的做法是完全不同的，医学遗传学是通过提供服务帮助个人就婚育问题作出符合他们自身最佳利益的、理智的决定。现在我国流行的优生优育一词中的"优生"，是指通过医务人员提供保健、咨询、教育来帮助父母生出身心健康的孩子。然而，健康与"优"不一定是同一回事。就个人而言，"优生"是对一个人的身体、心理和社会方面的能力和表现的全面评价，而不应该仅仅指身体方面。例如梵高患有严重精神病，但不能称他为"劣生"者，因为任何人都不能否定他的伟大艺术成就；霍金虽然因患肌肉萎缩症，一辈子不能离开轮椅，但他有常人无法完成的伟大科学成就。

遗传与优生

真正意义上的医学遗传学是在人类疾病研究基础上，更为有效地治疗或预防疾病。在与婚育有关的问题上，应该通过向当事人提供遗传咨询服务，帮助当事人就他们个人的婚育问题作出符合他们最佳利益的决定，从而促进他们的家庭幸福。而减少人口中的残疾人比例则是间接目的，也就是说，大多数当事人在经过遗传咨询后，他们会选择预防或避免生出有缺陷的孩子，从而使人口中健康出生的孩子比例增大，残疾孩子的比例相应减少。

1998 年 8 月，在我国代表谭家桢教授等众多专家的共同努力下，中国争取到了第 18 届国际遗传学大会的主办权，会议在北京顺利举办，有近两千人参加了大会，取得了极大的成功。在讨论"遗传学的伦理、法律和社会含义"和"优生学的科学和伦理"的两次会议上，最终达成了八个共识：

（1）大多数国家享有共同的伦理原则。这些伦理原则是，基于有利和不伤害的意愿。只是原则的应用并非完全固定，可有许多不同的表现方式。

（2）新的遗传学技术可给个人提供可靠、可信的有参考价值的信息。在此基础上，由个人或家庭作出生育选择，而不该被当作是公共强制性政策的工具。

（3）知情选择是提供生育决定相关的一切遗传咨询和意见的前提。

（4）遗传咨询应该有利于夫妇和他们的家庭。

（5）"Eugenics"（优生学）的术语不再适于在科学文献中使用。

（6）制定有关健康的遗传方面的相关政策前，应首先在各个层次进行国际和学科间的交流。

（7）所有关注人类健康遗传方面的决策者，有责任征求医学专业人员正确的科学意见。

（8）遗传学家有义务和责任对医生、决策者和一般公众进行遗传学及其对健康重要性的教育。

在涉及个人婚育问题上，我国的政策仍是"国家指导与群众自愿相结合"。在任何时候和任何地方，政府的干预应该是最低限度的，因为强迫命令的做法违背了伦理原则，违反了有关法律，也侵犯了当事人的权利。除了《中华人民共和国民法典》规定的以外，在个人的婚育问题上再施加限制是不能在伦理学上得到辩护的。医生或遗传学家可以提供知识、咨询和服务，说明各种选择的利弊，但最终由个人独立作出选择。而那些企图通过法律强制智力低下者绝育的做法既违反了公认的伦理原则，也与我国的有关法律相抵触。由于医务人员相比一般患者拥有更加丰富的医学知识，医生或遗传学家的咨询意见或医学意见，应该是对医学事实的判断和根据价值观念所作出的有关个人婚育问题决策的混合。

医学遗传学应该使人们受益，把前来寻求帮助的人的利益放在第一位，而不能以任何理由残害人，剥夺他们结婚、生育、健康和生命的权利。在有关私人问题的决策上，应该保证个人的自主权或自我决定权。医生和遗传学家对患者以及前来求助的咨询者应该做到有利于他们、不伤害他们、不歧视他们，这是全世界公认的生命伦理学基本原则。不管一个人属于什么种族、心理是否健全，也不管个人身体是否健康、智力是否正常，在法律和道德上都是平等的，享有同等的权利，包括结婚、生育、生命和健康的权利。例如，若申请结婚者的一方被查出感染了艾滋病病毒，而如果结婚，则有一定概率会传染给另一方，是否应该阻止患病者结婚呢？实际上，是否能够结婚或者是否坚持结婚，并不是由国家法律或者政策来确定的，而是取决于他们双方的价值判断。医生可能认为，由于有感染另一方的可能性，建议他们不要结婚，这位医生是出于把另一方的健康放在两人感情之上。但当事人可能不这样认为，他们可能有很深厚的感情基础，即使可能影响到自身健康，也会坚持结婚，他们将感情放在健康之上，如果不结婚对他们的伤害可能更大，况且他们可以在医生指导下采取严格的安全保护措施。那么，医学工作者有什么理由非要拆散他们呢？

第二节 出生缺陷的预防措施

引起出生缺陷的因素包括染色体异常、环境因素、基因突变等，也可能是多重因素互相作用的结果。出生缺陷可表现为症状轻微，对生活质量没有明显影响；也可能表现为非常严重，甚至危及生命健康。因此，出生缺陷的预防十分重要。

一、遗传咨询

1. 遗传咨询（genetic counselling）的概念

遗传咨询指的是由从事医学遗传的专业医务人员针对咨询者提出的有关家庭中遗传性疾

病的一些问题，通过通俗易懂的语言给咨询者及家庭成员进行解答，并提供有关婚育安全方面问题的医学建议。咨询内容主要是帮助患者及其家庭成员梳理病史和家族史、选择合理有效的遗传学检测方案、解释遗传检测结果及遗传原理、告知患者需要采取的治疗方法及可能的预后、评估下一代是否会再发的风险、帮助并制订生育计划等，包括婚前咨询、孕前咨询、产前咨询、部分胎儿相关的遗传病咨询、神经遗传病咨询、肿瘤遗传咨询、血液病遗传咨询等。提供遗传咨询的最终目的是使患者通过遗传学产前诊断技术而受益。

咨询的对象是那些具有遗传性疾病的高风险人群，包括：①夫妇双方或一方家庭成员中有不明原因的癫痫、智力低下、遗传病、出生缺陷、肿瘤或其他与遗传因素密切相关的患者，以及曾生育过出生缺陷儿或者有明确遗传病的夫妇；②夫妻双方或其中一方患有智力低下或出生缺陷；③有不明原因的反复流产或有死产、死胎等病史的夫妇；④接触不良环境因素及患有一些慢性病的夫妇；⑤常规产前筛查时发现异常者；⑥35 岁以上的高龄孕妇、婚后多年不孕不育或近亲婚配的夫妇。

2. 遗传咨询相关的伦理和道德原则

遗传咨询的对象往往是携带某些遗传缺陷的"弱势群体"，他们不仅希望得到专业的指导，也希望能够被尊重、被保护。在遗传咨询过程中务必落实四项核心的伦理原则：尊重隐私和保密原则、知情同意原则、自主与无倾向性原则、公平原则。

尊重隐私和保密原则。这是遗传咨询工作人员必须具备的职业道德。比如在遗传咨询过程中，发现父子之间血缘关系不相符，必须要按照咨询者的意愿，保护其隐私，在没有咨询者本人同意的情况下，不能随便告诉别人，就算是直系亲属也不能随便告知，总体原则需要以咨询者的意愿为主；也不能在未经咨询者许可的情况下，随意把遗传检查结果（如某种遗传性染色体疾病）告知除了咨询者同意的父母、子女或者配偶等亲属外的其他第三者，包括保险公司、学校、雇主等，否则就属于违反职业道德。

知情同意原则。在遗传咨询过程中，需要耐心详细地向咨询者解释遗传学检测结果的意义，其中可能涉及咨询对象以及家庭成员的疾病风险、健康状态，以及不同的诊疗计划的利弊，需要让咨询对象充分理解，让他们完全自主地对医疗方案进行选择。在进行检测和遗传咨询之前，需要明确告知受检者，如果额外发现一些检查目标以外的异常结果，是否需要告知以及告知与不告知的利弊，明确咨询者的心理承受能力。最后，还要尊重受检者本人意愿，例如检测发现某种肿瘤易感性，受检者有选择知情的权利，也有不知情的权利。

自主与无倾向性原则。在遗传咨询过程中，完全尊重咨询对象的决定和意愿。不能给予任何有倾向性地胁迫或者暗示性的语言，确保咨询者所做出的选择或决定，是完全自主自愿的，尤其对于妊娠结局的选择方面，需要尊重不同社会背景和宗教信仰相关的态度及观点。在遗传咨询的选择中，专科医务人员的角色是详细耐心地告知咨询者具体的检测结果以及选择不同方案的利弊，但不能倾向性地给予暗示或者建议，因为任何选择都不是绝对正确或者绝对错误。例如，产前诊断发现胎儿患有重度地中海贫血，这种情况在宫内可能发生溶血性贫血、宫内死亡，也可能顺利出生，出生后需要通过经常输血来维持身体健康，家庭需要承受经济和心理的多重压力。对于这类情况，有些家庭可能会选择通过流产或者引产手术来终止妊娠；但有的家庭会坚持继续妊娠，认为孩子是上帝赐给自己的礼物，是一条生命，就算出生后要面临诸多困难，也愿意承担。在这种情况下，提供遗传咨询的专业人员就不能带有暗示性或者倾向性的提示，影响对方作出选择；而应在告知各种可能性后，完全由咨询者作出自主自愿的选择。

公平原则。即不论贫富贵贱、种族、宗教等差异，所有有需要的人都可以公平地享有遗传咨询和遗传学检测的权利，任何个人和群体都不应该被歧视对待。

二、产前筛查

产前筛查（prenatal screening），又称遗传筛查（genetic screening）。随着国家对孕产妇安全的重视，每个妊娠的女性，从确诊早孕到妊娠再到生产的整个过程中，都有一系列配套的筛查与产前保健服务。产前筛查是指在妊娠过程中通过一系列的常规筛查手段，包括血液检测、尿检化验、超声等影像学检查，来筛查胎儿是否具有患遗传性疾病的可疑风险，对于有可疑或者高危因素的妊娠女性，需要做更进一步的检查。产前筛查试验不属于确诊性试验，即使筛查结果高风险，只是说明胎儿患病的风险有所增高，并不代表胎儿一定患病，只是提醒医生和孕妇，需要做进一步检查，以便确诊。同样的道理，筛查结果低风险，也并不能完全保证胎儿是正常的。在胎儿发育异常中，神经管畸形、非整倍体染色体异常和胎儿结构发育方面的畸形是目前临床产前筛查的常见疾病。筛查方法包括血液学检查和超声检查。

染色体畸变及相关疾病

1. 唐氏筛查

也称唐筛，是唐氏综合征筛查的简称，可以帮助筛查唐氏综合征（21 号染色体三体）、18 号染色体三体综合征和 13 号染色体三体综合征以及神经管畸形，例如无脑儿、脊柱裂等问题，根据进行筛查的时间不同，可分为孕早期唐筛和孕中期唐筛。孕早期唐筛，包括血液检查和超声检查。妊娠女性需要在孕 9 周到孕 13 周＋6 天之间抽取静脉血，测定血液中游离绒毛膜促性腺激素水平和妊娠相关血浆蛋白-A，同时在孕 11 周到孕 13 周＋6 天之间，通过超声检查来测量胎儿颈项透明层的厚度。然后再结合怀孕周数、体重、孕妇年龄等信息，综合评估胎儿染色体异常的风险。孕中期唐筛，不需要超声检查，只做血液学检查，在孕 14 周到孕 20 周＋6 天之间抽取孕妇静脉血，通过测定血液中的游离绒毛膜促性腺激素、甲胎蛋白、抑制素 A 水平和游离雌三醇（uE3）等指标，同时结合孕周、体重、年龄等信息，综合评估胎儿染色体异常的风险。唐氏筛查的结果只是用来提示胎儿患某种染色体异常的风险高低，并不能确诊胎儿是唐氏综合征患者或存在其它严重的先天性畸形，只是说明胎儿相关的患病风险相对更高，需要做进一步检查（例如无创 DNA 检测、胎儿系统超声"大排畸"检查等）来确定或排除疾病。

2. 无创产前检测技术（noninvasive prenatal test，NIPT）

其中最具代表性的是无创 DNA 检测，是指通过抽取孕妈妈 5 mL 左右的外周静脉血，以评估胎儿染色体异常的风险，原理是孕妇外周血中有来源于胎儿的有核红细胞，含有胎儿的全部遗传信息，而且也不会受到胎盘嵌合体的影响，被认为是用于无创产前诊断的最佳细胞。在临床上广泛用于产前筛查胎儿 21 号、13 号和 18 号染色体三体综合征。检查时机是孕 12～24 周。无创 DNA 检查对染色体异常的检出率比常规孕早、中期筛查要高，其中对 21 和 18 号染色体三体的检出率可达到 99％以上，对 13 号染色体三体检出率约 90％。不过，该技术对于其他染色体异常的检测具有一定局限性。同时，由于孕妇外周血中的胎儿有核红细胞数量少等原因，该类细胞用于无创产前诊断技术仍处于探索和发展阶段。所以，无创 DNA 检测仍然只属于筛检项目，不能直接诊断染色体病变，可以理解为"高级筛查"。

3. 超声检查

超声检查既属于产前筛查项目，也属于产前诊断项目。当提示开放性神经管缺陷高风险时，超声检查是优选的筛查方式，传统叫法是孕中期的"大排畸"检查，美国妇产科医师学会推荐的最佳筛查时机是妊娠 18～20 周，国内受检查仪器和家属方面因素的影响，一般选择在 20～24 周之间进行。超声检查通常建议选择在具有产前诊断资质的医院进行，主要是通过超声对胎儿各器官进行详细系统的筛查。通过"大排畸"筛查，可以发现胎儿结构畸形，包括严重脑膨出、无脑儿、严重胸腹壁缺损并内脏外翻、严重开放性脊柱裂、单腔心、致死性软骨发育不良等。临床上会建议所有孕妇在这个时期都进行一次系统胎儿超声检查，孕中期通过产前超声检出胎儿畸形的概率约为 50%～70%。之所以有一定漏诊率，是因为受一些特殊因素影响，包括孕妇体型偏胖腹壁脂肪厚、胎位、孕周、羊水量多少等。还有一部分胎儿畸形，本身在孕期通过超声检查就不容易发现，导致检出率低，如耳畸形、食管闭锁、指/趾异常、肛门闭锁、闭合性脊柱裂、外生殖器畸形等。

三、产前诊断

产前诊断（prenatal diagnosis），又称出生前诊断（antenatal diagnosis）或者宫内诊断（intrauterine diagnosis），指在胎儿出生前应用各种检测手段，如影像学、细胞遗传学、生物化学及分子生物学等技术，全面评估胎儿在宫内的发育状况，对遗传性和先天性疾病作出诊断，为是否继续妊娠提供可靠的科学依据。羊水穿刺、绒毛穿刺和脐血穿刺三种产前诊断技术仍是胎儿染色体数目或结构异常检测的"金标准"。产前诊断是一个发展迅速、技术不断更新与完善的新领域，属于围产医学的重要组成部分，对于提高人口素质，实行优生优育具有非常重要的意义。产前诊断适用对象包括：①预产期年龄≥35 岁高龄孕妇；②夫妇双方之一为染色体易位携带者；③夫妇有先天性代谢病或出生过代谢病患儿；④曾生育过神经管畸形患儿者；⑤家族中有严重伴性遗传病者；⑥曾生育过染色体异常病儿；⑦原因不明的多次流产、死胎、死产孕妇；⑧长期接触某些有害物质（如放射线、农药）。

1. 代谢性遗传疾病的产前诊断

代谢性遗传病，是由于染色体上的基因发生突变，造成某种酶的缺失或异常，该酶的正常催化过程不能进行，从而代谢过程发生破坏或者出现代谢紊乱，导致一些物质大量堆积，而另一些物质缺乏，影响胎儿正常的代谢和发育。已经发现的代谢性遗传疾病有 1000 多种。代谢性遗传病的诊断方法可以通过检测孕妇血液或尿液中的特异性代谢产物，如尿中测定甲基丙二酸；也可以通过测定羊水中胎儿释放的异常代谢产物，如通过检测 17-酮类固醇含量可以判断是否存在肾上腺生殖器综合征；还可以在 B 超指引下或胎儿镜下取胚胎绒毛细胞、胎儿血、羊水细胞，结合细胞培养、DNA 重组、PCR 等新技术检查结果来进行诊断。

2. 染色体疾病的有创性产前诊断技术

诊断方法包括绒毛穿刺取样（chorionic villus sampling，CVS）、羊膜腔穿刺术（amniocentesis，AC）以及脐血穿刺术（pers cutaneous umbilical cord blood sampling，PUB），具体方法的选择和妊娠周数有直接关系，这几种方法都属于侵入性诊断方法，也叫有创性检查。

绒毛膜穿刺术可以经阴道进行，也可以经腹部进行。前者是在超声引导下将穿刺针经过阴道和子宫颈，送入胎盘绒毛部位，用空针头吸取少量绒毛送检；经腹部进行则是穿刺针经腹壁进入胎盘绒毛部分，使用空针管抽取少量绒毛送检（图 16-1）。通常在孕 10 周至孕 13

周＋6 天之间进行。绒毛穿刺术属于有创检查，有大约 0.5%～1% 的流产风险。其中在绒毛穿刺后的 14 日内流产率为 0.7%，30 日内为 1.3%。

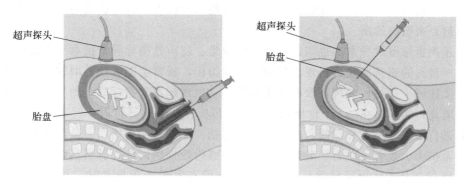

图 16-1　绒毛穿刺（左图为经阴道绒毛穿刺，右图为经腹壁绒毛穿刺）

羊膜腔穿刺术通过抽取羊水进行诊断，主要用于产前遗传检查，还被用于评估溶血性贫血的严重程度、胎儿感染、血型或血小板情况、异常血红蛋白病以及神经管缺陷等。适用于孕 15 周以后，孕 15 周至 17 周＋6 天是最佳时间。医生会在超声指引下，经腹部用细长针头穿刺抽取 15～20mL 羊水来帮助明确诊断（图 16-2）。羊水穿刺同样属于有创性检查，有大约 0.06%～1.0% 的流产风险。由于孕 24 周后，羊水穿刺的并发症会增加，通常建议最好在 24 周前进行。

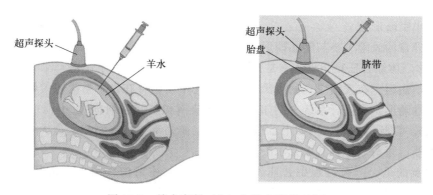

图 16-2　羊水穿刺（左）和脐血穿刺（右）

脐血穿刺是经腹壁直接穿刺脐带上的血管（图 16-2），通过抽取的胎儿血液进行产前诊断，多适用于孕晚期已错失羊水穿刺时机的需要进行产前诊断的孕妇。当怀疑胎儿重度贫血时，同样可以用脐血穿刺来诊断。操作上与绒毛穿刺取样和羊水穿刺一样，也需要在超声引导下进行，以证实穿刺针是否进入合适位置，脐血穿刺的最佳部位是脐带附着于胎盘处的脐静脉。脐带比较细而且需要直接穿刺血管，脐血穿刺所面临的风险是高于羊水穿刺的，脐血穿刺后一般需要住院 3～5 天观察，没有明显的异常后才能够出院。脐血穿刺术也属于有创检查，失败率为 9%。穿刺部位出血是脐带穿刺最常见的并发症，操作后妊娠丢失的风险可能为 1.4%～1.9%。但如果就诊医院技术成熟，通常情况下是比较安全的。

3. 非整倍体（染色体数量异常）胎儿相关的常见超声表现

非整倍体性（染色体数量异常）是产前诊断中最常见的遗传学异常，在一个中心获得的

6006 例胎儿异常核型中，73％为非整倍体性（三体、三倍体、单体）。对于核型异常的胎儿，通常会存在解剖学方面（即形态结构）的异常，因此超声检查有所帮助。当有严重畸形或者存在多个超声指标可疑异常时，则需要进行侵入性检查（绒毛膜绒毛活检或羊膜穿刺术或脐血穿刺）来明确诊断。

（1）超声指标可疑异常，也叫超声软指标异常。超声软指标异常指意义不确定的超声表现，11％～17％的正常胎儿可出现单独的超声软指标，通常会随着孕周增加而缓解或在出生后消失，往往属于一过性表现，没有临床后遗症。出现超声软指标时，胎儿非整倍体性的风险会有所增高，尤其存在≥2 个软指标或者单个指标存在明显异常时，就需要引起重视，必要时需要进行侵入性检查和诊断。常见软指标包括：颈项透明层增厚、鼻骨缺失、肠管回声增强、肾盂扩张、长骨（肱骨、股骨）短缩、心脏内灶性强回声、脉络丛囊肿等。需要注意的是，如果存在上述软指标异常，而染色体检查没有发现严重异常时，并不是终止妊娠的指征。

（2）结构性异常。当超声检查证实胎儿存在结构性异常，即胎儿畸形时，染色体异常的发生率则相应增高。常见结构性异常包括：神经管畸形，包括无脑儿、脑积水、脑膨出、脊柱裂、胼胝体发育不全等；先天性心脏病，包括房间隔缺损、室间隔缺损、动脉导管未闭、肺动脉瓣狭窄、单腔心等；消化道畸形，包括食管闭锁或食管瘘；泌尿系统畸形，包括肾缺如或发育不良、多囊肾、肾积水等；肌肉、骨骼系统畸形，包括软骨不发育、成骨发育不全、人体鱼序列征、先天性马蹄内翻足等；腹壁畸形，包括脐膨出、腹裂；肢体畸形，包括多指（趾）、并指（趾）、畸形足、关节异常；颜面部畸形，包括唇裂和/或腭裂、小颌畸形、低位耳以及小眼畸形等。

染色体异常的风险大小与胎儿畸形的具体类型以及严重程度有重要关系。以唐氏综合征（21 号染色体三体综合征）为例，它是最常见的染色体病，也是导致先天性中度智力障碍最常见的遗传学病因。在大约 1/3 的唐氏综合征胎儿中，可存在以下系统的 1 处或多处超声可检测的结构性畸形：心血管系统（例如心内膜垫缺损和室间隔缺损）、中枢神经系统（如轻度脑室扩张）、胃肠道系统（例如十二指肠闭锁）、颜面部异常（例如水囊状淋巴管瘤、颈项皮肤皱褶增厚、短头畸形）和胎儿水肿等。

需要注意的是，产检过程中并非发现胎儿存在上述结构性畸形中的任意一种，都能选择终止妊娠，还需要结合孕周以及是否合并影响出生后生活质量来综合分析。但是如果发现以下六种致死性畸形之一：无脑儿、严重的脑膨出、严重的开放性脊柱裂、严重的腹壁缺损伴内脏外翻、单腔心和致死性的软骨发育不全，不论妊娠多少周，都是终止妊娠的指征。

四、植入前胚胎遗传学检测

植入前胚胎遗传学检测（preimplantation genetic testing，PGT），也称为植入前胚胎遗传学诊断（preimplantation genetic diagnosis，PGD），属于第三代试管婴儿技术，是优生优育学科发展的重要体现。其基本原理是：在胚胎移植入子宫前，先针对胚胎进行遗传病诊断和染色体检查，剔除携带致病基因和异常核型的胚胎，将确认没有缺陷的胚胎植入宫腔内，从而有效避免父母遗传缺陷传递给后代。主要适用于已经知道致病基因的单基因遗传病、既往多次试管婴儿失败、习惯性流产，或者男女双方或一方带有异常染色体等。植入前胚胎遗传学检测有以下 3 种类型，这些检测都需要以下步骤：体外受精（in vitro fertilization，

IVF）；胚胎活检，有时采用极体活检（polar body biopsy，PBB），用于基因检测；根据基因检测结果，选择新鲜胚胎或冻融胚胎植入子宫。

1. 针对单基因病的植入前胚胎遗传学检测（preimplantation genetic testing for monogenic，PGT-M）

PGT-M 是为了使妊娠不受特定遗传学特征的影响，例如亲生父母一方或双方携带有已知遗传性基因突变。PGT-M 也用于选择具有特定特征的胚胎进行移植，例如特定性别或相容的 HLA 复合体类型。PGT-M 的适应人群包括以下几种：

（1）已知后代可能发生特定遗传性疾病，如假肥大型肌营养不良、囊性纤维化、血友病、脊髓性肌萎缩、镰状细胞病。用 PGT-M 技术可以挑选出有病变的植入前胚胎或卵母细胞，并将其丢弃，从而帮助这些夫妇在妊娠时不再发生这些遗传病。这对于那些由于各种类型遗传疾病不能或不敢再妊娠的夫妻来说有重大意义。相比常规的产前诊断技术（如诊断性羊膜穿刺术、绒毛膜绒毛取样），PGT-M 总体价格昂贵，但调查结果显示，30%～74% 的夫妇首选 PGT-M，而不是常规产前诊断技术。PGT-M 在孕早期就可以筛除掉异常胚胎，而常规的产前诊断技术需要在胚胎着床后数周至数月才能开展，一旦有问题，只能通过住院进行流产处理终止妊娠，对孕妇身体和心理的伤害更大。

接受 PGT-M 的患者可能会询问植入不携带某些特殊突变（如 BRCA）胚胎的可行性，也就是除了已经知道的异常情况之外的一些特殊的突变（这些突变会增加后代发生某些疾病的风险）。对于成人后才发病的疾病的 PGT-M，美国生殖医学学会（American Society for Reproductive Medicine，ASRM）伦理委员会的意见如下："如果疾病严重，且目前对这些疾病无明确的干预措施，或者现有干预效果不足或难以负担，则行 PGT-M 符合伦理。对于不太严重的疾病，从生殖自由角度来说，进行针对成人后才发病的疾病的 PGT-M 在伦理上可以接受"。

目前已知的能够遗传给子代的基因病、染色体病有 8000 多种，如血友病、镰状红细胞贫血症等。马凡综合征（Marfan syndrome，MFS）是最常见的结缔组织遗传性疾病之一，由基因缺陷引起，目前公认异常基因是位于 15q21.1 上的 fibrillin-1（FBN1），只要患者身上出现这个异常基因就必然发病，无一例外。以发病年龄早、病程进展快为主要特征。马凡综合征患者通常拥有异于常人的体格，往往都身怀绝技，在很多领域都是"天才"一般的存在，他（她）们看起来仿佛就是上天的恩赐，因此这一疾病也被称作是"天才病"，最常见于杰出的运动员或者某些音乐家。迄今为止仍未找到根治该疾病的方法，目前的治疗仅限于对症治疗、提高生活质量，患者的自然生存寿命平均仅为 32 岁。对于男方患病、女方正常的夫妇，可采用 PGT 剔除携带致病基因和异常核型的胚胎，筛选健康胚胎移植。对于女方患病者，虽然理论上也可采用产前诊断技术，但医生往往不建议其妊娠、生子，因为妊娠后母亲可能面临较大的死亡威胁。

（2）夫妇希望生育与同胞 HLA 相容的正常后代，以此对患病儿进行干细胞治疗。干细胞移植能够明显改善许多危及生命疾病的预后，例如治疗范可尼贫血患儿。PGT-M 已经能够成功识别 HLA 复合体相容的未患病胚胎，从而可通过骨髓移植或脐血输注来治疗患病同胞兄弟姐妹。只是这种方法的局限性在于，接受检测的胚胎中，能做到既未患病、又与患病同胞 HLA 匹配的胚胎很少（约占 16%）。

（3）夫妇希望避免生育有性连锁遗传病的后代。理想情况下，PGT-M 可筛选出未患病的男性胚胎和女性胚胎，并优先植入子宫。欧洲一个大型数据库显示，应用植入前胚胎性别选择的最常见疾病是假肥大型肌营养不良和血友病。但是，有时候某些已知致病性基因突变不一定能识别出来，或者疾病本身好发于某一性别（如孤独症男女患者之比为 4∶1），在此情况下，通过 PGT-M 确定胚胎是否存在 Y 染色体，能帮助医生植入不受累或受累程度更轻的性别胚胎。

（4）夫妇希望避免将疑似但未确诊的常染色体显性遗传病传递给后代。在实施 PGT-M 时，最困难的情况之一就是夫妇要求对胚胎进行晚发型常染色体显性遗传病的检测，如亨廷顿舞蹈病。这种情况的就诊通常是因为其母亲、父亲或其他近亲属已经明确诊断了该病，而且被告知自己有 50% 的概率携带致病突变基因。有意思的是，出于个人隐私和购买医疗保险等原因，许多患者本人并不想知道自己是否携带突变基因，但是他们又希望通过 PGT-M 技术确保不会将此基因遗传给自己的后代。

2. 针对结构重排的植入前胚胎遗传学检测（preimplantation genetic testing for structural rearrangement，PGT-SR）

PGT-SR 是为了让存在染色体平衡易位或缺失/重复的夫妇实现不受染色体结构异常（易位）影响的妊娠。当代技术实际上可能区分未携带（正常）与携带平衡易位的胚胎。

PGT-SR 的潜在适用人群包括：有平衡易位的夫妇，他们存在不平衡易位所致反复妊娠丢失（recurrent pregnancy loss，RPL）的风险。反复妊娠丢失的夫妇中，2%～4% 会有一方可见平衡易位，这是妊娠丢失的潜在原因。由于同源染色体在第一次减数分裂过程中的排列和重组（交换），最终可能产生不平衡的配子，这些不平衡的配子所形成的胚胎通常会流产。一篇纳入了 6 项研究的文献综述发现，PGT-SR 显著降低了这些夫妇的流产率，不采用 PGT-SR 时的自然流产率是 26%～64%，而采用 PGT-SR 时的自然流产率是 5%～15%，并且 PGT-SR 还可能缩短受孕时间。

3. 针对非整倍体的植入前胚胎遗传学检测（preimplantation genetic testing for aneuploidy，PGT-A）

旧称植入前胚胎遗传学筛查（preimplantation genetic screening，PGS），是针对未发现染色体异常夫妇的胚胎，在植入前进行筛查，从而识别新发的非整倍体胚胎。理论上讲，避免移植这些胚胎将减少流产和妊娠失败相关并发症的风险，并提高可存活妊娠的概率。PGT-A 的潜在适用人群包括两类。

（1）希望进行选择性单胚胎移植的高龄女性。选择性单胚胎移植（elective single embryo transfer，eSET）是指至少有 2 个高质量胚胎时，选择一个移植。这种方法可取的原因在于，与双胚胎移植相比，其显著减少了多胎妊娠率。对在成功妊娠的其他方面预后良好的较年轻女性，不进行 PGT-A 的选择性单胚胎移植对活产率没有显著影响，因为这些女性的胚胎出现非整倍体性的风险相对较低，且移植单个未经检测但形态良好的胚胎时，妊娠率相当高。

（2）高龄女性。尤其是 ≥37 岁者，出现非整倍体胚胎的风险增高（是年龄在 35 岁以下者的 4 倍以上），因此 PGT-A 可以帮助此类人群选择整倍体胚胎进行选择性单胚胎移植，并提高 IVF 的移植胚胎的活产率。PGT-A 后，会丢弃着床或发育概率极低的非整倍体胚胎，与移植未经检测的胚胎相比，每次移植的分娩率更高。PGT-A 不增加高龄女性每次取卵操作的总妊娠概率，因为该检测只筛查会被丢弃的潜在非整倍体胚胎。但是与检测了胚胎的患者相比，未接受 PGT-A 的患者往往有更多的剩余胚胎用于冻存和之后使用。一旦单次取卵操作所得的所有胚胎（新鲜和冻存）在 ≥2 个周期内进行了移植，不接受与接受 PGT-

A/eSET 者的累积活产率相近，但前者的多胎妊娠率更高。若发生 PGT 假阳性错误，可能误将有生存潜力的胚胎排除在移植之外并丢弃。

第三节　优生措施实施过程中的伦理问题

英国 1861 年颁布的流产相关法规规定，任何施行或试图施行流产的行为都是犯法行为，但大约一百年以后，英国新的流产相关法规规定在"凡妊娠妇女若继续妊娠将有生命危险，或将有身体和精神伤害，或对她的家庭不利，或如果婴儿出世将有身体和精神异常，甚至严重障碍"的情况下，若有两名执业注册医生共同诊断、意见一致，则可以施行流产，但前提是必须在卫生部允许的医院施行。

20 世纪 60 年代以来，随着遗传学、生殖技术的进步，流产问题成为争论的中心，因为"妊娠"一方面涉及女性控制自己身体的权利，另一方面涉及胎儿生命的权利。而受当时社会历史条件和医疗条件的限制，过去的育龄期妇女往往没有特别关注胎儿的健康问题。70 年代以后，随着羊水穿刺和遗传史采集方法的改进，遗传咨询得到发展。通过遗传咨询、基因工程来消除遗传性疾病或改善遗传性状的技术虽然可减少相关高危人士的健康风险，但也引起了是否因此导致社会歧视的伦理争论。

由于绒毛穿刺、羊水穿刺和脐血穿刺都属于有创性检查，获取标本过程中，有导致孕妇感染、出血甚至流产的风险，且存在获取的胎儿细胞在培养过程中受污染而导致培养失败等问题。分子遗传学技术的发展，导致检测到的染色体异常结果具有多样性，也增加了解读检测结果的复杂性，因此产前诊断中有许多伦理问题不容忽视。2018 年，武汉大学中南医院妇产科和湖北省产前诊断与优生临床医学研究中心的刘娟、程琳在《中国医学伦理学》杂志刊文，围绕"产前诊断中的伦理问题"进行探讨，包括咨询环节、孕周与胎儿异常类别、性别检测、操作等方面所涉及的伦理问题，文中提到："在行产前诊断前的咨询中，医生有义务和责任告知孕妇及其家属进行产前诊断的目的及相关风险，例如出血、流产、胎儿丢失等风险，充分尊重孕妇及其家属的知情同意权。知情同意主要包含以下三要素：医生充分告知孕妇行此次产前诊断的目的、风险以及后续的处理措施；孕妇理解医生所告知的这些信息；孕妇自行选择接受或拒绝医生提出的方案。"

由于孕妇及家属属于非专业技术人员，咨询过程中所获得的信息可能是专业性比较强的，不一定能完全听懂或者消化，医务人员应注意医患沟通的技巧及方式，注意谈话时的语调、语气及语速，适当普及产前诊断相关知识以降低孕妇的焦虑和担忧，以能够让孕妇及其家属理解为目的，详细并客观地告知孕妇及其家属胎儿的实际情况及可能的预后，严格遵循基本伦理原则，同时应考虑孕妇个人及其家庭情况、胎儿异常类型等具体情况，使其在充分了解胎儿具体情况的基础上做出适合自身的抉择。总之，在产前诊断工作中，遗传咨询医生应坚持以服务母胎健康为目标，由临床、检验及超声等多学科组成专业团队共同合作，在遵循伦理原则的基础上，更好地服务于孕妇、胎儿及社会。

一、常见的胎儿异常

在讨论产前诊断胎儿异常时，终止妊娠涉及的伦理问题之前，我们首先需要大概了解一下不同孕周的胎儿发育情况以及六大致命性畸形分别是哪些疾病。根据卫生部 2002 年颁布的《产前诊断技术管理办法》（2019 年修订版），在孕 16～24 周应该诊断的致死性畸形包括：无脑儿、开放性脊柱裂、大量脑积水和水脑症、单腔心、致死性软骨发育不全、腹壁裂伴内脏外翻等。

1. 无脑儿

无脑儿是严重出生缺陷胎儿中最常见的一种，由前神经孔未闭合或者闭合失败所致，是神经管缺陷中最严重的一种类型。由于缺少颅盖骨，眼球突出呈"蛙样"面容，颈项短，无大脑，仅见颅底或颅底部分脑组织，极难存活，属于严重的致死性出生缺陷，一旦确诊，就应该施行引产。

2. 开放性脊柱裂

脊柱裂分为隐性脊柱裂和开放性脊柱裂，属于脊椎管部分没有完全闭合的状态，也是神经管缺陷中最常见的一种类型。开放性脊柱裂在产检过程经超声检查就能诊断，出生后死亡率和病残率高，一旦发现，需要经超声科、神经外科、产科和新生儿科联合会诊，对于预后差的，通常会建议引产手术；而隐性脊柱裂在产前超声检查过程中不易发现，无症状的隐性脊柱裂一般不需要治疗。

3. 大量脑积水和水脑症

脑积水是指胎儿脑室内蓄积了多量（500～3000ml）的脑脊液，导致脑室系统扩张和压力升高。对于孕检过程中发现的脑积水，预后与有无合并其他畸形或者是否伴随胎儿染色体异常有关。轻度脑积水对将来的生活通常不会有明显的影响，但严重的脑积水往往会压迫正常的脑组织，而引起神经功能缺陷、出现智力障碍的概率增高。水脑症，指胎儿正常的双侧大脑半球缺失，颅脑内充满了脑脊液。严重的脑积水及水脑症，可因为颅脑外形体积过大引起梗阻性难产、子宫破裂等，对母亲有严重危害。对于产前诊断严重脑积水及水脑症者，应建议引产。

4. 单腔心

也叫单心房、单心室。正常心脏有房间隔和室间隔，分别把心房和心室分隔开，也就是四个腔，以利于心脏循环。而单腔心，是指心脏只有心房和心室两个腔，属于一种严重的先天性心脏发育异常，出生后即使手术，也很复杂，花费高，风险大，整体预后差。孕期一旦诊断，应建议终止妊娠。

5. 致死性侏儒

致死性侏儒（thanatophoric dwarfism）表现为胎儿四肢长骨极短且弯曲、超声检查可见胎儿长骨呈"电话听筒"样表现，尤以股骨和肱骨更为明显，属于最常见的一种致死性骨骼发育不良疾病。一旦产前诊断为致死性侏儒，应尽早终止妊娠。目前已经证实，致死性侏儒由基因突变所致，基因检测可以确诊。但好在该病为散发性疾病，再次妊娠时复发风险很低。

6. 腹壁裂伴内脏外翻

腹壁裂（gastroschisis）是指胎儿一侧的前腹壁全层缺损，胎儿腹腔空虚，胃、肠等内脏器官外漏漂浮在羊水中。发现这种情况时，需要由小儿外科医师、胎儿医学专家、产科医师、遗传医师进行多学科会诊，评估出生后是否可能进行手术。随着小儿外科手术技术的提高，对于没有合并染色体异常、也没有其他结构异常的患儿，出生后后手术的存活率＞90％，但如果腹裂的同时伴随胎儿肝脏突出，死亡率则会上升。

二、引产的伦理学问题

20 世纪中叶以前，孕中晚期人工终止妊娠的目的主要是为了救治母亲生命，所以在伦理学上不存在问题。20 世纪中叶，由于发现母亲患风疹的发病率与所生育婴儿先天异常的发生率之间存在相关性，孕期经羊水穿刺、超声检查等项目，有可能直接诊断胎儿缺陷，对于存在这些异常的妊娠母亲进行人工终止妊娠，可以避免异常婴儿的出生，提高人口质量，但是与传统的伦理学观念发生冲突，引起了广泛的生命伦理学争论。争论的主要焦点在于：人工终止妊娠在伦理学上是否可以接受以及胎儿的地位问题。

1. 胎儿是人吗？

部分观点认为胎儿是人，只是胎儿发育到什么时候才算人，观点各不相同。有人认为从受孕一开始就是人，有人认为形成受精卵植入子宫着床后即成为人，有人认为胎儿出现脑电波后成为人，有人认为母亲感到胎动时胎儿成为人，还有人认为胎儿在体外可存活时才能算作是人。

也有观点认为胎儿不是人。《犹太圣法经传》认为，胎儿是"母亲的一部分"，不属于独立的实体，只有出生以后的婴儿才算人。因为他们认为胎儿不是人，所以在犹太法中，杀死胎儿不是犯罪。在《旧约》中说："如果有人殴打妊娠的妇女，导致其发生流产，而没有伤害到孕妇本人，可以由该孕妇的丈夫决定罚款数额；但如果导致孕妇死亡，则需要以命偿命。"意为胎儿只是孕妇附属的某一件物体，而不具有生命，更不是独立的人。13 世纪的医生马尔库斯（I. Marcus）与 17 世纪的神父桑切斯，也都认为胎儿是母亲的一部分，而不是人。

从民族学的证据看，一些部落或民族同样也不把胎儿认作是人。菲律宾人认为未经洗礼的婴儿还不是人，这种孩子就算死了，人们也不把他当作一回事，但如果受过洗礼的孩子死了，人们就会像对待一个真正的人一样看待他，为他做一切可能做的事。泰国北部的普沃卡伦人认为从妊娠到出生后几天内都不算人，在举行了赋予灵魂的仪式后才算是人。在过去中国的传统习俗中，不会为流产的胎儿或早夭的婴儿办丧事，由此看出，胎儿与人是有区别的。中国古代一些哲学家认为人在出世时才开始。故曰"出生入死"；荀子说："生，人之始也；死，人之终也。"也就是从出生到死亡的这个过程中的人，才是真正的人。上述观点与做法说明，不管在宗教和哲学界还是民俗中，都认为胎儿不是人，而是把人的起点定于出生时刻，甚至出生以后的某一个时间。

2. 现代医学中，哪些情况的流产或者引产不违反伦理道德？

美国最高法院法官布莱克门（Blackmun）将胎儿的可存活性定义为妊娠的第 24～28 周。但是正如恩格尔哈特（Engelhardt）所说，这种可存活性可随医学科学的进展而越来越往前推移，例如，对于医疗技术发达的地区，24 周出生的胎儿就可以在医院严密监护、治疗以及精心喂养下存活，可以把 24 周的胎儿定义为有生机儿；而对于医疗技术欠发达的国家，最迟 28 周的胎儿就属于有生机儿，即 28 周出生的胎儿原则上都可以存活，前提是在人工辅助监护与治疗下存活下来。美国、澳大利亚等国家限定终止妊娠允许时间为 24 周之前，因为 24 周后的胎儿为有生机儿，除非孕妇情况不允许继续妊娠，否则禁止终止妊娠。

在我国，则以 28 周为引产界限。妊娠周数<28 周的胎儿，如果经产检发现的胎儿存在异常，但并非前面提到的六种致命性胎儿异常时，比如产检发现唇腭裂，属于胎儿发育异常，但不属于致死性缺陷，这种情况孕妇可以选择继续或终止妊娠，但如果决定终止妊娠，

需要经计划生育部门开具引产或者流产许可证明，方可住院办理流产或者引产手续来终止妊娠。对于孕周≥28周的胎儿，此时已具备生存能力，终止妊娠涉及未出生胎儿权利相关的伦理问题，医务工作者应将胎儿视为有生命的个体，有义务遵循有益、不伤害原则。此时如果诊断胎儿为唇腭裂，由于考虑到出生后患儿具有认知发育能力，所以国家不允许进行终止妊娠手术，出生后应努力救治。虽然将来可能会对孕妇家庭及社会带来沉重负担，但基于伦理学上公平公正原则，社会有义务保护和负担这些缺陷儿童，使其生活幸福。

如果孕妇自身情况不允许继续妊娠，例如合并严重的肝肾疾病或者心脏疾病，经专科权威专家评估后，继续妊娠可能危及孕妇生命安全，则可以进行终止妊娠手术。但是，如果胎儿已经确诊为前面提到的六大致命性畸形之一，或者经染色体确诊性检查证实胎儿存在严重染色体异常性疾病，这种情况可将这些异常胎儿视为无生存能力的胎儿，不论孕妇妊娠多少周，都不受孕周限制终止妊娠。

3. 选择性流产的伦理问题

产前诊断的目的是在妊娠时就检查和诊断出胎儿是否患有遗传性疾病。产前诊断是遗传咨询的重要组成部分，通常需要详细了解孕妇的家庭遗传病史。如果没有任何异常家庭史，单纯为了解除父母的疑虑，或者是为了知道胎儿的性别，这种情况是否应该进行产前诊断呢？如果检查结果为异常，孕妇及家属通常会进行选择性流产，因为某些遗传病不仅在子宫内无法治疗，出生后也不能治疗。在发展中国家，产前诊断是供不应求的技术，因为检查细胞培养物要求的时间很长，羊水穿刺染色体检查结果大约需要 3～4 周时间。所以，不推荐把产前诊断技术用于单纯只是为了缓解父母焦虑的情况，更不应该用于确定胎儿性别。

一旦在产前诊断时发现异常阳性情况，就可能需要对有缺陷的胎儿进行人工流产或者引产术终止妊娠。这样做是否符合伦理学要求呢？反对这种选择性流产的主要是一些生命伦理学家，他们根据神学论证等种种理由反对选择性流产，他们认为人的尊严来自于上帝的无条件赐予，即使有缺陷的或者患病的胎儿，同样具有平等的作为患者应该受保护的权利。显然，流产对于胎儿而言肯定不是治疗性的，这样对待患病胎儿的做法会引起对残疾的歧视。卡斯（Kass）根据自然律的论证指出，所有生命一出生就具有保护自我的本能，不管情况如何，所有的人都应该有生命的权利，对产前诊断发现异常的胎儿实行选择性流产的做法严重影响了所有人在道德上平等的信念，人们给予患病胎儿的应该是照料而不是让其死亡，正如我们应该平等对待老人一样。迪克（Dyck）和莱巴克兹（Lebacqz）根据社会学的论据认为，对患病胎儿进行选择性流产，就意味着医生不再是医学治疗者，而是社会改造者，明显转变了医生的本真角色，他们认为不应该把决定谁死谁活的权力交给医生。

上述这些观点虽然强调了人人平等，对产检异常的胎儿表示出了平等和同情，看起来是保护了所有人的生命，包括有患病的胎儿。但是，这些观点却忽视了另一个重要的方面，即如果允许这种患病胎儿出生，则可能对父母、家庭带来沉重的经济压力和精神压力，并增加社会负担，与选择性流产相比，允许患病胎儿出生引起的危害可能更大。正如米伦斯基（Milunsky）所提出的，产前诊断的主要目的是预防及积极阻止有严重缺陷的患病胎儿的出生，保证父母有一个健康的后代。之所以提到这种保证，是因为很多家庭因为生出这种患病儿童而痛苦，心理情绪、医疗费用对家庭和亲属都是一个沉重的负担，会带来很大的精神压力。而对患病孩子给予过多的照料，就会影响对其他孩子的照料，这类病儿的成长过程也会给社会造成严重的经济负担。据研究数据统计，社会用于维持治疗有缺陷后代的费用，大约是通过产前诊断和选择性流产等提前预防费用的 30 倍。况且对患病儿童而言，不能过独立自主的、有意义的、有尊严的生活，本身也可能是一种痛苦。选择性流产不仅对父母、家庭、社会是有益处的，而且对就要出世的残疾儿童本身也可以理解为是有益的，它加强了人类对控制生殖后果的责任，减少了人类痛苦和遗传学危害，同时保护了社会资源。从生命权而言，胎儿并没有绝对的生命权利，因为需要依赖其出生时的生存状态来决定其是否享有完整的民事权利能力。如果患病胎儿出生后治疗花费很大，而且治疗后也不能获得一个有意义的生命，那么选择性流产就是一个更好的选择。

选择性流产需要考虑的一个特殊问题是，对没有明显症状的携带者是否应进行选择性流产？正常人一般都有三至五个缺陷基因，另外，杂合子状态有时在某些方面具有优势，例如镰刀型贫血症的携带者血红蛋白的两条 B 链中的一条的第 6 位谷氨酸被缬氨酸代替，一条是正常的，他们对恶性疟原虫的抵抗力较强，这些携带者在疟疾猖獗的环境下，比正常人有更强的生存力，而且也有研究数据显示，人口中携带者人数的增加速度并不快。因此，对于携带者，没有理由进行选择性流产。再比如 47,XYY 型综合征，虽然研究发现其在犯人中的发生率比正常人群高，但并没有确切数据显示它与进攻性反社会行为有直接的因果关系，大多数具有 XYY 染色体的男子通常是遵守法律的合法公民，因此，目前也不支持对具有 47,XYY 型综合征的胎儿进行选择性流产。

产前诊断是否会影响人类的繁殖、造成过多的人口流产呢？事实证明不会。根据英国威尔士对有可能生出脊柱裂婴儿的夫妇所做的调查，在开展产前诊断以前，有 50% 的夫妇决定不再要孩子；开展产前诊断后，只有 25% 的夫妇决定不再要孩子。根据希腊的数据，产前诊断使地中海贫血新生儿减少了 50%。在塞浦路斯，地中海贫血携带者发生率为 15%，产前诊断加选择性流产的结果是几乎没有新的携带者增加。所以，在我国应该大力推广普及这方面的技术。

三、性别检测中涉及的伦理问题

虽然超声检查可以在孕中期判断胎儿性别，但是在我国，常规的性别鉴定是被禁止的，属于违法行为。国家为避免性别歧视，维持男女性别比例平衡，明文规定不允许私自进行胎儿性别鉴定。现在孕妇在做产前超声检查时，随口问胎儿性别，检查医生都不会告知。医院超声检查室门口也常常会见到"禁止非医学需要的胎儿性别鉴定"的标语。假如有一个咨询者，出生在农村，她已经生育 4 个女孩，丈夫三代单传且常年多病卧床，决心要生一个男孩。除了传宗接代，她还认为男孩可以下地干更多的农活，长大后也可以撑起整个家，于是妊娠 5 个月的时候去医院请求医生判定胎儿性别，如果依然是女孩，就计划终止妊娠。你认为这种情况下医生会告知胎儿性别吗？

但是，并非所有超声检查胎儿性别都是违法的。对于一些与性别相关或者连锁的染色体疾病，在产前诊断过程中提前判定性别，有利于减少出生缺陷的发生，这种就属于具有医学需要的胎儿性别鉴定。比如甲型血友病，又称为抗血友病球蛋白缺乏症或第 VIII 因子缺乏症。它是一种凝血功能障碍性遗传病，呈 X 连锁隐性遗传，由女性传递，男性发病。女性患者极为罕见。这种严重的性染色体连锁性疾病，需要在产前诊断中明确孕妇胎儿性别，以此来决定是否终止妊娠。

四、产前诊断胎儿染色体异常涉及的伦理问题

染色体异常目前无法治疗。为降低出生缺陷，产科医生和遗传学医生会针对有高危史孕

妇或者产检异常的孕妇进行染色体相关的产前诊断。

对于某些产前明确诊断为携带严重影响生活能力和智力的异常染色体的胎儿，需要向孕妇及家属详细沟通，交代如果继续妊娠，将来出生后可能需要面临的问题或困难，以及对家庭、社会的负担，对于这种情况，从优生优育以及社会家庭方面考虑，产科医生或遗传学家可能建议流产。但最终的决定权取决于孩子的父母，大多数家庭会选择终止妊娠。例如产前诊断唐氏综合征、18 三体综合征等。2017 年，有一则新闻轰动全网，一位 83 岁的母亲给46 岁儿子服用大量安眠药后致其窒息死亡，很多人都觉得不可思议，但真实原因却值得每个人深思，母亲之所以那么做，是因为儿子出生后不久就被诊断为唐氏综合征，在悉心照顾了 46 年后，母亲因担心自己死后无人照顾智障的儿子，留在世上会继续受罪。广东省越秀区人民法院综合考虑后，判决结果为故意杀人罪，判处有期徒刑三年，缓刑四年。

唐氏综合征又称 21 号染色体三体综合征，也叫先天愚型，是发病率最高的染色体病，也是导致先天性中度智力障碍最常见的遗传学病因。新生儿发生率约为 1/800～1/600。唐氏儿被称为"来到人间不小心折断翅膀的天使"。2011 年，联合国大会正式将 3 月 21 日命名为世界唐氏综合征日，寓意唐氏患者所具有的独特性——"21 号染色体三体"。孕妇年龄是影响唐氏综合征的主要因素，发病率随孕妇年龄增长而递增；研究显示 35 岁以上女性所怀胎儿发生唐氏综合征的风险大约会增加至 4 倍，在 40～45 岁间大约会增加至 10 倍。接触放射线、化学药物、毒物等致畸物质，以及孕期病毒感染、肝炎、自身免疫性疾病等也会增加唐氏综合征的风险。唐氏综合征是在孕期能尽早诊断的染色体疾病，目前每个孕妈妈都会常规进行唐氏筛查（包括孕早期唐筛和孕中期唐筛），对于筛查高风险的孕妈，可以进一步行无创 DNA（高级筛查），但无创 DNA 有一定漏诊风险，对于筛查高风险或者有其他因素的女性，需要根据实际孕周选择一种侵入性检查手段（包括绒毛穿刺、羊水穿刺、脐血穿刺）来最终确诊。

并非所有产前诊断为唐氏综合征的家庭都会选择终止妊娠，也有少数家庭认为即使孩子不健康，但也是上天赐给他们的礼物，是一条生命，不忍心放弃，愿意承担将来要面临的一切经济和生活上的困难，最终选择继续妊娠，生下孩子。对于一些诊断为微缺陷综合征的染色体异常胎儿，其临床表型可能十分轻微，出生后通常不会带来明显的影响。对于这种情况，专业的遗传咨询医生并不建议盲目终止妊娠。但由于有些家庭为了追求完美，坚持要一个完全健康的孩子或者听信了非专业医师的建议，可能会要求终止妊娠。

思考题

1. 对于产前诊断唐氏综合征的胎儿，出生后孩子可能存在智力低下、生活不能够自理，可能会给整个家庭和社会带来生活和经济负担。你认为应该终止妊娠吗？

2. 对于一些诊断为微缺陷综合征的染色体异常胎儿，你认为孕妇和家属要求终止妊娠的做法符合伦理吗？

参 考 文 献

[1] 王明旭，赵明杰. 医学伦理学［M］. 北京：人民卫生出版社，2018.

[2] 谢幸，孔北华，段涛，等. 妇产科学［M］. 北京：人民卫生出版社，2018.

［3］ 刘娟，程琳，冯春，等 . 产前诊断中的伦理问题［J］. 中国医学伦理学，2018，31（12）：1523-1525.

［4］ 邱仁宗 . 生命伦理学［M］. 北京：中国人民大学出版社，2009：56-64.

［5］ AINA-MUMUNEY A J，HOLCROFT C J，BLAKEMORE K J，et al. Intrahepatic vein for fetal blood sampling：one center's experience［J］. Am J Obstet Gynecol，2008，198（4）：387.

［6］ GHIDINI A，SEPULVEDA W，LOCKWOOD C J，et al. Complications of fetal blood sampling［J］. Am J Obstet Gynecol，1993，168（5）：1339-1344.

［7］ TONGSONG T，WANAPIRAK C，KUNAVIKATIKUL C，et al. Fetal loss rate associated with cordocentesis at midgestation［J］. Am J Obstet Gynecol，2001，184（4）：719-723.

［8］ FISCHER J，COLLS P，ESCUDERO T，et al. Preimplantation genetic diagnosis（PGD）improves pregnancy outcome for translocation carriers with a history of recurrent losses［J］. Fertil Steril，2010，94（1）：283-289.

［9］ MUNNÉ S，KAPLAN B，FRATTARELLI JL，et al. Preimplantation genetic testing for aneuploidy versus morphology as selection criteria for single frozen-thawed embryo transfer in good-prognosis patients：a multicenter randomized clinical trial［J］. Fertil Steril，2019，112（6）：1071-1079.

（刘肃霞）

第十七章

辅助生殖技术

　　人类自然的生殖过程由性交、受精卵形成、植入子宫、胎儿在子宫内发育等一系列步骤组成。但当各种病因导致夫妻双方或者其中一方生育障碍时，则需要借助一系列的医学措施帮助不孕夫妇完成受孕，这些医学技术统称为辅助生殖技术。人类最初开展辅助生殖技术，主要是帮助患有不孕症的夫妇实现生育的愿望，后来逐渐扩展到优生优育领域。

　　不孕症（infertility）的定义为，在有规律性生活且未采取避孕措施的情况下，超过 12 个月依然未受孕。对于女性年龄在 35 岁及以上的夫妻，在有规律性生活且未采取避孕措施的情况下，超过 6 个月依然未受孕时，就可以开始不孕症的评估。根据美国家庭成长调查项目（National Survey of Family Growth，NSFG，是一项针对家庭动态和生育趋势的国家级研究项目）对 12279 例、年龄在 15～44 岁的女性调查的结果，已婚女性的原发性不孕率在不同年龄群体中分别为：15～34 岁，7.3%～9.1%，35～39 岁，25%，40～44 岁，30%。在世界范围内，不孕的患病率各不相同，其中东欧、大洋洲、北非和中东、南部非洲地区以及撒哈拉地区最高。根据世界卫生组织（World Health Organization，WHO）评估，每 7 对夫妇中大约有 1 对夫妇存在生殖障碍。我国的调查显示，国内不孕症人数大约占已婚夫妇数的 10%。

　　辅助生殖技术（assisted reproductive technology，ART）是指采用医疗辅助手段帮助不育夫妇完成妊娠、生产的技术，包括人工授精和体外受精-胚胎移植两大类。人工授精是指用人工的方式，将精液注入女性体内，即取代性交途径使女性妊娠的一种方法。体外受精-胚胎移植技术及其改良技术是指对人类卵母细胞、精子或胚胎进行体外干预处理以帮助正常妊娠的所有技术，如体外受精、卵细胞浆内单精子注射、胚胎活检、植入前胚胎基因检测、配子和胚胎冻存、辅助孵化、合子输卵管移植、配子输卵管移植、精子/卵母细胞/胚胎捐赠、代孕、子宫移植等。

　　辅助生殖技术的开展，最直接的效应是让不育夫妇实现了妊娠生子的愿望。1976 年报道了首例人类卵子体外受精（IVF）妊娠。1978 年报道了首例试管婴儿出生。1985 年 4 月和 1986 年 12 月，中国台湾、香港地区先后诞生了各自的首例试管婴儿。1988 年 3 月，中国大陆的首例试管婴儿在北京医科大学第三医院生殖中心诞生。全球估计有 700 万例通过体外受精及其改良技术实现的妊娠，美国大约有 1.5% 的新生儿和 20% 的多胞胎新生儿都是经过试管婴儿受孕生产的。

第一节　人工授精

人工授精（artificial insemination，AI）是指将精子以非性交的方式注入到女性的生殖道内，使女性受孕的一种技术。精子可来源自丈夫，即使用丈夫精液人工授精（artificial insemination with husband sperm，AIH）；精子也可来自供精者，即供精人工授精（artificial insemination by donor，AID）。进行人工授精时，女方必须满足的条件是具备健全的女性生殖道结构，卵巢正常排卵，有优质卵泡，至少有一侧输卵管完全通畅。对于使用丈夫精液进行的人工授精基本没有什么争议，但是供精人工授精却存在很多伦理问题。

一、哪些情况适合做供精人工授精

供精人工授精是治疗男性不育的人工辅助生殖技术中应用时间最长的技术。在美国，每年有超过 17 万名女性采用供精人工授精妊娠。过去主要是治疗男性因素的不育，目前的适应证已得到扩展，部分女性也将其作为获得生育的一种备选方法。选择供精人工授精的主要包括以下几种情况：

1. 男性伴侣不育

如男性伴侣因无精子症、严重的少精子症或其他严重的精子异常导致不育时，可选择供精人工授精。

2. 遗传性疾病

当夫妇双方或一方患有某种遗传性疾病，或者已生育一个患病小孩时，根据该疾病的遗传学特征，这样的夫妇可使用伴侣以外的精子进行供精人工授精。

3. 病毒感染血清学不一致的夫妇

当男性伴侣患有性传播病毒感染，如丙型肝炎和艾滋病（HIV），但女性伴侣正常，此时男性的精子有感染女性的风险。这些夫妇可选择伴侣以外未感染者的精子进行供精人工授精。

4. 辅助生殖技术失败

在睾丸取精操作失败后，或者在 IVF 及其他技术失败后，也可以选择供精人工授精。

5. 无男性伴侣

美国生殖医学学会（ASRM）伦理委员会的一份报告指出，单身者、男同性恋和女同性恋者也有使用生育服务的权利。供精人工授精常用于实现无男性伴侣女性的妊娠需求，如单身女性和女同性恋夫妇。

二、对供精者的要求

尽管自 20 世纪初，供精人工授精就已成为一项成熟的医疗操作，但是一直以来缺少监督和规定，直到 1979 年，美国公布了一项关于供精人工授精的里程碑式的调查。该研究表明，大多数医生选择的供精者是医学生或住院医师，10% 的医生选择的供精者来自军事院校、朋友。自从这项研究出现后，精子捐赠领域发生了革命性的变化，选择标准、性传播疾病和遗传疾病的筛查方面的管理均有所增强。2013 年，美国生殖医学学会提供了有关精子、卵母细胞和胚胎候选供者评估的最新详细推荐，同时也包括关于性传播疾病、遗传病的最佳筛查和检测方式及心理评估信息。2014 年，美国生殖医学学会伦理委员会发布了一份有关配子捐赠中供者（精子与卵子供者）的利益、义务和权利的报告，内容主要包括：①由于伦理方面的原因，与实施供精人工授精的机构相关的个人（包括医生），不能作为供精人工授精的供精者。②供精者应达到法定年龄（≥18 岁），最理想的年龄是 40 岁以下，但很多精子库将供精者的年龄限制在 35 岁以下。③应由精神卫生专业人员对所有的供精者进行心理评估。④在一个包括 80 万人的人群中，通过一例供精者出生的后代不应超过 25 人，以最大程度地降低发生意外血亲联姻的风险。⑤供精者有责任在未来健康状况发生变化时更新其记录。⑥应告知供精者取精前 48～72 小时内应禁欲，并且精子要在 1～2 小时内进行评估。⑦即使受者要求选择已知的供精者进行定向捐精，供精者仍然必须满足上述标准并接受匿名供精者需接受的筛查程序。设置年龄上限是为了限制父方年龄相关染色体异常的可能性，但研究数据结果并不十分一致。一项纳入了 2100 多名供精者人工授精的研究显示，男方年龄增大在妊娠率方面有负面影响，但另一项纳入了 3900 例的更大型的研究发现，供精者年龄增大对女性自然流产率和活产率没有明显影响。

供精前需对供精者进行全面的病史采集、体格检查，包括血型、血常规、肝肾功能等生化检测以及性传播疾病、已知或疑似遗传病的筛查。有尿道分泌物异常、生殖器疣、生殖器溃疡的男性不能进行精子捐赠。美国食品药品监督管理局要求筛查供精者必须进行特定几种传染病的检测，提供无感染的证据，包括艾滋病（HIV）、乙型肝炎、丙型肝炎、梅毒螺旋体、沙眼衣原体、奈瑟淋病、人类嗜 T 细胞病毒（HTLV）、巨细胞病毒（CMV），候选供精者也需要接受遗传评估。虽然 FDA 未强制要求对遗传病进行广泛的评估，但大多数精子库宣称自己采集了三代家族史以评估供精者是否存在某些遗传病。供精者及其一级亲属不应存在重大孟德尔遗传疾病、重大先天畸形、遗传因素起主要作用的家族性疾病或已知的核型异常。虽然有一些精子库也进行染色体分析，但这不是强行要求的，一项大型回顾性研究在 25 年期间测定了 10000 余例有正常生育能力的供精者的染色体核型，结果显示这些男性的染色体异常风险比较低，仅占 0.37%。

精子库会提供不同级别的供者信息，包括供者者的个人档案（身高、体重、头发、眼睛和皮肤的颜色及教育水平、宗教信仰、种族背景等）、录音带、兴趣爱好、婴儿照片、个性特点、员工印象报告、供精者撰写的短文、面部特征的报告和先前使受者成功妊娠史等。

三、接受捐精者的筛查

对精子接受者，常规会采集病史与生育史，并进行一般体格检查。实验室筛查类似于标准的产前检查项目，包括血型、Rh 因子、抗体等筛查，风疹和水痘的免疫状态检测，活动性巨细胞病毒感染检测，以及当有临床指征时恰当的评估性传播疾病（艾滋病、梅毒、淋病、衣原体、乙型肝炎和丙型肝炎）。另外，受者还需要提前进行生育力的评估，例如，有输卵管阻塞危险因素的女性，应该进行子宫输卵管造影；此外，还需要在月经周期的第 2～3 日早上空腹抽血，检测卵泡刺激素（FSH）和雌二醇，以筛查卵巢储备情况。

四、人工授精的操作过程

接受人工授精的女性躺在标准妇科检查床上，采取类似于平时妇科检查的体位，双脚放在脚蹬上，就像女性平时去做妇科检查一样。医生首先会使用窥器暴露宫颈，然后将精子样本抽吸到 1.0mL 的注射器内，去掉注射器的针尖，把注射器针筒连接到一个可以弯曲的 18cm 长的聚乙烯塑料导管上，经宫颈管插入导管进入宫腔内，最后进行精子注射。此时子宫可能发生轻微的痉挛或隐隐疼痛不适，注射之后，慢慢地移出导管，接受人工授精的女性安静地平躺 15 分钟左右就可以下床回家，大多数女性离开诊室时，就能恢复正常活动，大多数临床医生会建议在人工授精后 24 小时内禁止性生活。整个过程都不需要使用麻醉药物，一般单次注射一次就够了，因为研究显示第二天重复注射的女性，其妊娠概率并没有显著提高。

提高妊娠率的因素主要集中在受精的精子数量、受精的时机和受精方法几个方面。高龄可能降低妊娠率，因为女性年龄在决定其生育力方面起重要作用，一项包括了 10 年期间近 3000 例的研究数据显示 30 岁以下和 30 岁以上女性人工授精成功率有明显区别，30 岁以下的受孕成功率更高。另外，对于新鲜精子与冷冻精子，过去认为冷冻和解冻的方法可能会降低精子的运动能力和生存力，从而会降低妊娠率，但是近期有证据表明，长期冷冻保存精子并不会影响精子的运动能力，况且，目前的指南也禁止使用新鲜供精进行人工授精。关于冷冻精子人工授精的最佳精子数量尚未达成共识，但大多数中心都会尽力选择精液中精子浓度始终较高的供精者。

五、法律和伦理问题

在进行捐精和人工授精时应告知精子供者和受者关于供精人工授精的潜在法律、医疗和情感问题，而且所有病历文书以及知情同意书都将永久保存。相关的法律和伦理问题主要包括以下几个方面：

1. 供精者是否有权利要求其将来的子女在 18 岁以后和他们联系？

不同精子库向供精者透露的捐献精子的结局信息是不同的。一些精子库的部分供精者愿意其将来的子女在 18 岁以后和他们联系，但其社会或法律影响尚不清楚。在美国和其他国家，法律上将社会学父亲视为孩子的父亲。一些精子库提供了"身份公开"选项，其允许精子库在日后联系供精者进行医疗信息的更新，以及向有需求的成年子女提供关于供精者的身份信息。

2. 是否应强制要求公开供精者的身份，以便将来联系？

强制要求供精者公开身份对供精者招募的影响如何，目前尚不明确。在瑞典，立法通过了强制保留供精者的身份信息，并为有相关需求的成年子女提供该信息，在新规定实施后，供精者人数有短暂下降，但之后又基本恢复正常。对于受精者的需求，加拿大的数据显示，从 2003 年 4 月到 2005 年 3 月，240 例购买精子的患者中，仅 21% 的患者要求供精者是公开身份的人；但在无男性伴侣的女性中，有 95% 的女性则有相关要求。

3. 家族成员或亲属供精的伦理和法律问题

过去，供精者要求是第三方匿名者，但 2012 年美国生殖医学学会伦理委员会讨论并支持使用家族成员作为精子捐献者。后续牵涉到的抚养关系、情感风险、对家族关系的潜在影响、供者-受者关系、供者在后代生活中的角色相关的伦理和法律问题需要在捐赠前明确，并签署知情同意书。

4. 供精者对使用其精子受孕的孩子将来是否有法律责任或权利？

在美国和其他国家，法律上将社会学父亲（负责养育的父亲）视为孩子的父亲。对于使用供精者精子受孕的孩子，供精者没有任何法律责任或权利。但在某些有特殊需求的情况下，供精者和受者都有义务授权公开非个人身份性医疗信息。

5. 是否应该要求父母告知孩子其受孕的方式？

美国生殖医学学会伦理委员会十分鼓励对供精受孕孩子公开信息，但也承认决定权取决于受者夫妇。建议父母告知子女其受孕方法，公开的原因包括孩子有知道其生物学起源的基本权利，以及避免保守秘密或信息意外公开给孩子带来的压力。目前还没有很好的证据表明公开对孩子有坏处。大多数子女希望被告知他们自己的受孕方式、有意愿深入了解其供精者的医疗和社会史，并且表示有兴趣与供精者和扩大的生物学家庭见面。例如，一项研究表明，在得知自己出生来源的青少年中，超过80％的青少年表示有中度兴趣了解其生物学父亲的身份并继而与之联系，将近90％的青少年表示有兴趣联系那些通过相同供精者出生的其他人。

第二节　体外受精-胚胎移植

体外受精-胚胎移植（in vitro fertilization and embryo transfer, IVF-ET），是指将男女双方的精子和卵子取出体外，使其在实验室的器皿内受精，并发育成胚胎，最后选择具有发育潜能的胚胎，移植到母体子宫内，从而实现妊娠生产胎儿的技术。IVF-ET最开始是用于解决输卵管疾病引起的不孕，不过目前该技术适用于治疗多种类型的不孕。人们常把体外受精-胚胎移植技术称为"试管婴儿"技术，之所以有这种称法，是因为胚胎最初几天是在生殖中心实验室的培养皿或者试管中生长发育的，于是形象地将其描述为"试管婴儿"。

辅助生殖技术

一、 IVF-ET 的分类及特点

截至目前，IVF-ET已经发展到第三代，包括第一代常规体外受精、第二代卵细胞浆内单精子注射和第三代植入前胚胎遗传学检测。第二代试管婴儿是一种向卵母细胞浆内注射单精子的操作，通常适用于严重男方因素所致不孕，第三代试管婴儿技术用于筛选不含严重致病基因的胚胎并可用于移植。

1. 第一代试管婴儿技术

适用于女性子宫内环境不良、排卵异常，主要针对女性原因造成的不孕症。基本过程包括提取精子、卵子，在体外（实验室器皿或者试管内）进行受精，形成受精卵，继续培养成胚胎或者囊胚后，再移植到女性子宫内，然后给予黄体支持治疗等，体外受精-胚胎移植的大体过程如图17-1所示。

（1）取精。男方提供精液，放入37℃培养箱，需要进行处理使其"获能"，即精子获得与卵子结合的受精能力，也就是具备穿破卵细胞周围透明带，并获得受精的能力，称为精子获能。

（2）取卵。基本都是在阴道超声引导直视下，通过卵泡抽吸法进行取卵。取卵时通常会给予某种镇痛或静脉麻醉。

（3）体外受精。进行受精时，在一个小的培养基中将获取的卵母细胞（卵子）与精子混

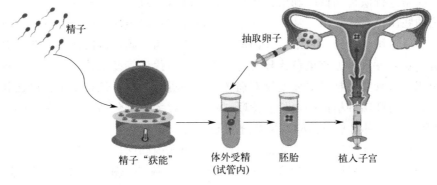

图 17-1　IVF-ET 流程

合。精子可来自通过射精获得的精子，也可来自经附睾取出的精子或直接从睾丸中取出的精子。

（4）胚胎移植。受精后，会继续培养胚胎一段时间再移植，由于胚胎一般在形成受精卵后 7 日着床，所以需要在 7 日前将胚胎植入子宫腔内，临床上，大多在取卵后 72 小时左右将胚胎植入宫腔。

大体方法是，将所有待移植的胚胎一次装入容积约为 20μL 的移植管内。在超声引导下，将这些胚胎经宫颈植入宫腔。植入胚胎的数量取决于多种因素，包括母亲年龄、获卵数量以及有无可冻存的胚胎。年轻女性最多移植 2 个胚胎。年龄较大者，最多移植 3～4 个胚胎。

（5）黄体期支持治疗。胚胎移植后，为了保证胚胎安全着床，常规会补充孕激素，通常在取卵当日或胚胎移植时开始补充，一直到孕早期基本结束，同时定期孕检。

（6）胚胎冻存。安全移植后剩余的胚胎，可以无限期冻存，以备日后使用。

2. 第二代试管婴儿技术

卵细胞浆内单精子注射（intracytoplasmic sperm injection，ICSI），是在第一代试管婴儿的基础上，经过挑选将活动力较好的精子直接注射到女性的成熟卵母细胞胞浆内，完成受精过程，这个操作是 IVF 周期的组成部分。主要适用于中至重度男性因素导致的不育，如少精症、弱精症、畸精症、部分无精子症男性，或者常规 IVF 后不受精或受精率低下的男性。精子通常取自射出的精液，对于无精子症、射精功能障碍的男性，可以通过显微外科经附睾精子抽吸术或睾丸精子提取术获得精子。卵细胞浆内单精子注射需要操作医生有熟练的辅助生殖显微操作技术，大体操作是，在显微镜下选择一个形态正常的活动精子，将精子制动后吸入注射器内，然后注射针穿过卵子的透明带及胞浆膜进入胞浆注射，完成受精过程。1988 年，卵细胞浆内单精子注射首次应用于人类配子；1992 年，比利时报道了采用该技术的第一例妊娠；目前，卵细胞浆内单精子注射技术在男性不育中的应用非常广泛。

男性不育相关的最常见遗传学因素包括与输精管先天性缺如有关的囊性纤维化基因突变、与睾丸功能受损相关的染色体结构异常以及与精子发生受损有关的 Y 染色体微缺失。对于无精子症或严重少精子症的男性，临床医生通常会进行有关染色体异常（包括 Y 染色体微缺失）的筛查。

3. 第三代试管婴儿技术

植入前胚胎遗传学检测（preimplantation genetic testing，PGT），即在胚胎移植入子宫前，先针对胚胎进行遗传病诊断和染色体检查，剔除携带致病基因和异常核型的胚胎，将确认没有缺陷的胚胎植入宫腔内，从而有效避免父母遗传缺陷传递给后代，避免有遗传缺陷婴儿的出生。主要适用于已经知道致病基因的单基因遗传病、既往多次试管婴儿失败、习惯性流产，或者男女双方或一方有染色体异常等。第一、二代试管婴儿技术主要是针对不孕症的治疗，而第三代试管婴儿技术主要是针对遗传性疾病进行干预，该技术是在以往胚胎移植技术的基础上，进行胚胎种植前的遗传病诊断。检测过程大体都包括下列三个步骤：体外受精（IVF）、胚胎活检、根据基因检测结果筛选胚胎植入子宫。

从理论上讲，凡能诊断的遗传病都可以通过"植入前胚胎遗传学检测"防止其传递，但其广泛开展仍然有一定局限，因为这个过程的第一步是体外受精，而 IVF-ET 具有侵入性，有相关风险，如卵巢过度刺激综合征、妊娠期高血压、低出生体重儿等，且植入前胚胎遗传学检测的整个过程复杂、费用高昂等，都使得其发展有一定局限性。需要说明的是，第一、二、三代试管婴儿技术，并不是一代比一代好，而是不同类型的患者根据自身的状况采用不同的试管婴儿方法。

4. IVF-ET 受孕与自然受孕的区别

缺点是费用高昂、所需操作和药物对身体有一定风险、多胎妊娠的概率增加，表现为多胎妊娠、早产和低出生体重的风险增加。但经 IVF-ET 出生的儿童和自然受孕生产的儿童在神经发育方面没有明显区别，包括精神运动、认知、行为和社会情感发育以及精神障碍（如精神发育迟滞、孤独症、注意缺陷/多动障碍）。大量证据提示，辅助生殖助孕生产的单胎儿童与自然受孕的儿童在儿童时期学业、青春期在校表现以及青年时期的智力方面没有明显差别。

IVF-ET 直接相关的并发症发生率和死亡率很低。并发症主要由激素刺激和取卵引起，包括卵巢过度刺激综合征、感染、腹腔出血、附件扭转、变态反应和麻醉并发症。

二、 IVF-ET 的适用对象及患者选择

IVF-ET 的治疗对象主要包括输卵管完全或者部分堵塞、卵巢储备下降、排卵功能障碍、卵巢功能衰竭、子宫内膜异位症、Asherman 综合征、无法纠正的宫腔变形、不明原因不孕的女性，以及严重的男方因素所致不孕，若为轻度的男方因素，可采用人工授精而不必采用 IVF。

IVF-ET 的缺点包括费用高昂，所需操作和药物对女性有一定风险，多胎妊娠的概率增加，还可能轻微增加胎儿并发症。在没有绝对阻碍受孕的因素（如输卵管阻塞、严重男方因素等）的情况下，进行 IVF-ET 前，医生一般会对女性先尝试进行 3～12 个周期的促排卵治疗和宫腔内人工授精。比如对于没有明确受孕阻碍的年轻夫妻，可能会建议完成 1 年常规治疗和无避孕措施性交，因为在此期间受孕的可能性很高（大约 85% 在第 1 年受孕）；对于年龄较大的夫妻，治疗疗程通常更短，因为常规治疗的成功率更低，而时间对受孕概率的影响大得多；如果女方超过 40 岁，则会将 IVF-ET 作为一线治疗方案。

三、预期过程

在胚胎移植后，可进行适当休息或减少身体活动，一般不需要长期卧床休息，因为研究表明，身体活动和膳食都不会影响胚胎着床或受孕的成功率。胚胎植入 8～10 日以后，可抽

血化验 hCG 水平，如果升高，就可以诊断妊娠。然后在孕 6 周时（取卵后 4 周），通过阴道超声判断胚胎发育情况，如果检测到胎心，就可以继续妊娠。但后期依然有自然流产、胚胎停育风险。如果取卵后 14 日的 hCG 检测结果为阴性，则提示 IVF-ET 周期失败。

IVF-ET 流程中的任意步骤都可能失败，有时候失败的原因可能无法确认，一般来讲失败原因分两类：一类是胚胎形成前的问题，比如卵巢储备差可能导致卵泡未能发育，技术困难可能导致无法取出成熟的卵母细胞，精子异常或不能穿过透明带、卵母细胞激活失败或卵母细胞缺陷都可能导致受精失败。第二类是胚胎形成后的问题，大多数 IVF-ET 周期都会产生有活力的胚胎，IVF-ET 周期失败通常是由于胚胎未能着床，胚胎质量、子宫内膜容受性和移植效率都可能影响胚胎的着床，具体因素包括母亲高龄、子宫内膜容受性差、子宫内膜发育不良、子宫黏膜下肌瘤、子宫纵隔、胚胎植入的位置不准确等。

四、　IVF-ET 相关的伦理问题

人们把提供精子或者卵子的遗传学父母以及孕育的父母，笼统称为"生物学父母"，而孩子出生后负责养育的父母称为"社会学父母"。当生物学父母和社会学父母不是同一对人时，则认为社会父母属于道德和法律上的合法父母，因为只有长期的养育行为才能建立亲子关系。如果过度强调生物学父母，就可能导致夫妻关系恶化或者亲子关系疏远，从而影响家庭稳定及孩子的健康成长。然而，生殖技术的应用也应该把握指征，而不该被滥用。如果人们毫无节制地采用生殖技术辅助生育，不仅可能引起家庭不幸福，还可能影响社会稳定性。

1. 如果父母意外逝世，那他们的冷冻胚胎应该如何处理？

关于胚胎是不是人，有截然相反的两种观点，前面我们已经阐述。对于这两种观点，理论上似乎各有道理，但是，如果在试管婴儿实施过程中遇到这种问题，又该如何处理？例如，美国洛杉矶的里奥斯（Rios）夫妇因男方有不育症，而膝下无子。1981 年，他们在澳大利亚墨尔本进行了体外受精辅助生殖。卵子来自于里奥斯夫人，精子来源于匿名捐赠者，医生将经过体外培养的胚胎植入里奥斯夫人的子宫，并将剩余的两枚胚胎冷冻于医院，以备后用。结果第一次胚胎移植失败，而里奥斯夫妇后来也因为飞机失事而不幸去世。于是，关于医院冻存的两个胚胎如何处理引起了很大争议：这两个胚胎能否移植给别人、让其活下来并继承他们的财产？有没有必要破坏它们？为此，澳大利亚还专门成立了一个国家研究委员会来研究这个问题。最终该委员会的意见是破坏里奥斯夫人的两个冷冻胚胎。但是，维多利亚州议会上院则决定把胚胎植入到代孕母亲的子宫中，让他们长大后继承里奥斯夫人的遗产。胚胎虽然不是人，但它有发展为人的潜力，这种情况下，到底哪个做法更符合伦理呢？

2. 体外受精生殖孩子的知情权

有人认为他们应该具有知道自己身份来源的权利，但也有人担心，如果告知体外受精的生殖方式，是否会对婴儿的心理产生不良影响。例如，是否会产生自卑心理，是否会受到同学或者将来同事们的歧视或者区别对待，等等。不过随着辅助生殖技术的普及，这样的孩子越来越多，只要家庭、社会、学校能够一视同仁地对待这些孩子，就不存在这方面的顾虑。

3. 体外受精技术的公平公正性

由于体外受精辅助生殖整体花费比较贵，且成功率相对较低，如何公平公正地让每一个

家庭都享有辅助生殖的权利，还有待进一步研究。目前体外受精成功率平均约 30％左右，而国内移植一次平均花费约 5 万左右，有的人甚至需要移植多次才能成功。这样的话，对于经济落后地区或者贫穷家庭而言，体外受精辅助生殖技术无疑是可望而不可及的，怎样才能让所有人实现公平公正的享有这项技术，例如纳入基本医疗保险？政府赞助？私人捐赠？医院医疗救助？目前，我国正面临人口出生率不断下降的时期，如果相关的辅助生殖技术能够实现普惠，也许能够在一定程度上提高生育率和人口质量。

4. 体外受精技术的适应证如何把握，会不会被滥用？

体外受精技术，既有积极作用也有消极作用。如果能够合理使用并推广，将会起到积极作用，造福人类；但如果不被正确使用，而是被毫无指征或者为所欲为地滥用，则可能产生消极、负面的社会影响。例如国内有些明星代孕又打算弃养的事件，对整个社会造成了很大的负面影响。社会、医院、相关研究院、医学会、法律机构等应该联合把关，对相关技术的临床应用进行医学和伦理审查。澳大利亚和英国都成立了专门的委员会来研究与体外受精有关的法律、社会和伦理学问题，英国称之为"探究人类受精和胚胎学委员会"，澳大利亚称之为"探讨体外受精相关的社会、伦理学和法律问题委员会"，这两个委员会在 1984 年均发表了相关的报告。在英国的报告中，建议所有的辅助生殖机构、供卵机构、供精机构都应该登记批准，同时，禁止用 14 天以上的胚胎进行研究，而且也禁止代孕。

第三节 卵母细胞捐赠用于辅助生殖

卵母细胞（卵子）捐赠是现代辅助生殖治疗的重要部分，最初将捐赠的卵母细胞提供给原发性卵巢功能不全（卵巢早衰）或有遗传病而不想将基因缺陷传给后代的女性，目前捐赠的卵母细胞可提供给多种生殖疾病女性和绝经后女性。对于卵巢衰竭女性和绝大部分高龄的女性，卵子捐赠是目前治疗不孕的唯一有效方法。

一、卵母细胞捐赠的受者和供者

卵母细胞捐赠的受者主要包括下列女性：原发性卵巢功能不全（卵巢早衰）或性腺发育不全、携带遗传性疾病且不想传递给后代、卵巢功能下降或缺失、进行辅助生殖技术时持续卵母细胞质量差、高生殖年龄（＞40 岁）。在采用卵母细胞捐赠治疗的女性中，大多是围绝经期女性、绝经期女性以及通过传统方法未能生育的女性。

通常在社区招募卵母细胞供者，其身份一般不会透露给受者。有些城市会给提供卵母细胞的供者一定报酬，但有些城市认为给予报酬属于非法行为。供者也可以来自认识的人或者同胞姐妹。供者年龄推荐 21～34 岁，研究认为，如果希望使用捐赠的卵母细胞进行妊娠，最好选择 35 岁以下供者的卵母细胞，而且最好是已经生育过的供者。卵母细胞捐赠者和精子捐赠者一样，同样需要进行身体健康方面的筛查，包括评估躯体及精神健康和感染性疾病风险，这符合美国生殖医学会的推荐。

二、操作方法及风险

受者通过口服药物进行人工周期治疗，使受者的月经周期与捐赠者的排卵期同步。受者可能存在的并发症包括胚胎移植后感染、异位妊娠、多胎妊娠等。

供者使用促性腺激素刺激卵巢，随后监测卵泡反应。通过经阴道超声引导下针吸进行取卵，之后卵母细胞与受者的精子（即丈夫、伴侣或精子库的精子）进行 IVF。捐献卵母细胞时存在潜在并发症的风险，虽然该风险较低，但应提前告知。捐献者的并发症风险包括麻醉意外、出血、感染和发生卵巢过度刺激综合征等。

三、卵母细胞捐赠相关的伦理学问题

1. 真相权

关于是否应让后代知晓自己的真正出生来源，仍有很大争议，既有人支持告知，也有人支持隐瞒。如果告知真相，孩子将来会不会去找自己的遗传学母亲（提供卵子者）？会不会对生育母亲产生隔阂、抵触甚至歧视心理？美国生殖医学会的伦理委员会支持告知出生来源的真相，并为辅助生殖技术项目给出指导性建议，内容包括关于配子（精子和卵子）捐赠的各方利益、义务和权利以及向患者提供捐赠的程序。

2. 其他来源卵母细胞的合理性

除了捐赠外，还有一些获取卵母细胞的方法正在研究中，如利用手术切除卵巢组织获取的未成熟卵母细胞，捐献用于医疗用途的尸体卵巢也已被认为是一种来源，与其他器官移植类似。但使用胎儿卵母细胞或尸体卵巢，还牵涉到很多伦理学问题，有待于进一步讨论与研究。

3. 卵母细胞的冻存和有偿捐献机制

世界各地已经建立了大量的精子库，而卵子库建设则相对滞后。近年来卵母细胞的冻存技术已经取得巨大进步。2008 年底，美国威斯康星大学在一次国际学术会议上宣布全球第一个卵子库在该大学成立并已经冷冻了 300 多个卵子。至此，卵子库技术才开始真正走出实验室。冷冻保存后，卵子可储存在本地，当需要时再运送到较远地方。卵子库的建立，可以使供不应求的卵母细胞实现最大程度利用。

关于是否给予捐赠卵母细胞的女性提供经济补偿还存在争议。如果给予补偿，是否会助长黑色卖卵产业链？例如，某些卖卵机构为了得到更多的卵子，往往不会顾及女孩们的身体承受能力，短时间内注射大量的促排卵激素，使卵巢内已经停止生长的卵泡继续生长。如果卵巢对促排卵激素的反应过度，导致过多的卵泡发育，就可能出现严重的卵巢过度刺激综合征，如形成严重胸、腹腔积液，导致呼吸困难、腹胀腹痛，还有可能导致部分卵巢坏死、血栓、休克，甚至危及生命。

4. 冻卵用于延迟生育是否符合伦理学要求

已有许多观察性研究证实，随着女性年龄的增长，生育率也随之下降，最早从 32 岁开始，生育力就开始下降，到 45 岁时，高达 99％的女性已丧失生育力，就算妊娠，大多也会发生自然流产或者胚胎停育。发生这种情况的主要原因是随着年龄增加，卵母细胞数量减少和质量下降，且胎儿染色体异常的风险与孕妇年龄增加也呈现正相关。生育统计数据显示，选择延迟生育的女性数量持续增多，占比也持续增高。对于那些年轻时期不想生育的女性，可能会希望选择提前冻存自己卵子，等到以后年龄大一些想生育的时候，再通过使用原来的冻卵进行试管婴儿辅助生殖。比如一些女明星或者事业心强的女性，可能更愿意选择这种方式，这种情况属于非医学指征的保存生育力。由于延迟生育的趋势日益明显，对于女性年龄相关的生育力下降问题的认识也越来越被大家所重视，对非医学指征保留生育力以延迟生育的关注也越来越多。目前的社会发展趋势很可能会促进卵母细胞冻存的更广泛应用和持续发展，但在伦理学上仍存在很多争议。

2022年4月，由教育部人文社会科学重点研究基地主办的第一期"伦理学与当代社会论坛：生育伦理问题"在线上举行。相关领域的专家就生育权、生命伦理、生育伦理、现代辅助生殖技术的挑战、生育政策等热点问题进行探讨。会上，北京大学人民医院生殖医学中心的王艳槟副主任医师做了题为"现代辅助生殖技术的伦理挑战"的报告，她提到卵子冷冻等辅助生殖技术在技术层面上已经比较成熟，通过冷冻卵子能够保护女性的生育自由，但是，对于非医学指征的以延迟生育为目的的卵子冷冻技术，其应用在学术界上仍然存在着比较大的争议，面临许多伦理挑战，法律法规还需要完善相关的制度，专业技术人员也需要制定并严格遵循相关的伦理原则。

第四节　代　孕

代孕，字面意思就是代替别人妊娠，指的是具有生育能力的女性（即代孕母亲），借助现代医疗技术（人类辅助生殖技术及其衍生技术），将受精卵植入子宫内，为委托方（预订父母）妊娠、生产的行为，俗称"借腹生子"。在代孕过程中，母亲可分为三类，遗传学母亲（提供卵子者）、妊娠母亲（负责妊娠和生产）和社会母亲（负责出生后养育），当然遗传学母亲和社会母亲可以是同一人。

一、代孕分类

代孕可分为完全代孕和部分代孕两种。完全代孕是指预定父母想要孩子，但是不想自己生，他/她们提供自己的精子和卵子，经体外受精（IVF）产生胚胎，移植到代孕母亲的子宫内进行孕育并生产孩子，代孕母亲与孩子之间没有遗传关联。目前所说的"代孕"，大多是指这一种。部分代孕，是指代孕母亲与胚胎之间有遗传或者血缘关系。因为卵子来自代孕母亲本人，精子来源于预定父亲或捐精者，通过把精子注射到代孕母亲宫腔内完成人工授精。由于遗传关联会导致更复杂的法律和伦理问题，因此一般不提供这种代孕。传统意义上，代孕母亲的任务通常仅限于妊娠及生产孩子，并不负责养育（属于社会母亲的责任和义务）。不过，完全代孕和部分代孕的代孕母亲都可能是预定父母的家人。

二、代孕的适应证

在允许代孕的国家，可接受的适应证不一致，但一般包括子宫缺失或无功能、有导致不能安全妊娠的医学问题及确诊不能受孕或妊娠者。因绝对的子宫因素造成不孕的女性，如子宫缺失或无功能，除代孕外，对于希望妊娠，但是国家法律不允许或者经济上无法获得代孕的女性，可以考虑选择子宫移植，只是子宫移植技术还处于试验阶段，尚未常规应用。

对有妊娠的绝对医学禁忌证或者存在可能危及母子健康安危的医学问题时，妇女可使用代孕。例如存在严重心脏或肾脏疾患，一旦妊娠，可能会出现病情恶化危及生命；或者存在癌症及器官移植等医学问题的女性。此外，生物学上无法受孕或维持妊娠的女性，以及反复复发性流产或多次IVF植入失败的女性，也可考虑代孕。

三、代孕的伦理问题

一直以来，关于是否可以开放代孕议论颇多。有人认为这是生育自由，而反对者则认为这是在加速对女性的剥削。全国妇联机关报——《中国妇女报》的官微曾发文称，代孕在我国是违法行为，同时也违背社会伦理道德。代孕是对女性身体和生育职能的物化和贬低。非法地下代孕对女性身体有难以估量的伤害，甚至危及生命。遏制非法代孕，有关部门应该专项整治，严厉打击，同时通过立法加大对代孕等违法违规行为的惩处力度，增加违法成本。尽管代孕这一行为违反我国法律、有悖道德伦理，但还是有人触碰红线，一些人心存重男轻女封建思想更是花重金购买"包生男孩"的服务。代孕会带来诸多严重的法律、伦理和社会问题，扰乱社会伦理秩序，不可不禁。

1. 生育自由的伦理争议

生育自由是指人们拥有是否生育的决定权以及如何生育或者不生育的选择权。这个概念包括三个方面的内容：①女性个人可以自由决定是否生儿育女；②女性个人也可以自主地选择生育方式，例如是自然受孕生殖还是利用人工辅助生殖技术来受孕生殖；③女性个人可以自主决定通过避孕套、避孕药等方式避免生育。由此可见，避孕是女性争夺子宫自由的重要手段，生育是女性权利的一部分。2021 年初，国内明星代孕事件冲上热搜，在这个热点的背后，是一场关于女性生育自由的争论。波伏娃曾在她的《第二性》中写道："女性除非获得自由选择生育的权利，否则就不可能真正的解放。"李银河也曾经呼吁："生育与否，应该把选择权还给女性，包括单身女性"。

那么，代孕属于生育自由吗？如果按照上述生育自由的第二个方面来说，代孕属于生育自由。既然属于生育自由范畴，那为何很多国家包括我国还要禁止呢？这是因为代孕过程中，还存在很多剥削与被剥削等伦理问题。有人认为，代孕的本质上就是一种母职交易，医学上允许的代孕是指确有医学代孕指征的辅助生育，而现实中却存在着很多商业代孕，例如以前的印度妇女代孕和现在的乌克兰妇女代孕。

2. 代孕引发的剥削

由于代孕在很多国家和地区受到限制，跨境代孕变得越来越流行，因此可能导致社会、经济和种族剥削的问题。商业代孕存在着很多不公平的剥削现象，真正的代孕母亲实际能拿到手里的代孕酬劳约为客户所支付费用的四分之一左右，甚至更少，这就不是真正的生育自由，而是让女性成为了被剥削的对象、行走的子宫。

比如，被称为"世界代孕工厂"的印度，在 2002 年立法确认了商业代孕的合法性，由于当时的印度法律宽松、代孕费用便宜，印度女性大量地被受聘成为代孕母亲。在 2002 年到 2015 年期间，每年全球超过 70％的代孕宝宝出生在这里。当时，代孕母亲几乎没有过多属于自己的权利，许多代孕诊所要求代孕母亲整个孕期都留在指定的集体宿舍内，她们需要事先签合同，放弃对孩子的一切权利，需要放弃对自身的医疗决策权（即假如有意外状况，优先救治胎儿，而不是代孕母亲），生下的孩子有缺陷只能拿到一小部分钱，甚至拿不到钱。这些女性可能是迫于缺钱，也可能是受教育程度不足，对代孕并没有真正或者足够的认识，她们的身体健康得不到基本的保障，很多女性可能稀里糊涂被沦为代孕工具。印度政府由于担心这类女性受到剥削，为了应对不断出现的黑色产业链，于 2015 年 10 月通过了"限制商业代孕"的新法律。规定仅允许为有需要的、无法生育、结婚满 5 年以上的印度夫妇提供无偿的代孕服务，且这种代孕仅限于本国，外国准父母在印度代孕是非法的。

截至目前，商业代孕在乌克兰依然是合法的，由于乌克兰经济低迷，很多乌克兰女性沦落到为西方发达国家人代为生产的地步，甚至催生了发达的代孕行业，长期以来都被西方发达国家当成"欧洲子宫"。然而，随着 2022 年 2 月 24 日俄乌冲突爆发，很多乌克兰母亲面临艰难处境，尤其那些代孕妈妈，她们正面临生存问题，而生出来的孩子也没有人来认领，由此也引发了更多代孕相关的伦理问题。英国媒体曾质疑发达国家把乌克兰当成"子宫"是否合理，认为这就是一个"剥削产业"，澳大利亚的女权智库指出，在俄乌冲突之前，乌克兰的代孕行业就已经问题重重，比如代孕女性被迫接受侵害，生出来的孩子无人认领等等。

3. 孕检中胎儿异常导致的责任承担问题

如果诊断出胎儿异常或者代孕母亲患病可能造成胎儿异常，代孕母亲是否有权利作出终止妊娠的决定？如果预定父母要求终止妊娠，但是代孕母亲却要坚持继续妊娠，该怎么办？代孕母亲都有哪些合法权利？如果在代孕期间，预定父母中有一方不幸去世或者婚姻关系破裂，拒绝接纳孩子，此时代孕母亲所生的孩子该由谁来抚养，代孕母亲将承担怎样的角色？

美国生殖医学学会（American Society for Reproductive Medicine，ASRM）伦理委员会规定的代孕母亲在决定代孕前，需要接受心理评估和咨询；同时建议代孕母亲在代孕前，进行相关的法律咨询。代孕母亲有权利完全知道整个代孕过程中需要面临的包括身体、心理和社会等方面的妊娠风险，从胚胎植入、整个妊娠过程，再到生产以及后期的产后护理等方面的医疗需求，必须经其本人同意；从道德方面来讲，代孕母亲应该获得适当的经济补偿；预定父母必须是代孕母亲所生儿童的法定父母，即负责抚养教育方面的社会学父母。

在 2022 年 4 月举办的第一期"伦理学与当代社会论坛：生育伦理问题"线上会议上，首都医科大学医学人文学院的梁立智副教授针对"代孕需求方生殖自主权实现的道德界限"问题进行了探讨，他指出，除商业代孕和代孕弃养问题外，代孕争议的本质涉及道德界限与生殖自由的问题。从意志自由的角度分析，代孕的需求方（预定父母）享有生殖自主权，即具有自主选择代孕生殖方式的权利。但是，生殖自主权不仅仅只包含代孕需求方的意志自由和尊严，同时还应该蕴含代孕需求方对后代的养育责任。梁立智副教授认为，生殖自主权不应该是绝对权利，还应该通过权衡不伤害原则和尊重自主原则，需要有一定的道德界限，要将双方的代孕风险最小化，从而保障后代稳定健康的成长环境。

4. 代孕经济补偿导致的伦理争议

国外已有保护代孕母亲及其所生产儿童的安全和健康的指南。应该在受孕之前确定经济报酬，且需符合当地法律。包括对代孕母亲的合理补偿金额，以及预定父母要负担多少预料之中及预料之外的费用。关于直接补偿代孕母亲是否符合伦理，目前暂无相关共识，关于经济补偿的合法性方面，各国各地区也各有不同。美国生殖医学学会的结论是，给予代孕母亲一定的经济补偿符合伦理，但是补偿的数目不应该"产生过多的引诱或剥削风险"。而欧洲人类生殖与胚胎学会（European Society of Human Reproduction and Embryology，ESHRE）的指南则提到"利他目的的代孕是唯一可接受的代孕形式"，也就是反对商业代孕，以最大可能地降低剥削或强迫的潜在风险。

至于是否给予代孕母亲经济补偿，存在两种不同的论点。支持经济补偿的论点包括女性的生育自主权，同时，研究也显示，给予经济补偿可以使代孕母亲和预订父母双方都能获得良好且积极的体验；反对经济补偿的论点则认为，给予经济补偿就是属于把女性身体商品化的行为，另外，也因此可能导致人口贩卖和生殖滥用，尤其是对那些处于经济窘困的女性而言，更可能违反道德和伦理。

5. 家人担任代孕母亲引发的伦理关系问题

如果家人作为代孕母亲，预定父母与代孕母亲之间本身存在着家庭亲属关系，当孩子出生后，代孕母亲、孩子以及预定父母之间依然会持续存在亲属关系。这种情况下，他们之间的关系将如何平衡，是否会亲上加亲？又是否会造成彼此之间的尴尬处境，影响预定父母与孩子之间的亲子关系？代孕母亲与其余家人之间的关系、代孕母亲与预定父母之间的关系以及代孕母亲与孩子之间的关系，可能涉及的社会和心理问题，都需要在决定让家人担任代孕母亲之前进行充分的商量。而我国著名的生命伦理学家邱仁宗认为，决定亲子关系的最关键因素是预定父母与孩子之间是否存在养育关系，单纯提供精子或者卵子或者仅提供妊娠子宫的父母，都算不上孩子真正的父母。

6. 伦理学界对代孕行为的观点

由于代孕在伦理和道德方面存在大量不同的观点，全世界不同地区对代孕的法律态度各不相同。有些国家的部分州允许代孕（如美国），有些国家只允许利他目的的代孕（例如允许为子宫缺失或无功能、严重疾病等导致不能安全受孕或妊娠的女性代孕），不允许商业代孕；有些国家，如法国、意大利和中国，禁止所有形式的代孕；而有些国家在支持或者反对代孕方面没有任何明文规定。

在我国，早在 2001 年卫生部《人类辅助生殖技术管理办法》和 2003 年颁布的《人类辅助生殖技术与人类精子库伦理原则》中就规定"医疗机构和医务人员不得实施任何形式的代孕技术"。但是，在 2016 年修订实施的《计划生育法》中，已经将"禁止以任何形式实施代孕"的内容删除掉，这在一定程度上说明，大家对伦理问题的认知上有了进步。

2021 年，"界面新闻"记者曾经就代孕的最近观点，专门采访了中国生命伦理学的开创者与奠基人、著名的生命伦理学家邱仁宗，对于代孕问题，他坦言，过去他对代孕的态度相对保守，但随着现代技术和各项指南规范的完善，现在对代孕的态度已经发生了转变。他认为，如果确实有代孕的指征，即具有合理的医学理由，例如某位女性因患有子宫疾病或其他特殊疾病（例如有癌症或者严重免疫性疾病等）不能生育，则为她提供代孕技术是合乎伦理的，这种代孕可以称之为医学理由的代孕。他同时也认为，如果具有合理的社会理由，例如那些患有"生产恐惧症"女性或者因为妊娠和生产可能影响到自己事业或者职业的女性，选择代孕也算得上是合理的社会理由。但他坚决反对商业化代孕，比如那些只要申请人有钱，就可以为所欲为的代孕现象；更反对那些随意抛弃通过代孕生出的孩子的做法。邱仁宗认为，我们应该鼓励利他主义的代孕，禁止商业化的代孕。因为前者是帮助他人生出孩子，使他们更加幸福；而后者是利用代孕技术发财，对于抛弃代孕所生产的孩子的做法则属于故意伤害罪，应该坚决杜绝并严加惩处。

第五节 子宫移植助孕

从过去的历史数据看，一直都没有针对子宫性不孕症，即子宫缺失或无功能女性受孕相关的治疗方法。对于这些女性而言，传统的养育替代途径主要是收养子女，在部分国家可采用代孕的方法。但是代孕仅在部分国家和地区可行，也不一定符合患者在家庭组建方面的价值观和需求。而子宫移植的探索和研究，给那些渴望体验妊娠和孕育的女性带来了希望。

世界上第 1 例人类子宫移植术于 2000 年在沙特阿拉伯完成，子宫来自活体供者，但由于组织坏死，移植后 3 个月便移除移植的子宫。第 2 例人类子宫移植术于 2011 年在土耳其完成，1 位 21 岁的子宫缺位女性接受了 1 位 23 岁死亡女性的子宫，移植后，受者有过 2 次妊娠，都发生了孕早期自然流产。一直到 2020 年 6 月，媒体报道该患者在孕 28 周时生下 1 名男婴，随后切除子宫。2014 年 10 月，全球首例活体子宫移植后孕育的婴儿在瑞典出生。这名 35 岁的受者患有先天性无子宫，其接受了一名 61 岁活体供者的子宫。2017 年 12 月，全球首例已故者子宫移植后孕育的婴儿在巴西出生。该案例是由巴西圣保罗大学医学院 Dani Ejzenberg 博士的团队完成，研究人员为一名 32 岁的先天性无子宫女性进行了子宫移植手术，所不同的是，子宫的捐赠者来源于一名因脑出血死亡的 45 岁女性。2015 年，西安 43 岁母亲将子宫移植给 22 岁女儿，4 年后创下奇迹诞下了一个健康的男婴，这是中国第一个、全球第 14 个在移植子宫内孕育出生的宝宝。

一、子宫移植辅助受孕简介

子宫移植辅助受孕是一个多步骤的复杂过程，涉及子宫供者、子宫受者和遗传学父亲，临床上把接受器官（子宫）移植者叫做"受者"，而把器官（子宫）捐赠者，叫做"供者"，这个供者子宫可来自活体，也可来自已故人体。截至目前，子宫移植治疗子宫性不孕依然属于实验性的外科操作。子宫移植辅助受孕的大体流程包括：预期的子宫受者和供者需要提前在器官捐赠中心进行配型检测，以尽量实现最佳配型；配型成功后，为受者进行体外受精（IVF），形成胚胎后进行冷冻储存；先为器官供者进行子宫切除术，然后将供者的子宫移植给受者，因移植子宫最严重的术后并发症是排斥反应，所以受者在术后需要长期服用免疫抑制药物；受者进行至少 6～12 个月的免疫抑制治疗后，如无特殊异常，就可以将之前冷冻好的胚胎，移植到受者子宫内进行妊娠，如果妊娠成功，则通过剖宫产生产，之所以需要剖宫产结束妊娠，而不是通过阴道自然生产，是因为子宫移植辅助受孕包括子宫移植、术后免疫抑制治疗以及试管辅助受孕，整个过程代价很大，而自然生产的产程长、不确定因素太多，中途一旦出问题，则可能前功尽弃。

生育完成后，若出生的孩子健康，则可以取出移植的器官，以限制免疫抑制剂的用量和持续时间，从而降低免疫抑制副作用的风险，如肾毒性。子宫移植是所有器官移植中，第一种移植物仅暂时留在受者体内，而不需要终生留存的器官移植术，若认为生育已完成，无需再生育，则取出子宫。但生育完成后是否切除子宫，决定权在患者。

子宫移植还存在诸多安全问题。首先，尚不完全清楚子宫移植的有效性，同时排斥反应、血栓形成、严重感染等问题可能导致在没有完成生育前移除子宫。子宫移植还会使胎儿面临多个潜在风险，包括子宫内暴露于不同药物、可能的器官排斥反应以及可能需在胎儿存活的情况下切除子宫等。在子宫移植过程中，受者需接受 3～4 次腹部手术，包括子宫移植术、剖宫产（可能不止 1 次），以及生育完成后的子宫切除术，如发生并发症，可能还需要进行其他手术。

二、子宫移植的伦理问题

子宫移植的独特之处在于必须权衡多方的权利，包括活体供者或死亡供者的直系亲属、受者、遗传学父亲和预期的子女。首先，子宫移植是一种提高生活质量的手术，而非挽救生命的手术，与挽救生命的移植术（如肝、肾移植）相比，实施改善生活质量的移植术，需要经过严格的科学、伦理论证。其次，子宫移植尚处于研究阶段，且需活体供者和受者的知情同意后才能开展研究，在知情同意过程中有存在误解的可能性。

子宫可取自活体供者或死亡供者。活体供者的优点是有充足的时间进行术前检测、筛查和组建多专业外科团队，缺点是由于活体器官供者将接受广泛外科分离手术，有发生损伤和并发症的风险，还可能影响未来的健康状况，例如卵巢提早丧失激素合成功能和绝育。对于死亡供者，优点是没有手术风险，可以对死亡供者进行更彻底地分离，这可以得到较大的血管，从而可能降低移植物血栓形成的风险。缺点是器官的供应有限、器官采集期间冷缺血时间较长以及存在知情同意潜在伦理问题的不确定性。死亡供者器官的移植涉及知情同意、器官获取和保密方面的困难，由于子宫移植是新技术，同意传统器官捐献的患者不一定考虑过子宫捐献。因此，可能还需要和代理决策者额外协调，决定是否考虑捐献死亡患者的子宫。

由于人类子宫移植尚处于起步阶段，如同"换脸"一样，子宫移植引发了诸多医学伦理问题，也使捐赠者、受赠者及其家属都面临巨大的社会压力。活体供者和受者都要接受全面的健康体检和心理评估，接受子宫移植的受者必须具备足够的身体和心理承受能力，包括促性腺激素刺激、取出卵子用于形成胚胎、子宫移植、免疫抑制、胚胎移植、妊娠、剖宫产和子宫切除、甚至移植失败等多重挑战。

如何管控子宫移植，才能确保患者能够获得有关于子宫移植的安全性和有效性？根据其他器官移植的经验，可以通过器官共享联合网络的形式，进行器官移植的管控；也可以考虑按照辅助生殖技术的要求来管控。目前全球已经召集成立了一个国际子宫移植研究者学会，其目的是为了进行强制性的数据登记，并共同提出针对所有子宫移植团队的一些必需要求。

值得注意的是，目前的试验中，子宫移植后不能自然受孕，必须通过体外受精胚胎移植的方法妊娠，因为移植子宫时，并未同时移植输卵管。之所以这么做，是为了降低异位妊娠的风险。而一旦发生异位妊娠，将很难通过常规的腹腔镜微创治疗，因为子宫旁边往往存在着致密粘连，手术难以顺利操作。另外，即使同时做了输卵管移植，也不清楚其是否具有正常的功能，例如输卵管伞端可能无法正常"拾卵"等，这些都是有待解决的难点。

子宫移植的费用很高，加上后期的体外受精胚胎移植技术，整体费用 40 万～60 万人民币，大多数家庭都无法承受这一高昂的费用，目前还没有针对这类医疗费用是否可报销、如何报销或者由哪个机构来负责报销的规定或者制度，所以同样会引起重要的伦理考量。子宫移植手术在伦理学界还有一个巨大的争议，子宫移植手术的成功意味着一个男人理论上也能移植一名女性捐赠者的子宫，从而令男人也能怀上身孕。不过，瑞典研究专家迪亚兹·加西亚博士称，他们研究"子宫移植手术"的目的只是为了给成千上万不孕妇女带来福音，绝不会尝试让男性接受子宫移植手术并怀上身孕。

三、人造子宫

人造子宫（artificial womb），就是一种模拟人类子宫功能的设施，具备胎儿发育的所有必备条件，如羊水、胎盘、血液循环系统等，让胎儿体外发育过程犹如在母体子宫内一样。

1. 人造子宫的发展过程

关于人造子宫，英国遗传学家哈尔登早在 1924 年就曾经预言到 2074 年，将有七成的婴儿通过体外孕育诞生，这是关于体外培育的最早设想。1969 年，法国科学家曾率先尝试把羊胎儿放置于人造子宫内，但仅仅存活了两天，近 50 年来，关于人造子宫的研究几乎没有中断过。1992 年，《新科学家》杂志刊发了一篇文章，描述日本东京大学的科学家在羊胎儿发育到 120 天，大约相当于人类胎儿 20～24 周时，给母羊做剖腹产，取出羊胎儿，然后植入到用橡胶制作的人造子宫内，17 天后成功"诞下"了一只小羊羔，但可能是由于镇静剂的作用，诞生的小羊无法进行自主呼吸或站立。

2017 年，美国费城儿童医院的研究团队曾公开对外宣布，他们针对超早产羔羊，通过体外人造子宫技术使得羔羊继续生存。研究人员将他们配置好的"羊水"装入到袋子中，模拟正常的子宫内环境。在薄膜外同时配备了与羔羊的脐带相连接的人造胎盘，以起到为其提供营养物质和代谢支持的作用。进行实验的小羊一共有 8 只，其中 5 只相当于人类的 23 周胎儿，这个周数的早产儿出生后存活概率几乎为 0；其余 3 头小羊的孕周稍微大一些。研究发现，小羊在这个人造子宫中一切正常，而且能够正常地吞咽和呼吸，在人造子宫内孕育了 4 周之后，小羊出生。经过仔细检查，发现这些小羊除了有一些轻微的早产并发症之外，其余和同龄小羊几乎没有什么区别。2019 年，欧盟"地平线 2020 计划"为荷兰埃因霍温理工大学的人造子宫研究团队提供 290 万欧元（约合人民币为 2300 万元左右）科研经费，供科学家研发使用，他们计划用 5 年时间，实现人造子宫的临床运用。2020 年 12 月，我国首次人造子宫体外培育胎羊在郑州大学第一附属医院获得成功，该项研究是由产科、胸外科以及体外支持中心 ECMO 团队联合推进完成的，这项研究填补了我国在体外培育的空白。

就目前而言，研究人造子宫主要是为了改变早产儿的命运，提高早产儿的生活质量。Alan Flake 在接受媒体采访时曾经反复强调，人造子宫的研发，并不是要替代或挑战人类的生育权，从技术和伦理角度而言，其最大的功效是维系早产儿的生命。据世界卫生组织统计，全球早产儿约占新生儿总数的 1/10。由于不同国家、不同地区的医疗救治技术各不相同，救治极限的差异也很大，目前在全球最高医疗水平下，22～23 周的早产儿是医学救治的极限。由于早产儿肺脏等重要脏器发育不完全，早于 22 周的婴儿，其存活概率非常低，越早出生，婴儿的健康风险就越高。人造子宫如果研制成功，就可以模拟人体正常子宫环境，让那些早产宝宝的生长发育得以延续。在人造子宫内，胎儿肺脏和其他器官都可以进一步发育，但在保温箱中时，婴儿需要通过自身的肺脏进行呼吸，此时的肺脏并未发育完全，所以肺部感染是早产婴儿的常见死因。新开发的人造子宫系统则有望避免这一问题。此外，相比保温箱，新系统的液体环境也更容易维持无菌条件。然而，胎儿生长、发育的环境，不仅仅是提供模拟场所、获取营养那么简单，还牵涉到激素调节等一系列的问题，母体外的胚胎和正常生育的胚胎究竟有什么不同，人类目前还知之甚少。所以，依据现有的技术，由人造子宫完全支撑整个生育过程，还是一个困难重重的漫长研发过程。

2. 人造子宫可能会面临的伦理问题

从伦理上看，人造子宫如果直接代替了女性的生育功能，那么孩子在出生后，该以什么样的身份标签去面对父母。如果是只有一方选择生育，孩子将会面临事实上的"无父"或者"无母"的状态，这些伦理上的模糊地带和未知领域，都亟待新的伦理理念去填补。

人造子宫可以替代人类孕育胎儿吗？是否会挑战女性的生育权？在一项针对是否支持人造子宫以及面对有可能发生的生育工厂化的调查中，居然有 71.8% 的男性和 84.4% 的女性都选择了支持人造子宫，这项调查结果让很多人感到意外，也可能是因为这部分人群看到父母、亲人、朋友的孕育之苦，也可能是自己亲身体验了在整个妊娠生产过程中需要承受的多方面痛苦。但是，倘若胚胎在人造子宫内发育时，父母双方感情发生变化，导致无人养育怎么办？胚胎发育过程中，若看出是男性、女性，是否会因为性别歧视而导致堕胎现象频发？更重要的是，如果人造子宫可以实现，那么人类生育是否不再需要女性？这一系列问题都牵涉到道德和伦理问题。所以，人造子宫在具体实行时还会面临很多伦理道德方面的问题，相关的问题不解决，人造子宫的真正应用就还有很长的路要走。

思考题

辅助生殖
技术课件

1. 你认为是否应该强制公开供精者信息？

2. 你认为是否应该告知子女他们自己的受孕方式？

3. 你认为代孕应该被禁止吗？对于绝对的子宫因素造成不孕的女性，还有哪些可选途径？

参 考 文 献

［1］ 邱仁宗. 生命伦理学 ［M］. 北京：中国人民大学出版社，2009.

［2］ PRACTICE COMMITTEE OF AMERICAN SOCIETY FOR REPRODUCTIVE MEDICINE. Definitions of infertility and recurrent pregnancy loss：a committee opinion ［J］. Fertil Steril，2020，113 （3）：533-535.

［3］ MASCARENHAS M N，FLAXMAN S R，BOERMA T，et al. National，regional，and global trends in infertility prevalence since 1990：a systematic analysis of 277 health surveys ［J］. PLoS Med，2012，9 （12）：e1001356.

［4］ ORY S J. The national epidemic of multiple pregnancy and the contribution of assisted reproductive technology ［J］. Fertil Steril，2013，100 （4）：929-930.

［5］ KULKARNI A D，JAMIESON D J，JONES H W JR，et al. Fertility treatments and multiple births in the United States ［J］. N Engl J Med，2013，369：2218-2225.

［6］ ETHICS COMMITTEE OF THE AMERICAN SOCIETY FOR REPRODUCTIVE MEDICINE. Interests，obligations，and rights in gamete donation：a committee opinion ［J］. Fertil Steril，2019，1114：664-670.

［7］ KOH S A，SANDERS K，DEAKIN R，et al. Male age negatively influences clinical pregnancy rate in women younger than 40 years undergoing donor insemination cycles ［J］. Reprod Biomed Online，2013，27 （2）：125-130.

［8］ GHUMAN N K，MAIR E，PEARCE K，et al. Does age of the sperm donor influence live birth outcome in assisted reproduction? ［J］. Hum Reprod，2016，31 （3）：582-590.

［9］ ARAB-ZOZANI M，NASTRI C O. Single versus double intrauterine insemination （IUI） for pregnancy：a systematic review and meta-analysis ［J］. Eur J Obstet Gynecol Reprod Biol，2017，215：75-84.

［10］ ZAREK S M，HILL M J，RICHTER K S，et al. Single-donor and double-donor sperm intrauterine insemination cycles：does double intrauterine insemination increase clinical pregnancy rates ［J］. Fertil Steril，2014，102 （3）：739-743.

［11］ CHAVKIN D E，MOLINARO T A，ROE A H，et al. Donor sperm insemination cycles：are two inseminations better than one? ［J］. J Androl，2012，33 （3）：375-380.

［12］ SAUER M V. Principles of oocyte and embryo donation ［M］. London：Springer，2013.

［13］ ETHICS COMMITTEE OF THE AMERICAN SOCIETY FOR REPRODUCTIVE MEDICINE. Interests，obligations，and rights in gamete and embryo donation：an ethics committee opinion ［J］. Fertil Steril，2019，111 （4）：664-670.

［14］ SAUER M V. Revisiting the early days of oocyte and embryo donation：relevance to contemporary clinical practice ［J］. Fertil Steril 2018；110 （6）：981-987.

［15］ SHALEV C，MORENO A，EYAL H，et al. Ethics and regulation of inter-country medically assisted reproduction：a call for action ［J］. Isr J Health Policy Res，2016，5：59.

（刘肃霞）

第十八章

生育控制

自古以来，人口数量增长情况必须要与资源开发利用、生态环境与社会经济发展相协调。如果人口数量无限制地增长，就会在短期内引起资源消耗的增加，长此下去，必然导致生态失衡，甚至人类毁灭。人口数量不是越多越好，但也不是越少越好。而是要根据自己国家的国情，将人口的增长与经济、社会、资源、环境维持在一个相对均衡的水平上，这样才有利于社会的全方位持续、协调发展。1989 年联合国环境发展会议通过了《关于可持续发展的声明》。可持续发展是指建立在社会、经济、资源、人口、环境相互协调与共同发展基础上的一种发展，其宗旨是既能相对满足当代人的需求，又不能对后代人的发展构成危害，注重社会、经济、生活、文化、资源、环境等各方面协调发展。如果人类无限制地增长，则会在短期内增加资源的消耗，长期下去势必会导致生态的失衡，人类甚至可能走向灭亡。

科学生育观

生育是家庭大事，也是国之大事。生育政策是公共政策的重要组成部分，关系千家万户的切身利益，也关系国家和民族的未来。世界各国家都是根据自己的国情，对人口数量是否合理作出适当的调整。比如法国等一些西欧国家，由于经济比较富裕，生育孩子的决定权取决于女方，而大多女性都外出工作，经济上足够独立，很多人都不愿生育孩子，他们多年以来的人口年自然增长率都是负数，人口老龄化日益严重，于是政府用征税的办法敦促育龄夫妇多生孩子。我国人口出生率呈现明显的下降趋势，人口老龄化的问题也日趋显现。针对相关问题，优化人口发展战略，建立生育支持政策体系，降低生育、养育、教育成本，为促进人口长期均衡发展提供有力支撑。

第一节　我国生育控制的历史沿革

我国是一个人口众多、人均资源比较少的国家，人口问题始终是影响社会全方位协调发展的关键性因素，只有人口增长与国民经济增长相适应，才能最大限度地发挥其对社会经济发展的能动作用。

计划生育（family planning）作为我国的基本国策，自制定以来，对中国的人口与发展问题起到了至关重要的积极作用。新中国的计划生育，经历了节制生育的提出阶段、试点阶段、完善与稳定阶段。根据我国的基本国情，

计划生育

通过逐步实施政策改革、宣传教育和社会保障制度等综合措施来调控人口数量，提高人口素质，促进人口长期均衡发展，从而有计划地控制人口，使人口的增长同经济和社会发展计划相适应。实行计划生育，并不是单纯地减少人口，而是有计划地生育，最终实现人口与经济、社会、资源、环境的协调发展，同时维护公民的合法权益，促进家庭幸福、民族繁荣与社会进步。中国从 20 世纪 70 年代开始大力推行计划生育，控制人口数量，中国对人口数量控制的政策和措施，既符合中国的利益，也符合世界利益，但随着经济发展，资金、资源累积，对人口数量的控制就会随之发生改变。

1. 制定计划生育政策，"只生一胎"

20 世纪 70 年代初以来，中国政府开始大力推行计划生育；由 1973 年 12 月最初提出的"晚、稀、少"政策，到 1980 年 1 月提出推行"只生一胎"的生育政策，提倡一对夫妇只生育一个孩子。主要内容及目的是：提倡晚婚、晚育，少生、优生，从而有计划地控制人口。1982 年，计划生育政策被定为我国的基本国策，同年 12 月写入《宪法》，坚持"晚婚、晚育，少生、优生"的基本政策。但在严厉的计划生育政策下，生育率并未延续之前的下降趋势，而是出现反弹，同时表现出平均生育年龄的大幅提前。直到 1991 年，中共中央、国务院作出《关于加强计划生育工作严格控制人口增长的决定》后，中国出生人口开始急剧减少。2001 年 12 月出台《中华人民共和国人口与计划生育法》，计划生育政策上升为国家法律，正式推行后，人口的出生率和自然增长率仍持续下降，人口无计划增长的局面得到了控制和扭转。

2. 计划生育政策微调，实行"双独二孩"及"一孩半"政策

2011 年 11 月，第一批独生子女已经到了适婚年龄，中国的计划生育政策做出了一些微调。在许多地区，如经济较发达的城市以及符合特殊情况者，实行"双独二孩"政策，即，对于夫妻双方均为独生子女的夫妇，由双方提出申请，经计划生育行政部门批准，按照人口计划及间隔规划，可安排再生育一个子女；对于部分省份农村地区，实施"一孩半"政策，即第一个孩子为女孩，可生育第二个孩子等政策的微调。

3. 提出"单独二孩"政策和"三步走方案"

2013 年 11 月，十八届三中全会通过《中共中央关于全面深化改革若干重大问题的决定》，提出"单独二孩"政策，即：夫妻双方中有一方为独生子女的夫妇，可生育两个孩子。"单独二孩"政策的启动，实施"三步走方案"：首先开放东北地区及浙江等省，第二步放开京沪等省份，第三步实现全国全部放开。浙江于 2014 年 1 月成为全国首个"单独二孩"政策落地的省份。

4. 全面放开二孩政策

在实行了独生子女政策后，国内的新生儿数量逐渐地下滑，到 2013 年，中国的新生儿出生率已经下降为 12.1‰，在出生率下滑之后，国内的适龄劳动力就会越来越少、人口老龄化也越来越明显，不利于社会经济、资源等全面稳定发展。2015 年 12 月 27 日，第十二届全国人民代表大会常务委员会第十八次会议第一次修正通过《中华人民共和国人口与计划生育法》，全面放开二孩政策，于 2016 年 1 月 1 日开始正式实施。

5. 提倡适龄婚育、优生优育，一对夫妻可以生育三个子女

2021 年 8 月 20 日第十三届全国人民代表大会常务委员会第三十次会议第二次修正通过《中华人民共和国人口与计划生育法》，国家提倡适龄婚育、优生优育；一对夫妻可以生育三个子女。

由于我国正处于人口大国向人力资本强国转变的重大战略机遇期，立足国情，遵循规律，实施一对夫妻可以生育三个子女政策及配套支持措施，能够最大限度发挥人口对经济社会发展的能动作用，统筹解决人口问题，有利于改善人口结构，落实积极应对人口老龄化国家战略，同时巩固全面建成小康社会成果，促进人与自然和谐共生。

第二节　避　孕

避孕（contraception），是计划生育保健的重要组成部分，是指通过采用各种科学的手段，避免让女性受孕。避孕的原理包括 3 个重点环节，即：抑制精子与卵子的产生，阻止精子与卵子的结合，改变子宫环境以妨碍受精卵着床和发育。

避孕

提供计划生育保健的目的是帮助有避孕需求的人群实现其生殖目标，但计划生育保健不是只着眼于预防意外妊娠，还需要注重所有女性的意愿以及优化健康结局的需求。随着现代医疗技术的发展，已有很多种安全可靠的避孕方式可供不同人群选择。实际上，避孕并不是现代人的专利，古代智慧的劳动人民的避孕方法也是五花八门，甚至还有各种奇特的避孕办法。

一、避孕发展简史

1. 关于避孕的道德争议

在过去，避孕被认为是不道德的，长期得不到社会的认可，主要的原因可能包括两个方面：一是宗教方面的原因，比如犹太教、基督教以及哲学流派，他们认为婚姻与生育是不可分的，因此导致了大部分宗教人士和教会成为强烈反对避孕的一方；二是世俗方面的原因，主要是由于过去的避孕方法基本无效且没有安全保障，遭到了医学界和其他一些人士的反对。另外，一些长期被压制的犹太人以及信仰犹太教的民族，为了本民族的生存利益，也反对避孕。犹太教认为生育是人的天职，《圣经》曾要求"你们中间每一个男子或女子都应有孩子"。《圣经》虽然没有谴责避孕本身，但它重点强调生育，为那些反对避孕的人们提供了根据。《圣经·创世纪》中记载欧南没有服从上帝让他已故兄弟的妻子生育后代的命令，所以上帝耶和华杀了他。这几乎成为了经典范例，被后来的犹太教、基督教人士当作依据，用来证明中断性交属于严重的罪恶。早期的基督教同样主张性交与生育的不可分离，一致反对避孕。公元前一世纪，斯多葛派的哲学家鲁夫斯（Musonius Rufus）认为，性交的目的是生育，否则就是违背自然的、错误的，他们认为避孕有罪，主张通过立法的形式来禁止避孕。新毕达哥拉斯主义者鲁卡努斯（Ocellus Lucanus）认为，人们进行性交的目的是为了生育，而不是为了快乐；亚历山大城的斐洛（Philo）认为，如果一个男子明知某一妇女不能生育，但依然娶了她，那就是行为不端，如果只是为了快乐而性交，就是非法的。

公元三至四世纪，教皇列奥（Leo）强调，结婚就必须生儿育女。神父圣奥古斯丁（St. Augustine）则认为，没有生育意向的婚姻行为就是一种罪行，夫妻如果使用避孕药品进行避孕，那他们的结合就不算真正的婚姻，而是一种通奸行为。中世纪的神父阿尔斯的西萨留斯（Caesarius of Arles）更直接地认为，避孕就是杀人，"避免多少次妊娠，就是杀死多少人"。中世纪著名神学家托马斯·阿奎那（Thomas Aquina）曾谴责避孕行为破坏了潜在的生命，违反了结婚的主要目的，且损害了性交的功能。

新教也反对避孕，比如卡尔文（J. Calvin）认为中断性交"特别可恶"，就是"灭绝种族，在儿子生出前就把他杀掉"。路德（M. Luther）曾说，夫妻结婚的目的是生儿育女。直至 20 世纪初、第二次世界大战前，比利时、法国、德国、美国的教会依然在给教友的公开信中明确谴责避孕，其谴责避孕行为的顶峰是 1930 年 12 月 31 日教皇庇乌斯十一世发布《圣洁婚姻》，认为避孕是"剥夺人繁殖生命的自然力，破坏上帝和自然的法律，干这种事的人犯了严重的、致命的过失"。当时的西班牙、法国、比利时、爱尔兰都曾明文立法，禁止出售避孕药，俄国以及后来的苏联、意大利、德国等也都不鼓励避孕。

历史上判定避孕不道德的第一个理由是认为避孕切断了性交与生育之间的神圣而自然的联系，但这个理由随着观念的改变，逐渐被废弃。第二个理由则是认为避孕提前扼杀了一个人的生命，但这个理由显得特别牵强，本身就是根本不存在的一个人，怎么能算是杀死这个人了呢？实际上，历史上真正说得过去的理由，是以前所谓的避孕药或避孕装置的无效、不安全，且可能有毒副作用。比如，古代中国妇女曾通过饮用水银、砒霜来避孕，但水银和砒霜都有毒性，剂量不合适则可能危及生命。如果研制出安全可靠的避孕方法，任何力量都无法阻挡人们使用这些方法来进行避孕。

2. 避孕的合法性逐渐体现

避孕是控制生育的主要手段，也是社会健全发展的必然需求。柏拉图认为，在理想的城邦中居民不宜生许多孩子，免得陷入贫困和战争，实际上他认为避孕是公民的义务。在古代和中世纪，这种避孕的合理需要曾以变形的形式在一些教派的学说中出现过，比如 10 世纪在保加利亚兴起一个新诺斯提教派，他们歌颂不育的爱，反对导致生育的性交。即使在正统的教义内，也开始允许不育的或已过生育年龄的女性结婚，这意味着过去的观念逐渐被转化，结婚的目的并非只有生育。同时随着历史的发展，人们逐渐开始重视人口质量，强调后代优质教育。

在避孕思想中起关键性作用的是马尔萨斯学说。虽然中国在 1793 年已有人看到了社会不幸与人口过剩之间的联系，但真正起世界性影响作用的还是托马斯·罗伯特·马尔萨斯（Thomas Robert Malthus）。他在《人口论》中提出，如果不加限制，人口每 25 年就会按照几何级数（1，2，4，8，16，32……）迅猛增长，而生活物资却是按算术级数（1，2，3，4，5，6……）增长，由此会引起生活物资增长远远追不上人口数量增长。这在资源匮乏的发展中国家，就会变成一件特别棘手的事情。也就是说，高的人口出生率并不代表国家繁荣。不过马尔萨斯控制人口的办法不是避孕，而是晚婚和禁欲，边沁和普莱斯（F. Place）则主张避孕。1830 年，欧文主张用中断性交的方式来控制生育，即现代理念的体外射精。

18 世纪以来，人们逐渐接受了避孕的思想，原因是大家一致意识到，人和机器一样都是可以控制的。1878 年，从英国开始，接着在德国、法国、西班牙、巴西、波西米亚、比利时、古巴、瑞典、意大利、瑞士、美国等国家，相继成立了马尔萨斯协会，1900 年在巴黎举行了第一次国际控制生育大会。从 1880 年到 1930 年，由于安全有效避孕方法的问世和使用，医学界逐渐接受了避孕术，同时科学界、经济学界和社会学界也改变了对避孕的态度。由于人们普遍看到了毫无节制地妊娠引起的健康恶化、杀婴和堕胎等不幸事件越来越多，1930 年至 1958 年间，主要的新教教会都不再禁止已婚夫妇避孕。1959 年世界教会会议批准了避孕。20 世纪末，大多数人认为，避孕是杜绝过度生育的主要解决办法。

天主教教会对避孕的态度也逐渐发生了变化。首先，有人从最初的"性交就是为了生育"理念开始转变，承认非生育的性交；而过去认为婚姻性交只能是为了生育而不应该是为了快乐，否则就是罪恶。15世纪神学家勒迈斯特（Le Maistre）认为，婚姻性交为了取乐可以无罪。17世纪神学家桑切斯（T. Sanchez）也认为，非生育性交是无罪的。18世纪末，神学家也不再坚持婚姻性交的目的只有生育的说法。19世纪法国耶稣会教士格里（J. Gury）和多马斯（H. Domas）认为，不单纯以生育为目的的性交，"可表达或促进夫妻感情"，爱情对于夫妇性交的意义至关重要。在教皇庇乌斯十一世1930年发布的《圣洁婚姻》也认可了妻子不育时的婚姻性交合理性。

3. 各类避孕措施的发展史

避孕是把结婚与生育分离开来的第一步。在古代，妇女曾尝试各种方法来避孕。古希腊曾让女性在性生活时屏住呼吸，性生活结束后，用力打喷嚏，以避免精子进入子宫；还有通过每次性生活后，让女性反复旋转跳跃7次或9次的做法，来达到避孕目的；中世纪的欧洲，人们曾使用迷信方法，将黄鼠狼睾丸制成护身符，性生活时系在大腿上或者挂在脖子上。

（1）"离奇"的避孕配方和屏障避孕法。古埃及曾有不同的杀精秘方：在性生活之前将他们认为具有神秘力量的鳄鱼、大象的粪便制成栓剂置入女性阴道内；后来，人们又研制了避孕新产品，把用树胶、椰子和蜂蜜等浸湿的棉球塞入女性体内；也有人用明矾、酒、海水、杂酚皂液或醋冲洗阴道；古埃及还曾使用石榴籽及蜡制成的锥形物避孕。在古代的中国和日本，人们曾用丝质油纸、破布团、海绵、鱼鳔等塞入女性阴道，以起到屏障作用。孙思邈曾在《千金方》中记载："油煎水银，一日方息，空心，服如枣大一丸。"

（2）避孕套的诞生。公元前1000年前，古代埃及人就曾经使用山羊、猪等动物的盲肠或膀胱来做安全套，用来预防疾病和感染。16世纪初，为了应对梅毒在欧洲大陆的肆虐，意大利帕多瓦大学的解剖学教授加布里瓦·法卢拜首次发明了亚麻布安全套，当时主要是为了预防性病，其次是避孕。亚麻布避孕套使用了300多年。17世纪晚期，英国医师约瑟夫·康德姆（Joseph Condom）发明了用羊肠制成的避孕套，这是世上第一只真正的安全套，避孕套也以他的名字"Condom"命名。1883年，荷兰物理学家阿莱特·雅各布博士发明第一个乳胶避孕套。避孕套的作用为"一套两用"，不仅能够避孕，而且起到了防止性疾病传播的作用。

（3）宫内节育器的演变。宫内节育器（the intrauterine device, IUD），又称节育环，是一种可逆的避孕工具。避孕原理是，将其置入子宫内可以刺激子宫内膜，引起无菌性炎症，干扰受精卵的着床。两千多年前，阿拉伯商人为了防止驮着货物的骆驼在穿越沙漠的过程中妊娠，将鹅卵石塞入骆驼的子宫里。这些小石头与子宫壁的不断刮擦引发子宫炎症，从而阻止精子着床，达到避孕的效果。而这些不起眼的小石头，据说就是现代宫内节育器的灵感来源。1909年，德国 Richard Richter 医生设计了世界上第一个宫内节育器，由蚕丝弯曲成团状制成，实现了性与非自愿生育的分离。1960年，伴随塑料工业的发展，出现以塑料为主材料制成的宫内节育器，其中影响最大、使用年限最长的是 Lippes Loop 宫内节育器，为"第一代宫内节育器"，也称为惰性宫内节育器，由惰性材料如金属、硅胶和塑料等制成。我国最早常用的是金属环，由于脱落率及带环妊娠率比较高，已于1993年停止生产。

1976 年，芬兰的 Leiras 研制了缓慢固定释放孕激素的宫内节育器 Mirena（曼月乐），第二代宫内节育器就此问世，也称为活性宫内节育器。其内含有活性物质，如铜离子、药物及激素等，所含的这些物质能够起到提高避孕效果，减少出血量、炎症、腹痛等副作用的效果。它包括：①含铜宫内节育器，是目前我国应用最广泛的宫内节育器，从形态上分为 T 形、V 形、宫形等多种形态；②含药宫内节育器，是将药物储存于节育器内，通过缓慢微量释放达到避孕效果和降低副作用的功效。目前我国主要应用于临床的是含孕激素宫内节育器和含吲哚美辛宫内节育器。

1984 年，比利时 Wildemeersch 博士设计了一款无框含铜宫内节育器，它是当今唯一一种无支架含铜宫内节育器，称为吉妮环，由 6 个铜套串在一根比较坚硬的尼龙线上，顶端的结可固定于子宫肌层，悬挂在宫腔中，使宫内节育器不易脱落。不仅有避孕作用，同时可以对子宫炎症、出血等起治疗作用，是近年来宫内节育器发展的里程碑。

（4）避孕药的研发历史。我国民间流传有各种中医避孕秘方，如麝香等。由于石榴籽含有天然雌激素，古埃及人曾采用碾碎的石榴籽来避孕，但由于植物中的雌激素含量很低，且不稳定，避孕的失败率可想而知。

避孕药真正走上历史舞台是基于工业革命的发展及伴随着的科学技术的突飞猛进，科学家们开始研究和提取一些单一成分的化学品，避孕药的两个重要成分——雌激素和孕激素，正是在这种情况下应运而生的。1916 年，玛格丽特·桑吉尔（Margaret Sanger）（图 18-1），在纽约开设了世界上第一家生育控制诊所，她打破性与生育的必然联系，女性因此而获得真正的生育自由，她还是未来国际计划生育联合会的创始人。1956 年，在玛格丽特·桑吉尔与生物学家格雷格里·平克斯（Gregory Pincus）以及同事的共同研究下，终于研发出了女性口服避孕药，避孕原理是通过抑制排卵，并改变子宫颈黏液的黏稠度，使精子不易穿透，精卵无法结合形成受精卵，从而达到避孕目的。1960 年经 FDA 批准上市，正式服务于广大女性，第一个避孕药名叫"Enovid"，雌激素含量高，副作用相对较大。随着避孕药的不断研发更新，副作用越来越小，避孕效果越来越好。

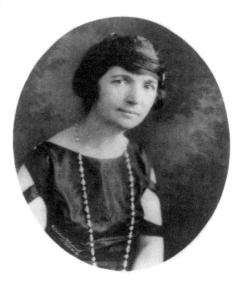

图 18-1　玛格丽特·桑吉尔
（Margaret Sanger）

1967 年，上海仁济医院的肖碧莲院士研发了国产口服避孕药（1/4 剂量的雌孕激素复合制剂），该药的使用剂量是当年世界上临床大量应用避孕药的最低剂量，显著减少了避孕药的不良反应；1969 年，协和医院研制出低剂量短效口服避孕药。此后，口服避孕药的做法逐渐替代了避孕环和其他避孕方法。

二、避孕前咨询

联合国数据显示，世界上 63% 的已婚或有伴侣的育龄女性都在采取避孕措施，其中 92% 的避孕措施是现代避孕方法。避孕措施的普及率因地区而异，非洲最低，为 36%，拉丁美洲和加勒比地区最高，为 75%。就美国而言，在任何特定时间内都有约 2/3 的育龄期女性希望避孕，统计显示，美国超过 50％有性生活的女性，在过去 12 个月都曾接受过避孕的相关医疗服务。

1. 个体化咨询和医患共同决策

随着医学进步，避孕决策已经从过去医生主导决策模式，转变为通过医患共同决策的模式。对于那些高度依赖个体价值观和需求的人群来说，这种转变的方法最为理想，因为考虑了咨询者自主权和对不同避孕方法特点的个体偏好，从而帮助这类女性作出对自身最有利的决定。

向个体化咨询转变，与临床工作中越来越重视"以患者为中心"的医疗理念和追求是一致的，美国国家医学研究院对这种医疗的定义是"尊重并接纳患者偏好、需求和价值观"的医疗。在目前的计划生育背景下，以患者为中心的医疗，将对女性的远期医疗保健和结局都产生积极作用，同时也符合伦理。

在一些低收入和中等收入国家，还有一种比较普遍的避孕咨询方法，是一种选项式或"消费者导向性"方法，医生在其中的主要作用只是提供多项指导意见供咨询者选择，最终决策由咨询者自己决定。虽然这种方法重点关注咨询者的自主权，但在实际研究中发现，许多女性更希望或者在意在这个决策过程中得到医生的支持，而不是单纯由自己作出决定。

一旦确定咨询者适合且希望进行避孕咨询，医生就会评估各类避孕方法的医学安全性问题。如常见的需要考虑的医学问题包括：吸烟状况、心血管疾病（如高血压或静脉血栓形成病史）、家族乳腺癌等肿瘤史、偏头痛病史等。考虑到避孕方法的复杂性，医务人员在确保咨询者有决策能力的前提下，会提供相关的避孕知识供其选择，包括不同避孕方法的效果、月经出血的改变、其他副作用、避孕以外的益处、避孕对未来生育力的影响等。对于希望自主决策的咨询者，医生会提供不同避孕方法的有效性、副作用、失败率，让其选择；对于希望完全或部分交由医生决策的咨询者，医生则会通过了解其主要意愿、偏好性等方面，为其推荐相对最适合的避孕方法。

2. 提供孕前咨询的机会

除了确定避孕措施外，医生还应积极给育龄期女性提供有关自身健康和行为对将来妊娠影响的相关咨询，如"孕前保健"。美国疾病控制与预防中心（Centers for Disease Control and Prevention，CDC）和其他机构的推荐意见是，提倡在育龄女性每次就诊时都提供孕前指导或咨询。如果接诊时间有限，不能做到对所有咨询者提供孕前相关指导，但建议对有慢性疾病、高危环境风险或相关职业暴露的育龄期女性进行简单评估与指导。

考虑到许多有避孕需求的女性没有明确的再次妊娠计划，有人提出一种方法，即采用"PATH"方式提问，了解咨询者的妊娠态度和时机。PATH 包括三个方面，对妊娠的态度（Pregnancy Attitudes）：你认为自己可能会在某时生育孩子或者要更多孩子吗？时机（Timing）：如果未来有生育计划，你认为会是什么时候？避孕有多重要（How important is prevention）：在再次妊娠之前，避孕对你有多重要？

三、避孕方法分类

不同的避孕种类和措施各有利弊，选择避孕方式前，应与医护人员共同沟通，确定最适合的方式。

1. 雌、孕激素复方口服避孕药（combined oral contraceptive，COC）

也称为生育控制药，为雌激素和孕激素复合制剂，低剂量 COC 对绝大多数女性都是安全可靠的避孕选择，健康且不吸烟的女性可持续使用，直至绝经。COC 除了能可靠避孕外，还有一些非避孕益处，比如调整月经周期、治疗异常阴道出血、缓解痛经等。COC 的主要避孕机制是，在雌、孕激素协同作用下，促性腺激素分泌在月经周期中期受到抑制，从而不会激增，致使不发生排卵。另一种可能机制为抑制月经周期中卵泡期的促性腺激素分泌，从而抑制卵泡成熟。孕激素相关机制也会促进避孕作用，包括对宫颈黏液、输卵管蠕动性及子宫内膜容受性的改变，从而干扰受精与着床过程。临床最常见的商品名包括：达英 35、优思明、优思悦、妈富隆等。若正确使用，COC 是非常有效的避孕方式，失败率仅为 0.3%，但不规范使用的失败率约为 7%，主要原因是漏服药物或 7 日不用药间期后没有重新用药。选择 COC 避孕的缺点是需要按时周期性服用，且该避孕方法不能防止"性传播感染"或"性传播疾病"。

有以下情况的女性，建议避免选用 COC 避孕：每日吸烟≥15 支且 35 岁以上；伴有动脉性心血管疾病的多种危险因素（如年龄偏大、吸烟、糖尿病和高血压）；高血压（收缩压≥160 mmHg 或舒张压≥100 mmHg）；静脉血栓栓塞症；接受抗凝治疗；缺血性心脏病；脑卒中史；有并发症的心脏瓣膜病（肺高压、心房颤动风险、亚急性细菌性心内膜炎史）；乳腺癌现病史；重度（失代偿性）肝硬化；肝细胞腺瘤或肝脏恶性肿瘤；偏头痛；糖尿病史持续≥20 年或伴肾病、视网膜病变或神经病变。

2. 宫内节育器（the intrauterine device，IUD）

属于长效避孕措施，即一次性放入宫腔后，可防止数年内妊娠。宫内节育器分 2 种类型：一种是含铜宫内节育器，属于普通型宫内节育器，可留置在子宫内长达 10 年，甚至更久。部分使用这种节育器的女性，会出现月经增多或经期延长。另一种是含药物的宫内节育器，属于特殊类型、有治疗疾病效果的节育器。国内市面上使用最多的是曼月乐，它会释放孕激素左炔诺孕酮，既有避孕作用，也有治疗痛经、月经过多、预防子宫内膜息肉复发等医疗功效，价格略偏贵，且药物释放有效期为 5 年左右，单纯用于避孕时，不作为首选推荐。还有一种是含吲哚美辛的宫内节育器，在避孕同时，可减少或者缓解因放置宫内节育器后出现的出血、腹痛等副反应。

宫内节育器的避孕原理相对比较复杂。宫内节育器可压迫局部发生炎症反应，炎性细胞对胚胎有毒性作用。同时产生大量巨噬细胞覆盖于子宫内膜，影响受精卵着床，并能吞噬精子及影响胚胎发育。长期异物刺激可导致子宫内膜损伤及慢性炎症反应，改变正常的输卵管蠕动，使受精卵的运行速度与子宫内膜发育不同步，导致受精卵着床受阻。铜离子具有使精子头尾分离的毒性作用，使精子不能获能；铜离子还可以进入细胞，影响锌酶系统，阻碍受精卵着床及胚胎发育，并可能影响糖原代谢、DNA 合成以及雌激素的摄入，使内膜细胞代谢受到干扰，进而影响受精卵着床以及囊胚的正常发育。含孕激素（左炔诺孕酮）宫内节育器缓慢释放孕激素后，可使部分妇女抑制排卵；孕激素对子宫内膜的局部作用，使腺体萎缩，间质炎性细胞浸润，间质蜕膜化，影响受精卵着床；同时，可改变宫颈黏液性状，使宫颈黏液稠厚，不利于精子穿透。含吲哚美辛宫内节育器除避孕效果外，该药物可以抑制前列腺素合成，减少前列腺素对子宫的收缩作用，可减少或者缓解放置宫内节育器后出现的出血、腹痛等副反应。

使用宫内节育器的优点主要包括：避孕效果非常好；不必记得采取任何措施或定期使用任何避孕药；副作用很少；不含雌激素，适用于部分不能或不愿使用雌激素的女性；如果想要妊娠，可让医护人员随时取出；长期使用的总体成本低于许多其他避孕措施。使用宫内节育器的缺点是不能预防性传播感染；有很小的概率会在月经期脱出；无法自行实施，只有医护人员可以放置或取出。

3. 皮下埋植（subdermal implants）

皮下埋植避孕（皮埋），是一种缓释避孕剂，内含孕激素，避孕有效率可达99％以上。分为含左炔诺孕酮皮下埋植剂和含依托孕烯埋植剂。它是一种弹性塑料棒，约为一根火柴长短，由医护人员在上臂内侧植入皮下，缓慢向体内释放孕激素，起到避孕作用，3～5年需要更换一次。在月经周期的7日内（从月经第一天开始计）均可放置，放置后24小时发挥避孕作用。

皮下埋植避孕和宫内节育器同属于长效避孕措施，由于其避孕效果非常好，在所有避孕措施中，长效措施的避孕效果最佳，而且使用者不必每日或每次性行为都考虑避孕问题。对于许多人来说是最佳避孕方法。优点是，皮下埋植避孕棒属于非常有效和方便的避孕方式，避孕安全率高，失败率不到1％；仅含孕激素，对母乳和新生儿没有影响，也可适合哺乳期的女性；好放好取，取出后很快恢复生育功能。皮埋的副作用是部分女性使用后会有不规则的出血或月经量很少，不过大部分女性都可以耐受。

4. 绝育术

属于永久性避孕措施，包括输卵管结扎术和输精管结扎术。在我国古代的男子绝育术，通常是指对太监或对某些犯人行宫刑，但这种手术残忍粗暴且不安全。现代做法为切断并结扎男性输精管，门诊局部麻醉下20分钟内就可以完成，简单且安全。

（1）输卵管结扎术。输卵管是卵子与精子结合受精，并将受精卵运送到子宫的通道，任何原因引起输卵管的阻塞均可引起不孕。通过结扎或者切断双侧输卵管的做法（临床多采用先切断、再结扎两侧断端的做法，主要是为了降低单纯结扎后输卵管管腔复通、避孕失败的可能），封闭从卵巢向子宫运送卵子的管道（图18-2），阻断精子与卵子相遇而达到绝育，称输卵管结扎术，是一种女性长期避孕手段。手术方式可以通过开腹做，也可以通过腹腔镜操作，就是在肚子上打小孔，插入专用器械，然后通过观看外面的显示屏进行腹腔内操作，属于微创手术操作。若女性确定自己已完成生育，且不愿意使用可逆避孕法，也不考虑让男性伴侣进行输精管结扎术，则适合该方法。女性绝育曾是世界上最常用的避孕方法，2019年，在所有采取避孕措施的人群中，全世界共计2.19亿女性使用。女性绝育使用率最高的地区是中亚和南亚（21.8％），其次是拉丁美洲和加勒比地区（16％），非洲和欧洲的使用率最低（＜5％）。从1994年至2019年，中亚和南亚以外的地区女性绝育率有所下降，总体使用率从13.7％降至11.5％。

女性绝育术的主要益处是永久性避孕，不需要再使用其他方法避孕，绝育术后妊娠极为罕见，但如果有，则发生异位妊娠的风险比较高。女性绝育术的缺点是，将来可能会因为想要妊娠而后悔手术。如果将来改变想法想要妊娠，可通过输卵管吻合术将结扎或堵塞部位的输卵管切除，再将两侧断端进行修整后重新接通而恢复生育能力，但手术不一定成功且住院花费较高。

（2）输精管结扎术。输精管结扎术是一种在门诊就可以完成的小手术，花费低，其创伤以及并发症发生率明显低于输卵管结扎术（女性绝育术），所以输精管结扎术也是最符合成本的永久避孕方法。输精管结扎术属于男性长期避孕手段，手术方式是切断、结扎两侧的输精管，从而阻断精子排出通道（图18-3），起到避免女性受孕的作用。虽然手术后仍可射出精液，但其中不含精子。从安全性和效果方面考虑，输精管结扎术应该是夫妇双方永久避孕的首选绝育法。与女性绝育术不同，输精管结扎术不会马上起效，需采取其他备用措施，直至精液分析确认无精子后，才不需要再额外采取其他避孕措施，这个过程大概需要 3 个月的时间。

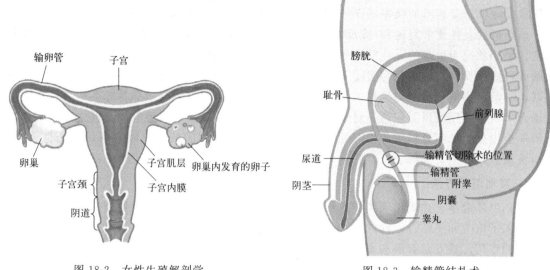

图 18-2　女性生殖解剖学　　　　　　图 18-3　输精管结扎术

　　如果术后又想要小孩，可通过手术使输精管复通、恢复射精，但不一定有效。由于该绝育方式要求男性伴侣愿意接受此手术。受到传统思想等多方面的影响，目前并未普遍开展。有研究显示，在绝育方法中，仅有 8.2% 选择了输精管结扎术。

　　（3）绝育的自愿性。绝育可能是自愿的，也可能是非自愿的，例如二战时期的德国，曾对犹太人以及他们片面认为的"劣生者"进行非自愿情况下的强行绝育，完全丧失人性。罗马天主教会反对绝育。他们认为，绝育破坏了身体的完整性原则，而且绝育使人类丧失了繁衍能力；犹太教、基督教的传统观点则认为，生儿育女是人类应尽的义务，他们仅支持对有儿女的女性进行治疗性绝育，比如由于所患疾病无法生育或者一旦生育可能危及生命的女性，或者患有精神病或先天性缺陷的女性，如果顺其自然生育，可能影响国家利益，但依然需要遵从自愿原则。随着女权运动的兴起，强调尊重女性控制自己身体的权利，包括自愿绝育。德尔奥利奥（A. dell'Olio）认为，女性只有拥有对自己身体的控制权利，在生物学上不屈从，才能在政治和经济上不遭受歧视。女权运动的发展使女性拥有自主决定绝育的权利。

　　关于自愿绝育，存在三个问题：①对于未成年人，能否对绝育表示知情同意；②无行为能力的人，怎样能表示自愿知情同意；③对有行为能力的成人绝育，必须满足哪些条件。首先，对未成年人和无行为能力的人，不论是否自愿，都应该禁止进行绝育术。其次，绝育不仅要本人自愿同意，还应该得到配偶的知情同意，自愿进行。再次，对绝育的实施数量，还应该结合国家人口数量情况而定。例如，在数量过多情况下，可以适当放宽绝育的条件；反之，条件就把控严一些。

　　（4）绝育术后反悔问题。大多数女性会欣然接受绝育的决定，并不会反悔，但有少部分女性会反悔，约为 2%～26%。由于不同研究存在显著的人群、地区和方法学差异，例如绝育后何时反悔、如何确定和判断反悔以及评估的是人群存在率还是发生率，目前还不确定现有绝育后反悔率的数据反映了多少真实的差异。但调查结果显示，与资源有限国家及欧洲相比，美国的反悔率较高。虽然表达反悔的数据存在差异，但是要求复通的比例相对比较一致，多数研究显示为 $1\% \sim 4\%$。

大量研究数据显示，年龄与反悔率之间存在重要关联，年龄 $\leqslant 30$ 岁和 > 30 岁的女性，随访观察 14 年的反悔风险分别是 20.3% 和 5.9%。绝育术时年龄 $\leqslant 30$ 岁女性是年龄 > 30 岁女性接受输卵管复通术的概率的 7.6 倍。有关年龄更小的年轻女性（18～24 岁）的研究显示，该年龄段女性要求复通和/或反悔的风险最高，反悔风险随着绝育时的年龄增长而逐渐降低。婚姻状况为单身的女性反悔率高，与 > 30 岁女性相比，18～30 岁年轻女性可能因为离婚或再婚而反悔，也表现为接受复通术增多。生育与绝育之间的时间差与绝育反悔也存在关联，年龄最小孩子出生与绝育术之间的时间间隔越长，反悔风险似乎越低，而产后立即接受绝育术女性的反悔风险较高。对于存在精神疾病或精神障碍的弱势群体女性，美国妇产科医师学会提供了如何处理这些情况的指导意见。医生要做到的核心伦理原则是不伤害原则，还应该注意，在绝育选择上，某些弱势女性可能受到了胁迫。

5. 其他避孕方法

（1）屏障避孕。如阴道隔膜、海绵和杀精剂、避孕套等，以避孕套使用最普遍，可防止精子进入子宫与卵子结合，起到避孕效果。优点是避孕套既可以避孕，也可以起到预防性感染疾病的作用；缺点是有破裂或滑脱风险。不合理使用时，避孕失败率增加。

（2）透皮避孕贴。透皮避孕贴所含成分同样是雌、孕激素复合制剂，适应证和禁忌证与 COC 基本相同。用法是月经周期的第 1 天开始使用，每周更换 1 次，连续使用 3 周（共 21 天）后，暂停 1 周，再进行下一周期。避孕贴可贴在臀部、腹部或躯干上部，但不建议贴在乳房部位，因局部雌激素浓度过高可能引起乳房压痛不适。需要注意的是，每次使用新的透皮贴时，应贴于不同的部位，并且一次只能贴 1 片；为了维持避孕效果，停用透皮贴的间隔时间不能超过 7 天。透皮避孕贴的避孕机制和 COC 一样，其优点是局部外用，不需要口服用药。

（3）缓释阴道避孕环（contraceptive vaginal ring）。阴道避孕环是近几年来发展起来的一种新型阴道避孕工具，它是由医用硅橡胶管制成的有弹性的圆形环，环内含孕激素，也有少数环内加入雌激素。阴道避孕环分为放置 3 周、停用 1 周的间断使用阴道环和连续放置 3～12 个月的阴道环。阴道避孕环的优点是使用方便，由医务人员将其放置在阴道最深处（阴道后穹窿）即可。通过不断缓慢地释放环中的避孕药，由阴道黏膜吸收后而发挥避孕作用，大部分不通过肝脏而直接进入体循环，从而减少对肝脏的影响，对有心、肝、肾疾病以及不能耐受其他避孕措施的妇女尤为适用。避孕机制是通过改变宫颈黏液性质，使排卵期的宫颈黏液拉丝度下降，黏液变得稠厚，不利于精子通过，因而能产生避孕作用，避孕有效率约为 97%。

（4）长效醋酸甲羟孕酮（depot medroxyprogesterone acetate，DMPA）注射剂。是注射型的单纯孕激素避孕药，不含雌激素，包括肌内注射和皮下注射两种剂型，能够提供长达 3 个月的高效避孕作用。一般是在月经周期的 5 日内注射，每 3 个月注射 1 次。长效醋酸甲羟孕酮的主要作用机制是抑制促性腺激素分泌，从而抑制卵泡成熟和排卵。另外，孕激素还可引起宫颈黏液更加黏稠，使精子更不易穿透；同时可使输卵管纤毛作用减弱，不利于精子游动，从而抑制受精。适用于希望使用高效、可逆且无需每日应用的避孕法的女性，或倾向于选择私密避孕法的青少年女性以及因为某些特殊原因无法使用含雌激素避孕药的女性。已确诊乳腺癌或妊娠的女性建议避免使用长效醋酸甲羟孕酮，重度肝硬化、糖尿病伴肾病、高血压、缺血性心脏病、狼疮、近 1 年内有妊娠计划、长期口服强的松类激素或者正在使用某些特殊药物的女性，使用前需咨询医生。

（5）自然避孕。目前有一些无需使用药物和设备的"自然"避孕措施，包括体外射精（即男性在射精前撤出）、安全期法（指女性跟踪记录其月经周期，以便在最易受孕期间避免性交）、母乳喂养（母乳喂养能降低女性受孕的能力，但要求纯母乳喂养且达到一定频率）。然而，以上自然避孕的这些措施实际上并不是很可靠，意外妊娠的风险比较高，因此并不推荐。

（6）紧急避孕。指在发生性行为后短时间内采取的避孕方法，紧急避孕可降低妊娠风险，但无法终止已经发生的妊娠。适用于下列情况：漏用避孕药，性交期间避孕套破裂或滑脱，避孕措施出现问题（如透皮贴脱落或阴道避孕环掉出），发生性行为时未采取避孕措施，在无保护情况下遭遇性侵犯后也可使用紧急避孕。

紧急避孕措施包括紧急放置宫内节育器和口服紧急避孕药物两种。性生活后 5 日内可在子宫中放置宫内节育器，适用于后期有长期避孕需求的女性。口服药包括含左炔诺孕酮口服药（商品名：毓婷、仙琚、保仕婷等，药店可买到，不需要处方）、含乌利司他口服药（商品名：Ella）、含米非司酮口服药等。口服紧急避孕药的效果受多种因素影响，包括性交后服药的时间，处于月经周期的哪个阶段，无保护性交次数，以及体重等。一般而言，无保护性交后越快服用，则效果越好。

四、激素类避孕药的副作用

1. 类早孕反应

服药的最初 2～3 个月，约 10% 左右女性可能出现恶心、呕吐、食欲缺乏、头晕、乏力等类似妊娠早期的反应，一般不需特殊处理，坚持服用 2～3 个月后，副作用大多数会自然消失。症状严重时，则需要考虑更换避孕药种类或停药，也可以改用其他避孕措施。

2. 不规则阴道流血

服药期间阴道可能会出现不规则流血，这是常见的避孕药副反应。大多数发生在漏服避孕药后，少数即使未漏服，也可能会发生。少量的点滴出血，通常不需要特殊处理，随着服药时间延长会自行停止。流血偏多者，则需要到医院就诊，寻求医生的帮助。

3. 闭经

约 1%～2% 女性可能发生闭经。对于在停药后依然未来潮的女性，需要排除宫外妊娠的可能。

4. 体重、皮肤及其他变化

最初研制的避孕药可引起部分女性食欲亢进，体内合成代谢增加，水钠潴留、体重增加；少数女性还会出现面部淡褐色色素沉着。但随着近年来口服避孕药的不断更新发展，上述副作用明显降低。而且，口服避孕药还可以用于治疗和改善皮肤痤疮。此外，个别女性服药后可能出现头痛、乳房胀痛、复视等副作用，可对症处理，必要时停药做进一步检查。

5. 长期口服激素避孕药对人体的影响

长期口服激素避孕药可能对机体代谢有轻微影响，比如对糖代谢的影响与药物成分的剂量有关，部分女性可出现糖耐量改变，停药后恢复正常。在脂代谢方面，可能会增加血管动脉硬化、卒中、心肌梗死的发病风险，有心血管疾病发生潜在风险的女性（如年龄较大长期吸烟者，有高血压等心血管疾病者）通常不建议长期服用。较大剂量的雌激素还可能增加血栓性疾病风险，不过目前国内使用的激素避孕药中雌激素含量很低，通常不会增加血栓性疾病的发病率。在肿瘤方面，孕激素对子宫内膜有保护作用，可降低子宫内膜癌和卵巢癌的发病风险；但长期雌、孕激素避孕药是否增加乳腺癌的发生，目前还存在争议，对于有乳腺癌家族史的女性，不建议长期服用。停用口服短效避孕药后就可以妊娠，并不会增加胎儿畸形的发生率。

五、关于避孕的伦理争议

首先，人们担心的是避孕是否会引发性关系混乱。事实上这种可能是存在的，由于避孕会减轻对性生活的压制，导致性关系比过去相对自由，这是人类文明社会发展的必然过程。但是，这种自由一旦过度，则可能引起性关系混乱。例如，婚前性行为增多、非婚性行为数量增加、婚内与他人的非正常性行为增多，这些都可能给个人、家庭和社会带来负面影响。因此需要我们认真思考如何来权衡婚姻、性生活与避孕之间的关系。

其次，人们担心避孕是否会影响人类延续。这种担心可能已经成为事实，由于避孕分离了婚姻与生育，这样就导致部分女性放弃生育的义务，最终可能导致家庭的破裂。从国家层面上来讲，很多国家的低生育率与避孕技术的发展存在着直接的联系，甚至影响到整个社会和国家利益。那么，怎样在宏观层次上，把避孕作为调控人口的主要手段，避免这种情况的发生呢？人类是否可以从避孕技术的研制、分配和使用方面，加以控制和调节，进而服务于国家的人口政策。例如当某一国家的人口数量超负荷、呈几何级数增长时，应加大避孕药和避孕工具的生产、降价出售甚至免费提供使用；而当某一国家人口短缺时，则限制生产、限量供应或高价出售等。

最后，鼓励避孕是否会导致人工流产泛滥？虽然从部分日本的调查资料看，避孕与人工流产的关系成正比。但是，禁止避孕同样可能会导致更多的人工流产。因为人工流产本身就是避孕失败的一种补救手段，而当禁止避孕时，人们必然又会求助于人工流产来避免继续妊娠。避孕与人工流产之间，不一定有必然的相关，也不一定正相关。

第三节　人工流产

人工流产是避孕失败的一种补救措施，也称"终止妊娠"技术。包括手术流产和药物流产两种方式。人工流产的原因主要包括意外妊娠后因个人或者家庭原因不想生孩子、胚胎或者胎儿发育异常、因健康问题存在妊娠风险、青少年未婚女性意外妊娠等。

一、人工流产发展简史

在有文字记载的人类文明早期并不反对人工流产。古希腊和罗马帝国时期，人工流产曾经相当普遍，著名哲学家柏拉图和亚里士多德曾表明，流产可作为防止人口过多的一种方法。到了基督时代，曾有很多公共法规针对性生活予以限制，其中也包括了"人工流产有罪"的内容，他们认为医生不能直接提供人工流产服务，那些私下进行人工流产的医生曾被冠以"巫婆"的恶名。因此，人工流产技术在基督时代基本完全失传。17世纪以来，随着现代妇科技术的发展，发明了人工流产技术，即负压吸宫术，这使得医生能够为妇女提供安全、有效的人工流产服务。不过，19世纪前，由于人工流产过于宽松，引发了很多问题，例如增加女性感染、月经不调、不孕不育等相关的并发症。1850年，美国国内掀起了"反人工流产运动"，之后"人工流产违法"的观念被各州普遍接受，1861年，英国通过了"反人权法案"，认为妊娠的任何阶段实施人工流产都是违法行为，公立医院禁止人工流产，从而导致很多妇女在一些江湖游医所开的黑诊所进行人工流产手术，由于专业技术性及安全设施没有保障，使得一些女性不幸死亡。随后，各国开始逐渐建立有效的管理措施。

二、人工流产的伦理争论

人工流产的伦理主要牵涉到三个问题，即：胎儿是不是人，胎儿是否有被生的权利，母亲的权利问题。

1. 自由主义观点

极端自由派的观点认为，胎儿在道德上的地位和盲肠没有两样，所以妇女进行人工流产在道德上是允许的，在必要的时候，随时都可以实施人工流产。许多妇女运动者和全国妇女组织认为，妇女有绝对的权利处置自己的身体，而胎儿只是她身体的附属物，妇女有权利使它脱离她的身体，包括使它死亡。较温和的自由派认为胚胎没有完全的生存权，但它有成为人的潜力，因此也应该有某些权利，所以支持某些情况下的人工流产，例如孕早期的人工流产，当胎儿存在发育异常及可能发生严重残障的情形时，继续妊娠可能会威胁母亲的健康或生命时。

2. 保守主义观点

保守主义者认为，母亲和胎儿分别属于两个独立的生命体，胎儿有完全独立的生命权，所以人工流产在任何情况下、任何时候都是不道德的。罗马天主教则认为，胎儿属于无辜者，而流产无法得到辩护。即便是强奸妊娠的胎儿，也是无罪的，就算母亲不愿要这个孩子，也应保护他的生命，孩子不应该受到死亡的惩罚。支持胎儿具有完全生命权的这种观点，通常是建立在某些宗教信念上，比如基督教的教义中曾明确讲到"从受孕开始，每个人都应视为一个有位格的人，具有人的权利"，他们相信人是上帝所造，我们不能侵犯上帝去夺走人的生命；非宗教人士则认为，基督教的教义将受精与个体、受孕与位格看做等位关系，是犯了明显的错误。

3. 中间主义观点

中间主义观点普遍比较支持人工流产。他们赞同身体属于妇女自己，同时，对于胎儿而言，因为有成为人的潜在性，认为它有一定的道德地位，所以，任何妇女都没有绝对的权利来决定怎样处置胎儿。也就是说，虽然妇女具有控制自己身体的权利，也可以做出流产的决定，但是在流产的决定方面并非完全随意，一定要足够的理由去支持。尤其当进入孕中晚期时，法律应该立法确定流产的标准，而不能任由妇女自己的意愿随意进行孕中晚期的流产。

过去，美国的许多州将堕胎定为重罪。在1973年的罗博韦德案中，美国最高法院首次承认孕3个月内的人工流产合法化，但1989年，美国的最高法院又通过了一项限制妇女堕胎的决定。2019年美国阿拉巴马州通过了新堕胎法案，规定在阿拉巴马州对孕期处在任何阶段的孕妇实施堕胎都正式被视为重罪，可判处10至99年有期徒刑，即便是强奸乱伦导致怀孕的情况也不例外。在英国，以前堕胎是一种犯罪，直到1967年《堕胎法》有了新的规定，即：当两名执业医生认为继续妊娠会危及孕妇的生命健康或其他子女的身体、精神健康，或胎儿出生后会因发育畸形导致重残等严重影响生活的情况时，继续妊娠与终止妊娠相比，继续妊娠的弊远大于利，可以由一名医生为其进行人工流产。2012 年 4 月，乌克兰推出了一项关于禁止女性堕胎的法律草案，为表达对这项法案的抗议，5 名乌克兰女权组织成员爬上基辅圣索菲亚大教堂的钟楼，并脱掉衣服赤裸上身，挂出了写有"停止"字样的黑色条幅，并敲响大钟，声称是对教堂与政府企图联合控制女性神圣生育权利的警告。

在中国，孕 14 周以内的人工流产是合法的，对孕 14 周以上流产服务并没有相关规定，但为了避免性别歧视，影响人口结构合理化，不同城市在法律方面做了相应限制。例如，哈尔滨市政府规定，妊娠 14 周以上做人工流产要经过行政审批；贵州省发布的《贵阳市禁止选择性终止妊娠规定》中明确，除一些特殊情形之外，禁止为妊娠 14 周以上的妇女施行人工流产。能作为人工流产的理由大致包括：①如果继续妊娠和生育，就可能危及母亲生命安全；②如果继续妊娠，可能导致母亲的身心健康受到严重损害；③所怀胎儿很有可能存在严重发育异常，出生后很可能存在严重缺陷，甚至生活无法自理；④由强奸或者乱伦引起的意外妊娠；⑤母亲因未婚先孕，有深深的羞耻感；⑥已有儿女，如果再多生一个孩子，导致家庭的经济负担无法承受，或者可能会严重影响到家庭幸福；⑦夫妻双方或者母亲有很强的事业心，继续妊娠和生育会影响到事业而不愿意生育孩子；⑧由于人口数量远远超过预期，为控制生育而要求终止妊娠等。

三、人工流产分类

人工流产主要包括手术流产和药物流产两种方式。

1. 手术流产（surgical abortion）

手术流产是采用手术方法终止妊娠，包括负压吸引术和钳刮术。负压吸引术就是指利用负压吸引的原理，将妊娠物从宫腔内吸出，适用于妊娠 10 周内的女性。手术流产并不像一些外科手术那样需要切开，而是经阴道的自然腔道进行，由医疗专业技术人员操作，整个过程约 10～15 分钟，但术后通常还需要在医疗机构留观数小时。手术流产通常需要在局部麻醉或者全身麻醉（是一种静脉麻醉，会让人处于睡眠状态）下进行的，麻醉起效后，医生会使用专门的流产器械和负压吸引设施从宫内取出妊娠组织。负压吸引手术流产的妊娠终止率超过 99％，稍高于药物流产。

手术流产可能发生的并发症包括：①出血，孕周较大时，因子宫较大、子宫收缩欠佳，可能发生术中出血量多的情况。近年来由于剖宫产率升高，妊娠囊着床在瘢痕部位的妊娠，即切口妊娠，发生术中出血的风险较高。②子宫穿孔，是人工流产术中的严重并发症，发生率与手术者操作技术以及子宫本身情况（如哺乳期妊娠子宫比较软，剖宫产后瘢痕子宫切口妊娠等）有关。③人工流产综合反应，指流产手术过程中，因疼痛或局部刺激，使受术者在术中或手术结束后出现恶心呕吐、面色苍白、头昏、胸闷、心动过缓、心律不齐、大汗淋漓等症状，严重者甚至出现血压下降、抽搐、昏厥等迷走神经兴奋症状。④漏吸或空吸，人工流产术中并未吸出胚胎组织，而导致继续妊娠或胚胎停止发育。漏吸通常由孕周过小、子宫畸形、位置异常或操作不熟练等引起。⑤吸宫不全，指人工流产术后仍有部分妊娠组织物的残留。与操作者技术不熟练或子宫位置异常有关，是人工流产术常见的并发症。⑥感染，流产术后可能发生急性子宫内膜炎、盆腔炎等，通常需要术后服用抗生素预防感染治疗。⑦羊水栓塞，由于宫颈损伤、胎盘剥离使血窦开放，导致羊水进入血液循环而产生，治疗包括抗过敏、抗休克等。⑧远期并发症，包括有宫颈粘连、宫腔粘连、慢性盆腔炎、月经失调、继发性不孕等。

人工流产术后通常建议服用短效避孕药，这是中华医学会计划生育学分会开展的人工流产后关爱（Post Abortion Care，PAC）项目，旨在落实避孕，同时修复子宫内膜，预防宫腔粘连，并对今后的生育进行咨询指导，保护女性生殖健康。虽然手术流产可能发生的并发症比较多，但只要在正规的专业医疗机构进行手术，大多情况下都是比较安全的。

2. 药物流产（medical abortion or medical termination）

药物流产是指通过使用药物而不是手术方式终止早孕的一种避孕失败的补救措施，也称"非手术流产"。目前临床联合使用米非司酮和米索前列醇两种药物，米非司酮是一种类固醇类的抗孕激素制剂，主要起抗孕激素和抗糖皮质激素的作用；米索前列醇属于前列腺素类似物，其作用是引起子宫兴奋收缩和软化宫颈。美国 FDA 批准将药物流产用于孕龄不超过 70 天（≤10 周）的药物流产，基于大量安全性方面的临床统计数据，美国计划生育协会（Planned Parenthood Federation of America）将药物流产的孕龄上限提高到 11 周。

药物流产通常不需要住院，最开始 1～2 天口服米非司酮，可以在家服用，第 3 天口服米索前列醇的时候，会建议到医疗机构留观，但具体每个医疗机构的规定不一样，也有一部分是交代服药方法后在家里留观。主要观察妊娠物（胚胎）的排出情况，另外就是观察阴道流血量。口服药物后，可能会出现恶心、呕吐和腹泻等药物副反应，在使用第 2 种药物（米索前列醇）后，会出现下腹部疼痛和比较多量的阴道流血，妊娠物的排出也通常是在服用米索前列醇后。

循证医学数据显示，联合使用米非司酮和米索前列醇进行药物流产的整体成功率为 95%～98%（对于孕 49 天内，药物流产成功率为 92%～98%；孕 63 日之内的药物流产成功率依然较高，为 94%～97%），但有 2%～5% 的少数情况，因有残留组织或继续妊娠而需重复使用米索前列醇或进行清宫术。相对而言，药物流产如果一次成功，不会对子宫内膜造成人为损伤，对身体的伤害较手术流产略小一些，但少数情况可能因为需要对残留组织或继续妊娠进行清宫术而增加出血、感染风险。

四、人工流产现状

据统计，全球每年人流数量为 4000 万～6000 万人次，约占同年妊娠人数的 25%，世界育龄妇女中人工流产率最高地区是东欧，流产人次数高达全球总妊娠数的 9%，最低是西欧，平均约 1.1%，美国在 2%～3% 之间，我国大陆约为 5%～6%，并有明显增长的趋势。根据中国国家统计局发布的数据，2000—2003 年我国每年人工流产的总数在 600 万以内，2004—2007 年每年在 800 万人次以内；2008—2019 年每年约 900 万人次，2019 年达到 976.2 万人次；而 2022 年中国出生人口仅为 956 万。我国人工流产的特点是：①人工流产妇女年轻化，未婚比例高。有关数据显示：25 岁下妇女的比例为 47.5%，未婚比例高达 49.7%，首次妊娠的人工流产比例为 35.8%；②重复人工流产率高、间隔时间短。相关数据显示：半数以上人工流产妇女曾有人工流产史，重复人工流产率为 55.9%。其中≥3 次的人工流产比例为 13.5%。还有资料显示，45% 重复人工流产的间隔在半年至一年半；个案间隔最短时间仅为 75 天，甚至存在半年内连续做 3 次人工流产的现象。在这些人工流产的相关数据中，因"医学原因"终止妊娠的比例很小，仅为 1.9%；因避孕意识不足，未采取避孕措施发生意外妊娠所致的人工流产比例高达 50.3%；因避孕失败发生非意愿妊娠而进行补救性人工流产的比例高达 43.9%；其余的是其他原因所致的人工流产。

在我国，虽然人工流产符合政策和法律的规定，是我国女性的基本权利，但青少年人工流产等诸多问题正在导致不孕不育率升高，损害民族生育力，最终可能发生"想怀的时候却怀不上，想生的时候却生不了"。2021年8月，中国计划生育协会数据显示，青少年已成为人工流产的主要人群之一，未婚青少年每年人工流产近400万人，占我国人工流产总数的40%，其中19%有多次流产经历。每年如此庞大的计划生育量，对中国女性尤其低龄女性的身体健康是一个严重的摧残，日趋严重的青少年生殖健康问题已经对国家人口安全构成重大威胁。2022年，中国计划生育协会发布了1号文件，提到"开展未婚人群人工流产干预专项行动，减少青少年意外妊娠和人工流产"，做好生殖健康的知识普及、技术保障、应急服务、人文关怀和心理慰藉，保证女性的生殖安全和生命安全。总之，无论国内还是国外，获得安全的流产医疗服务和计划生育服务都是孕妇保健的重要内容。

第四节 青少年避孕特有问题

随着社会发展，青少年性活动较过去有所增加，研究表明，青春期女性人工流产与生殖道感染性疾病及不孕症间存在正相关，青少年意外妊娠是全球关注的公共卫生问题。

一、青少年性认知

正常青少年的心理发展包括渴望自主和冒险行为增加。人们在谈到性时，常用到"性"、"性别"或"性别角色"这样一些词。在日常使用时，有时会把这三个词互换使用，但实际上，它们分别从性的三个构成方面反映了性的特质，三者间的区分涉及了生物学、心理学和社会学的知识。

性，是生物学词汇。它是指男女两性在生物学上的差异，包括男女两性染色体、性腺、生殖器和第二性征等方面的不同。性别，是心理学词汇。它是指男女在生理差别基础上的心理差异，主要表现在性格、情感、感觉等方面。性别角色，是社会学词汇。是指社会按照性别，赋予人们不同的社会行为模式。例如，女性生理解剖特点决定了女性生育的本能，女性的天然分工便是母亲，男性的天然分工是父亲。

性认知涉及自身身体、对自己的看法和对他人的感受，具体取决于性器官、性别认同和性取向三个方面。如果出生时指定的性别是男性，则特有性器官包括阴茎和睾丸；如果出生时指定的性别是女性，则特有性器官包括乳房、子宫、阴道和卵巢。性别认同是指内心对自身性别的感受，即认为自己是女性还是男性，或者二者皆是，或二者都不是。自我认同的性别，不一定是出生时指定的性别。用于描述性别认同的不同术语比较多，例如，"顺性别认同"是指认同的性别与出生时指定的性别一样；"跨性别认同"是指认同的性别与出生时指定的性别不一致，比如有的人虽然有男性特征，但他在心理上一直觉得自己就是女性，国内也有因此进行变性手术的；此外还有"非二元性别"，是指认为自己并非单一性别者，一些人更喜欢用"中性人"或"性别不明者"等其他词来描述自己。性取向是指他人的身体或性对自己的吸引力，需要了解的是，我们自己无法选择或控制自己的性取向。性取向主要包括异性恋、同性恋和双性恋。异性恋是指异性人群吸引自己，绝大多数人是这种类型，同性恋是同性人群吸引自己，而双性恋是指两种性别都吸引自己。异性恋、同性恋和双性恋都假定只有男性和女性两种性别,但还有一些人认为自己不属于这几种类型,比如"无性恋",则认为完全不受他人的性吸引。

同性恋又可分为真性同性恋、假性同性恋和精神性同性恋三种。真性同性恋中,他(她)们的身心素质和普通人有明显的不同,往往具有较多的异性特征。他们的性活动不仅仅是感情之间的相互吸引和依恋,还包括肉体上的性行为。假性同性恋大多与环境因素有关,比如长期生活在与异性隔离的生活环境,如军营、监狱等地,由于没有异性伙伴,他们暂时把同性作为满足自己性欲对象。这类同性恋者一旦生活情境改变,就会改变自己的性取向,与异性相恋。精神性同性恋,也称同性爱慕。这种同性恋只表现在精神方面的相互依恋,把对同性的欲望存于幻想之中,而没有实质性的性行为。不论是哪一种情况,我们都应该表示理解和宽容,不应该歧视他(她)们,也不能仅仅因为性取向的特殊性,就全盘否定他(她)们人格和社会价值,这也是社会文明进步的表现。

二、青少年避孕

从 20 世纪 90 年代初开始,首次性生活平均年龄呈下降趋势,而这些青少年如不采取避孕手段,一年中将有 90% 的概率妊娠。根据中国相关机构的调查显示,大约 10% 左右的高中生报告其在此前 3 个月内发生过性交。在性活跃的学生中,仅 1/3 的人采取了有效的避孕方法(即长期可逆性避孕或短期激素避孕),而有 1/6 的人没有采取任何避孕方法。青少年缺乏受孕和紧急避孕相关知识,不能正确或规范使用避孕方法。为保障青春期少女生殖健康,防止非意愿妊娠,减少青春期妊娠的对策之一就是进行正确的避孕教育,使其能够选择恰当的避孕方法。

1. 青少年选择避孕措施的总体原则

安全是第一位的,且不影响双方性生活健康;有效同样重要,即使不熟练掌握使用技巧,也不会导致避孕失败;长效是保障依从性的重要条件,可减少反复使用次数;确保可逆性,随时可以停用,停用后即可恢复生育功能;方便获得,就诊时就可以获得;对身体外形及样貌没有负面影响;不影响正常的骨骼发育;最好有额外的健康益处,如可以治疗不规则阴道出血、多囊卵巢综合征、痛经、痤疮等。

2. 可能存在的障碍以及需要考虑的因素

可能的障碍首先来自保密性,确保保密性是临床医生与青少年之间建立基本信任和尊重的第一步。应让青少年有机会陈述病史和直接从临床医生处获取妇科和性方面的有关信息。其次是费用,由于没有稳定的收入,避孕费用也是青少年避孕的障碍之一。某些情况下,可能还需要提供一定的费用支持。此外,对其怀孕的风险和避孕的效果、禁忌证、启用前评估及不良反应的误解,也是影响青少年避孕的障碍因素。当与青少年患者讨论避孕方法时,消除他们对避孕措施不良反应的误解非常重要,尤其是激素避孕,如避孕埋植剂、口服避孕药、注射用长效醋酸甲羟孕酮。

青少年及医疗保健工作者的认识不充分也是影响青少年避孕的重要因素。比如,许多青少年担心激素避孕会导致体重增加,但二者的因果关系尚未确定。还有些青少年担心激素避孕会导致生长板过早闭合,从而降低其最终的成年身高。然而,到月经初潮时,大部分女性都已经历过生长突增,大致达到了其成年身高的 95% 及以上。部分青年女性担心激素避孕会导致出生缺陷和不孕,尚无证据支持这些关联。某些情况下,患者所担忧的特定避孕方法确实存在相关不良反应风险,但她们可能会高估这些风险。如,在无基础危险因素的情况下，使用 DMPA 后骨密度下降，使用激素避孕后发生静脉血栓栓塞（venous thromboem-bolism，VTE）。

3. 避孕选择

向有性生活的青少年提供避孕选择时，医生通常会根据避孕效果从最有效的方法开始介绍，包括宫内节育器、避孕植入物（皮埋）、注射用避孕针（长效醋酸甲羟孕酮）、雌孕激素复方口服避孕药、透皮避孕贴、阴道避孕环。美国儿科学会（American Academy of Pediatrics，AAP）和美国妇产科医师学会（American College of Obstetricians and Gynecologists，ACOG）也推荐这种做法。其他方法包括屏障避孕法（避孕套、阴道隔膜、子宫帽、避孕海绵）和杀精剂、周期性禁欲（即"安全期法"）、体外射精等，但都不太有效，避孕失败率较高。男用避孕套的避孕效果取决于是否坚持并正确地使用。如果能坚持并正确使用，则妊娠率为 2%；而在实际日常使用中，妊娠率为 18%。

如果没有采取合理的避孕措施或者避孕套滑脱或者破裂，应立即采取有效的避孕补救措施。如口服紧急避孕药。最常见的是含左炔诺孕酮口服药，最好在房事后 24 小时内服用，越早效果越好，随着服用时间的延长，避孕效果会相应下降，避孕失败率随之增加。也可以考虑在性生活后 5 日内置入子宫内节育器，后期可起到长期避孕作用，但国内大多数人青少年及家属受传统观念影响，还不能完全接种这种做法。

青少年采取的避孕措施，需要考虑到后续的相关随访问题，随访的频率因避孕方法而异。例如，采用 DMPA 时，每 13 周重复注射 1 次；采用口服避孕药、避孕贴或阴道环时，每年 1 次或更频繁地进行评估。除了因性传播感染症状、避孕副作用或避孕处方续药/重复注射而紧急复诊以外，青少年和年轻女性还应每年复诊，以进行健康维护和预防保健。

4. 性传播感染及预防

性传播感染（sexually transmitted infection，STI），也叫性传播疾病（sexually transmitted diseases，STD），是一种能够在性行为过程中获得的感染。性传播感染主要包括：人类免疫缺陷病毒（HIV）感染，是一种影响身体抗感染系统（免疫系统）的终生性疾病，最终阶段称为艾滋病（AIDS）；人乳头瘤病毒（HPV）感染，通常在最初不引起症状，但可导致其他问题，包括宫颈癌、口腔和咽部癌症，以及生殖器疣；衣原体感染和淋病，起初不一定引起症状，但可导致女性出现远期问题，如剧烈疼痛和难以妊娠；疱疹，可造成生殖区出现水疱和开放性溃疡；毛滴虫感染，可造成生殖器瘙痒和异常分泌物；乙型或丙型肝炎，可导致长期肝脏问题。性传播感染不一定引起明显体征和症状，许多情况下自己可能不知道已患上相应疾病，但即使不引起症状，也有可能导致严重问题，如不孕、流产等妊娠相关问题或增加某些类型癌症的风险。一旦经临床诊断，务必要遵循医嘱，规范治疗，以减少未来发生问题的风险。

青少年该如何预防性传播感染？当然最直接有效的方法是避免发生性行为。青少年若要发生性行为，为了预防性传播感染和妊娠，在选用有效避孕方法的同时，需要坚持并正确使用男用乳胶避孕套，以降低发生性传播感染（包括 HIV）的风险。需要注意的是，使用避孕套的人仍有可能患上性传播感染。避孕套不会覆盖所有与性伴侣接触的皮肤，而某些感染仅通过皮肤接触即可传播；避孕套还可能出现破裂或滑脱。使用避孕套前后，建议重视以下相关注意事项：确保阴茎在戴上避孕套前已充分变硬，并确保避孕套尖端内没有空气；顺着阴茎展开避孕套的过程中，应保持避孕套尖端封闭；射精后，应在阴茎仍有点坚硬的情况下拔出阴道或

艾滋病

肛门；拔出时，应在阴茎底部环握住避孕套，以防其滑脱。

预防性传播感染的策略还包括接种疫苗和使用抗菌药物预防。目前有针对 2 种性传播感染的疫苗，即 HPV 疫苗和乙肝疫苗。乙肝疫苗可以预防乙型肝炎病毒感染所致的乙型肝炎，接种率已经基本达到全民普及。HPV 疫苗则可以预防较常见的几种 HPV 感染所致的尖锐湿疣，更重要的是可以预防宫颈癌、外阴癌、口腔癌等，推荐适龄女性积极接种。上市的 HPV 疫苗分别是二价、四价和九价疫苗，"价"代表了疫苗可预防的病毒种类。二价疫苗，可以预防由 HPV16 和 HPV18 型病变引起的宫颈癌（超过 90% 的宫颈癌都是由这两种病毒引起的）。四价疫苗，可以预防 6、11、16、18 型 HPV，在二价疫苗的基础上，增加了 HPV6 和 HPV11，它们可以引起尖锐湿疣和外阴癌。九价疫苗针对 HPV6、11、16、18、31、33、45、52、58 九种亚型，能预防约 90% 的宫颈癌。HPV 疫苗最佳开始接种年龄是 9~12 岁，但开始接种年龄，不同国家规定略有差异，截止年龄是 45 岁。和乙肝疫苗接种流程很相似，HPV 疫苗同样需 3 次注射给药，分别是按照第 0、1、6 月或者第 0、2、6 月给药，共 6 个月。

生育控制课件

思考题

1. 实施三孩生育政策及配套支持措施，是进一步适应人口形势新变化、推动高质量发展新要求的重大举措，你认为该政策的配套支持措施应该有哪些？

2. 人类自己有绝育权吗？进行绝育手术是否符合伦理？

3.《中国计划生育协会 2022 年工作要点》中提出的"开展未婚人群人工流产干预专项行动，减少青少年意外妊娠和人工流产"的新政策，你认为应该怎么干预？对谁干预？如何开展？

参 考 文 献

[1] 邱仁宗. 生命伦理学 [M]. 北京：中国人民大学出版社，2009.

[2] 王明旭，赵明杰. 医学伦理学 [M]. 北京：人民卫生出版社，2018.

[3] DEHLENDORF C. Contraception：counseling and selection [DB/OL]. UpToDate，2022. https：//www.uptodate.com/contents/contraception-counseling-and-selection.

[4] POST S G. Encyclopedia of bioethics（5 Volume Set）[M]. 3rd ed. New York：Macmillan Reference USA，2003.

[5] CHI I C, JONES D B. Incidence，risk factors，and prevention of poststerilization regret in women：an updated international review from an epidemiological perspective [J]. Obstet Gynecol Surv，1994，49（10）：722-732.

[6] CURTIS K M, MOHLLAJEE A P, PETERSON H B. Regret following female sterilization at a young age：a systematic review [J]. Contraception，2006，73（2）：205-210.

[7] SCHMIDT J E, HILLIS S D, MARCHBANKS P A, et al. Requesting information about and obtaining reversal after tubal sterilization：findings from the U. S. collaborative review of sterilization [J]. Fertil Steril，2000，74（5）：892-898.

[8] BORING C C, ROCHAT R W, BECERRA J. Sterilization regret among Puerto Rican women [J]. Fertil Steril，1988，49（6）：973-981.

[9] HARDY E, BAHAMONDES L, OSIS M J, et al. Risk factors for tubal sterilization regret, detectable before surgery [J]. Contraception，1996，54（3）：159-162.

[10] CHI I C, JONES D B. Incidence，risk factors，and prevention of poststerilization regret in women：an updated inter-

national review from an epidemiological perspective [J]. Obstet Gynecol Surv，1994，49 (10)：722-732.

[11] Committee Opinion No. 695：Sterilization of women：ethical issues and considerations [J]. Obstet Gynecol，2017，129 (4)：e109-e116.

[12] TRUSSELL J. Update on and correction to the cost-effectiveness of contraceptives in the United States [J]. Contraception，2012，85 (2)：218.

[13] DZUBA I G，CHONG E，HANNUM C，et al. A non-inferiority study of outpatient mifepristone-misoprostol medical abortion at 64-70 days and 71-77 days of gestation [J]. Contraception，2020，101 (5)：302-308.

[14] KAPP N，ECKERSBERGER E，LAVELANET A，et al. Medical abortion in the late first trimester：a systematic review [J]. Contraception，2019，99 (2)：77-86.

（刘肃霞）

第五篇
生命终末期医疗伦理

第十九章

器官移植

器官移植是 20 世纪医学领域具有划时代意义的技术之一，被誉为 21 世纪医学之巅，它改变了传统的治疗方式，现已成为治疗终末期疾病的有效手段之一。目前，已成功实现肾脏、心脏、肺、肝、胰腺、肠等多种实体器官的移植和皮肤、角膜等多类组织的移植，以及骨髓、胰岛细胞等多种细胞的移植，全球已经有一百多万人接受了器官移植，但是随着移植需求的增加，供体器官短缺已成为世界性难题，如何获得器官、公平公正地分配有限的器官资源等也带来了一系列的伦理争议。

第一节　器官移植技术

器官移植是指将功能正常的器官植入患者体内替代功能衰竭器官的技术。在器官移植漫长的发展历程中，血管吻合技术、器官保存技术和免疫抑制剂应用三项关键性技术的不断突破与发展，使移植物的长期存活成为现实，移植效果也日益改善，将来必将得到更大的发展和更广泛的应用。

器官移植概述

一、器官移植的历史

有关器官移植的最早记载为春秋战国时期《列子·汤问》中关于扁鹊为鲁公扈和赵齐婴互换心脏的故事，书中记载"扁鹊遂饮二人毒酒，迷死三日，剖胸探心，易而置之，投以神药，即悟如初，二人辞归"。虽然目前无法验证记载是否属实，但说明人们很早就有器官移植的想法。1902 年，法国医生亚历克西·卡雷尔（Alexis Carrel）创建了血管吻合技术，很大程度上促进了移植科学的发展，卡雷尔因此获得了 1912 年的诺贝尔生理学或医学奖，该技术一直沿用至今。与此同时，人们进行的各种移植尝试使人们对免疫抑制有了全新了解，为器官移植奠定了理论基础。英国动物学家彼得·布莱恩·梅达瓦（Peter Brian Medawar）因其在移植免疫领域的贡献获得了 1960 年的诺贝尔生理学或医学奖。器官移植真正走向临床始于 1954 年美国一对同卵双胞胎之间的肾移植，这项临床试验不仅证实了器官移植技术的可行性，也极大地增强了人们对器官移植的信心，美国医生约瑟夫·默里（Joseph Murray）因此获得了 1990 年的诺贝尔生理学或医学奖。随后，人们陆续成功开展了肝、肺、心脏、胰肾联合、心肺联合等多种器官的移植。我国自 20 世纪 60 年代开始尝试临床器官移植，经过多年不懈的努力，现在已取得了傲人的成绩，多项技术已经达到国际一流水平。

二、器官移植的分类

按照移植物划分，器官移植可分为细胞移植、组织移植和器官移植。细胞移植是指将适量游离的具有某些功能的活细胞输入到受者的血管、体腔或组织器官内的技术，如骨髓移植、造血干细胞移植和胰岛细胞移植等。组织移植是指某一种组织或几种组织的移植技术，如角膜移植、皮肤移植、骨移植和皮瓣移植等。器官移植主要是指实体器官整体或部分的移植技术，如肾脏、肝脏、心脏、胰脏、心肺、肝肾等移植。

器官移植根据供者和受者的遗传基因关系，可分为自体移植、同质移植、同种移植和异种移植。自体移植的供者、受者为同一个体，此种移植不会发生免疫排斥。同质移植也称为同基因移植或同系移植，是遗传基因完全相同的供者与受者之间的移植，移植后也不发生免疫反应，如同卵孪生生物之间的移植，或纯种同系动物之间的移植。同种移植也称为同种异体移植，是同一种属但遗传基因不相同的个体间的移植，是目前临床最常见的移植类型，术后需采用免疫抑制措施。异种移植是不同种属之间的移植，术后存在严重免疫反应，根据供者与受者的遗传背景差异又可分为协调性异种移植和非协调性异种移植。协调性异种移植是在遗传背景差异小、进化关系近的供受者之间的移植，如狒狒与人之间的器官移植。非协调性异种移植是遗传背景差异较大、进化关系相差较远的供受者之间的异种移植，如猪与人之间的器官移植，移植后常出现超急性反应。

根据移植物植入部位划分，器官移植可分为原位移植和异位移植。原位移植是将移植物植入到该器官的正常解剖部位，移植前需要将受者原来的器官切除，如绝大多数的心脏移植和肝移植。异位移植是将移植物植入到与该器官解剖位置不同的位置，一般情况下不需要切除原来的器官，如大多数胰腺移植和肾移植。

根据移植物供者来源划分，器官移植可分为尸体供者移植和活体供者移植。尸体供者器官移植是指将从心脏死亡供者或脑死亡供者身上获取的器官移植给受者，如心脏移植。活体供者器官移植是指将从活体供者身上获取一个器官或器官的一部分移植给受者，如活体肾移植和肝脏移植。

三、免疫抑制剂

主要组织
相容性抗原

免疫是机体免疫系统识别自我与非我并排除抗原性异物，维持机体内环境稳定的一种生理反应。免疫应答是指抗原性异物进入机体后，免疫细胞对抗原进行识别与呈递，然后自身活化、增殖、分化，最终发生特异性免疫应答，排除非己物质的过程。器官移植后，受者免疫系统识别移植物抗原并产生应答，同时移植物中的免疫细胞也可识别受体组织抗原并产生应答，称为移植排斥反应。在同种异体移植过程中引起移植反应的抗原包括主要组织相容性抗原、次要组织相容性抗原、ABO抗原和组织特异性抗原等。为了减少排斥反应，配型检测在器官移植中是必不可少的。然而，除了同基因供受体，基本不能实现完全配型，免疫抑制剂的使用成为必需。

免疫抑制剂是对机体的免疫反应具有抑制作用的药物，临床上主要用于预防器官移植后的排斥反应和自身免疫性疾病的治疗。硫唑嘌呤（azathioprine, Aza）是最早用于器官移植免疫抑制的药物，它的使用使移植物长期存活成为可能，随后人们发现泼尼松（predni-sone，Pred）可以逆转急性反应，二者合用免疫抑制效果更好，但是此方案是非特异性全面抑制骨髓造血系统，降低了受者的免疫力，术后感染等并发症发生率较高。20 世纪 70 年代，研发出了环孢素 A（cyclosporine A，CsA）；作为新型免疫抑制剂，它可以特异性抑制 T 淋巴细胞，使移植生存率大大提高，但其毒副作用也比较突出，且急性排斥反应率仍相对较高。1982 年，大环内酯类抗生素他克莫司（tacrolimus，Tac，代号 FK506）被分离提取，其抗 T 淋巴细胞活性的作用较 CsA 强很多，且早期急性排斥反应率下降至 10% 左右，被广泛用于器官移植。多克隆或单克隆抗淋巴细胞抗体类生物性免疫抑制剂，如抗淋巴细胞球蛋白（ALG）、抗胸腺细胞球蛋白（ATG）和抗 CD3 单克隆抗体 OKT3 等，也被逐步用于器官移植。目前开发的免疫抑制剂有很多种，为了减少不同药物的毒副作用以及临床病情等因素的影响，常常采用联合用药方式，且临床效果也证明联合用药抗排斥效果好、毒副作用低、并发症少，但具体如何联合用药则需要根据受者年龄、免疫状态、供受者匹配程度等多种情况综合考虑个体化给药。

免疫抑制剂的使用大大提高了移植生存率，但长期服用免疫抑制剂可能会出现一些副作用，移植免疫耐受始终是人们一直追寻的目标，虽然目前临床上有成功病例报道，但距离临床应用还有很大的差距。

四、器官保存

在器官移植过程中，切取后的器官植入到受者体内需要一定的时间，在此期间需要最大程度地保持器官的活力。早在 1937 年，R. G. Bickford 和 F. R. Winton 就采用低温延长组织存活时间并取得了成功。1938 年，Alexis Carrel 和 Charles Lindberg 提出了器官体外保存的概念。20 世纪 60 年代，人们开始尝试对离体器官进行灌注保存，目前器官保存仍采取单纯低温保存或低温机械灌注法保存。与此同时，为了延长器官的低温保存时间，减轻低温造成的损伤，人们陆续研究出多种器官保存液，如 UW 液、HTK 液、Celsior 液等，用于减轻由于低温保存导致的细胞水肿，防止细胞酸化和细胞间隙肿胀，防止灌注过程中氧自由基的损伤，提高再生高能磷酸化合物底物等。器官保存的时间已经基本能满足现在的临床应用需要。

五、供体的种类

移植器官的供体包括活体供者和尸体供者两大类。活体供者包括血缘相关供者和血缘无关供者。血缘供者包括患者的同胞兄弟姐妹、父母或子女和有较远血缘关系的亲属如堂（表）兄弟姐妹、叔伯姑舅姨等。血缘无关供者一般指患者的配偶、无血缘关系的亲戚或朋友、自愿捐献的陌生人，以及由于供受者不匹配所进行的交换移植或连锁交换移植供者。我国对活体供者有明确的法律规定，以下关系才可作为供者：①配偶：仅限于结婚 3 年以上或婚后已育有子女的；②直系血亲或者三代以内旁系血亲；③因帮扶等形成亲情关系：仅限于养父母和养子女之间的关系、继父母与其子女之间的关系。同时，活体捐献应当遵循自愿、无偿的原则，且未受到强迫、欺骗或利诱，捐献者应当年满 18 周岁且具有完全民事行为能力。

根据捐献者的死亡情况不同，尸体器官供者分为脑死亡供者和心脏死亡供者。脑死亡是指全脑功能不可逆的丧失，中枢性自主呼吸停止，正在使用呼吸机辅助通气等手段维持无效心跳的一种临床死亡状态。许多国家或地区在法律上界定"脑死亡＝死亡"，并允许在脑死亡标准下进行器官捐献。脑死亡后继续维持血流动力学、内分泌功能等体内环境的稳定，有利于改善器官质量，降低移植后并发症和移植器官功能衰竭的发生率，提高每例供者可供移植器官数和潜在供者数量。脑死亡捐献器官是器官捐献的主要来源。心脏死亡即传统死亡，指心脏停止跳动、自主呼吸消失、血压为零。在脑死亡立法之前，尸体器官均来自心脏死亡器官捐献，然而由于心脏死亡供者经历过热缺血，可能对器官造成损害，心脏死亡供者在脑死亡立法后开始减少。但是由于捐献器官处于严重短缺状态，近年来心脏死亡供者数量又呈现上升趋势。对于尸体供者一般要求供者身份明确，年龄一般不超过 65 岁，无活动性的 HIV 感染或其他活动性的、未经治疗的全身细菌、病毒或者真菌感染，无药物滥用史，无静脉注射毒品史，无不可治愈的恶性肿瘤，一些早期阶段的恶性肿瘤在经过成功的治疗后也可以考虑捐献，捐献器官功能基本正常等。

第二节　器官移植

　　自 1954 年 Murray 成功实施第一例临床肾移植以来，器官移植技术已日臻完善和成熟，取得了令人瞩目的医学成就。肾脏移植是治疗各类终末期肾病最有效的方法，在各类移植中完成例数最多，技术最为成熟，术后存活已达十年以上。世界首例肝脏移植于 1963 年完成，经过半个多世纪的发展，肝移植也取得了令人满意的成果，但是仍旧面临着供者短缺、原发病复发等巨大挑战。心脏移植自 1967 年完成首例移植，现已成为治疗终末期心脏病唯一有效的方法，术后患者生活质量得到很大程度的改变，但是移植后心脏衰竭、感染、排斥反应等依旧困扰着人们，且移植例数仍较少。肺移植是治疗多种终末期肺病的唯一有效方法，首例肺移植于 1983 年完成，肺移植手术难度大，包括气管、肺动脉、肺静脉等吻合，术中易发生缺血再灌注损伤、出血等，术后大量糖皮质激素及免疫抑制剂药物的使用易导致支气管吻合口破裂、术后感染等，造成手术失败，影响患者生存率。首例心肺联合移植于 1968 年完成，虽然移植数目较少，但对原发性肺动脉高压、先天性心脏病伴艾森曼格综合征，同时合并左心或全心功能不全有很好的治疗作用。胰腺移植可以有效地调控血糖水平，停用胰岛素，还可以逆转或延缓糖尿病慢性并发症的发生、发展，近年来随着胰岛分离技术的提高，胰岛移植已经成为糖尿病治疗的另一种有效方式。肠移植是不可逆肠衰竭患者的最终而有效的治疗方式，但长期生存率仍有待提高，排斥反应发生率高且严重，受者及移植物易感染。造血干细胞移植是恶性血液疾病、重症骨髓衰竭性疾病及先天性遗传代谢病等最有效的根治方法，经过半个多世纪的发展，应用已遍及全球。1905 年首例角膜移植成功实施，经过一个多世纪的发展，现已成为临床一种常规手术。皮肤是人体最大的器官，皮肤移植是大面积烧（创）伤或先天性皮肤发育异常修复重建的有效方法，由于供体欠缺，组织工程皮肤越来越引起人们的兴趣。此外，还有各种类型的其他移植，如子宫移植、手移植等，也都取得了一定的进展。但是目前世界各国普遍存在供器官严重短缺，移植过程中必须严格掌握相应的适应证和禁忌证，客观全面评估受者情况，谨慎实施移植手术，使患者获得最佳治疗。

器官移植简介

一、肾移植

肾脏移植就是将一个健康的肾脏植入肾脏不能正常工作的人身上，是临床器官移植中开展最早的，也是完成数量最多的。自 1954 年 Joseph Murray 在一对同卵双胞胎之间实施世界首例肾移植以来，它已成为终末期肾脏疾病患者的首选治疗方法（图 19-1）。肾脏移植已用于肾小球肾炎、慢性肾盂肾炎、间质性肾炎、多囊肾、糖尿病肾病、狼疮性肾炎等疾病所致的肾衰竭的治疗。并不是所有肾病患者都适合肾脏移植，在移植之前需要考虑受者的全身情况，如受者的年龄，心肺功能能否耐受手术，是否有未治疗的恶性肿瘤、艾滋病、活动性肝病、活动性结核、药物成瘾、进行性代谢疾病、持久性凝血功能障碍，或预期寿命是否大于 2 年等。对于尿毒症受者，长时间的透析常会发生一些并发症如心脑血管疾病、长期无尿导致的膀胱功能不良等，因此需在移植手术前进行充分的评估。术前评估包括手术风险、手术条件、免疫状态、肾脏原发性疾病和社会心理五个方面。手术风险评估主要评估尿毒症并发症、恶性疾病和感染类疾病等因素对围术期和术后长期生存的影响，其中尿毒症并发症包括水或电解质或酸碱代谢紊乱、

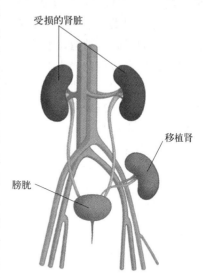

图 19-1　肾脏移植简图

心血管病变、消化系统病变、血液系统病变、神经系统病变和骨骼系统病变等。手术条件评估主要评估移植手术所需血管的条件，可能影响肾移植手术操作或移植肾长期存活的泌尿系统疾病等情况。免疫状态评估包括 ABO 血型、HLA 分型、抗 HLA 抗体和供受者交叉配型等因素。肾脏原发疾病评估是对受者所患肾脏疾病类型、程度等进行评估。社会心理评估是为了确保待移植者能够理解肾移植的基本过程和可能面临的风险，且术后能够长期坚持服用免疫抑制剂和随访治疗。

对于移植部位的选择，成年人或体重超过 20kg 的儿童，肾的常规移植部位为腹膜外髂窝，体重较轻的儿童接受成人供肾可移植到右侧下腰部。移植肾动脉通常与髂内动脉做端端吻合或与髂外动脉做端侧吻合，完成后再进行移植肾静脉与髂外静脉的端侧吻合，具体移植过程需根据实际情况进行调整，在肾动静脉吻合完毕后，再恢复肾脏血运和输尿管膀胱吻合，留置引流管后，关闭切口，完成手术。

人体有左右两个肾脏，通常一个肾脏就可以满足正常的代谢需求，因此肾脏来源可以是活体，也可以是心脏死亡或者脑死亡者。活体肾移植是将一个健康人的两个正常肾中的一个肾取出植入到符合免疫学配型的终末期肾脏疾病患者体内。相对于尸体供肾，活体肾移植不仅扩大了供肾来源，缩短了受者等待时间，而且在术前可以对供肾进行详细检查，保证供肾质量，且供肾的冷、热缺血时间也明显短于尸肾，还可以根据供受者的身体状况选择最合适的时机手术。此外，亲属间理想的 HLA 配对会减少术后排斥反应，较好的组织相容性有利于移植肾的长期存活。由于受传统观念、法律与伦理、宗教信仰等多方面因素的影响，活体肾移植所占比例仍较低。在活体捐献中，为了保证供者的安全，同时也为了提高肾的长期存活率，需要对供者进行全面的评估。首先，供者的选择应该满足法律规定和医学标准，其次，还需对供者进行捐献意愿评估、医学评估和社会心理学评估，确保捐献必须是在无外在

压力和商业利益下作出的决定，医疗机构应当充分告知供者及其家属获取器官的手术风险、术后注意事项、可能发生的并发症及预防措施，并进行 ABO 血型检查、肾功能检查、肾脏解剖结构检查、全面内科疾病筛查、供受者 HLA 配型和淋巴细胞毒性试验、肾血管和尿路检查等。术前要对供者做详细的解释工作，帮助其树立信心、消除恐惧心理。对于供肾选择应遵循：双侧肾功能无明显差异时，肾小球滤过率（GFR）低者作为供体，较好的肾脏留给供者；选用供肾血管容易暴露且为单只的一侧肾脏，如果肾脏有多根动脉，应选用肾动脉数量较少的肾脏，若肾动脉大于 3 根最好放弃；选用供者今后可能发生问题的一侧肾脏，如未婚年轻妇女最好选择右肾，这是由于右肾在今后妊娠时可能发生肾积水；选用供肾切取后血管端容易处理，对供者较为安全一侧的肾脏。供肾切取时必须最大限度地降低供者死亡率、最大限度地减少手术并发症和保护供肾的解剖完整和功能。供肾的切取主要采取开放活体供肾切取术和腹腔镜活体供肾切除术。为了使更多的活体捐献可用于移植，解决供受者 ABO 血型不相容和交叉配型不相容等问题，人们提出了供受体之间的配对交换或特别设计的"跨血型移植方案"，在一定程度缓解了供肾短缺的问题。脑死亡供者一般在气管插管、呼吸机辅助通气的状态实施器官摘取。首先彻底探查供者是否有肿瘤、结核等疾病，然后仔细探查所取器官大小、颜色、质地是否正常，确定器官无异常后进行相应游离、原位灌注和切取。由于供肾短缺，心脏死亡者也被作为供者，这虽然明显增加了肾移植的数量，但是现在供肾短缺依旧是肾移植的一大障碍。

对于受者，由于术前全身状态较差，加上手术创伤和围术期大剂量激素和免疫抑制药物的应用，术后极易发生感染和其他并发症，移植后需采取一定时间的保护性隔离，并且注意观察受体的生命体征，维持机体各项平衡。免疫抑制治疗是肾移植成败的关键，理想的免疫抑制剂应该既能保证移植肾不受排斥，同时对受者免疫系统的影响也应该尽可能的小，目前多根据受者情况个体化给药。由于移植排斥反应机制极为复杂，单一药物很难完全防止或抑制免疫应答，多采用联合用药方式，如 CsA＋Aza＋Pred 三联免疫抑制方案、CsA＋MMF＋Pred 三联免疫抑制方案和 Tack＋MMF＋Pred 三联免疫抑制方案等。随着医疗技术和新型免疫抑制剂的不断发展，移植肾近期存活率逐步提高，且术后早期并发症比例也呈下降趋势。肾移植术后并发症包括原发性移植物无功能和移植物功能延迟恢复、排斥反应、感染、心血管疾病、慢性移植物肾病、新发或复发移植肾肾病、肠胃道并发症、尿路并发症、血液系统并发症、消化系统并发症、高血糖、肿瘤及骨质疏松等。原发性移植肾无功能是指肾移植后肾功能从未恢复，依旧需要透析治疗；移植肾功能延迟恢复一般是指肾移植一周内血肌酐未恢复正常，至少需要一次透析治疗。排斥反应是目前肾移植主要并发症之一，也是决定肾移植成功与否的主要原因。当供受者遗传背景不同时，不使用免疫抑制剂，移植肾可能会受到淋巴细胞为主的免疫性活细胞和抗体的攻击，即排斥反应。根据排斥反应发生的时间不同，排斥反应，可分为超急性、加速性、急性和慢性排斥反应；根据排斥反应发生的机制不同，排斥反应可分为细胞性和体液性排斥反应；根据移植肾病理形态不同，排斥反应可分为小管间质性和血管性排斥反应，不同的排斥反应其临床表现、治疗方法和预后大不相同。血管并发症包括术后大出血、移植肾动静脉血栓形成、移植肾动脉狭窄、移植肾动脉瘤和动静脉瘘等，这些并发症往往可直接影响移植肾和患者存活。慢性移植物肾病是移植肾远期失功能的主要原因之一，导致原因可分为免疫学因素和非免疫学性因素。免疫学因素包括人类白细胞抗原（human leukocyte antigen，HLA）位点错配、急性排斥反应、亚临床型排斥反应等，其中 HLA 位点错配是慢性移植物肾病的重要致病因素。非免疫性因素主要包括供肾质量、免疫抑制剂肾毒性、病毒感染、高血压、高脂血症等。尽管目前肾移植还存在着各种问题，肾脏移植已经成为终末期肾病治疗的最有效手段，在实体器官移植中也是移植数量最多、技术最为成熟的。

二、肝移植

肝移植是目前治疗终末期肝病、急性肝衰竭和部分肝脏肿瘤的最佳方案。自 1963 年 Thomas Starzl 完成世界上首例肝移植手术以来，肝移植已用于乙型肝炎后肝硬化、丙型肝炎后肝硬化、自身免疫性肝硬化、病毒性肝炎、药物性肝损伤、酒精性肝病、代谢性肝病、原发性胆汁性肝硬化、肝细胞癌、胆管细胞癌、肝豆状核变性、1 型高草酸尿症、遗传性血色病、复杂多囊肝病等多类肝病患者的救治。为了提高肝移植的成活率，在肝移植过程中除了要考虑供肝来源因素还要综合分析患者的病因、病程、肝功能代偿情况、合并症等多种因素，如果受者存在心、肺、脑、肾等重要器官功能障碍不能耐受移植手术，存在酗酒或药物滥用、难以控制的全身性感染、肝脏恶性肿瘤伴肝外处转移、肝外恶性肿瘤等状况则不考虑移植。此外年龄、肥胖、获得性免疫缺陷综合征等也会影响移植。

肝脏来源包括尸体供肝和活体供肝两大类。尸体供肝肝移植根据供肝的完整性差别可分为全肝移植、减体积肝移植和劈裂式肝移植。全肝移植是结构完整的整个肝脏的移植，由于肝脏是人体内最大的实质器官，绝大多数全肝移植为原位肝移植，即在切除受者原有肝脏基础上重新植入一个完整的肝脏；根据是否保留受者原有肝后下腔静脉分为经典式肝移植和背驮式肝移植，保留肝后下腔静脉的背驮式肝移植简化了供肝植入的手术操作，且仅部分阻断下腔静脉，对患者无肝期血流动力学影响较小，不需要静脉转流，肾功能损害较轻。狭义的减体积肝移植是指将肝脏切成所需大小后再移植给儿童或小体重成人，其原因是儿童及小体重成人腹腔无法容纳超体积肝脏，近年来小儿肝移植更多的被活体肝移植和尸体供肝劈裂式肝移植取代。劈离式肝移植是指将一个成人供肝通过劈离技术分离成两个具有独立结构和功能的移植肝，分别移植给两个受者，常见的肝脏劈离方式为经典劈离式和完整左右肝劈离式。经典方法是将供肝分割为左肝外侧叶和扩大右半肝两部分，分别移植给儿童和成人；完整左右肝劈离可获得完整的右半肝和左半肝，分别移植给青少年或体型较小的双成年人。由于劈离后肝体积较全肝小，不太适合体重过重者。活体肝移植是从健康捐肝人切取部分肝脏作为供肝移植给患者（图 19-2），这是由于大约 30% 正常肝组织即可满足人体的代谢需要，

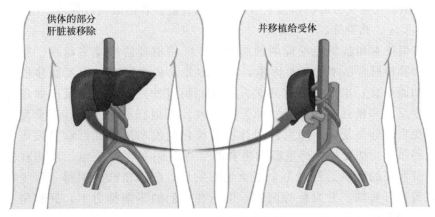

图 19-2 活体肝移植简图

从肝容量考虑，一个正常人的肝脏能够满足两个人的代谢需要，且正常肝部分切除后能迅速再生到原有肝体积的水平，这使得活体肝移植成为可能。活体肝移植在一定程度上缓解了供肝短缺问题，而且活体供肝缺血时间短，大大减少了因缺血再灌注损伤引起的胆道并发症。由于活体肝移植不仅要保证供者安全，还要满足受者的代谢需要，因此需进行严格的评估。不仅要评估供者的血型、年龄、体重及与受者的关系，还要进行病史回顾、重要脏器功能及影像学评估、社会心理学评估和伦理评估。术前影像学评估是为了保证供肝能同时满足供、受者双方对肝功能的需要，且肝实质、血管系统及胆道系统能解剖分离成两部分，在供、受者体内保留或重建的血管和胆管能保持畅通。活体肝移植包括左外叶供肝活体肝移植、左半肝供肝肝移植、右半肝供肝肝移植、右后叶供肝肝移植、肝段供肝肝移植和双供者活体肝移植。针对不同的情况，选择不同的肝叶或肝段进行移植，如成人-儿童间的活体肝移植多选左外叶或左半肝作为供肝；成人间活体肝移植则首选右半肝移植，当供者剩余左肝过小时，则考虑使用左半肝作为供者，当左半肝体积对于受者过小时，则考虑使用右后叶肝进行移植；为了尽量减少供者切除的肝脏体积，并为受者提供足够大小的供肝，还可采取双供者活体肝移植；而肝段供肝肝移植则主要针对婴儿。

除了以上肝移植方法，还有一些特殊类型的肝移植，如多米诺肝移植、辅助性肝移植、自体肝移植和血型不相容肝移植。多米诺肝移植也称为连续性肝移植，是指将患有代谢性疾病的肝脏移植受者的肝脏移植到另一患有终末期肝病的患者身上，此多米诺供者存在肝脏以外的器官病变，而肝脏本身解剖结构正常、功能良好，且对于多米诺肝脏移植的受者，植入供肝引起的代谢性疾病的发生必须有足够的潜伏期。辅助性肝移植是指保留受者肝脏或部分肝脏，将供者全肝或部分肝脏植入受者体内，使肝功能衰竭患者得到生命支持或原肝缺失的代谢、解毒等功能得到补偿。根据植入部位可分为辅助性异位肝移植和辅助性原位肝移植。辅助性肝移植的优点包括：急性肝功能衰竭患者可度过危险期，并保留宿主肝，宿主肝功能回复后可切除移植肝，患者避免终生服用免疫抑制剂；对先天性代谢疾病肝病，植入少量肝既能满足患者代谢需要，同时保留原肝功能；受者没有无肝期等。自体肝移植全称离体全肝切除加自体肝再移植术，此方法能够安全有效地对隐匿于肝脏背部、侵犯肝后段腔静脉而采用各种常规方法不能切除的肝内病灶进行根治性切除，同时对受累的主要脉管，尤其是肝后下腔静脉进行修复和重建。血型不相容肝移植包括 ABO 血型不相容及 Rh 血型不相容两种情况，一般仅用于儿童受者肝移植及紧急情况下无合适供者的成人肝移植，面临的问题有抗体介导的排斥反应、感染等。

随着肝移植技术和新型免疫抑制剂的发展，肝移植存活率越来越高。肝移植并发症是阻碍受者和移植肝存活率的主要因素，常见的并发症主要有：原发性移植肝无功能和早期移植物功能不良；出血与血管相关并发症、胆道并发症；排斥反应如超急性排斥反应、急性排斥反应和慢性排斥反应；原发病复发如乙型肝炎复发、肝癌复发、丙型肝炎复发、自身免疫性肝炎复发、原发性胆汁性肝硬化复发和酒精性肝病复发等。原发病的复发会导致移植肝功能受损，严重影响患者的生存时间和生存质量，因此移植后的定期复查有着十分重要的意义。经过半个多世纪的发展，肝移植已经取得了巨大的成就，虽然依旧存在着供肝短缺、并发症等问题，但是在人们的不懈努力下，肝移植一定会给终末期肝病患者带来更多的福音。

三、心脏移植

心脏移植是将已判定脑死亡供者的心脏完整取出，植入受者体内的移植手术，现已成为终末期心脏病患者最有效的治疗手段。自 1967 年南非医生 Christian Barnard 完成了全球首例心脏移植手术以来，心脏移植已成功用于心源性休克、对静脉正性肌力药物依赖或对机械辅助装置依赖、持续心功能Ⅲ B-Ⅳ级（New York Heart Association，NYHA 分级）或反复发作危及生命的心律失常且常规治疗失效等心脏疾病的治疗，每年进行的心脏移植手术已达数千例。心脏移植的目的是延长患者寿命、提高患者生活质量，移植前需根据患者情况详细评估。如果患者存在系统性疾病且预计生存期＜2 年，或患有活动性系统性红斑狼疮，不可恢复的肝、肾衰竭而无法联合移植，明确的阻塞性肺疾病，固定的肺动脉高压等疾病时，则不考虑进行移植。

由于人类心脏只有一个且不可分割，所以不存在活体供者，供者多为脑死亡者。移植前必须检查供者有无急性或慢性感染性疾病，如果有慢性感染性疾病，如乙型肝炎或丙型肝炎，则只捐献给已有相同感染的受者。活动期恶性肿瘤患者一般不作为供体，但是如果为原发性恶性肿瘤，可考虑进行心脏移植，这是由于恶性肿瘤向心脏转移的概率很小。供心评估通常包括心电图、超声心动图等，个别需要有创血流动力学监测和冠状动脉造影。此外，如果供者年龄较大、供心缺血时间较长、供者为巨细胞病毒阳性而受者为阴性，或女性供者心脏植入男性受者都会增加移植术后的早期和晚期死亡率。

心脏移植根据移植部位可分为原位心脏移植和异位心脏移植。原位心脏移植又可分为标准法原位心脏移植（双房吻合）和双腔法心脏移植（双腔静脉吻合），两种方法各有优缺点，可根据需要选择。异位心脏移植是指移植的心脏不在体内的正常解剖部位，基本为移植心脏与原心脏并列放置，但是由于其效果通常较原位心脏移植差，目前很少应用（图 19-3）。心脏移植的并发症主要包括出血和心包积液、围术期三尖瓣反流、肺动脉高压和右心室功能不全（右心衰竭）、移植心脏左心功能不全（左心收缩功能不全和左心舒张功能不全）、排斥反应（超急性排斥反应、急性排斥反应和慢性排斥反应）、移植术后心律失常（心动过缓、期前收缩、心房颤动、心房扑动和其他室上性心动过速）、移植心脏的心血管病、心脏移植后恶性肿瘤、心脏移植后慢性肾功能不全、心脏移植后高血压和心脏移植后高血脂等。心脏移植已成功用于终末期心脏疾病的治疗，且长期生存率也在逐步提升，但是由于供体的严重短缺，移植数量仍相对较少，人们也在不断探索新的移植方法如异种心脏移植、人工心脏、心脏干细胞移植等。

四、肺移植

肺移植是治疗终末期肺病的唯一有效方法。1983 年加拿大医生 Cooper 首次成功开展肺移植。近几十年来肺移植在全世界取得快速发展，现已成功用于慢性阻塞性肺疾病、特发性肺间质纤维化、囊性纤维化、α_1-抗胰蛋白酶缺乏性肺气肿、肺动脉高压、支气管扩张和肺结节病等多种肺病的治疗。患有无法治疗的其他器官或系统病变者、冠状动脉疾病或严重的左室功能不全者、恶性肿瘤生存期预计＜2 年者、无法治愈的肺外感染者、显著的胸壁或脊柱畸形者等不能进行肺移植。此外，受者年龄大于 65 岁、存在高致病性感染、严重肥胖、糖尿病、高血压等也不宜进行移植。肺移植方式包括单肺移植、双肺移植、心肺移植和活体

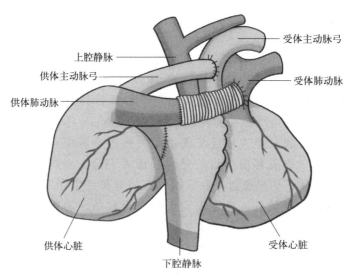

图 19-3 异位心脏移植简图

肺叶移植四种，具体采用何种手术方式则根据具体情况确定。支气管扩张和终末期囊性纤维化者一般采用双肺移植，植入方式为序贯式双肺移植，整体双肺移植由于术后并发症较多，现在已经不再采用。对于 α_1-抗胰蛋白酶缺乏症、特发性肺纤维化、原发性肺动脉高压等，则根据具体情况选择单肺或双肺移植。在单肺移植时，移植位置取决于供肺的来源，除此之外，如果双侧肺病变有轻有重，切除病重侧以保留较多肺功能；如果患者有一侧开胸史，移植应选择对侧；如果预计需要体外循环或为慢性阻塞性肺病患者，移植应选择右侧。对于先天性心脏病导致的肺部病变，如艾森曼格综合征，或肺实质性病变导致的不可逆性心功能不全，如囊性肺纤维化，可采取单纯肺移植同时进行心脏修补或心肺联合移植。

活体肺移植是指把健康人的一部分肺（肺叶）移植到患者身上，通常需要两位供者分别提供左、右下肺叶，一般来说较大的供者通常选用右下叶（图 19-4）；如果供者同样高，选择左侧有更完整肺裂的供者捐献左下叶；如果供者有胸部手术史、外伤或感染史，选择对侧肺叶捐献；对于儿童受者，成人肺叶可能太大，可采取单肺叶移植或尺寸减小后移植。活体肺移植前除了常规术前检查外，还需要进行血型、淋巴毒实验、群体反应抗体、HLA 配型

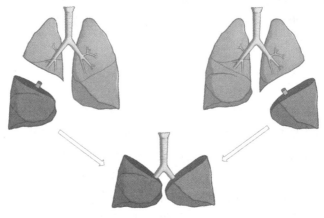

图 19-4 活体肺移植简图

和影像学检查等一系列检查，既要排除供者可能的肺部疾病，还要确保供者切除部分肺后可恢复正常劳动能力。心肺联合移植是治疗终末期心肺疾病的重要手段，1968 年 Cooley 等人实施了全球首例心肺联合移植，但是供体短缺，移植数仍较少。目前心肺联合移植适用于原发性肺动脉高压同时伴随不可逆的右心功能衰竭、肺囊性纤维化、肺气肿或双侧支气管扩张所致的肺脓毒性感染、肺实质性病变合并心功能不全等，同时要求受者除心肺疾病外，其他器官无严重病变。肺移植后常见并发症包括外气胸、血胸、气道吻合口并发症、血管吻合口并发症、原发性移植物功能障碍、急性排斥反应、慢性排斥反应、术后感染和其他并发症。由于肺是对外开放器官，术后感染（包括细菌、病毒和真菌）是肺移植术后最常见的并发症，也是肺移植后最主要的死亡原因。细菌感染是肺移植术后最常见感染，常见的感染细菌有铜绿假单胞菌、鲍曼不动杆菌、金色葡萄球菌、克雷白菌等。巨细胞病毒感染也是肺移植术后的常见感染，巨细胞病毒感染还会导致器官损伤，引起免疫系统改变，从而导致感染增多，引起排斥反应。此外，肺移植还会发生曲霉菌感染、分枝杆菌感染等。目前，肺移植受者死亡率相对于其他器官移植还是较高，术后早期移植肺无功能和慢性排斥反应也影响着受者的长期存活率，随着移植术的成熟，受者的生存质量和生存时间都会得到提高。

五、胰腺移植

胰腺移植主要用于治疗胰岛素依赖型糖尿病（1 型糖尿病）、达到胰岛素依赖期的 2 型糖尿病和由于胰腺炎等原因全胰切除的外科性糖尿病。通过胰腺移植可以有效地调节血糖水平，停用胰岛素，还可逆转/延缓糖尿病慢性并发症的发生、发展，是目前唯一的并不用来挽救生命而是起着稳定或防止糖尿病并发症破坏靶器官的移植技术。胰腺移植可分为单独胰腺移植、肾移植后胰腺移植和胰肾联合移植。由于糖尿患者很多合并糖尿病肾病，也需要进行肾移植，因此胰肾联合移植是最常见的移植类型。胰肾联合移植是指同时植入胰腺和肾脏，一般情况下移植物来自同一供体，抗原单一，排异反应发生率较肾移植后胰腺移植低，通过一次手术和一次大剂量免疫抑制剂治疗可同时解决糖尿病和肾脏问题，且长期存活比率也相对较高。肾移植后胰腺移植是指肾移植一段时间后实施胰腺移植，两个器官来自不同供体，此方法可以避免或减少与透析相关的并发症发病率和死亡率，但是早期移植肾的无功能率较高且胰腺长期存活率较低，近些年随着外科技术水平的提高，情况有所改善。单纯胰腺移植主要适用于已使用胰岛素治疗仍频发严重糖尿病并发症如低血糖、酮症酸中毒等，此种移植失败率和急性免疫排斥反应发生率较高。胰腺移植的禁忌证和其他移植一样，包括未治愈的恶性肿瘤、活动性感染等。移植前同样需要对心脏、外周血管、神经系统、消化系统、呼吸系统、泌尿系统、代谢系统进行详细评估。目前，供胰大部分来源于尸者，节段胰腺也可取自活体供者。对于供者，除了常规的移植选择标准，还要求供者无糖尿病史，且胰腺功能正常，无胰腺肿瘤、胰腺畸形、胰腺囊肿和急慢性胰腺炎等。对于活体胰腺供者，还要求供者年龄超过受者糖尿病发病年龄至少 10 年以上，且近亲中无 1 型糖尿病患者；胰岛细胞和胰岛素自身抗体阴性；肝、胆、胰形态正常，胰腺血管符合重建要求；无高血压导致的器官损伤；无血栓形成倾向，没有需要抗凝治疗的疾病等。由于糖尿患者易发生全身血管病变、手术创伤大、移植胰腺外分泌处理相对较难、需要使用较强免疫抑制剂等原因，胰腺移植术后，并发症发生率较高。常见并发症有原发性移植物无功能和移植物内分泌功能延迟恢复、移植胰的胰腺炎、移植胰血栓形成、术后出血、胰漏与胰瘘、代谢性酸中毒、超急性排斥反应、急性排斥反应和慢性排斥反应等。

胰腺是兼具内分泌功能和外分泌功能的独特器官，胰岛是胰腺的内分泌部分，是分散在胰腺中的不规则细胞群。1969 年 Lacy 等人提出，多数 1 型糖尿病患者胰腺的外分泌功能正常，无需做胰腺移植，提出用胰岛移植替代胰腺移植（图 19-5）。通过胰岛移植增加 1 型糖尿病患者体内分泌胰岛素细胞的数量，从而达到减少患者对外源性胰岛素的依赖、有效地控制血糖和防治糖尿病长期并发症的目的，治疗糖尿病。1974 年，Sutherland 等实施全球首例人胰岛移植，虽然未能完全摆脱胰岛素的使用，但使用量明显减少。2000 年，Shapiro 等制定了胰岛移植（从供体选择、最低移植当量到术后免疫抑制剂使用）的一整套标准（Edmonton 方案），移植效果得到了很好的改善，目前大部分胰岛移植术后 5 年无需额外胰岛素患者已超过 50%。

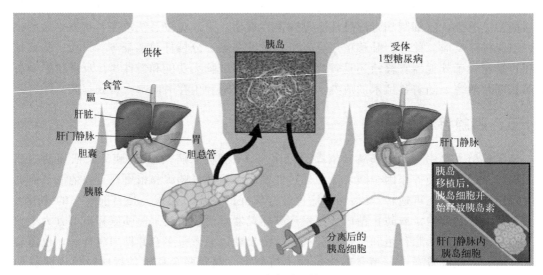

图 19-5　胰岛移植简图

单纯胰岛移植受者为病程大于 5 年的 1 型糖尿病患者，且经胰岛素强化治疗后血糖控制仍不理想，混合膳食耐量试验中血清 C 肽缺乏，存在反复发作的严重低血糖，感知低血糖能力下降等症状。同时还要考虑患者是否存在合并未控制的高血压、妊娠或严重的心脏病，以及糖化血红蛋白比率，胰岛素需要量，肾小球滤过率等情况。

胰岛细胞的分离纯化是胰岛移植的关键步骤，也是决定胰岛移植能否成功的关键。胰岛制备分离过程简述如下：首先进行胰腺修整，尽量去除脂肪等非胰腺组织，并用胶原酶对胰腺进行消化；之后将消化后的胰腺进行连续密度梯度离心，收集纯度较高的胰岛，然后将胰岛细胞进行体外培养，并评估其状态和质量，确保有足够数量和活力的胰岛细胞进行移植，同时还需进行胰岛安全性实验，检测其细菌、热原、内毒素、衣原体等指标。胰岛的移植目前多采用肝门静脉注射，这是由于肝脏是胰岛素的生理活性作用器官，同时血供丰富，胰岛可以更好地在肝窦内存活。术后有可能出现出血、血管栓塞、门静脉高压、门静脉周围脂肪变性等并发症，特别是门静脉移植引起的经血液介导的急性炎症反应，会造成移植物在移植早期的大量丢失。最佳的胰岛细胞移植位置仍在探索中。

自体胰岛移植是将切除的胰腺组织中的胰岛细胞分离提取后，再植入患者体内的技术，主要用于慢性胰腺炎、胰腺外伤、胰腺良性肿瘤等疾病的治疗。异种胰岛移植是指将动物胰岛细胞移植到患者体内的技术，猪是目前胰岛移植最理想的异种供体，这是由于目前猪的异种移植排斥反应机制已经明确，且猪的器官大小与人接近，可提供足够数量的胰岛，猪胰岛素与人胰岛素氨基酸序列仅有一个氨基酸不同，可在人体内发挥生理作用，猪的血糖调定点与人类相似等。但是猪异种胰岛移植依旧存在免疫排斥问题，同时猪内源性反转录病毒导致人畜共患病的问题也限制了其应用。干细胞移植也是目前比较引人瞩目一种移植技术，用于糖尿病治疗的干细胞主要有胚胎干细胞和间充质干细胞，胚胎干细胞在一定条件下可分化为胰岛 β 细胞，但胰岛在体内真正发挥作用还需要具备完整的解剖结构，具体临床应用还有一定的技术与伦理障碍。间充质干细胞可通过其潜在的免疫调节与抗炎作用，在外周组织中改善胰岛素抵抗，促进胰岛 β 细胞再生并保护 β 细胞的功能。有研究表明，胰岛细胞和间充质干细胞一起移植可以增加胰岛移植的存活效率。胰岛移植虽然面临着问题与挑战，相信随着技术的不断进步，会有越来越多的人受益。

六、小肠移植

小肠移植是目前不可逆肠衰竭疾病治疗的有效方式，肠衰竭原因既可是由于各种原因导致的肠道解剖学上的缺失，也可是由于先天或后天因素导致的小肠动力或吸收功能障碍导致的肠功能丧失。1964 年，美国医生 Ralpha Deterling 实施了人类首例小肠移植，但因术后发生小肠坏死没有成功。近几十年来，随着外科手术、围手术期处理、免疫抑制方案、排斥反应监测、感染防治及移植肠功能恢复等主要技术的进步，小肠移植在短期存活率方面得到了很大的提升，但是长期存活率还相对较差，还存在着移植小肠慢性失功能和慢性排斥等问题，且小肠移植治疗肠衰竭的效果并没有明显优于全肠体外营养支持，这在一定程度上也限制了小肠移植的发展。

小肠移植可分为单独小肠移植、肝肠联合移植、腹腔多器官簇移植和改良腹腔多器官簇移植，其中腹腔多器官簇移植的移植物为小肠、胃和肝脏，改良腹腔多器官簇移植的移植物为小肠和胃。小肠移植术主要用于肠系膜血管缺血、低度恶性肿瘤、克罗恩病、小肠动力障碍、肠扭转和创伤，儿童病例主要为腹裂、肠扭转、坏死性肠炎、小肠动力障碍和小肠吸收不良等疾病的治疗。小肠移植的禁忌证与其他实体器官移植禁忌证相似，主要为器官功能不全不能耐受手术、未治愈的恶性肿瘤、活动性感染。供体包括尸体供者和活体供者，对于心脏死亡供者，小肠需要较为繁琐的修整，脑死亡供者仅需要修整搭桥血管。活体供者提供的小肠质量较好，且配型也较好，冷缺血时间短，但是需要考虑供、受体平衡问题且有时会出现短肠综合征，或无法提供架桥血管。小肠移植常见的并发症有动脉或静脉血栓形成、腹腔出血、肠道吻合口漏/肠瘘、急性排斥反应、慢性排斥反应、移植物抗宿主病、术后感染和移植后淋巴细胞增殖性疾病。由于小肠有大量的淋巴组织，肠系膜上皮细胞表达主要组织相容性抗原，且小肠对缺血敏感，缺血再灌注损伤严重，组织损伤程度与术后排斥反应密切相关，小肠移植排斥反应较其他实体器官排斥反应发生率高。术后感染也是小肠移植失败乃至死亡的主要原因，相对于其他器官移植，其发生率高、危害性大且发生时间跨度及持续时间长，感染种类包括细菌感染、病毒感染和真菌感染，术后第一个月的感染多源于移植供者的潜在感染或其他外科感染，术后 1～6 个月多为机会感染，主要与大量免疫抑制剂的应用有关，术后 6～12 个月主要为细菌感染。虽然小肠移植还存在着一些问题，但是随着免疫抑制药物、排斥反应监测和治疗的发展，小肠移植效果有望得到改善。

七、造血干细胞移植

造血干细胞移植是目前恶性血液疾病、重症骨髓衰竭性疾病及先天性遗传代谢病等最有效的根治方法。造血干细胞移植根据干细胞来源不同，可分为自体造血干细胞移植、同基因造血干细胞移植、同种异基因造血干细胞移植和异种造血干细胞移植。自体造血干细胞移植是指将预先保存的患者自己的造血干细胞，经静脉输给骨髓清除性化疗和（或）放疗后的患者本人，以重建血液免疫功能。根据干细胞采集的部位不同，可分为骨髓移植、外周血干细胞移植、脐带血造血干细胞移植和胎肝造血干细胞移植。骨髓是人出生后的主要造血器官，存在其中的造血干细胞具有自我更新、增殖、分化的功能，从而维持正常血液细胞数量及功能的稳定。骨髓移植是指移植骨髓中的多能造血干细胞给患者，以重建造血和免疫功能，从而达到治愈某些疾病的一种方法。早在 1891 年，Brown Sequard 和 Quine 先后尝试给白血病患者及造血功能低下者口服骨髓治疗，1939 年，Resjek 尝试将新鲜的骨髓注射到患者骨髓腔内治疗淋巴细胞白血病及恶性贫血者，同年 Osgood 等用骨髓静脉注射治疗再生障碍性贫血，然而这些尝试并未获得期待的效果。随着人们对人类白细胞抗原的研究，1956 年，Thomas 成功实施了首例同基因骨髓移植，患者造血功能恢复良好；1968 年，Gatti 等实施的同种异基因骨髓移植实现免疫功能重建。由于骨髓移植是造血干细胞移植及免疫活性细胞同时移植到受体体内，担负造血和免疫功能，在异基因骨髓移植后，此免疫功能除了恢复对外界的免疫作用，也会引起受者反应，发生移植物抗宿主病。20 世纪 70 年代，几乎所有的造血干细胞移植都是骨髓干细胞移植。1974 年，Kundtzond 等人发现脐血中富含造血干细胞；1988 年，首例脐带血移植成功实施，之后脐血移植日益受到重视，且脐血移植无需采集细胞可快速获得移植物，发生移植物抗宿主病的可能性在 HLA 不相合情况下低于骨髓移植，但是脐血移植后造血恢复较慢且干细胞数量有限，目前多用于儿童血液病移植。近年来，造血干细胞移植的一个重要进步就是经化疗和粒细胞集落刺激因子或粒细胞-巨噬细胞集落因子动员后，通过细胞分离术从外周血采集造血干细胞移植物。早在 1909 年，Maximow 就证实外周血液中存在造血干细胞，直到 20 世纪 80 年代，人们才将自体外周血干细胞移植用于治疗白血病和恶性肿瘤。由于外周血干细胞采集物中含有大量的祖细胞，移植后造血恢复更快，外周血干细胞移植迅速发展并被广泛应用，近年来已逐渐成为干细胞移植的主要来源。但是也有研究表明，对于疾病发展期患者，外周血干细胞移植相比骨髓移植具有较好的早期生存优势，然而慢性移植物抗宿主病发病率较高，后期死亡率增加。在研究过程中，人们发现胎龄为 3～6 个月胎肝含有极其丰富的造血干细胞，它和骨髓造血干细胞相比，有着类似的增殖分化和重建骨髓造血功能的能力，不仅淋巴细胞量小于 2% 且多为未完全分化成熟的 T 淋巴细胞，也可用于移植，且移植后植入物抗宿主病的发生率低且严重程度较轻，但是胎肝造血干细胞只能取自引产的胎儿，这大大限制了其应用。

异基因造血干细胞移植主要用于急性髓系白血病、急性淋巴细胞白血病、急性粒细胞白血病、慢性粒细胞白血病、慢性淋巴细胞白血病、青少年粒-单核细胞白血病、骨髓增生异常综合征、霍奇金淋巴瘤、非霍奇金淋巴瘤、多发性骨髓瘤、骨髓增殖性肿瘤、先天性代谢疾病（黏多糖病、遗传性脑白质病）、遗传性血红蛋白病及先天性骨髓造血衰竭（地中海贫血、镰刀细胞病、范可尼贫血）、重型再生障碍性贫血等疾病的治疗。自体造血干细胞移植可用于急性淋巴细胞白血病、急性髓系白血病、慢性粒细胞白血病、慢性淋巴细胞白血病、恶性淋巴瘤（霍奇金淋巴瘤、非霍奇金淋巴瘤）、多发性骨髓瘤及其他浆细胞疾病（多发性骨髓瘤、遗传性系统性淀粉样变性、骨硬化性骨髓瘤）、急性髓系白血病、实体瘤（晚期乳腺癌、小细胞肺癌、神经母细胞瘤等）、自身免疫性疾病（系统性红斑狼疮、多发性硬化、系统性硬化病、类风湿关节炎及幼年特发性关节炎、炎性肠病、1型糖尿病）等疾病治疗。

造血干细胞移植前同样需要对供者和患者进行全方位的评估，使患者受益风险比最大化。对于患者，需对其心血管系统、肺部、肝脏、肾脏、消化道系统、既往感染或潜在感染、输血史等进行系统性评估。对于供者，除评估血液系统疾病外，还需评估其是否耐受麻醉、骨髓采集和粒细胞集落刺激因子动员等。HLA 相合的同胞供者，即兄弟姐妹作为供者，是目前同种造血干细胞移植的首选，但是此类供者较难找到。HLA 不合/单倍型相合的亲属供者较易找到，且具有干细胞方便易得、不受时间制约、如需移植后进行细胞治疗可以再次获得供者细胞等优点，有利于总体生存率提高。近年来，北京大学血液研究所实现了 HLA 不合免疫屏障的跨越，取得了与 HLA 相同同胞造血干细胞移植同样的疗效，解决了供者来源问题。无血缘志愿供者是造血干细胞移植的另一个选择，但是存在寻找时间长、并发症较多、总体疗效稍差等问题。

骨髓采集部位一般为双侧髂前上棘和髂后上棘，必要时可加采胸骨，采集前需麻醉，采集时采用多部位、多点穿刺方法，每个位点一般不超过 10 mL，采集量一般根据受者体重计算，一般建议单核细胞数（mononuclear cell，MNC）不少于 3.0×10^8/kg，骨髓液量为 1000 mL 左右。当采集到 400 ml 时，应开始回输事先采集的自身贮备血以防休克，术后需补充各种造血因子。采集所得骨髓液需用含肝素钠的生理盐水或 1640 培养基混合抗凝。骨髓采集过程中的不良反应多为疼痛、失血引起的贫血、一过性低血压和麻醉过程伴发的恶心、呕吐等。

对于外周血造血干细胞移植，由于外周血中造血干细胞含量极低，需经过动员将骨髓中造血干细胞释放至外周血中再进行血细胞分离采集。目前动员方法为注射细胞集落刺激因子，也可与粒细胞/巨噬细胞集落刺激因子联合使用，比如两者序贯动员。一般在注射刺激因子后第 4、5 天采集，采集时外周血循环数量为 10000～12000 mL，采集 MNC 数为（2～6）$\times 10^8$/kg，其中 CD34$^+$ 细胞含量大概在 1%。由于采集时所使用抗凝剂与体内钙结合，因此需注意补钙。此外，人们发现患者化疗结束后，骨髓移植期恢复时，干细胞呈数十倍快速增长，出现在外周血中，也可采取化疗联合细胞因子动员，此方案多用于肿瘤患者，如淋巴瘤、白血病等。除上述方法外，还有一些其他的细胞因子用于干细胞动员，如人类造血干细胞因子、Flt3 配体、重组人血小板生成素等，同时也在不断研发新型动员剂。外周血造血干细胞采集的机制是利用血细胞分离机将患者外周血分成不同组分，采集其中的单核细胞层，这层细胞中富含动员的外周血造血干细胞。在动员采集过程中常见的不良反应有骨痛、头痛、乏力、低热等，也会出现动员失败的情况。

采集的造血干细胞根据移植要求，选择合适的冻存方式和回输时间。异体移植可直接回输新鲜采集物，自体移植则需要保存一段时间，冻存时需要注意保持其活性。造血干细胞的回输方式为中心静脉快速输注，对于在采集过程添加了抗凝剂的骨髓血，需要使用一定量的鱼精蛋白进行中和。经典的骨髓移植是清髓性移植，即利用大剂量的全身化学治疗或联合全身放射治疗清除体内的肿瘤并抑制机体的免疫反应，使移植物顺利植入，但是对于具有强烈化学药物治疗史、常规治疗无效、无法耐受清髓移植、高龄、实体肿瘤伴有转移病灶及第二次移植患者，可采用非清髓移植。

目前 ABO 血型不合已经不是造血干细胞移植的主要障碍，国内外数据资料表明 ABO

血型不合对骨髓移植存活、移植物抗宿主病（graft versus-host disease，GVHD）发生、复发及长期无病存活率均没有影响。对于骨髓移植，供者骨髓血直接输注可能发生溶血，需经过相应的处理。当供者和受者 ABO 血型主要不合时，如供者为 A、B 或 AB，受者为 O 或供者为 AB，受者为 A 或 B，过去常采用受者血浆置换法，目前采用的方法为在所采集骨髓中按一定比例加入 6% 羟乙基淀粉溶液，静置后红细胞自然沉淀，分离红细胞后所得的血浆中富含骨髓细胞，分离出的红细胞回输给供者。当供、受者 ABO 血型次要不合时，如供者为 A、B 或 AB，受者为 AB，或供者为 O，受者为 A 或 B，最简单的方法是将采集的骨髓血离心弃去部分血浆。当供、受者 ABO 血型双向不合时，如供者为 A，受者为 B 或供者为 B，受者为 A，按上述两种方法处理。对于外周血造血干细胞移植，采集物中仅有很少量的红细胞，所含凝集素量同样很少，因此不会产生严重的急性溶血反应。在造血干细胞移植中，供者造血干细胞的植入是移植成功的标志，可通过检测供、受者之间不同基因标记进行验证，如供者基因标记的出现或受者基因标记的消失。

常见的造血干细胞移植并发症有造血重建不良、移植物抗宿主病、感染性疾病（细菌、真菌、病毒）、脏器并发症（肺脏、肝脏、心脏、神经系统、泌尿系统等）、累及多脏器并发症（植入综合征、毛细血管渗透综合征、血栓性微血管病、造血干细胞移植后溶血）、移植后淋巴细胞增生性疾病、恶性肿瘤（移植后淋巴系统增殖紊乱和淋巴瘤、实体肿瘤）和移植后恶性血液疾病复发。随着供者来源的多元化、免疫机制研究的快速发展和移植技术的日趋成熟，移植患者可选择范围更广，疗效更好，生活质量更高。

八、角膜移植

角膜移植术是用透明的异体角膜材料，替换病变的不透明角膜，以达到增视、治疗某些角膜病和改善外观的目的。1906 年，Eduard Konrad Zirm 完成了人类史上第一例成功的同种异体穿透性角膜移植手术。因为角膜本身不含血管，处于"免疫赦免"地位，是异体移植效果最好的一种手术。角膜移植根据移植部位分为全层（穿透性）角膜移植术和板层角膜移植术。全层角膜移植术是以全层透明角膜代替全层混浊角膜，主要用于角膜瘢痕、中央性角膜白斑、角膜变性、圆锥角膜、顽固性角膜炎或溃疡及角膜穿孔等疾病的治疗。这种手术对角膜植片活性要求很高，特别是保持角膜活性、维持角膜透明的角膜内皮细胞的活性，故最好取自死后数小时内摘取的眼球，并根据需要保存。手术原则是根据病变范围选择适当方法，如角膜环钻、飞秒激光，对供体和受体角膜进行切取，做成移植床（术眼）及移植片（供眼），将移植片置于移植床上，缝线固定。术终可注气或林格液以恢复前房。手术成功的关键是不伤害术眼眼内组织及移植片内皮，并使移植片与移植床对位吻合良好。

板层角膜移植术是一种替换部分病变的板层角膜组织，而保留正常透明角膜的手术方式，按术式分为浅板层角膜移植术、深板层角膜移植术和角膜内皮移植术。浅板层角膜移植术是指用移植材料选择性替换浅层角膜基质和上皮，多用于浅层基质层营养不良或既往屈光手术引起的角膜混浊。深板层角膜移植术是选择性置换病变角膜基质的同时，保留健康的后弹力膜和内皮细胞，此方法如果移植片下有残留的受体基质层，容易产生层间浑浊。凡角膜病变未侵犯角膜基质深层或后弹力层，而内皮生理功能健康或可复原者，均可用板层角膜移植术，如病变程度不深的角膜瘢痕、角膜营养不良等。角膜内皮移植术也称为后板层角膜移植术，是保留受者本身健康的角膜上皮、前弹力层和前基质层，以健康的带有后基质层、后弹力层和内皮层的内皮角膜植片取代有病变的后部角膜，此方法保存了原有角膜前板层的解剖完整性和屈光特性，手术损伤小，排斥反应少，视力恢复快。用于治疗各种原因引起的角膜内皮功能失代偿、角膜内皮混浊、角膜后基质混浊而角膜表层组织基本正常者，如 Fuchs 角膜内皮营养不良、先天性角膜内皮营养不良、虹膜角膜内皮综合征及无晶体眼或人工晶体眼并发的大疱性角膜病变等，现已成为治疗严重角膜内病变的首选方法。因手术不穿通角膜，故较安全，并发症少，但光学效果不如穿透性角膜移植术。

角膜根据来源可分为同种异体角膜、自体角膜、异种角膜、人工角膜和组织工程角膜。角膜移植以同种异体角膜为主，角膜的材料大多取自新鲜尸体，取出时间越早越好，角膜上皮完整、基质透明、厚度不变者为佳。对于异种角膜，猪角膜与人角膜在大小、角膜厚度和屈光状态等方面相似，被认为是有潜力的同种异体角膜替代品。人工角膜的中央部分为光学镜柱，主要功能为改善部分视力。目前研究的重点是改善材料自身的生物亲和力，减少角膜移植的排异反应。组织工程角膜目前有角膜缘干细胞、胚胎干细胞，载体多为羊膜及纤维蛋白凝胶。手术并发症主要有植床穿孔、排斥反应、后弹力层残留、角膜植片水肿、角膜植片植床层间积血、眼部感染、继发性青光眼、角膜新生血管、角膜植片溶解、角膜缝线松脱、手术后屈光不正等。随着技术的不断进步及相关研究的不断深入，角膜移植将获得更好的发展，使更多的角膜疾病患者重获光明。

九、皮肤移植

皮肤是人体最大的器官，它不仅可以保护机体免受外界病原体、微生物和有毒物质的侵害，还具有调节体温、调节体液动态平衡、感受外界刺激等功能。皮肤移植是治疗创伤、烧伤及其他因素所致皮肤缺损的常用方法，手术方法为在供皮部位切取不同厚度的皮片移植到受皮部位。根据供者的不同分为自体皮肤移植术、异体皮肤移植术和自体异体混合植皮术。1869 年，Reverdin 报道了世界上首例自体表皮皮肤移植。目前，皮肤移植的方法有断层皮片移植、微粒皮移植、大张异体皮打洞自体小皮片嵌植、Meek 植皮、负压吸疱表皮移植、自体表皮细胞悬液移植、点阵全层皮肤移植、组织工程皮肤移植等。断层皮片移植是目前临床修复大面积皮肤缺损的重要方法。皮片根据厚度可分为全厚皮片、中厚皮片和刃厚皮片。全厚皮片含有表皮及全层真皮，移植成活后外观功能较好，接近正常皮肤，适用于面部、颈部、手、足、关节等部位。中厚皮片包括有表皮和部分真皮网状层，外观功能较好且耐磨，适合烧伤早期切痂植皮治疗。刀刃皮片最薄，仅含皮肤的表层及少量真皮乳突层，临床应用范围广，容易成活，供皮区恢复快，但愈合后外观功能较差，常挛缩畸形，且不耐摩擦，易形成溃疡。在皮肤移植中，供皮短缺一直是一个严重的问题，为了解决皮源不足问题，人们开始采用微小皮片进行移植。微粒皮移植术是将面积$< 1\ mm^2$ 的皮片植于切痂后创面或肉芽创面上，相对于断层皮片移植，显著增加了移植扩展比，但由于微粒皮存活率受其制备、移植后的方向性和均匀性、覆盖物的质量等多种因素的影响，存活率不稳定，因此临床应用中大大受限。大张异体皮开洞嵌植小片自体皮移植术是指在大张异体皮上打洞并填塞自体小皮片的技术，该方法充分利用了有限的自体皮，并为自体皮提供了覆盖物，但植皮效率低，且手术耗时费力。Meek 植皮是通过半机械化方法制备微型移植皮片，在一定程度上解决了自体皮源不足的难题，是皮肤移植技术的一项重大进展。负压吸疱表皮移植是通过负压吸引力在供皮区吸出表皮疱，取水疱顶表皮移植到创面。自体表皮细胞悬液移植是指将断层皮片经酶消化后制备成单个细胞悬液再进行移植，此方法操作简单，面积扩展比大，但喷洒过程会有细胞丢失或损伤。点阵全层皮肤移植是利用点阵式光热分解技术制造直径$< 300\ \mu m$ 的

皮肤全层显微加热区，从而获取微型柱状全层皮肤组织进行移植。组织工程皮肤移植是将异体的表皮细胞和成纤维细胞种植于真皮支架材料中，经体外培养后形成类似于正常皮肤组织结构的复合皮，此方法有助于克服原有皮肤供区不足、免疫排斥等问题。皮肤移植同其他器官移植一样，可引起机体复杂的免疫应答过程，在无免疫抑制剂的情况下，通常导致免疫排斥反应和移植物皮肤的坏死，其不同之处在于皮肤移植排斥免疫是细胞介导的排斥反应，在移植过程中同样需要合理使用免疫抑制剂。随着各项技术的不断发展和进步，皮肤移植技术必将得到提高。

十、其他移植

异体脸移植也被称为"换脸术"，是同种异体复合组织移植的一种，是一项极具挑战性同时也具有极大争议的手术，它可以一次性修复多个胚层的组织缺损，给面部严重损伤者在一定程度上带来了希望，2005 年 11 月世界首例换脸术成功实施，但是截至目前此项手术实施数目仍很小。对于复合组织移植物，由于它由各种抗性不同的组织组成，更容易发生排斥反应。此外，面部不仅是视、听、呼吸和进食器官所在区域，也是人体主要的外部认知和自我心理、人格的载体，因此在移植时需慎重考虑。

脑移植目前是指脑组织的移植，根据移植物可分为悬液移植和组织块移植，根据移植部位可分为脑室内、纹状体内、黑质内移植，现用于治疗脑顽固性疾病，如帕金森病、癫痫等。对于帕金森患者，大部分人移植后症状得以改善，左旋多巴用量减少，但是并不能完全治愈。脑组织的来源多为 6.5～9 周的人工流产的胎儿，或来自动物。由于脑组织为免疫特权部位，一般不需使用免疫抑制剂，但是由于移植过程中血脑屏障会遭到破坏，可能会发生免疫排斥。

异体头身重建，俗称"头部移植"，是指将一个人的头颅移植到另一个人的躯体上，是一项新的医学挑战，不仅技术方面有着巨大的挑战，在伦理方面也有着不可逾越的障碍。2017 年，意大利神经外科医生 Sergio Canavero 和哈尔滨医科大学骨科医生任晓平在遗体上实施了首例人类头部移植手术。

除了上述移植外，目前已实施的还有子宫移植（详见辅助生殖技术章节）、卵巢移植、手移植等。

● 第三节 器官来源及伦理问题 ●

目前，器官的来源主要有自愿捐献、推定同意、器官买卖、胎儿器官、异种器官、人造器官等几种，其中自愿捐献是目前移植器官的主要来源。器官移植过程中伦理问题，也主要体现在器官的来源和获取方式上。

针对器官移植的伦理问题，人们提出了十条基本的原则：

（1）"非不得已、不得为之"原则，即只有在患者原发病已危及生命，其他方法无法解除患者长期痛苦，改善其生命质量和持续的心理压力时，才考虑器官移植；

（2）知情同意原则，是指供受者均享有知情同意权，尤其是亲属活体器官供者，明确器官捐献的意义，捐献过程和后果，特别是不良后果；

（3）绝对自愿原则，是指供受者在无外在压力下进行自我选择，尤其是活体供者；

（4）生命自主原则，是指每个人都有选择自己生存方式的权利，无论医生和供受者家属出于什么考虑，都不能代替供受者作出捐献或接收捐献的决定；

（5）"无害至上论"原则，是指对于活体供者应尽量将伤害限制在最小的程度，对于尸体供者在摘取器官后必须妥善缝合手术切口，保证体表的完整性，维护死者的尊严；

（6）有利原则，核心思想是以人为本，对于受者应限制对其不利的医疗活动，对于供者则体现在捐献者意愿的满足、荣誉感和社会的认同，以及亲人康复后家庭压力的释放；

器官来源及
其伦理问题

（7）公平原则，是指公平合理地分配有限的供器官；

（8）职业精神原则，是指执业者要讲究职业道德；

（9）隐私保密原则，是指对供受者个人资料进行严格保密；

（10）非商业化原则，是指器官捐献行为不能用金钱来衡量和交易。

一、自愿捐献及其伦理

自愿捐献，根据供者不同，又可分为活体器官捐献和尸体器官捐献。活体器官捐献是指具有完全民事行为能力的自然人，将自己的一个肾脏，或部分肺，或部分肝脏，或部分胰脏等捐赠给自己指定的患者，可以是亲属、配偶或其他人。在中国仅允许以下关系间进行捐赠，①配偶：仅限于结婚3年以上或婚后已育有子女的；②直系血亲或者三代以内旁系血亲；③因帮扶等形成亲情关系：仅限于养父母和养子女之间的关系、继父母与继子女之间的关系。虽然活体器官的质量优于尸体器官，还可进行手术期的选择，在配型上也有更好的匹配等因素，有着较高的成功率，是最为理想的器官来源，且捐献遵循"自愿、无偿"的原则，也是最没有道德争议的，但是依旧存在着各种各样的伦理问题。器官捐献的本质是利他性的，虽然活体自愿捐献中的知情同意可以保护捐赠者的权利并尊重其人格，但对于供者或多或少都会产生一定的伤害，还有出现并发症或者生命危险的风险，这本身就存在一定的伦理争议。对于捐献者的自愿，有时可能会受到家庭、社会等多方面因素的影响。针对自愿捐献，人们曾提出这样的伦理原则与思考：①同意器官捐献的人应该是具有完全民事行为能力的自然人，作出相应的决定完全是自愿的，未曾受到任何强迫、欺骗、利诱，也未受到他人道德绑架，且本身身体和心理状况也都满足捐赠标准；②捐献者应该完全了解作为供体的风险，同时也了解受者所面临的风险和利益，避免捐献失败时供者出现情绪崩溃等问题；③供者和受者的利益必须超过器官移植的风险；④器官捐献还需考虑"捐献极限"问题，如对于移植屡遭失败的受者，最多可以获得几次捐赠？对于供者最多可捐献多少种器官或捐献几次？⑤针对特殊人群的捐赠，如何实现真正的"知情同意"？有案例报道：39岁的林女士冒着高龄的风险生下了自己的第5胎女婴，这个孩子出生的目的就是为了给她10岁的姐姐提供做骨髓移植所需的骨髓。在她之前，林女士怀孕了3次，都因为配型问题流产了，而她终于能够和姐姐配型成功，这也是她能够出生的原因。另外，骨髓捐献一般也会在妹妹幼年时期完成。我们可以想一下，从出生到骨髓捐献，对妹妹来说是否公平？父母代替幼儿知情同意是否合理？在被报道的另一个案例中，家属要求智力存在缺陷的弟弟捐献肾脏，救治尿毒症的哥哥，同时也要求哥哥照顾弟弟的后半生，这种做法是否可以通过伦理审查？对于国外允许的无亲属关系者之间的捐献，更应认真考虑供者的捐献自愿是否受到其他因素的影响，是否存在变相的器官买卖。

尸体器官捐献是指自然人生前自愿表示在死亡后由其执行人将遗体的全部或者部分器官捐献给需要的人，或生前未表示不同意捐献的自然人死亡后，由其配偶、成年子女、父母共同决定将遗体的全部或部分器官捐献给需要的人。如生前表示不同意捐献其人体器官，任何组织或者个人不得捐献、摘取其人体器官。目前尸体器官捐献主要为脑死亡后捐献，也有少部分来自心脏死亡后捐献。对于尸体器官捐献，知情同意仍然是其首要伦理原则。脑死亡是全脑功能包括脑干的中枢神经系统功能的永久性丧失，利用辅助手段可维持无效心跳的一种临床死亡状态。对于器官捐献者，在脑死亡后需进行相应的器官抢救，最大限度地维持血流动力学和内分泌功能等内环境稳定，提高潜在供者的数量和可移植器官的数量，改善器官的质量，降低移植后并发症的发生率。心脏死亡器官捐献是器官移植早期最主要的器官来源，但是由于心脏死亡会经历热缺血，这会对器官造成损害，影响移植效果，脑死亡立法后应用逐渐减少，但是由于器官的严重短缺和相应医疗技术的提高，人们又开始再次评估心脏死亡器官移植，移植数量也逐年回升，有望成为器官的主要来源之一。对于心脏死亡供者，其基本原则是"切取器官只能在患者死亡后，不能因为切取器官导致患者死亡"。这意味着只有患者在撤除生命支持后规定时间内未能恢复自主呼吸，才能进行器官切取，且器官切取和抢救患者的医务人员不能为相同的人，也不能参与相应过程。对于可控性心脏死亡供者可对供者或者相应捐献器官进行医疗干预来保护器官以保证移植效果，但是医疗干预只能在患者或其直系亲属知情同意下进行，且不能限制或减少使用减轻患者痛苦的救助措施，更不能使用加快患者死亡的措施。

虽然尸体捐献是目前器官的主要来源，但是也存在一些伦理争论。为了保证移植效果，移植器官必须是从刚刚死亡的人体上摘取的新鲜器官，有时还需要相应的医疗干预，因此死亡标准对于器官移植非常关键。我国一直采取传统的心脏死亡标准，而心脏死亡标准意味着心跳和呼吸的停止，此时人体的各个器官功能都会停止，此时再去摘取器官进行移植，器官质量会相应降低，这也会在一定程度上造成器官的浪费。如果在已经脑死亡的供者存在无效心跳时摘取器官，家属可能会在情感上难以接受，医生实施相应手术也无法律上的保障。同时，如果由医生决定或以脑死亡去影响临终者家人作决定，则在一定程度上违背了真正"自主"的原则。对于心跳呼吸停止而大脑尚未死亡的供者，摘取器官则需要考虑是不是剥夺了临终者最后的生存权？即便是摘取的器官救助他人的善良理由也不能成为器官摘取的借口。同时捐献者临终前往往需要相应的医疗干预，在一定程度上也违背了移植中的不伤害原则。对于生前表示同意捐献的供者，器官的摘取仍需征得家属的同意，而此时家属往往处于极端悲痛中，尤其是亲人为意外死亡时，此时医生征求家属意见，家属从情理上常常难以接受，医生本身也很难开口，从而陷入安慰死者家属与救助活者生命之间的矛盾。当然也有一些国家规定，一旦死者生前签署过器官捐献同意书，那么医生就有权利从死者身上摘取相应器官，而无需征求家属的意见，这种做法往往被视为有悖人道主义，也很难禁得起伦理的考验。一些传统的伦理观念也在一定程度上影响着器官的捐献，如传统思想中"身体发肤，受之父母，不敢毁伤，孝之始也"。器官的捐献必然带来身体的破坏，很多人从心理上也是难以接受的。但是，随着人们观念的改变，合理器官捐献激励机制的建立，相应法律、法规的完善，器官捐献的数目肯定会越来越多，必将有更多的人得到救治。

二、推定同意

推定同意是指如果死者生前没有登记不捐献器官，则被认为死后同意捐献器官，此时要求政府授权给医生，允许他们从尸体上收集所需要的组织和器官。对此，不同国家有着不同的政策，有些国家给予医生全权来摘取尸体上有用的组织或器官，不用考虑死者亲属的意愿，如丹麦、瑞士、法国等；有些国家则还需征得家属的同意，当不存在来自家庭成员的反对时，方可进行器官收集；我国目前还不允许采取推定同意方式进行器官收集。

推定同意的器官获取方法在一定程度上可以缓解器官的短缺问题，因此得到了很多人的支持。同时支持者还认为，推定同意避免了医生向死者家属索取器官的残忍，减轻了家属作出相应决定的焦虑。从功利主义观点来看，推定同意使很多人受益，也没有伤害到任何人。甚至有人提出，在立法时考虑凡享有社会医疗保障的公民，可推定为死亡后的自愿器官捐献者，因为社会医疗保障本身就是一种公民互助，在享受权利的同时也应该承担一定社会救助义务。但是这种提法遭到很多人的反对，其原因在于很多人没有进行不捐献登记，是由于他们不知道不捐献器官也需要登记或者由于其他原因造成未登记的事实，推定同意则使不想捐献器官者被迫捐献，这在一定程度上带有强迫的意味，表面上是对"选择退出"权的尊重，实际上是对"选择进入"的蔑视。而且，许多人认为未经同意入侵死者的身体本身就是错误的，绝对尊重死者是必要的。也有人认为推定同意，使国家过多地介入个人生活，通过假设拥有了个人的身体部分，政府不应该针对个人身体有关事项实行所谓的"主动同意"，尤其在个人死亡以后，这是对生命主体自主决定权的侵害。针对这个问题，有国家考虑以"必要回应"的原则取代"推定同意"，即每一个成年人都需要到统一的捐赠机关进行登记，在专门的登记卡上标明自己是否愿意在死亡后捐献器官，捐献哪些器官或者不愿意捐献哪些器官，并说明是否授权亲属行使撤销权。这种方式看似既兼顾了"选择退出"也兼顾了"选择进入"，是赋予公民的一项权利，但同时也成了公民的一项义务，如果想保持遗体完整，则一定要在生前拒绝捐献。推定同意注重了社会利益，但同时也增加了公民的义务承担，并且政策的执行需要以相应的法律制度和道德观念作为支撑，并不适合所有国家。同时，推定同意的实施也会导致器官自愿捐献数量的减少。

三、器官商业化

由于供体器官来源很少，而等待器官移植的人很多，人体器官成为一种紧缺资源，器官商品化就成了常规方法无法获得器官的无奈补充。这种方式虽然对受者是有利的，但是它却带来严重的社会伦理和道德问题。目前，除伊朗可以进行肾脏买卖外，全球都不允许器官买卖。然而，我们不得不承认的是，器官买卖却真实的存在，其原因主要来自三个方面：①器官供求严重不平衡，很多人从正规渠道无法获得捐献器官；②由于供体短缺，患者需要长时间的等待，对患者身体、医疗费用和家属都有很大的压力；③由于捐献器官均为尸体器官，移植效果不如活体器官，且在配型上可选择性有限。这些因素催生了器官的非法买卖。

绝大多数人对器官买卖持否定态度，主要有以下因素：①器官的商品化是对人类尊严的亵渎，供者丧失了生命的尊严，受者和中介则践踏了他人生命的尊严；②破坏了生命的平等性，穷人为了生存出售器官，而有钱人获得器官，形成了富人对穷人生命的支配和占用，是另一场剥削和压榨；③器官买卖对供者的生理、心理、社会关系等都造成了伤害；④违背了绝对自愿的原则，虽说供者由于金钱的因素自愿出售其器官，但这种"自愿"是值得怀疑的；⑤器官买卖会影响那些出于爱心而进行的无偿器官捐献；⑥背离医疗的公正性，只有医疗公正才能确保器官移植技术为全人类服务，器官买卖使其成为少数人的专利，造成富人与穷人，发达国家与发展中国家的医疗公正失衡，曾有报道某些移植中心出现了外国患者移植数目占本中心移植总数一半以上的情况。

对于器官买卖也有个别人对此持肯定态度，对于受者，既然等不到合法捐赠，购买活体器官也是值得的；对于供者，从自主角度来衡量，应容许个人在不危害生命及健康的前提下，出售器官以换取其意欲之利益；从造福人群来衡量，器官买卖增加了器官的来源，器官买卖合法化会阻止因器官买卖转入地下，造成黑市猖獗，甚至成为跨国性犯罪问题；有需求才有市场，只要有人愿买，有人肯卖，不需要管制太多。

器官商业化是严重违背人道主义的，器官短缺也不是器官成为商品的理由，针对目前非法存在的器官买卖，只有进行严格的立法监督，规范器官来源，在器官移植过程中加强伦理审查才有可能对其进行遏制，促进活体器官捐献的良性发展。

四、胎儿器官

胎儿器官是指将不能成活的流产胎儿的器官或组织移植到患者身上来治疗某些疾病，如帕金森病、糖尿病、再生障碍性贫血、肾脏疾病和肝脏疾病等。胎儿器官具有组织抗原弱、排斥反应小、能够进行细胞分化、产生生长因子等优点，受到了越来越多人的关注和青睐。每年都有大量的流产和堕胎，胎儿器官来源相对丰富，可以在一定程度上缓解器官短缺问题。然而，胎儿作为器官供体首先要面临的是胎儿的法律地位和权利问题，胎儿是否为法律意义上的人？是否具有相应的民事权利能力？如果胎儿是人，谁能代替胎儿行使知情同意权？如果胎儿不是人，又是什么？有观点认为，根据民法规定，自然人是指基于自然出生这一事实而成为民事主体的人，因为胎儿尚未出生，所以不是人，也没有相应的民事权利能力；有观点认为，胎儿是人，是人类生命的初期阶段，是人类发展的重要组成部分，依法享有相同的民事权利能力，没有人有权对其进行操作；还有观点认为胎儿虽然具有人的各种生命体征，但离开母体不能独立生存，不是真正意义上的人，但是根据人身权延伸保护的观点，应当把他看作人，具有一定的民事权利能力，人们有不损害胚胎的道德义务。大家公认的一点是如果胎儿离开母体后为死体，其权利属于母亲，在不违反法律和公序良俗的原则下，母亲有权决定是否进行捐赠。

利用胎儿进行器官移植的另一个问题就是流产，我们都知道胎儿承载着父母双方的精神寄托，是社会潜在的希望，凝结着社会特殊的伦理情感，具有特殊的伦理地位，流产是否符合伦理要求，便成了胎儿器官移植合理合法的前提和基础。有人担心是否会有人为了治疗本人或亲属的疾病去怀孕流产，或者为了利益去怀孕流产？基于此，人们提出胎儿器官移植必须遵循以下原则：①作为供体的淘汰性胎儿应局限在避孕和怀孕失败后流产和引产的小于5个月胎龄的胎儿，以及围产期内无脑儿等有严重先天缺陷胎儿的范围；②供体胎儿必须以征得其父母一致的知情同意和医院相应委员会（包括医院伦理委员会）的审查和认可为前提；③必须禁止供体胎儿器官移植过程中的商品化行为和方式；④必须禁止以治疗需求为理由而将流产胎儿用作供体；⑤流产决定与捐献绝对相分离，在胎儿供体利用的程序上，必须坚持淘汰在先，然后方可考虑利用，不可因急需供体而随意淘汰胎儿；⑥禁止胎儿母亲知悉或指定受体；⑦禁止为获取胎儿组织而改变流产时间和方式。也有人认为胎儿器官移植只能用自然流产胎儿或因身体因素导致的不能继续妊娠的人工流产胎儿，如胎儿患有目前不能治愈的严重疾病，或继续妊娠会威胁母亲生命安全等情况，而不能采用主动人工流产胎儿。在器官移植中，只有对利用胎儿器官作出合理的限制，制定出合乎生命伦理的应用规则，才能使其合理合法。

五、异种器官

异种移植是将某物种的细胞、组织、器官作为移植物移植到另一物种，并期望其存活且发挥相应功能。本章所谓的异种器官移植是指将动物组织器官移植到人身上，并发挥其相应的作用。早在 20 世纪初，人们就开始尝试异种器官移植，直到 20 世纪 60 年代才开始用于临床。1963 年，6 位患者在 Tulane 大学接受了大猩猩的肾脏移植，其中一例存活了数月。1984 年，Bailey 等为一名左心发育不全的女婴（Baby Fae）实施了首例狒狒心脏移植，20 天后女婴因感染去世。后续人们又多次尝试异种心脏移植，均以失败而告终，于是国际心肺移植协会禁止直接将异种心脏移植给人。随着基因编辑技术的发展，使人们再次看到异种器官作为供体源的希望。2022 年 1 月 7 日，美国马里兰大学医学院医生 Bartley Griffith 为终末期心脏病患者 David Bennett 实施了 21 世纪首例转基因改造后的猪心脏移植，并引起了全世界的轰动与关注，术后患者存活 2 个月。除实体器官移植外，一些动物组织也被用于疾病的治疗，如用猪角膜脱细胞基质进行板层角膜移植，用猪脑组织治疗帕金森病治疗，用猪胰岛细胞治疗糖尿病等。由于不同物种之间抗原差异性比同种异体之间更大，异种移植需要克服的免疫反应也强于同种异体移植，常见的免疫排斥有超急性排斥、延迟性异种移植物排斥、急性 T 细胞排斥反应等。经过多年的发展，异种器官移植已取得了很大的进步，对超急性排异反应控制越来越有效，距离最终临床应用也越来越近。

虽然异种器官移植有望在一定程度上解决器官短缺问题，但同样也面临着复杂的技术、安全和社会伦理问题。

第一，异种移植的跨物种感染问题。植入人体内的异种动物器官是否存在尚未发现的病毒，或者在动物体内处于休眠状态但一旦植入人体就被激活的病毒，如果这些病毒能引起严重的病毒感染性疾病，那么就有可能给人类带来灾难性的后果，这也是对生命伦理的一个巨大挑战。如猪携带有普通人易感病原（如流感病毒、结核分枝杆菌）、移植患者易感病原（如细小病毒）、与移植患者病原具有相似性的病原（如猪巨细胞病毒、猪淋巴细胞疱疹病毒）和猪特有性病原（如猪内源性病毒）四类多种病原，尤其是与移植患者携带有相似性的病原，更具有跨物种传播风险。针对跨物种感染，有些人认为由于跨物种病毒的不可知性，异种器官移植相当于把整个人类置于一个危险的境地，即便移植器官能够成功发挥作用，受益者也是极少数人，为了少数人的生存，让大部分人去冒险是不道德的，也是不值得的，而且这种冒险也没有征得全人类的同意。也有人认为，社会的政策就应该是照顾弱势群体，弱势群体自愿进行的实验，不仅自身得以救治，还会促进移植科技的发展，使整个群体得到帮助。此外，即便是接受动物器官的患者因移植而感染，受害的也只是以死相搏的患者，因此异种器官移植应该进行；从不伤害他人角度来看，禁止异种器官移植会令本应该有机会得到医治和康复的患者死亡，或者使有机会得到移植好处的患者得不到医治（如糖尿病和帕金森症）。而且，不可知的病毒的传播在日常生活中是不可避免的，即使禁止器官移植，也只是除去其中一个传播疾病的可能，但却令很多有机会得到移植好处的患者得不到医治的权利。也有人认为可以采取缓冲的方法，即在没有合适的同种器官时先进行异种器官移植，暂时性地延续生命，并且要求该项移植的技术已经成熟，而且没有病毒扩展的机会，等有同种器官时立即更换，但是这种方法不仅不能解决器官短缺的问题，还会增加医疗成本、手术的次数和患者的风险。

第二，异种供体的选择和动物器官的形态与功能能否满足长期生存的血流动力学要求。

对于异种供体的选择，从排斥角度出发，与人类血缘相近的非人灵长类（如狒狒、大猩猩、猴子）等应是异种移植的首选，但是这些动物同样存在数量有限、繁殖速度慢、器官体积小等问题，还可能携带一些威胁人类健康的病毒，因此很难成为理想的供体。猪是目前公认的最有可能成为异种移植供体的，猪本身数量多，易于饲养和繁殖，可以有效的培养起近交系，而且猪的器官与人的器官有很多相似之处，如肾脏的大小、结构和功能，心脏的大小和运动反应，都与人的相似，猪和人的胰岛素也仅差一个氨基酸，且由于数千年的猪肉食用习惯，猪作为供体涉及的社会伦理问题在一定程度上少于非人灵长类动物。但是由于猪的体位限制，其正常血压低于人的正常血压 $10\sim20$ mmHg，而且猪生长速度快，$4\sim5$ 个月即可成长到成年人的体重，心脏发育与成熟不如人类，猪的寿命又短于人类，移植后的心脏不一定可以满足患者长期生存的需求。

第三，为了减少免疫排斥，越来越多的异种器官供体都采用了转基因技术，而转基因技术的脱靶效应和长期稳定性问题也带来了一定的安全隐患。如通过基因敲除降低猪 CD8＋T 细胞占总 T 细胞的比例，会导致猪出现免疫缺陷；转入的基因可以表达 RNA，但不能翻译成蛋白，或翻译成蛋白但无活性，这些是否会影响猪心脏的功能，结论尚不明确，将其移植给患者是否也是对患者的一种不负责。

第四，要考虑人类对异种器官的接受程度。异种器官或组织在人体内发挥作用对人类既定的思维方式和伦理观念有着极大的冲击，一些人认为异种器官的植入破坏了人体的完整性，突破了人类和动物的界线，使受体的自我形象受到损害，会给受者造成精神上的压力。另外，也有一些人由于宗教因素不能接受异种器官移植。还有一些人认为有些动物是人类的伙伴，共同生活在这个地球上，异种器官移植就像是通过牺牲自己的朋友来救治自己，因此从情感上不能接受。

最后，关于动物的权利争议。有些人认为动物不具备自我意识，因此动物可以用于任何目的，人类也不需要对动物承担任何直接义务。也有人认为，虽然动物没有绝对的权利，但是动物自身的权利和利益应该被保障，不应该让动物承受不必要的痛苦和伤害。还有人认为动物也是有意识和智慧的，动物和人一样有着相同的道德地位，人类无权伤害动物，如狒狒的群体有着人类社会的复杂性。

对于异种器官移植，人们不仅要坚持知情同意原则，即患者接受异种器官移植完全是出于自愿，还需要坚持人道主义和功利主义相结合的原则，以及无伤害原则和有利于人类的原则，同时还要严格遵循医学标准慎重选择受体。我们相信，随着技术的不断进步和严格的伦理审查，异种器官移植有可能走向临床，改善器官短缺问题，为人类健康开辟广阔的前景。

六、再生医学

再生医学是一门研究如何促进创伤与组织器官缺损后生理性修复、再生与功能重建的科学，其目的是通过研究正常组织器官的功能、创伤修复与再生机制，寻找有效促进自我修复与再生的方法，构建新的组织与器官以维持、修复、再生或改善损伤组织和器官的功能。再生医学涉及干细胞、组织工程、组织器官再造与功能重建、细胞与分子生物学、发育生物学、材料学、生物力学、计算机科学等多个学科的领域。目前，再生医学的主要研究内容包括干细胞与克隆技术、组织工程、组织器官代用品和异种器官移植等。

2008 年 6 月，30 岁的 Claudia Castillo 成为世界上第一个使用自体干细胞培育的气管并移植成功的患者。手术的成功证明了干细胞具有制造人体各个器官的可能性。器官再造技术主要有：①采用经典组织工程构建器官；②利用"囊胚互补"技术构建器官；③用全器官"脱细胞支架"构建器官；④生物 3D 打印器官。利用这些技术，研究者已在体外成功构建了心脏、肾脏、肝脏、肺、气管、胰腺等多种人工器官。

经典组织工程构建器官是将"种子细胞"种植在三维生物支架材料上培养，然后将这种复合体移植到患者体内受损部位，随着时间推移，血管网络逐渐建立，种植的细胞可以依赖弥散的氧气和营养物质而存活，新的组织在支架上形成，而支架则在一定时间后降解。"囊胚互补"技术构建器官是将囊胚制作成一个确定无法发育成器官的突变囊胚，并在该囊胚中注入外源性多能干细胞，利用囊胚互补作用使这些外源多能干细胞得以分化发育，重新形成器官。目前人们还不能有效控制多潜能干细胞的分化，而且在动物体内获得人类器官也面临着许多伦理问题。全器官"去细胞支架"构建器官是将同种异体器官甚至异种器官的细胞去除，形成天然的三维生物支架，然后将备选的祖细胞或者有功能的实质细胞种植到生物支架，之后种植的细胞在支架上生长形成有功能的组织。3D 打印器官是采用细胞成分进行 3D 打印，构建形态仿生、功能仿生的人工器官，现在还处于研究的初级阶段。研究人员已构建多种人工器官如心脏、肝脏、肺脏、皮肤、气管等，并在动物实验中证实再生器官可以在移植后短期内出现血液的再灌注，但是重建的实体器官还无法长久的在体内获得功能。

器官再生过程同样面临着许多伦理问题，如采用胚胎干细胞则需要对胚胎进行破坏与毁灭，有些人认为这是不道德、违反伦理的。而对于成体干细胞，由于其在体内外的功能、分化能力、作用机制、移植的安全性和有效性等问题还不是非常明确，如果用于临床治疗，对患者是不负责任的，也是违背伦理道德规范的。对于再生器官，由于它同时具有人格属性和财产属性，其所有权归属也存在着一定的争议，是归患者所有，还是技术提供者？另外，器官的"自动化"生产是否会对生命神圣性产生消减，是否会侵犯生命的尊严以及生命的平等性？科学家们相信，随着科技的发展以及相关政策的规范化，人造器官的应用终将会实现。

第四节　受体选择及伦理

器官移植在全世界都面临一个很大的问题——供体短缺。如何选择受者，使有限的资源合理利用，不仅仅是个医疗资源分配的问题，也是一个关乎生死存亡的问题。

器官分配的原则首先要考虑医学标准。医学标准取决于医学科学和医务人员技能所达到的水平，这些标准可由具备相关知识和经验的医务人员判断。医学标准主要是根据适应证和禁忌证，同济医科大学对器官移植的医学标准进行了界定：①受体器官功能衰竭而又无其他治疗方法治愈，短期内不进行器官移植则会有生命危险；②受体健康状况相对较好，机体心理状态和整体功能较好，对移植手术耐受性强，且无禁忌证；③人类白细胞抗原、血型匹配，交叉配型及淋巴细胞毒实验结果相对较好，移植手术后有良好的存活前景。医学标准体现了"需要决定一切"的最基础的公平原则。除以上标准外，移植器官的大小匹配程度、受者的年龄等可以作为参考。

除医学标准外，还要考虑社会标准，也可称为伦理学标准。受体如何选择才是公正的呢？如一位成就卓越、年富力强的专家与一位青少年同时急需一个器官，但是器官只有一个，那么必有一位患者要面临死亡，该如何选择？从伦理的角度来看，基于生命的等价性和人的平等性，任何人都有接受同等治疗的权利，也就是说任何人成为受体的机会都是均等的，但是在实际选择时，往往会受到道德境遇选择的困扰，舍谁救谁呢？对此有人提出了相应的参考原则：①照顾性原则，即考虑患者以前对社会贡献的大小；②前瞻性原则，即患者将来对社会作用和价值；③家庭角色原则，即患者在家庭中的地位和作用；④余年寿命原则，即考虑患者器官移植后生命的长短和质量；⑤科研价值原则，即患者的选择有利于科学的发展；⑥中性原则，即排队原则，这也是广为采用的一种分配原则。

　　器官的分配还要考虑个人应付能力和社会应付能力标准。个人应付能力即患者配合治疗的能力，合作的患者比不合作的患者要优先考虑，这里也包含着一定的价值判断。社会应付能力即患者与治疗有关的日常生活条件，包括家庭生活环境、患者对周围人的重要性、经济条件和社会支持能力等。家庭生活环境是指在家里和工作中的话语权、得到他人支持的程度。对周围人的重要性，指标本身与治疗没有因果关系，但是与患者有关，如一个母亲是否应该比一个没有子女的女性优先得到器官？

　　在实际受体选择过程中，具体按照什么标准来排序，主要取决于一个国家和社会通行的价值。供者的意愿也是一个重要的参考。为了鼓励更多的人捐献器官，还有人提出了曾经的捐献者及其家属优先获得的原则，因为只有更多的捐献才能有效地解决器官短缺问题。

思考题

器官移植课件

　　1. 一名患者由于长期酗酒导致肝硬化需要肝脏移植，另一名患者在一次见义勇为行为中被歹徒刺伤肝脏需要肝脏移植，但是目前供肝仅可供一人移植，两人配型均符合要求，前者可承担起手术费，后者无法承担起手术费，请问肝脏应该移植给谁？为什么？

　　2. 我国供体器官严重短缺，是否可以由政府授权医生直接从死者身上摘取所需器官？

　　3. 如果异种器官移植走向临床，你认为一个人可移植的异种器官数目是多少？

参 考 文 献

[1] 刘永锋，郑树森. 器官移植学 [M]. 北京：人民卫生出版社，2014.

[2] 石炳毅，薛武军. 中国器官移植临床诊疗技术规范（2020版）[M]. 北京：人民卫生出版社，2021.

[3] GRUESSNER R W G, BENDETTI E. 活体器官移植学 [M]. 李波，译. 北京：人民卫生出版社，2012.

[4] 黄晓军. 实用造血干细胞移植 [M]. 北京：人民卫生出版社，2019.

[5] 曹履先，陈虎. 骨髓移植学 [M]. 北京：军事医学科学出版社，2008.

[6] 谢立信. 角膜移植学 [M]. 北京：人民卫生出版社，2000.

[7] 中国科学院. 中国学科发展战略·再生医学 [M]. 北京：科学出版社，2015.

[8] 邱仁宗. 生命伦理学 [M]. 北京：中国人民大学出版社，2015.

[9] 高崇明，张爱琴. 生物伦理学十五讲 [M]. 北京：北京大学出版社，2007.

[10] 吴波，胡春晓，李小杉，等. 生命至上，尊重科学——中国肺移植发展现状及展望述评 [J]. 武汉大学学报（医学版），2021，42（4）：517-519.

[11] 谢闰鹏，谷明旗，张凤博，等. 肝移植手术技术的现状和展望 [J]. 器官移植，2022，13（1）：105-110.

[12] 徐林. 心脏移植的现状与进展 [J]. 沈阳医学院学报，2015，17（3）：129-130.

[13] 江行配，田海，孙露，等. 异种心脏移植的研究进展 [J]. 器官移植，2019，10（5）：599-602.

[14] DEAN P G, KUKLA A, STEGALL M D, et al. Pancreas transplantation [J]. BMJ, 2017, 357: j1321.

[15] 季峻松，郭猛. 胰岛移植的历史、现状与挑战 [J]. 外科理论与实践，2019，24（1）：88-92.

[16] 王之旭. 异种胰岛移植研究最新进展 [D]. 厦门：厦门大学，2019.

[17] 柏钦正，王磊．自体胰岛移植的进展及现状研究 [J]．协和医学杂志，2020，11（2）：181-185．

[18] 李元新．小肠移植发展现状、困惑与挑战 [J]．器官移植，2016，7（1）：8-13．

[19] 杨先峰，肖仕初．皮肤移植新进展 [J]．中华损伤与修复杂志，2019，14（2）：141-144．

[20] 黄文华．生物 3D 打印在器官再造中的前沿热点和研究进展 [J]．器官移植，2022，13（2）：161-168．

（王兆彦、刘肃霞）

第二十章

临终关怀

    临终关怀（hospice care），是指为预期剩余生命不超过 6 个月的终末期患者提供舒缓治疗的一种医疗保健体系。舒缓治疗，过去也称为姑息治疗。随着时间的推移，舒缓治疗的定义不断演变，到 20 世纪 80 年代，舒缓治疗主要通过临终关怀方案实施。直到近几年，人们逐渐认识到，舒缓治疗适用于任何严重疾病的病程较早期，在治病的同时提供舒缓治疗，旨在预防和缓解严重疾病患者及其家属的痛苦，使他们获得最好的生存质量，注重使患者舒适而不是治愈疾病。世界卫生组织（WHO）将舒缓治疗定义为"通过及早发现和正确评估、治疗疼痛及其他躯体、社会心理或精神问题而减轻痛苦，从而提高面对威胁生命疾病患者及其家属的生活质量的方法"。虽然临终关怀提供的所有照护都可视为舒缓治疗，但并非所有舒缓治疗都由临终关怀机构实施。

    临终关怀与舒缓医学被视为一种医学亚专科，是现代医学领域近几十年发展起来的一门边缘性交叉科学，属于一项全新的事业，也是人类社会发展和进步的标志；是由社会各层面人员，包括医生、护士、心理咨询师、营养师、社会工作者、政府以及慈善人士等人员组成的团队，共同为患有无法治愈性疾病的终末期患者及家属，提供包括医疗、护理、精神、心理、社会生

临终关怀

活以及伦理等全方位的关怀与照料，以维护临终患者最适宜的生命、生活质量。其中最常见的是通过针对疼痛的控制治疗，缓解和减轻患者身体上的一系列的痛苦不适的症状，同时也包括处理患者及其家属在心理、社会及伦理等各方面的问题，最终达到让患者有尊严、安详舒适地走完生命的最后时光的目的。

● 第一节　临终关怀发展史 ●

    20 世纪 50 年代，英国护士西塞莉·桑德斯（Cicely Saunders）在长期从事肿瘤晚期患者的照护工作中，目睹了他们在生命最后阶段的痛苦，决心改变这一状况，给他们以临终关怀（hospice care）。她的两位亲密朋友相继在经受了巨大的痛苦后毫无尊严地去世，进一步坚定了她改变现状的决心。为此，她努力学习医学知识，在 44 岁时获得了临床医学博士学位，成为一名医生。1967 年 7 月，桑德斯博士历经艰辛创办了世界著名的第一家临终关怀医院——圣克里斯多弗临终关怀医院（St. Christopher's Hospice）。该医院被誉为"点燃了

临终关怀运动的灯塔"。英国为纪念桑德斯博士，出版了她的肖像邮票（图 20-1）。

随后，世界很多国家和地区也相继开展了临终关怀服务实践和理论研究。香港富商李嘉诚最早将宁养理念引入中国，这是一门综合医学、心理学、社会工作、护理学、人本主义、哲学等诸多领域知识的一门学科，目的就是为晚期癌症患者和其家属提供姑息镇痛治疗、心理辅导和生命伦理等照顾的医疗服务，帮助患者提高生活质量，让他们有尊严有勇气以一种超然的心态走完人生最后一段旅程。他创办的李嘉诚基金会"人间有情"全国宁养医疗服务计划是免费为晚期癌症患者上门提供镇痛治疗、心理辅导、护理照顾、家属教育等方面服务的医疗慈善项目。1998 年，汕头大学医学院第一附属医院创建了全国首家宁养院，创立了以家居服务为主要特色的宁养医疗服务模式。2001 年面向全国推广，截至 2022 年 5 月，该项目在全国各地共建立了 30 多家宁养院，分布在 29 个省、市、自治区，每年服务约 1.5 万名贫困晚期癌症患者。宁养服务虽然不能挽救垂危者的生命，但是可以通过

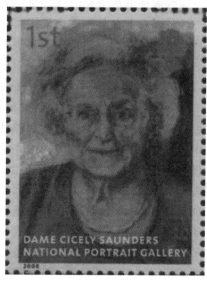

图 20-1　临终关怀的创始人——
西塞莉·桑德斯博士（英国邮票）

生活照顾和心理治疗让他们感受到人间的真情和关爱，帮助他们平静安详地走完人生之路，被患者和家属誉为"生命尽头宁静的港湾"。

"临终关怀"概念在中国的正式应用，始于 1988 年 7 月 15 日，美籍华人黄天中博士与天津医学院吴咸中院长、崔以泰副院长合作，共同创建了中国第一个临终关怀研究机构——天津医学院临终关怀研究中心。天津医学院临终关怀研究中心的建立，标志着中国已跻身于世界临终关怀研究与实践的行列，引起社会的强烈反响，随后上海、北京、安徽、西安、宁夏、成都、浙江、广州等也相继建立了临终关怀医院、病区或护理院。1990 年 10 月，天津医学院临终关怀研究中心筹建了临终关怀病房，开始收治患者。

自天津医学院临终关怀研究中心成立以来，中国临终关怀事业的发展大致经历了三个阶段：第一阶段为理论引进和研究起步阶段；第二阶段为宣传普及和专业培训阶段；第三阶段为学术研究和临床实践全面发展阶段。1991 年 3 月，天津医学院临终关怀研究中心召开了首次"全国临终关怀学术研讨会暨讲习班"，在天津、北京、武汉、西安、青岛、唐山、烟台等地举办临终关怀学术报告会或临终关怀系列讲座，促进了临终关怀事业队伍在中国的形成和发展。1992 年 5 月，在天津举办了"首届东方临终关怀国际研讨会"，之后临终关怀机构在全国很多省市如雨后春笋般大量建立，中国临终关怀事业开始进入了全面发展时期。

《生命里》是 2018 年 9 月上线的一部关于临终关怀的国产纪录片，片中以极具震撼力和思考性的叙事形式，讲述了四十余位生活在上海临汾社区服务中心舒缓疗护区即将离开人世的老人们和中心医护人员的故事。病房里收治的都是癌症晚期患者，大多数生存时间不超过三个月。在这里，死亡和吃饭一样平常，医护人员以及家属的任务不是全力挽救生命，而是用爱和关怀默默陪伴他们平静而有尊严地走完人生的最后一程。该纪录片并没有单纯通过痛苦反映死亡，而是体现了更加珍贵的人性关怀，片中描述了临终患者们在生命最后时光中的豁达、平和与深邃，同时展现了医护人员、家庭成员、志愿者们的关爱之于生命尊严的重

要性。

临终关怀病房秉持的理念是：人不仅要"优生"，也要"优逝"。如果说人生生如夏花之灿烂，死如秋叶之静美，在临终关怀病房，这些守护在病床前的医护人员以及志愿者就是最后一公里的护花人，他们的任务就是让患者在最后的时光能有尊严地逝去。纪录片《生命里》通过镜头记录下的点点滴滴，讲述了临终关怀服务的重要性。片中的临终患者是不幸的，但同样也是幸运的，因为更多的临终患者只能以更悲惨的方式离开人世。

在2015年全球姑息治疗结果排名（用死亡质量指数衡量）报告中，中国死亡质量指数的综合评分仅位列参与排名的80个国家中的第71位。报告指出，在中国400家专业肿瘤医院中，只有少数慈善医院及社区康复中心为患者提供临终关怀服务。截至2017年6月，全国设有临终关怀科的医疗机构共2342家，而据《中国城市临终关怀服务现状与政策研究总报告》推算，全国每年需要提供临终关怀服务的患者超过750万，说明我国的临终关怀服务仍处在初步的探索阶段，任重而道远。

第二节　临终关怀的内容和意义

临终关怀理念的推广打破了以医生为主导的治疗模式，它始终将患者的意愿放到第一位，积极调动整个社会中有爱心的力量关爱临终患者，体现了全社会对生命的尊重和对弱势群体的照料。临终关怀理念的出现，不但能为患者提供医疗技术方面的临终关怀，使临终患者弥留之际，能在温暖的陪伴下有尊严、安静、从容地走完最后一程，还帮助他们树立"优逝"理念，理性对待死亡，以做到使生者无愧、坦然，死者无憾、安详，助推生命全周期的圆满，使人道主义精神进一步得到发展、升华和完善。

一、临终关怀的内容

1. 心理护理与关怀

临终患者往往容易出现悲观、痛苦、孤独、绝望等心理反应，情绪极度压抑、消沉，需给以耐心细致的心理疏导。让他们倾诉内心的痛苦和悲哀，给予充分理解，耐心倾听，尽量让他们把心中的不满、压抑情绪发泄出来；

临终关怀的
评估及护理

开导和陪伴患者，并安排最亲近的家属陪伴与照顾，让他们能够坦然面对现实；与患者一起回忆往事，共度人生最后旅程，减少他们对死亡的恐惧，给家人安排足够多的时间陪伴，最终让彼此平和、安静从容地告别。

2. 控制疼痛

晚期重病患者，尤其是癌症晚期患者，有60%～90%存在不同程度的疼痛，严重影响患者的生活质量，使其感到恐惧或烦躁。随着疼痛的加剧和疼痛时间的延长，还可能导致患者发生人格改变。临终关怀不仅需要观察疼痛性质、部位、程度及持续时间，而且应该采取有效措施控制疼痛，提高患者的生活质量。具体止痛措施包括：

（1）药疗。世界卫生组织建议应用三阶梯疗法止痛（从少侵入性/低危险性逐步上升到高侵入性/高危险性的步骤）。第1步，选用非麻醉性镇痛药，如阿司匹林；第2步，选用弱麻醉性镇痛药，如吗啡、哌替啶等；第3步，对于持续剧烈疼痛，肌内注射止痛药不能缓解的患者，可经皮下或硬脊膜外腔安置镇痛泵，持续给予镇痛药，使疼痛降至最低程度。

（2）音乐疗法。优美舒缓的乐曲对人体各系统可能产生良好的生理效应，使人感到轻松愉快，情绪稳定，帮助分散患者对疼痛的注意力，缓解疼痛。

（3）针刺疗法。通过刺激人体特定的穴位，促进大脑分泌 β-内啡肽物质而产生镇痛效果，从而减轻疼痛强度，针灸不会使人产生成瘾依赖性。

（4）其他方法：如松弛术，护理人员采用同情、鼓励、安慰等方法与患者交流，稳定情绪，适当引导使患者注意力转移也可减轻疼痛。

3. 死亡教育

死亡，是一个既古老而又现实的话题。面对死亡，人们往往充满无奈、恐惧、焦虑与伤悲。如何理性认识死亡、坦然而有尊严地面对死亡、安详地谢幕人生是每一个人都应该学习和重视的生活课程。死亡教育，是在对死亡形成正确认知的基础上，是有关珍爱生命、敬畏生命的教育。死亡教育不仅让人们懂得如何活得健康、活得有价值、活得无痛苦，而且还要死得有尊严，使人们认识到死亡是不可抗拒的自然规律。德国存在主义哲学家海德格尔认为只有认真面对死，把死当作是自己本身已经存在的可能性，才能真正把握自己真实存在的方式，以自己本真存在的可能性来选择自己的生存方式。向死而生，是生命哲学的一种延续、深化和扩展。

只有由死观生，才能更好地珍爱生命和敬畏生命。敬畏生命观是指人们对一切生命，尤其是人的生命的尊重、敬仰、关爱、维护的系统认识和价值判断，它是指人们在处理人与人、人与社会、人与自然等一切与生命有关联关系的过程中，持有的以珍惜生命、敬重生命、关爱生命为价值评判标准的基本观点、立场和方法。死亡教育最终的目的就是要让人们敬畏生命、珍爱自己、敬爱他人、珍视生命，最终使人们深切感悟自己与他人、与社会、与自然，乃至与宇宙的关系，展现人性的光辉，活出生命的意义。

死亡教育同时也具有双重的伦理意义，一方面，医务人员本人应通过死亡教育正确认识死亡，面对死亡，另一方面，普通大众、社会团体都应该接受死亡教育，正确认识死亡，面对死亡。在一些发达国家和地区，临终关怀已经形成了一套成熟的模式，死亡教育也成为一种常识教育。英国、美国、德国从小就对孩子普及死亡教育。但在我国，死亡教育依旧是一个禁区，从孩子到濒临死亡的老人，都忌讳说一个"死"字，经常用"去了""走了"等词语代替"死亡"二字。在纪录片《生命里》，临终关怀医院对面的居民楼外墙上也挂满了镜子，意在将"死亡之气"反弹回去。医院也不得不为逝去的患者单独开辟一条通道，这些现象与中国文化密切相关，死亡向来为人所忌讳。

生老病死是自然规律，但长期以来，中国人谈"死"色变，对与死亡相关的事都非常忌讳，网络上有份调查报告显示在一项关于学校开展死亡讨论的活动中，有大约63％的父母无法接受，都选择逃避或忽视。北京松堂关怀医院曾对到该院义务服务的数千名大学生做过调查，结果表明90％以上的大学生从未接受过死亡教育，还有很多大学生忌讳谈死，对于如何选择死亡的方式以及人们是否有选择死亡的权利，大学生了解得很少。大学生都尚且如此，普通民众接受死亡教育的程度可想而知。西方许多国家都开设了"死亡学"新学科，逐步开展和普及死亡教育，对死亡进行全面而认真的研究。美国自1960年起，从幼儿园、小学、中学到大学都结合实际开设与死亡有关的课程；德国出版了相关专业教材，实施了"死的准备教育"，并引导人们以坦然、理智的态度面对死亡。而在我国，只有武汉大学尝试开设死亡教育课程，但由于受传统文化的深刻影响，中国人讨论死亡就如同谈性一样忌讳。可见，逐步改变人们在死亡问题上的传统观念，对公众进行科学的死亡观教育，引导人们正视死亡、接纳死亡是非常必要的。刻意地逃避谈论死亡、死亡教育的缺失，最终可能导致两个极端：一个是过度畏惧死亡，无法面对别离；另一个是无视或者藐视生命，做出伤害自己或者伤害他人生命的举动。

2017年放映的动画电影《寻梦环游记》是一部非常优秀的关于"死亡教育"的影片。影片提到，人这辈子一共会有三次死亡：第一次是呼吸消失，心脏不再跳动，属于生物角度上的死亡；第二次是在葬礼上，代表着在原有的人际关系中消失，社会宣布你死亡；第三次是当这个世界上最后记得你的人忘记了你，这算是真正的死亡。这部动画电影告诉孩子们亲人的离世并不可怕，死亡不是爱的终点；每个人的生命都只有一次，我们要珍惜每一天；对于死去的亲人，只要我们祭拜他们，记得他们，爱着他们，他们就会在亡灵世界活得好好的，他们也会在特殊节日来看看爱着的人，"不曾遗忘，就不曾分离"。墨西哥著名作家、诺贝尔文学奖获得者奥克塔维奥·帕斯曾说"死亡才显示出生命的最高意义；是生的反面，也是生的补充"。2008年在美国上映的电影《遗愿清单》也是一部有关死亡教育的影片，讲述了健康医疗机构的CEO爱德华·科尔因为罹患癌症，与汽车修理技师老卡特同住一间病房，并且在病房中结下深刻友谊，相约去完成一份"遗愿清单"的故事。该影片引导人们对死亡进行思考，只有明白死亡是生命的一部分，是不可抗拒的自然规律，才能懂得如何活得更健康、更有价值。

耶鲁大学公开课：死亡，是最受欢迎的国际名校三大公开课之一。该课详细讨论了死亡的本质是什么，我们该如何看待死亡，怎样理解生命的价值，引导人们思索生命与死亡的真相，向死而生，才能深切体会生的意义，生命的可贵才能彰显。丹麦的图画绘本《爷爷变成了幽灵》是一本关于死亡教育的绘本，该绘本有意把"死亡"这一话题摆上桌面，反映"与其悲痛，不如带着美好回忆勇往直前"的人生内涵。实际上，好多发达国家从幼儿园、小学就开始进行死亡教育，但中国教育在这方面做得很少。白岩松曾明确指出中国人从来没有接受过真正的死亡教育。当人们对死亡的认知和态度还停留在相对原始蒙昧的阶段时，对待生活的看法和行为可能会存在一些非理性特征。

4. 协助决策

实际上，许多晚期疾病的治疗方法不止一种，其治疗目的常常是缓解症状，而非大幅延长生命。如果治疗方法不止一种，在作出选择的时候，往往需要权衡。例如一些治疗更有可能延长生命，但副作用风险较高；另一些治疗可能风险较低，但不太可能延长生命，而且副作用有时也存在差异，所以当病情危及生命时，需要自己或选定一名家庭成员参与治疗讨论，或者和医护人员一起共同决策。医护人员虽然知道哪些治疗选择可能有效，哪些治疗可能对患者有帮助，但是，患者自己或者家人需要判断什么对他们最重要，因为即使病情完全相同的患者，也可能因对治疗的看法和价值观的差异而选择不同的治疗。例如：假设2人都得了相同晚期癌症，其中一人可能选择有疲倦和虚弱副作用的治疗，因为该治疗可能延长几个月的生命；另一人则可能倾向于不进行该治疗而保存更多精力，即使这样做可能会缩短寿命。这种情况下，并没有绝对正确的答案，只有针对每位个体的相对最佳答案。

例如，入住重症监护室的患者，往往会接受各种侵袭性治疗，目的是保证患者存活，但对基础疾病没有帮助，包括饲管、呼吸机、透析、动静脉插管、反复抽血等。对于患有晚期疾病的患者，这些治疗可能引起不适，且不能使其生命得到有意义的延长。当决定是否进行侵袭性治疗时，需要考虑各种情况下患者及家属的意愿：

如果患者停止呼吸该怎么办？是否希望上呼吸机？如果使用呼吸机，导管沿咽部向下置入肺部，置管后患者不能进食、不能说话，还可能需要注射镇静药物。

如果患者心跳停止该怎么办？是否希望医生尝试用电击复苏心跳？医生可能通过电击和特殊药物复苏心脏，一些患者在心脏复苏后会完全恢复，另一些患者可能发生脑部缺血导致永久性脑损伤。

如果患者无法进食该怎么办？患者是否希望置入鼻肠营养管？一些晚期躯体疾病可能导致患者无法进食，经导管喂食可能让身体长时间存活，但如果自身主要疾病不太可能恢复，这样做也可能不是最佳选择。

就算决定不进行侵袭性治疗，医护人员也要细致、耐心地给予患者和家属解释，也并不意味着必须承受疾病所致的不适生存。但不管怎样，患者都可以通过舒缓治疗来控制症状。在生命的终末期告知家人或朋友自己的意愿或要求，有助于帮助患者平静而有尊严地离世。

总之，临终关怀的最终目标是充分控制疼痛和其他症状，减轻家庭成员的负担，增进彼此关系，现实地理解疾病自然病程和未来将发生的事情，了解可用治疗方案的利与弊，并根据患者的目标和价值观对其进行权衡，指定决策人，以防失去决策能力，妥善处理财务问题，给临终患者最大的尊严与关爱，真正实现"优逝"。

二、临终关怀的意义

临终关怀是由社会各层面人员组成的团队对无救治希望、预期存活期限剩余 3～6 个月的临终患者，提供包括缓解患者身体不适的舒缓治疗服务，其宗旨是满足多样化、多层次的健康需求，倡导医患双方共同直面死亡，正视临终问题，而非选择回避，强调对终末期生命的尊重和照料。同时关怀临终患者的亲属，帮助安排患者家属陪伴期间的饮食、休息，以减少精神和身体上的疲劳，完成家属希望自己亲人在临终阶段得到最好的照顾和尽到"孝心""爱心"的愿望。

1. 临终关怀是医护崇高职业道德的体现

临终关怀最大程度地尊重患者的生命价值和人格尊严；通过科学的心理关怀方法、高超精湛的临床护理手段，以及姑息、支持疗法，最大限度地帮助患者减轻躯体和精神上的痛苦，提高生命质量。在生命临终时，每个人都应被尊重、善待，临终关怀团队会给予无微不至的关爱和照料，尽可能提高生命质量，减轻其痛苦，努力帮助其实现最后的愿望，使其得到心灵的慰藉，体现最后的价值。临终关怀使临终患者在社会、亲人和他人的关心与照料下，在舒适温情的环境中度过临终阶段，有尊严、没有遗憾、无痛苦地走向生命的终点，直到自然死亡，做到心身两方面的照护，"逝者善终，留者善别"，体现了以提高生命价值和生命质量为服务宗旨的高尚医护职业道德，彰显了生命的伟大与神圣。

2. 临终关怀节约了社会、医院及家庭的大量成本投入

就国家层面而言，卫生部调查资料显示，人一生健康投入的 80% 用于生命的最后一个月，也就是说，临终救护占据我国医疗支出的最大份额。这部分花费包括治疗费、药费、住院费与护理费。美国数据显示，在生命的最后一年，施行临终关怀者比没有施行者少花费 2737 美元，由此可以推知，我国如果推广临终关怀，必能节省巨额医疗开支、减少医疗浪费。

从医院角度而言，临终关怀可以依据患者及其家庭的需求进行有意义的治疗，而非不计成本地抢救生命，可以较少过度治疗，避免患者在生命末期接受不必要的住院、诊断性和治疗性干预以及重症监护室和急诊的抢救治疗，有助于节约有限的医疗设施、药品等资源，使其充分发挥效用，缓解医疗资源和社会需求之间的落差。医护人员也可以减少大量没有希望的医疗救治，缓解医务人员压力，减少医患矛盾。从临终患者角度而言，临终关怀的主要目的不是治疗或治愈疾病，而是减轻疾病终末期患者的身心痛苦、控制症状，采取姑息对症和支持疗法，给予其生活护理、临终护理和心理安慰。有些人片面地认为临终就是等待死亡，患者变得消沉，认为生活已没有价值，对周围的一切失去兴趣。而临终关怀的意义在于，给予患者最后的尊重，让他们体会到，临终也是一种特殊类型的活着。尽管处于临终阶段，但个人尊严不应该因生命活力降低而递减，个人权利也不可因身体衰竭而被剥夺，只要未进入昏迷阶段，仍具有保留个人隐私并参与医疗护理方案的制定，可以有尊严地离开人世间，拥有真正属于自己的死亡权，避免各种有创的没有意义的延命救治。临终关怀机构与团队的介入弥补了现代家庭护理人员短缺且不专业的问题，同时减少没有意义且费用高昂的仪器设备的滥用，可以缓解患者家庭的经济压力，避免"人财两空"的局面。

3. 临终关怀符合人类追求高生命质量的客观要求

现代化进程给我国社会带来巨大变革，诸如城镇化集中、人口高度老龄化、家庭模式日趋核心化等，对社会和家庭的负面影响日益严峻。根据 2022 年全国肿瘤登记中心发布的数据，我国每年新发恶性肿瘤约 482.47 万例，死亡数达 257.42 万例。需要"临终救护"的人口基数日益庞大，越来越凸显出临终关怀服务的必要性和迫切性。

临终关怀旨在提高患者的生命质量，通过减轻或消除患者病痛与其他生理不适症状，排解患者及家属身体及心理精神问题，使患者能够内心坦然、宁静地面对死亡。美国的一位临终关怀专家就认为"人在临死前精神上的痛苦大于肉体上的痛苦"。在临终阶段，癌症患者除了生理上的痛苦之外，更重要的是对死亡的恐惧。在控制和减轻患者机体痛苦的同时，做好临终患者的心理关怀尤为重要。当患者最初得知自己的病情已无挽救希望，预感到即将面临死亡时，首先会陷入死亡恐惧期，可表现为恐惧、暴怒、烦躁等。经过这一阶段后，当确信死亡已不可避免，就会冷静地接受死亡的来临，即进入了接受期，此时患者最大的需求是安宁、亲属的陪伴、精神安慰和寄托，想完成最后的心愿，如做力所能及想做的事、见最想见的人、交代后事写下遗嘱等。临终关怀特别注重疾病终末期患者的生命尊严、生命质量和生命价值，强调个体化治疗、心理治疗以及综合性人性化的护理，符合人类追求高生命质量的客观要求。随着人类社会文明的进步，人们对生命的生存质量和死亡质量均提出了更高的要求，而临终关怀能让患者安详、平静、舒适地走完人生最后一程，画上完美的句号，让家属不留下遗憾和阴影。

第三节　临终关怀的伦理问题

由于需要考虑对预期寿命较短的患者提供哪些医疗措施才有意义，尤其是哪些医疗措施更为合适，医疗团队、患者和家属经常有意见冲突，临终关怀经常会涉及相关伦理问题。

一、临终关怀的基本伦理原则

随着医学技术快速发展，政策和医学环境审查越来越严格，并受到文化、种族、经济、教育等诸多因素影响，在医疗工作过程中，可能会碰到进退两难的情况。例如，从事医疗服务的专业人士认为，必须向肿瘤晚期患者告知其所患疾病无法治愈，这样才有利于患者作出知情决策和充分利用剩余时间。但是，患者家属可能认为如实告知病情会剥夺患者的生存意志，短期内打垮患者，会坚持对患者隐瞒病情。这种情况下，尊重自主原则和不伤害原则就发生了冲突。那么，由谁来作决定呢？自主原则认为，患者有权接受或拒绝医生提出的医疗推荐意见。"由谁来做决策"这个问题经历了从家长式（由医疗专业人士决定）到自主式（由患者或其代理人决定）的重大转变。但这种转变不一定对患者或家属完全有利，因为医生可能会向患者或其代理人提供可选方案并请他们做决策，但不会给出进一步的推荐意见，以至于有些患者或家属可能难以决定哪一种方案才是最好的，毕竟他们不是医疗专业人员。

现实中可能还会面临更为复杂的临床情况所引发的伦理问题，这时候医生就需要考虑多方面因素，而不是采用单一伦理学原则。

义务论观点强调责任，认为责任超越了净利益的计算结果。比如在一些情形下，医生认为进一步治疗没有意义，属于无效治疗，不应该继续治疗或者应该撤除治疗，但是患者家属则可能出于家庭责任感而坚持主张继续治疗。

功利主义观点主要是以强调权衡利弊作为行动方针。例如，在决定是否对患者实施心肺复苏（cardiopulmonary resuscitation，CPR）抢救时，功利主义的做法是，对患者的生存概率、生存时间、后续生活质量以及潜在的痛苦和代价进行综合权衡后，再决定是否实施心肺复苏。

还有一种原则我们称之为双重效应原则，其核心内容是当某一种医疗行为可能会产生好（治疗效果）或者坏（治疗相关的副作用）两种结果时，只要预期的好处大于治疗相关副作用所造成的伤害就进行治疗，它在伦理上仍然是合理的，因为这种治疗导致的相关副作用并不是故意的。例如，对癌症晚期的濒临死亡患者使用较大剂量的止痛药是合理的，即使大剂量药物可能会加速死亡，也是可以理解并接受的。

关怀伦理观认为道德行为的基础是自然关怀他人，并强调关怀他人是基于一种强烈的责任感，而不是基于个体权利。临终关怀的实践很符合关怀伦理观，例如临终关怀就是明确地将患者及其家属作为关怀对象。

二、"无效医疗"或者"撤销治疗"相关的伦理学问题

无效医疗可定义为治疗措施不可能改变患者的最终临床结局，属于过度医疗干预，包括医务人员的劳动、医疗设备的消耗及财力等。希波克拉底曾劝告医生不要治疗"病入膏肓的患者"，医务人员不应该对患者推荐或提供没有帮助的治疗。但是，当医生与患者或家属关于无效医疗产生争议的时候，是否进行医疗干预就存在不确定性。比如，如果患者丧失了感知周围世界或与外界互动交流的能力且没有恢复的可能时，许多人会认为这种生活没有质量，没有必要继续通过医疗行为（如气管插管辅助呼吸）继续维持下去；但有的人则认为只要活着，就有意义。这种情况下，医疗技术水平与道德伦理观念就会产生冲突，医生应该跟患者及家属公开、清晰地讨论患者治疗效果及可能的预后，这里的关键伦理原则是不伤害，因为当明确治疗措施并不是利大于弊时，不予或撤销治疗可避免或停止造成伤害。

例如，婴儿 K 是一名产前诊断为无脑畸形的婴儿，这种情况原则上在妊娠期就应该进行引产处理终止妊娠，但由于其母亲的宗教信仰，她拒绝了终止妊娠的建议。出生后婴儿 K 存在严重的呼吸功能不全，而且一生都将如此。医务人员的意见是一旦发生危及生命的紧急

情况，不建议进行心肺复苏紧急抢救。医学伦理界专家指出："对于一个出生时即面临死亡的无脑婴儿来说，多活一分钟或一天都是不合理的目标。这是技术有生命，而不是患儿本身有生命。"意为抢救属于无效治疗，没有意义。婴儿 K 的母亲不愿意签署"不进行心肺复苏（放弃紧急抢救）"的同意书，就算发生紧急危及生命的情况，依然坚持进行心肺复苏紧急抢救治疗；而婴儿 K 的父亲和医院的意见一致，认为没有必要进行紧急抢救，仅维持目前的治疗。于是医院向法院提出申诉，希望能够指定一位监护人，并允许医院仅提供维持治疗，不进行紧急抢救。法院认为如果违背母亲的意愿，不进行抢救，而单纯只提供维持治疗，医院将违反多项联邦法律，包括紧急医疗和积极劳动法、美国残疾人法案、康复法及父母权利法案等。最终，法院支持其母亲的意愿。

在这起案例中，婴儿父母意见不一致，而且从医学角度而言，患者的生存状态不佳，这些干预属于"无效医疗"，没有必要给予特殊情况下的抢救治疗，而且从伦理学角度而言，也符合伦理。但法院最后的裁决是支持婴儿母亲的诉求，最终不可避免地导致医疗资源的浪费。当一个人的生命仅能依靠仪器才能维持时，撤销治疗后患者很快就会死亡的情况下，继续维持还是撤销仪器终止维持治疗就成了一个伦理学的两难选择。

三、临终疼痛管理相关的伦理问题

对于恶性肿瘤晚期或者其他终末期疾病的患者，$60\% \sim 90\%$ 的患者存在不同程度的疼痛，疼痛严重影响患者的生命、生活质量，随着疼痛的加剧和疼痛时间的延长，同时会严重影响心理健康，需要着重观察患者的疼痛性质、部位、疼痛程度及持续时间，积极采取有效的措施来控制疼痛，从而提高患者的生活质量。临终患者的疼痛管理既是患者的权利，也是医生的义务。世界卫生组织声明，患者有权利获得疼痛治疗。国际疼痛学会也明确指出免除疼痛是患者的基本权益。对于临终患者，可以为其无限量的提供强力止痛药，尽最大可能让患者舒适，在生命的最后阶段基本没有身体上的痛苦。

患者临终时，镇静药物的使用剂量会越来越大，目的是缓解用其他方法无法控制的疼痛或者其他的身体症状（躯体、精神和心理上的痛苦），临床上把这种治疗方式，叫做舒缓镇静，也叫临终镇静。临终镇静在舒缓治疗和临终关怀界受到普遍认可，并得到很多医学会和法律的支持。

目前，使用的镇痛药物多为阿片类药物，然而大量使用阿片类药物可能有加速死亡的风险，而如果发生死亡，则可能会引起患者家属的不理解，导致医疗纠纷。临终患者得不到有效镇痛的原因，一方面是由于医生缺乏足够的舒缓治疗知识，另一方面是在镇痛药物使用过程中，应用阿片类药物镇痛有加速患者死亡的小概率风险，部分医生担心违背伦理、道德和法律原则。在处理患者的疼痛时，医生可能会面临权衡自身法律义务和道德责任之间的平衡。实际上，虽然在临终患者的疼痛治疗中，使用阿片类药物时有发生呼吸抑制的可能性，但经验丰富的医生合理使用阿片类药物，发生呼吸抑制或加速死亡的可能性很小。1997 年，美国最高法院表示"对于承受着巨大疼痛痛苦的绝症患者，可以无法律障碍地、从有资质的医生处获取药物，即使这可能导致意识丧失和加速死亡"。

四、生命终末期人工营养和补液相关的伦理问题

临终患者的特点是经口摄入减少，体液缺乏越来越明显，药物及代谢产物逐渐蓄积。这

一系列反应又会引发或加剧原有身体不适症状，如疲乏、头晕、肌肉痉挛等，继而又导致摄入能力进一步下降，如此反复，成为恶性循环，患者的精神状况和意识越来越差，逐渐自然地走向昏迷和死亡。若要缓解这种症状，则需要给患者提供人工营养或补液支持，即以非经口方式输送营养物质，包括鼻肠管、静脉输营养液等。如果临终患者停止营养和补液，生存期通常很短。例如一项针对荷兰疗养院 178 例痴呆患者的研究显示，停止营养和补液后，有约 59％的患者在 1 周内死亡，约 75％的患者在 2 周内死亡，对于那些有呼吸困难、病情严重的患者，在 1 周内死亡的可能性更大。有一项纳入 20480 例死亡病例的研究，比较了 6 个欧洲国家（比利时、意大利、荷兰、瑞典、丹麦和瑞士）的患者，发现在死亡前决定放弃人工营养和补液的比例存在差异，意大利约为 2.6％，而荷兰约为 10.9％。荷兰一项全国回顾性研究了调查了共 6600 例患者的临终决定，在自愿放弃治疗措施的患者中，其中最多见的是停止人工营养和补液，约占 37％。

当临床医生、患者和家属共同参与临终护理时，对是否采用或停止营养和补液的决定上会有不同的观点。相关调查数据表明，为预计将在数日到数周内死亡的患者提供人工营养和补液没有什么益处。但有些家庭可能会认为通过鼻饲、静脉或者其他途径提供人工营养和补液，只是营养支持，是对患者尊重和关怀的表现，而不认为这属于医疗治疗或干预行为。从医学角度而言，人工营养的主要目标是提高患者生存质量或延长期望寿命。但遗憾的是，对于生命终末期患者来说，实际上并没有这样的作用，也达不到预期的目标。对于生命终末期患者，通常不建议提供人工营养或静脉输液，但当患者家属有这方面要求的时候，医患家属之间应该相互认可与尊重，需要了解临终患者本人的意愿、价值观，综合评估后为患者提供符合其需求的治疗。总体原则是，要以患者意愿为主要参考，尊重临终患者及家属的意愿。

患者自愿停止进食和饮水即绝食，是为了达到死亡的目的。一项调查显示，在停止饮食后，临终关怀患者的平均生存期为 10 ± 7 日，其中 85％的患者在 15 日内死亡。一篇关于自愿停止进食和饮水的系统评价研究显示，每年通过自愿停止进食和饮水加速死亡的病例占 2.1％（平均每年约 2800 例死亡）。该项评价中，患者通过这种方式加速死亡的主要原因是认为生命丧失意义、生存质量差、已做好死亡准备、希望可以控制死亡的环境以及希望在家中死亡。对于预计在几天或者几周内死亡的临终患者，如果已经失去意识，患者家属可以选择停止进食和饮水的方式作为应对临终前无法忍受痛苦的最后手段。这是一种医学上可接受的措施，不过目前仍存在争议。部分人认为自愿停止饮水和进食作为最后的应对措施，比安乐死或医生辅助死亡更符合伦理；但另一部分人认为这是患者加速死亡的一种选择，在道德上是不允许的。

五、拒绝心肺复苏指令的伦理争议

心肺复苏（cardiopulmonary resuscitation，CPR）是用于紧急抢救生命采取的急救措施，美国心脏协会推荐对所有心脏骤停的患者实施复苏急救，除非他们有有效的拒绝心肺复苏（Do Not Resuscitate，DNR）指令，或者已经存在不可逆转的死亡迹象，复苏在生理上是无效的。除了心肺复苏之外，几乎所有的医疗操作进行之前都必须取得患者或者家属的知情同意，但是心肺复苏却不同，它属于一种特殊的医疗行为，是唯一一种紧急情况下不需要签署、告知患者或者家属就必须采取的医疗干预手段。除非患者提前告知不需要采取心肺复苏时，才可以不予实施。通常来说，心肺复苏这一急救措施仅适用于心脏骤停和呼吸停止，对于晚期疾病患者，是否进行心肺复苏，往往需要提前进行医患沟通，以明确在紧急情况下是否进行心肺复苏急救，并有明确记录。

对于那些没有提前明确指令的临终患者，一旦发生心脏骤停，是否进行心肺复苏就会陷入伦理争议。例如，医生可能认为已经没有进行这一急救措施的必要，但是在没有得到患者家属或者代理人提出不进行急救的要求之前，医生不能私自停止急救；反过来说，许多患者家属认为作出放弃急救的决定特别痛苦或者在道德上无法接受。

第四节   探讨如何发展临终关怀

由于社会老龄化日益明显，社会医疗、保健、临终关怀的任务逐渐加重，发展临终关怀已成为全社会的责任。临终关怀不单是一项医疗事业，同时也是一项社会事业，是人类社会发展的需要，也是建设和谐社会的必然要求。临终关怀的社会意义不仅体现在提升了人们的生命质量，也体现在弘扬我国尊老爱老的传统美德。发展临终关怀事业不能单纯依靠医疗机构的努力，还需要社会各方面力量的共同推动。例如群众组织和社会团体、企事业单位、慈善团体等个人及单位，都应该为临终关怀事业的发展贡献力所能及的力量，只有全社会共同努力协作，才能共同推进我国临终关怀事业的进步。

一、加强临终关怀学科建设

临终关怀作为一项朝阳事业，加强学科建设是发展临终关怀的动力。随着临终关怀事业在全世界各个国家的蓬勃发展，越来越多的专家学者开始致力于临终关怀学科的研究，在我国医学领域也引起了众多医务工作者和医学理论研究者的广泛关注。然而除医学领域以外，临终关怀在其他学科领域的研究却比较少见。我国的大多数人并没有真正了解临终关怀，部分人甚至是"闻所未闻"。因此，完善临终关怀学科建设、加强相关理论研究，是推动临终关怀事业发展的迫切需求。围绕临终关怀，要对传统生死观、死亡哲学、人性、医学模式、医学目的、安乐死、患者的权利、临终关怀服务模式、大卫生观、姑息治疗、善终、社会效益和经济效益等进行全面研究。此外，还要加强和促进国际间的学习和交流。唯有此，才能引领国人深刻认识临终关怀的本质，全面了解临终关怀的服务模式和道德原则，才能避免将临终关怀引入误区，推动临终关怀事业的健康发展。

二、推广生命教育、死亡教育和临终关怀教育

美国纽约州库克大学副校长黄天中曾在《中美大学生对死亡态度的研究》一文中指出，在对待濒临死亡和死亡的态度上，中国大陆和美国的大学生之间有着明显的差别，原因在于缺少相关的普及教育以及受传统文化和观念的影响。推广死亡教育和临终关怀教育已成为发展临终关怀的必需。推广临终关怀教育，不仅需要大家改变死亡的传统的死亡观念，更需要在全国不同层次的广大民众中普及有关生命关怀等相关的教育课程。只有通过一系列生命关怀教育的开展，不断增进大众对死亡的认知与了解，才能降低民众对死亡的恐惧，使其能冷静坦然地解决因死亡而产生的种种问题，建立积极的人生观和生命观。

三、全面政策支持

政策支持是临终关怀事业发展的必要保障，发展临终关怀事业需要卫生、保健、医疗和政府多方面的政策支持。目前实施的医疗保险制度、公费医疗报销制度、大病统筹制度等尚没有完全覆盖临终关怀机构。许多单位对入住临终关怀医院的患者诊疗花费不予报销，大批需要临终关怀的患者无形中会被拒之门外。政府应加大对临终关怀事业发展的经济投入和政策支持，建立并不断完善社会养老制度。同时，需要进一步规范临终关怀的相应制度，如人员的教育培训、临终关怀技术标准的完善及实施、各类医药设备的管理、政府投资经费来源及支出的透明化管理及监管制度等。

四、重视心理关怀

对临终患者的心理治疗是最高层次和最复杂的治疗，也是最不容忽视的关怀内容。每个进入终末期的患者遇到的第一个心理考验就是如何面对死亡的现实。作为医护人员，面对不同的生命个体，需要采取不同的灵活、可操作、效果显著的心理治疗方案，帮助他们理解死亡，减少痛苦，消除恐惧，克服消极等待死亡的心理障碍，这也是临终期心理治疗的一项重要课题。除了满足临终患者的临终心理需求外，还应同时关注他们的心理需求，最大程度地满足其独特的兴趣、特长与爱好，这也是对临终生命尊重的体现。临终关怀应从普遍性到个体特殊性，由浅到深，逐步走向成熟，从生理、心理和社会三方面出发，尽可能使临终者感到满足和愉快，给予生命最大的尊严。

五、加强专业队伍的建设

临终关怀事业要发展，要赢得社会支持，必须要有专业的临终关怀队伍，才能提供优良的服务。加强专业人员的培养和临终关怀团队建设，使临终关怀医生、护士、心理医师成为临终关怀团队的基本成员，并对在职医护人员进行定期培训，加强理论教育和职业道德教育，提高服务的专业化水平。同时，全社会要重视改善现有的临终关怀机构的医疗设施，营造良好的医护环境。

思考题

对于预计在几天或者几周内死亡的临终患者，为了应对临终前无法忍受的痛苦，让其自然死亡，你认为患者家属选择停止人工营养和补液、停止进食饮水的方式是否符合伦理？

参 考 文 献

[1]　王明旭，赵明杰．医学伦理学［M］．北京：人民卫生出版社，2018.

[2]　邱仁宗．生命伦理学［M］．北京：中国人民大学出版社，2009.

[3]　刘琳琳．临终关怀的护理进展［J］．中国社区医师，2011，13（296）：274-275.

[4]　BILLINGS J A, CHURCHILL L R. Monolithic moral frameworks: how are the ethics of palliative sedation discussed in the clinical literature ［J］. J Palliat Med，2012，15（6）：709-713.

[5] BEAUCHAMP T L，CHILDRESS J F. Principles of biomedical ethics [M]. 8th ed. Oxford：Oxford University Press，2019.

[6] SWETZ K M，BURKLE C M，BERGE K H，et al. Ten common questions (and their answers) on medical futility [J]. Mayo Clin Proc，2014，89 (7)：943-959.

[7] PEREIRA S M，PASMAN H R，VAN DER HEIDE A，et al. Old age and forgoing treatment：a nationwide mortality follow-back study in the Netherlands [J]. J Med Ethics，2015，41 (9)：766-770.

[8] GIBLIN M J. Beyond principles：virtue ethics in hospice and palliative care [J]. Am J Hosp Palliat Care，2002，19 (4)：235-239.

[9] WEISSMAN D E. Consultation in palliative medicine [J]. Arch Intern Med，1997，157 (7)：733-737.

[10] BUITING H M，VAN DELDEN J J，RIETJENS J A C，et al. Forgoing artificial nutrition or hydration in patients nearing death in six European countries [J]. J Pain Symptom Manage，2007，34 (3)：305-314.

[11] GANZINI L，GOY E R，MILLER L L，et al. Nurses' experiences with hospice patients who refuse food and fluids to hasten death [J]. NEJM，2003，349 (4)：359-365.

（刘肃霞）

第二十一章

安　乐　死

近年来，世界各地医学界掀起了一股临终关怀潮，各地纷纷创办临终关怀医院和病房并取得了可喜的成绩。临终关怀维护人的生命尊严，帮助临终者安宁走完生命最后历程，并为家属提供生理和心理关怀。对于部分无法救治的患者特别是还要承受巨大痛苦的临终患者，如果希望通过停止治疗或使用药物无痛苦死去，对于这种选择，我们该如何应对？临终患者有没有选择"幸福"死亡的权利呢？由此引出安乐死相关的伦理讨论。

第一节　生命观与死亡观

生老病死是生命的自然规律，是每个人都要经历的事实，谁也无法避免，而临终患者只是比其他人早一些面对死亡的人。社会上普遍关注"优生"，但对"优逝"缺乏应有的认识。当生命即将走向尽头，"优逝"也是人类的基本权利，关注"优逝"的前提是树立正确的生命观和死亡观。

一、生命观

生命观（view of life），是指对人的生命的基本观点和态度，把生命作为认识对象并形成系统的观念，是关于生命的哲学观。这种观念具有无形地支配人对待生命的态度、意志、情感和行为选择的能力。如果这种观念引领人去热爱和尊重生命，就说明这种观念的本质是"善"的、道德的生命观，在此意义上，生命观将转化为伦理层面的道德哲学观念。但是，由于生命是一个复杂的构成系统，如何认识生命和看待生命，一方面要看认识主体基于什么目的、站在什么样的哲学立场上看待和认识生命；另一方面要看生命是以哪种结构、形态等与人类的基础认识构成对象性关系。人类的伦理思想史是一部在对生命本质的揭示和认识过程中反思人与人、人与社会关系的历史。生命神圣论、生命质量论与生命价值论，是三种不同的人类生命观，但同时也是三个相互联系的生命观发展阶段。

1. 生命神圣论（solen league of life）

生命神圣论认为人的生命是神圣的，其宗旨在于引导人们在道德上关心人的生命、维护人的生命和尊重人的生命，主张患者的健康利益和生命利益高于一切。纵览人类道德的发展史，生命神圣论是社会道德和传统医学道德的基础。"医者，生人之术也"，医学自从诞生开始，就以治病救人作为根本任务。在医学发展史上，生命神圣伦在指导医务人员的医学道德实践过程中曾起到了巨大的作用，一方面，它鼓励医务人员的医疗行为朝向有利于维护和增进人的生命和健康的道德方向发展；另一方面，它又保障医学科学跟随人道主义的轨迹健康发展。以患者为中心，人道行医，是现代医务人员履行的基本道德信条。

由于生命神圣论只是单纯强调生命存在和生命至上的绝对价值，这种生命观的思维方式本身就存在着一定的缺陷，生命神圣论在看到生命存在绝对意义的同时，并没有意识到生命存在的有条件性和相对性。生命神圣论作为一种生命哲学观念是值得肯定的，人们可以认为每一个生命都是神圣的，但是，不同个体生命存在的境遇和生命的有限性不同，生命神圣观也会体现出其相对性。再神圣的生命也可能会因为衰老或者疾病而变得丧失质量，人们必须重新审视生命的神圣性。而这种观念会深刻影响以维护健康、挽救生命为根本职责的医务工作者的行为选择和对待生命的态度，也可能会影响到整个医疗卫生职业领域。例如，在实际的临床诊疗工作中，对于那些有严重先天性缺陷的胎儿或者新生儿、呈“植物”状态的生命或者患有绝症且濒死状态的患者，如果只严格遵守生命神圣论的道德信条，医生的行为选择就会受到这种生命神圣观的严重影响：按照生命神圣论的观念，只能不惜一切代价救治患者。如果这种用生命神圣的观念去判断或衡量医生的行为，不惜一切代价的救治才可能被认为是道德的，而放弃治疗和抢救，就会被认为是对生命的不尊重、对生命的放弃，甚至认为是医学亵渎了生命的神圣性，这显然是不合理的。在很多情况下，医学诊疗技术所延长的仅仅是生物学的生命，而患者需要承受巨大的精神和身体上的痛苦和折磨，也会增加家庭和全社会的负担。

2. 生命质量论（quality of life）

实际上，人们对生命的态度已经不仅仅只局限于生命神圣论的范围。生命质量论是在认可生命神圣的基础上，把注意力同时集中在对生命质量的考察，主张医学不仅在于保存人的性命，更重要的是要争取努力提高、增进人的生存质量。生命质量论是随着遗传学和优生学等学科的发展而提出的以人的自然素质的优劣、高低（如全身状态、器官功能等）为依据，衡量生命对自身、他人和社会价值的一种伦理观念。它强调人的生命价值在于生命的质量，而不是在于生命存在本身，人们不应单纯关注生命的长度，更应追求生命的质量，充分增强和发挥人的潜能。人不仅要活着，更重要的是要活得美满、活得幸福。生命质量论的基本道德信条是：尊重人的生命，接受人的死亡。其中尊重人的生命，就是强调尊重有质量的人的生命，同时把接受人的死亡看作是尊重人的生命的基本内容。

生命质量论的产生，标志着人类生命观已经发生了历史性的转变，是人类历史上自我认识与自我控制发展的结果。生命质量论为人们认识和处理生命问题提供了重要的理论依据，它为解决长期以来困扰人们生与死的选择及生与死的权利问题提供了新的理论依据和标准，但这种生命论只局限于自然素质与生命存在的价值，显然也是有失片面的，生命质量高低的判断标准也难以形成共识。

3. 生命价值论（value of life）

生命价值论是一种把生命神圣论与生命质量论结合起来的全新的生命伦理观。随着近代新托马斯主义价值学、实用主义价值学、人格主义价值学、马克思主义价值学等各式各样的价值理论的兴起，生命价值论逐渐成为当代医学道德的主导思想，并成为现代医学干预人的生命的主要支持依据。人的生命价值是指人的生命及其实践活动对于社会和个人所具有的作用和意义。它是人生观体系中的一个重要范畴，具体表现在个人对生活的态度和行动中。生命价值论是根据生命对自身、他人和社会的效用来决定医疗护理措施的伦理学理论。

人的生命是一个持久、渐进并逐步衰亡的过程，生命价值就融于这个过程之中。生命价值包括两个方面：一是生命的内在价值和自我价值，即生命所具有的满足这个人自身需要的效用，它是由生命质量决定的；二是生命的外在价值，或称生命的社会价值，即把内在价值充分发挥出来，为社会创造精神财富和物质财富的社会价值。只有生命的内在价值与外在价值相统一，才能构成一个人完整的生命价值。用生命价值观去指导我们的医疗实践，既要重视生命的生物学生命的存在，又要重视人的人格生命的社会意义；既要看到人的生命的内在价值，也要看到生命的外在价值，这是生命价值论的核心所在。生命价值论是对生命神圣论和生命质量论两种观点的一种发展，也是一种继承，生命价值论是现代医学发展的需要，同时也是医学向人文回归的一种必然。

二、死亡观

死亡

死亡观（view of death），是人们对于死亡的态度和基本观点。死亡，代表着生命的终结，在走向死亡的过程中，无论人们是否愿意接受这一现状，都会面对死亡以及死亡相关的伦理问题。

1. 传统中西方文化的死亡观

在西方文化中，从古至今，在对待死亡问题上，他们关注更多的是死后的世界。从古希腊人所赞美的苏格拉底之死，到支配整个中世纪基督教升"天堂"的死亡观，再到现代存在主义哲学对死亡的探索，都显示出西方文化对死后世界的强烈兴趣。对死后世界的冥思幻想，是全部西方思想史、文化史中一个不可或缺的重要组成部分。公元前 6 世纪，在西方第一个明确提出灵魂永恒不死观点的是著名哲学家毕达哥拉斯。后来，苏格拉底也对灵魂不死作了细致认真的说明，他认为人的生命可以不断地轮回，灵魂是高贵而不朽的，灵魂永恒不死。柏拉图也对灵魂不朽进行了哲学论证，认为灵魂不能像物质或者肉体的东西那样可以分解成很多个部分，灵魂不可再分，是绝对单一的，灵魂是不朽的。关于灵魂不死的论断，笛卡儿也作了充分的解释，他认为灵魂在本质上与身体是完全独立的，灵魂绝不会与身体一起死亡；既然人们找不到毁灭灵魂的原因，因此也断定灵魂是不死的。灵魂不朽的观念，影响了历代的基督教教父、哲学家，成为基督教基本教义极为重要的一个思想来源，从而形成了灵魂不朽、上帝等宗教观念。总而言之，西方传统文化认为，人的生命是充满诸多不确定因素的，是有限的，而死亡的归宿却是确定的和永恒的。

在中国文化历史中，儒家学者或著书立说，或治国平天下，以求身后留名，超越死亡。《论语·宪问》的"不怨天，不忧人，下学而上达。知我者其天乎"和《论语·里仁》的"朝闻道，夕死可矣"及《中庸》提出的"格物、致知、诚意、正心、修身、齐家、治国、平天下"都充满了积极理性主义的人生价值。儒家推崇"乐天知命，故不忧""生则重生，死则安死"等积极入世的理性主义死亡观。道家认为人的生、老、病、死都是一种自然状态，是自然演化的一种形式和过程，人们不应对这种变化产生过多的情绪波动。老子说："故飘风不终朝，骤雨不终日。孰为此者？天地。天地尚不能久，而况于人乎？"（《老子·第二十三章》），可见道家信奉的是"生死齐一，死而不亡"的超然物外的自然主义生死观。墨家尊崇的是"生者见爱，死则见哀"的实用经验主义死亡观。墨家认为，要成为品格高尚者，就需在贫穷时保持廉洁，富贵后常思"义"，生活中体现"兼爱"，遇死时有哀痛之情。墨家学说强调为了崇高的理想而死，《吕氏春秋·高义》就曾记载墨家巨子孟胜为阳城君守城不成而引咎自裁的故事。令人敬佩的是墨家弟子个个忠义，先后跟随孟胜自裁者多达一百八十三人，其中有两位弟子是在奉孟胜之令将巨子之位传给田襄子后，又不顾劝阻，毅然返回原地自杀。以韩非子为代表的法家却认为生死是由人的本性决定的，这无可避免，人应对此采取理性主义的态度，强调"更适宜地生与更坦然地死"。佛家宣扬"六道轮回"的逃避现实的出世主义死亡观，认为人不仅有一"生"，而且有无数具有不同性质的循环之"生"，"死"就是这种轮回不已之"生"的中介。由生而死，又由死而生，这是世俗人难以摆脱的命运。只有一心向佛，从认识到现象界的一切皆由因缘和合而成，到看破宇宙万物尽虚空，最后悟解真如的永恒，超脱生死轮回，才能进入佛界。

其中，对中国人影响最大的是儒家的积极入世的理性主义死亡观。入世和乐生文化重点关注的是人现世的感性生活，而不是死后的世界。《论语·先进》中"未知生，焉知死"的说法很好地表明了这一立场。在儒家看来，人生最重要的应该是专注于现实的感性生活，关注和考虑的是如何"生"的问题，没有必要为死后的归宿而浪费心神，过多地考虑"死"及死后的事。在儒家文化里，没有宗教思想中那些对死后世界的盲目信奉的精神，也没有西方传统思想中那些赞美死亡、冥思死亡的精神。

2. 科学的死亡观

生与死，既是相对立的，又是相统一的，有生必有死，无死则无生。关于躯体的死亡与精神、思想的终结，哲学上的死亡更认同精神、思想的终结，它认为，如果一个人活着却没有思想，则可以被认为是"活而如亡"；虽然身体已经死亡，但在精神上如果能够持续影响人类，便可赞誉为"死而不朽"。哲学上更看重的是死与生的互动关系，认为人应该意识到人终有一死，应意识到死亡可能随时降临，所以更应该追求生命的价值、思考人生的意义、期望对死亡的超越。

总而言之，死亡的本质是自我意识的消失，是个体自我生命的终结。面对医学的局限性和死亡的不可逆性，我们应当珍惜生命，正视死亡，保持科学的死亡观，积极充实人生价值，树立自然归宿信念，坦然面对死亡。

三、死亡诊断标准

死亡是生命历程的终点，是人的必然归宿，死亡最明显的特性就是必然性和不可避免性。《现代汉语词典》对死亡的解释是"失去生命"。人们对死亡的认识，经历了由不认识到认识、由感性认识到理性认识的发展过程。人类最早是从生理学意义上认识死亡，认为一个人完全丧失知觉、停止一切动作，就是死亡；之后逐渐意识到一个人没有了呼吸就意味着死亡，以是否停止心脏跳动来判定死亡；再到后来，以全脑功能不可逆地永久停止来定义死亡。

现代理念中，人们把死亡理解为人体的组织、器官、细胞等的全部衰亡，生物学新陈代谢停止。与此同时，死亡也代表着人类自我存在的结束。在这个基础上，人们逐渐认识到，死亡的本质是自我意识的丧失和个体生命的终结，是一个不可逆的过程。死亡意味着机体生命的全部结束，它不仅是生理与病理现象，人是社会关系的总和，因此，还是一个文化与心理现象。

根据死亡的发展过程，可将其分为三个阶段：即濒死期、临床死亡期和生物学死亡期。濒死期的主要特征是反应迟钝、意识模糊或消失，呼吸和循环功能进行性减弱，各种反射迟钝或减弱，脑干以上神经中枢功能丧失或深度抑制；临床死亡期的主要特征是各种反射消失，心脏停搏和呼吸停止，意味着延髓处于深度抑制和功能丧失的状态；生物学死亡期为死亡的最后阶段，机体的各个重要器官的新陈代谢相继不可逆地停止，整个机体不可能再复活。我国2009版《辞海》在界定死亡时指出，死亡分为临床死亡和生物学死亡两个阶段。根据死亡速度的快慢，也可分为即时死亡、急性死亡、亚急性死亡和慢性死亡。

从古至今，在人类的死亡判定及其标准方面，经历了一个长期的演变过程，死亡标准是人类对自身死亡现象的评定标准。

1. 心肺死亡标准

在数百万年的进化过程中，人类以呼吸停止、心跳停止作为死亡的定义和判定死亡的标准。在远古时代，原始人通过狩猎活动和日常观察，就已经形成了心脏停止跳动属于人的死亡的概念。据考古发现，古代洞穴的壁画上就有通过原始人用弓箭射中雄壮野牛的心脏来描述死亡的景象。我国古代的丧葬仪式中，人们将新絮或纸片放入死者的口或鼻中，仔细观看其是否摇动，并以此作为判断死亡的依据，因此中国民间也把死亡说成是"断气"。我国的《黄帝内经》中曾描述"脉短、气绝，死"，认为呼吸、心跳完全停止，代表人死亡。传统中医理论认为"肺为华盖""心为君主之官"，把心肺功能丧失作为死亡标准，心肺死亡标准在人们心目中占据了主要的地位。

1951年，世界著名的《布莱克法律词典》明确提出了死亡的定义是"生命之终结，人之不存。即在医生确定血液循环完全停止以及由此导致的呼吸、脉搏的停止"。

2. 脑死亡标准

虽然传统的心肺死亡标准在人类历史上持续沿用了数千年，但随着现代医学科学技术的不断发展与进步，对传统的死亡标准提出了新的挑战，特别是脑功能与心肺功能分离技术的运用，促使人们开始进一步探索并重新界定死亡的概念及其标准。1959年，法国医学家莫拉雷（P. Mollaret）和古隆（M. Goulon）在第23届国际神经学会上首次提出了"昏迷过度""不可逆昏迷"的概念，被认为是脑死亡概念的雏形。他们在对23名脑干反射丧失、脑电波低平、呼吸停止的昏迷患者进行临床观察时，发现了与传统死亡观念完全不同的死亡状态。他们的研究报告表明：凡是被诊断为昏迷过度的患者，苏醒的可能性几乎为零。根据该临床研究成果，国际医学界1966年正式提出"脑死亡"（brain death）的概念。

1968年，世界医药科学组织评议会在瑞士日内瓦召开，会上美国哈佛大学医学院特设委员会第一次提出了新的死亡概念，把死亡定义为不可逆昏迷，或者叫脑死亡（brain death），是指整个中枢神经系统的全部死亡，是原发于脑组织的原发性疾病或严重外伤，导致包括脑干在内的全脑功能的不可逆转性丧失。按照这个死亡定义，就算心跳、呼吸能够依靠呼吸机等人工维持，但只要是全脑功能已经发生了不可逆的损坏，依然可以直接宣布死亡。在日内瓦会议上，同时明确了脑死亡的诊断标准：对外部的刺激和身体内部的需求完全没有反应或毫无知觉；自主呼吸和自主的肌肉运动消失；诱导反射等反射消失；脑电波平直或等电位。规定凡是符合以上4条标准，且持续24小时内反复测试多次都确认检查结果一致、没有变化，即可宣告死亡。但需要注意排除两种特殊的情况，一是刚服用过巴比妥类等中枢神经系统抑制药物，二是体温过低＜32.2℃，因为这两种情况可能出现假性死亡的现象。

世界卫生组织在同年也公布了类似的死亡标准，强调死亡是包括脑干、大脑、小脑在内的整个脑功能的不可逆性丧失，就算心跳仍然存在或在医疗设备辅助支持下存在心肺功能，也可判定为死亡。也就是说，按照这个死亡标准，即便心跳、呼吸还能通过人工仪器维持，但只要脑功能已经发生了不可逆的损坏，就可以宣布为死亡。脑死亡标准，是将死亡的概念从心脏、肺脏过渡到了中枢神经系统，这在医学界已经得到认可。

（1）脑死亡诊断标准的意义。脑死亡标准取代传统的心肺死亡标准正在成为一个趋势。到目前为止，美国、加拿大、阿根廷、奥地利、澳大利亚、捷克、芬兰、法国、英国、挪威、希腊、瑞典、西班牙、意大利、德国、印度、爱尔兰、荷兰、新西兰、瑞士、泰国等国家和地区，或通过正式的死亡立法来确认脑死亡标准，或在临床上已经实际采用脑死亡标准。我国的医学界和医学伦理学界也多赞同并已经在制定脑死亡标准。从传统心肺死亡标准的普遍应用到后来脑死亡标准的提出，反映了人类对自身生命认识的深入和医学科学的发展。

脑死亡诊断标准的确定有利于道德和法律责任的确定。如果仅仅采用传统的心肺死亡标准，可能存在某些特定人群的无法判断的特殊情况，从而出现对死亡的误判。例如，对有些溺水、触电、服毒、冷冻及服用中枢神经抑制剂自杀的假死人群，使用传统的呼吸、心跳停止的死亡标准的检查方法，就可能出现误判，不容易鉴别其是否处于假死状态。有些患者可能被误认为是真死而延误或者放弃抢救，甚至被当成尸体处理；也有些患者可能经抢救"死而复生"。人们经常会听到一些"死而复生"的案例，说明单纯以传统的呼吸、心跳停止作为死亡判定标准具有一定程度的局限性。科学准确判断死亡，以脑死亡标准判断人的死亡及死亡时间，可以避免误判，避免把假死者视为真死，避免延误救治时机。

脑死亡诊断标准的确定有利于合理利用有限卫生资源。大量的临床实践和研究证明，真正的脑死亡是不可逆的，不可能出现"死而复生"的假象。脑死亡包括了脑干、大脑、小脑等全脑的功能丧失，是全脑的死亡，而神经细胞的死亡是不可逆的。大脑的死亡意味着人的意识和自我意识的丧失。当延髓功能丧失脑干死亡以后，就不可能再有自主呼吸和运动，只能靠医疗仪器维持。当脑死亡后，就会丧失对声光的反射性，必然会出现"瞳孔散大"的表现，患者如果已经脑死亡，即使靠人工设备仍能暂时维持心跳和呼吸，最终也必定会死亡，就没有再抢救的意义。

脑死亡诊断标准的确定有利于器官移植。脑死亡者捐献器官的质量通常较高，移植效果好，而采用传统死亡概念（呼吸、心跳停止）判定的死者的捐献器官则质量较差，容易错过最佳移植时机或者严重影响移植效果。脑死亡标准也为医务人员是否终止治疗或避免实施无效抢救提供了正当的科学依据。

第二节　安乐死概述

安乐死（euthanasia）一词源于希腊文，本意是无痛苦的死亡、幸福的死亡。最初的安乐死表达的是人类的一种理想的死亡状态，即无痛苦的、有尊严的死亡，类似于中国传统文化中的寿终正寝、无疾而终的"优逝"。现代意义的安乐死，与最初意义上无疾而终的自然死亡状态已经不同，是指医务人员应患有不治之症的患者或其家属的自愿请求，通过作为或不作为消除患者的痛苦或缩短其痛苦的时间，使其安详地、有尊严地进入死亡阶段，在无痛苦状态中结束生命。美国学者丽塔·L.马克认为，安乐死是为了解除临终患者所忍受的全部痛苦，通过作为或不作为引起临终患者死亡。因此，也有西方学者把 euthanasia 解释为 mercy killing，意为仁慈杀人。

《美国百科全书》中的安乐死定义为"一种为了使患有不治之症的患者从痛苦中解脱出来的终止生命的方式。"《布莱克法律词典》中的安乐死是指"从怜悯出发，把身患不治之症和极端痛苦的人处死的行为和做法"。《牛津法律指南》中将安乐死定义为"在不可救治或病危患者自己要求下所采取的引起或加速死亡的措施"。《韦伯国际词典》中的安乐死意为"使患者脱离不治之症的无痛致死行为"。《哥伦比亚百科全书》中将安乐死定义为"无痛致死或不阻止晚期疾病患者的自然死亡"。《中国大百科全书·法学卷》对安乐死的定义为"对于现代医学无可挽救的逼近死亡的患者，医师在患者本人真诚委托的前提下，为减少患者难以忍受的剧烈痛苦，可以采取措施提前结束患者的生命"。

一、安乐死的发展历史

1. 古代意义的安乐死

很早以前就有与安乐死相关的记载，比如部分游牧部落在迁移时，经常会把患者、老人留下来，用原始的办法任其死亡。在古希腊罗马时期，允许患者自我结束生命并可请旁人助死。北极的爱斯基摩人，曾让老人进入冰洞，用兽皮盖好，再以冰块封洞，让老人安然死去。

1516 年，英国的莫尔（T. More）在《乌托邦》一书中提出，由牧师向痛苦而又无望的人提出建议，劝导其自杀，或者"接受神的意志"致死。17 世纪，人类社会对安乐死的态度逐渐发生改变，安乐死被认为是医学领域中让患者死亡或加速死亡的一项技术，曾被称为"无痛苦致死术""仁慈致死术"。弗兰西斯·培根（Francis Bacon）曾说"医师的职责，不但要治愈患者，而且还要减轻他的痛苦和悲伤。这样做，不但会有利于他健康的恢复，而且也可能当他需要时，使他安逸地死去"。

2. 现代意义的安乐死

自 19 世纪始，安乐死作为一种减轻死者痛苦的特殊医护措施被提到议事日程。在英国，萨缪尔·威廉姆斯（Samuel Williams）曾提议："医生不仅可以使用麻醉药缓解患者的疼痛，还可以将此作为结束患者生命的手段。"至此，人类开始了现代意义上的安乐死。1936 年，英国率先成立了"自愿安乐死协会"，并提出了关于安乐死的法案，但最终以 35 票反对，14 票赞成被否决。尽管遭到否决，但安乐死观念的种子已逐步深入人心。1938 年，美国成立了"无痛苦致死学会"。

1936—1942 年，德国纳粹借用安乐死的名义，对患有慢性病、遗传病、精神病患者以及犹太人种族进行了惨无人道的灭绝计划，使得安乐死的意义被扭曲，声名狼藉。1947 年制定的著名《日内瓦宣言》提出："我要保持对人类生命的最大尊重，即使在受到威胁的情况下，也绝不会利用我的医学知识去反对人权和公民自由。"此后很长时间，安乐死的倡导几乎销声匿迹。

1975 年的卡伦·安·昆兰案被誉为"死亡权运动"的第一步，是生命伦理学史上的里程碑事件。1976 年，在日本东京召开了人类历史上第一次安乐死国际讨论会，发表了"应尊重人'生的意义'和'庄严的死'"的宣言。同年 9 月，美国加利福尼亚州通过了《自然死亡法案》。1980 年，"国际死亡权利联合会"宣告成立。2002 年 4 月 1 日，荷兰在对安乐死的争论长达三十多年后，《安乐死法案》正式实施，标志着荷兰成为世界上第一个安乐死合法化的国家。2002 年 9 月，比利时成为继荷兰之后，第二个安乐死合法化的国家。此后，卢森堡、瑞士、哥伦比亚、加拿大和美国（部分州）等国家和地区都将安乐死合法化。其中，瑞士是唯一允许外国人申请安乐死的国家，但安乐死在中国依然没有合法化。

二、安乐死的特征及类型

安乐死具有以下基本特征：①实施安乐死的首要目的必须是解除和减轻患者难以忍受的痛苦，即施行安乐死的动机必须是道德的、纯洁的。②实施安乐死的对象必须是在目前的医学条件下无法挽救的并且正在遭受无法忍受的痛苦的临终期患者。③要求实施安乐死的患者必须是在意志完全清醒的状态下自己主动提出安乐死的请求。为了慎重，还要考察患者意愿的真实性和坚定性，并经过一定的等待期才可以实施安乐死。这是因为生命是神圣的，生命一去不复返，人们应该善待生命。④安乐死的实质是帮助患者无痛苦地度过死亡阶段的医学干预措施，必须由医学专业人员参与实施。⑤实施安乐死的过程必须是基本无痛苦的、仁善的，能够做到使患者无痛地安然离开人世的最基本的要求，必须符合人道主义原则和社会伦理。

需要说明的是，医生只是具有判断和分析所患疾病病情的权利和预测病情预后的义务，而没有决定实施安乐死的权利。只有申请者本人具有决定是否选择安乐死的权利，任何其他人都无权代理同意或擅自作出决定，除非提前签署了相关的委托书，否则属于侵犯公民人身权。

根据所采取的方式，安乐死可分为主动安乐死和被动安乐死。主动安乐死（positive euthanasia），也称为积极安乐死，就是平常大家所理解的安乐死，是指患者治愈无望、痛苦难耐，应患者或家属的请求，医务人员采用药物或其他主动的手段促进患者生命的结束，让其安然死去。对此，西方国家有"仁慈助死"的说法。主动安乐死有两种方式：一种是医生为其开具可口服的致死药物，由患者自行服用，即实施者是患者自己；另一种是由医生为其采取静脉注射给药的方法，可在短期内很快死亡，实施者是医生。被动安乐死（passive euthanasia），也称为消极安乐死，指医务人员应患者或家属请求，不再给予积极治疗，撤除患者赖以维持生命的体外循环装置、辅助通气装置，以及其他辅助设施，单纯只给予减轻痛苦的对症维持治疗，任其自然死亡。

根据患者是否同意，安乐死还可分为自愿安乐死和非自愿安乐死。自愿安乐死（voluntary euthanasia）指患者有行为能力或意识清楚，或在他们意识清醒的时候提出或表达过安乐死的愿望，并签订过相关意愿的医疗文书。自愿安乐死可以是主动的，也可以是被动的。非自愿安乐死（non-voluntary euthanasia）是指患者没有表达同意安乐死的意见，由患者家属或监护人提出请求，医生依据实际情况给予安乐死，这种情况通常是针对没有行为能力的患者。非自愿安乐死往往是被动的。1976年加利福尼亚的《自然死亡法案》，提出了一个有关临终患者生命支持治疗的法规，允许在患者签订法律文书前提下，医生可根据具体情况，作出撤出或继续使用生命支持设备的决定。

三、安乐死的立法和实施现状

1. 安乐死的立法现状

20世纪70年代以来，安乐死在国外的一些国家和地区先后合法化。

荷兰是世界上第一个将安乐死合法化的国家。1968年，荷兰开始关注安乐死问题。

1988 年，皇家药物管理局在一份报告中做了有关安乐死标准的阐述。2001 年 4 月荷兰正式通过了《安乐死法案》。该法案规定：对于没有希望治愈的患者，有权要求结束自己生命。该法案对医生实施安乐死的条件做了严格而详细的规定：①医生必须与患者建立信任关系，以判断患者的请求是否是深思熟虑的和自愿的；患者提出安乐死的请求时，必须在意识清醒的状态下，提出自愿接受安乐死，并多次提出相关请求。②患者所患疾病必须是当前的医学经验无法治愈的，而且患者所承受的折磨、痛苦是无法忍受的，医生和患者必须针对可能的每一种治疗手段进行讨论，只有任何方案都没有可选择性，才能说明所患疾病没有治愈的可能性。③必须由主治医生和另一名医生共同探讨分析以获取权威的意见，另一名医生需要就患者的病情等相关情况专门书写书面意见。④医生必须按照当地司法部门规定的"医学上合适的方式"，对患者实施安乐死，而且要求在实施后向当地政府报告。2002 年 4 月 1 日，该法案正式生效。

美国属于在安乐死立法运动中比较积极的一个国家，但美国各州对安乐死的立法各不相同。有一部分州反对安乐死，认为不管道德上还是法律上，都是不能接受安乐死的，但有些州认为特殊情况下的安乐死是合法的。1937 年的一项有关民意调查显示，有 54％的美国人赞成慈善致死，也就是积极安乐死。美国自 20 世纪 70 年代以来，开始明确承认被动安乐死，同时对主动安乐死的态度也比较宽容。1976 年，加利福尼亚州州长签署了美国第一部成文的被动安乐死法，即《自然死亡法》（Natural Death Act）。1977 年以来，美国先后有 38 个州通过了《死亡权利法案》，强调医生应该尊重患者申请安乐死的愿望。但安乐死在美国大部分州或地区依然属于非法行为。截至 2020 年，美国的俄勒冈州、华盛顿州、加利福尼亚州、佛蒙特州、科罗拉多州、新泽西州、夏威夷州、缅因州及哥伦比亚特区 9 个地区的法律规定，对于明确提出让医生协助死亡的终末期疾病患者，医生为其开具供自行服用的致死药物是合法的。

在日本，安乐死必须具备以下要件：①患者痛苦剧烈，且令人惨不忍睹；②根据现代医学知识和技术判断，患者所患疾病属于不治之症且已临近死亡；③如果患者意识清醒，并能清楚表达自己的意愿，需要患者本人的同意或真诚委托；④实行安乐死的唯一目的是为了减轻患者死亡前的痛苦；⑤原则上建议安乐死的执行者为医生，如果不是医生，必须有足够说服人的理由；⑥在伦理上，实行的方法必须是正当的。上述条件全部具备时，使患者死亡的行为，在日本刑法规定中就属于"正当行为"。对于一些紧急情况，如果是为了消除患者肉体痛苦，迫不得已侵害了患者生命的行为，可以被认为类似于日本刑法规定的"紧急避难行为"，不追究法律责任。

在比利时、卢森堡、瑞士等国家，对于明确提出让医生协助死亡请求的终末期疾病患者，医生可以为其开具致死药物，不论患者自行服用还是由医生帮助实行静脉给药，都是合法的。英国曾于 1961 年颁布《自杀法案》，规定建议和帮助别人自杀的人会被判刑，最高可判 14 年徒刑，安乐死目前在英国是不合法的，但呼吁安乐死合法化的声音越来越高。丹麦、法国、德国、匈牙利、挪威、斯洛伐克、瑞典，允许"被动"安乐死。加拿大、新加坡仅允许患者拒绝继续接受治疗；在德国，安乐死不合法，但是对于那些具备决策能力且没有受到任何胁迫的成人，实施协助自杀是合法的。2020 年 2 月 26 日，针对试图在德国运作的瑞士死亡权组织，德国联邦宪法法院废除了一项 2015 年的规定——不能以"Geschäftsmässig"（类似商业服务）的方式协助自杀。废止该规定后，德国对具备决策能力且未受到胁迫的成人可实施协助自杀的行为，再一次使之合法化。但是德国的国家医学协会一致反对医生协助自杀，并发布了相关的指南，明确禁止医生这样做，不过并不是德国所有州都采纳了该指南。按照德国卫生部长的指示，德国联邦药品与医疗器械管理局禁止使用可以协助安乐死的药物戊巴比妥钠。需要注意的是，各国法律中有关安乐死的条文变化得非常快。

1995 年 5 月 25 日，澳大利亚北部地区议会通过了《晚期患者权利法》，它是世界上第一部有关晚期患者实行安乐死的权利法，并于 1996 年 7 月 1 日开始生效，但由于争议特别大，反对势力非常强大，生效后效果不佳。1996 年 12 月，联邦众议院终止了这部安乐死法案。1997 年 3 月，澳大利亚联邦参议院经过多方辩论，最后推翻了《晚期患者权利法》。

1981 年，上海医科大学的蔡根法在《医学与哲学》上发表了主张讨论安乐死的文章。1986 年，中国首例安乐死事件发生在陕西汉中市，此事件一石激起千层浪，引发了全社会关于安乐死的讨论及学界的研究。2007 年"超级癌症"患者请求安乐死的事件在全国引起了极大反响。李燕因从小患有被医学界称为"超级癌症"的进行性肌营养不良症。她全身肌肉萎缩，丧失全部生活自理能力，这让她越来越恐惧未来，"我必须死在我妈的前面，要不然父母过世，我的生活真的不可想象，会有多惨，很恐怖！"她咬着筷子用键盘打字，在著名主持人柴静的博客里留言"我现在只有一个希望，那就是找到支持安乐死的全国人大代表，帮我向国家提交我的想法"，她曾一字一字艰难地写出了 1840 个字的"安乐死立法议案"，希望通过安乐死合法化提议，尽快以安乐死的方式结束自己生命，她曾对采访她的记者说"人有生的权利，也应当有死的自由"。

近年来，随着许多发达国家对临终问题的日益关注，国内有关安乐死的讨论也越来越多。2021 年 2 月，《人口学刊》刊登了一项关于"大众对安乐死的态度"的问卷调查，这是近些年来涉及范围最广的相关调查，结果显示：大部分人都赞同安乐死。在 2022 年的"两会"上，全国人大代表刘贵芳建议有关部门，早日对安乐死立法。在此之前，中国人大代表严仁英、胡美亚等都曾提交过关于安乐死合法化的提案，呼吁为安乐死立法，生老病死乃人之常情，任何人都无法避免，让患者避免病痛有尊严地离世符合人道主义。

2. 安乐死的实施现状

有研究显示，在美国俄勒冈州，有大约 1/6 的临终期疾病的患者曾与家人谈论安乐死的问题，有大约 1/50 的患者询问过医生是否愿意提供可供自行口服的致死药物。这些询问的患者中，实际上只有大约 1/300 的人最后通过服用医生开具的致死药物离世，大约有 1/3 的患者拿到了这种处方药，但并没有真的用药。

荷兰 2011 年的调查数据显示，收到提前询问安乐死情况的咨询 33900 次，平均每位医生收到过 2～3 次咨询；在短时间内提出安乐死请求的行为达 13400 次，平均每位医生仅收到 1 次请求。在死亡患者中，约有 6.5% 的人在去世前曾明确请求安乐死，但最终只有 3.1% 的患者是通过安乐死离世的。荷兰 2015 年的分析数据显示，荷兰所有死亡人数中，安乐死占 4.6%，其中有 4.5% 是通过医生为患者静脉给药的方式完成安乐死的，0.1% 是通过患者自己口服医生开具的可致死药物完成安乐死的；57% 的荷兰医生在其医疗生涯中至少实施过 1 次安乐死；所有选择安乐死死亡的患者中，约 80% 为癌症患者；在年龄分布上，35% 的申请安乐死患者在 65 岁以下，41% 的申请安乐死患者年龄在 65～79 岁，24% 的申请安乐死患者年龄在 80 岁及以上。

2015 年，加拿大承认安乐死合法，并于 2016 年正式颁布了相关的法律。在加拿大，一些省份是由医生提供协助，另外还有一些省份是允许执业护士为寻求安乐死的患者提供协助。提出请求的患者必须具备的条件是：必须有难以忍受的躯体或心理痛苦，而且没有患者可接受的缓解方式；必须存在不能逆转并且无法医治的严重疾病；患者的死亡必须"合理可预见"，即根据病情评估在某一个时间段内会发生死亡。在加拿大的安乐死条件中，并没有要求患者一定患有终末期疾病。但是他们的安乐死条件中，还有3个问题有待进一步的探讨研究，包括预先请求、有民事行为能力的未成年人提出的请求和患者本人有精神疾病的情况下提出的请求。2018年，加拿大通过安乐死协助死亡的人数占死亡人数的1.12％，其中有64％的患者有癌症，16％的患者患有心血管循环系统疾病，11％的患者患有神经退行性疾病。在过去的3年半时间里，加拿大通过医疗协助死亡的10000余例患者中，超过99％是通过医生静脉给药协助死亡的，只有1％是通过患者自行服用医生开具的致死药物死亡的。

比利时2002年承认安乐死合法，非自愿安乐死者，即那些不再具备决策能力、未明确表达同意给予安乐死的临终患者数量比荷兰多一些，其他情况与荷兰类似。2013年的调查数据显示，有4.6％的患者通过医生静脉给药实施安乐死，0.06％的患者是通过自己口服医生开具的致死药物实施安乐死，1.7％的安乐死患者是不具备决策能力、未明确表达同意安乐死意愿的患者。有一项分析纳入了比利时2003—2013年期间官方报告的安乐死病例，发现80岁及以上患者实施安乐死的比例随时间的推移而增加，从最初2003年的17％增至2013年的35％；非癌症患者的安乐死比例也随着时间的推移逐年增加，从最初2003年的15.7％增至2013年的31.3％。根据比利时联邦安乐死控制与评估委员会最近公布的新报告，比利时在2021年有2699人死于安乐死。与2020年相比，2021年安乐死登记人数增加了10.39％，这是比利时自2002年安乐死合法化以来的最高值，但据科学家们报道，实际数字可能更高，他们判断有大约25％至35％的协助自杀的病例没有上报在统计数据之中。

由于瑞士允许外国人申请安乐死，大量没有安乐死立法国家的公民申请前往瑞士实施安乐死。世界死亡权协会联合会表示，仅在2020年1月1日至5月5日期间，就有22名德国居民前往瑞士接受安乐死。2018年，因中国台湾安乐死没有立法，中国台湾著名主持人傅达仁在家人陪伴下到瑞士实施安乐死，在家人的陪伴下结束了自己的人生，成为亚洲第一个去瑞士实施安乐死的人。同样在2018年，患上了多系统萎缩症日本人小岛美奈和她的两个姐姐乘坐飞机到瑞士实施安乐死。临死之前，小岛奈美对着摄像机拍摄了一段视频，她说了一句"我很幸福"，然后按下了开关，从微笑到死亡全程只用了80秒的时间。

四、安乐死的伦理争议

目前人们在道德上普遍认可安乐死，同时安乐死也得到部分国家法律的认可，但在伦理学上仍有争论。

1. 关于自主权的争议

支持者认为根据自主原则，安乐死具有正当性。自主权的意思是个体有权利决定自己的最佳人生方式，包括何时死亡以及如何死亡。为了尊重自主权，应该允许个体权衡自身价值观、决定何时终止生命更好，而不是继续面对终末期疾病毫无意义或者痛苦地活下去。支持者中包括柏拉图、斯多葛学派和休谟等伦理学家，他们并不反对任何情况下的自杀，也不会反对此情况下的安乐死。

反对者认为这种对自主权的解释欠合理，并没有考虑到自主权自身的限制，行使自主权不能包括结束自己的生命，而且结束自己的生命可能会对他人造成伤害，比如让家人更悲痛、失去精神支持，还可能导致其他人悲痛自杀等。反对者包括亚里士多德、托马斯·阿奎那和康德等经典伦理学家，他们反对安乐死，认为从道德上讲这属于大错特错。

2. 关于人道、不伤害和有利原则的争议

部分人根据人道、不伤害和有利原则，支持安乐死。对那些终末期疾病患者而言，活着比死亡要承受更多的疼痛和痛苦。况且就算不选择安乐死，也希望能够有别的选择，至少是一个"心理保障"，有利于减轻患者对未来疼痛和痛苦的焦虑。比如 2007 年宁夏的"超级癌症"患者女孩李燕，她的预估生存年龄是 40 岁，但坚持在 29 岁写出"安乐死立法议案"，她认为只有安乐死合法化，剩下的日子才能安心生活。支持者认为即使是少数人，也应该得到尊重，如果因此而牺牲少数人的权利，同样不符合伦理。

反对者认为临终前不进行或停用治疗维持生命，不一定能让患者接受到优质的临终医疗服务，反而会导致患者出现不必要的疼痛和痛苦。停止生命维持干预的患者不一定会死亡，比如卡伦·安·昆兰在拔除呼吸机后依然存活了 9 年。用小部分患者的情况作为允许任何临终患者接受安乐死的理由并不合理。并非所有人都能接受优质的临终关怀服务，就算能接受最佳临终医疗服务，也可能会有小部分患者存在无法控制的疼痛和痛苦，而充分的舒缓治疗和临终关怀可以缓解大部分的疼痛和痛苦。

3. 关于医生职业道德方面的争议

支持者认为，当患者生命失去积极的意义和价值时，毫无意义的抢救不仅使患者丧失了尊严，同时也浪费医疗资源，实施安乐死可以使人摆脱痛苦的折磨、保持优生尊严，应该得到伦理支持。实施安乐死的医生并非出于恶意，而是应患者的恳切请求，帮助患者轻松、有尊严地死亡，目的是缓解患者的痛苦，毕竟死亡过程已经在发生了。

反对者则认为，医学的神圣使命是救死扶伤，允许、鼓励医生放弃救治临终的生命，甚至主动实施人为终止生命的措施，有悖医学人道主义宗旨和医生职责。对于被动安乐死，即临终前不进行或停用生命维持治疗，如撤除呼吸机或停止人为补液和补充营养，可能会淡化医生救治危重患者、挽救生命的责任感，消极放任生命的流逝，有损医务人员救死扶伤的道德信念和医学声誉。

4. 关于实施安乐死对象方面的争议

支持者认为下列情况的人群可以实施安乐死：患有绝症且处于极端痛苦状态的患者，晚期癌症患者，完全丧失自我意识、不可逆的患者，先天无脑儿等患者。总体要求是，必须是自愿要求，即不是被诱惑、胁迫，或由他人伪造意愿；必须是明确多次提出安乐死请求；患者所患疾病必须是无法治愈的，而且所遭受的折磨和痛苦是无法忍受的；医生必须按照法律程序和相关规定，通过医学上合适的方式，对患者实施"安乐死"。

反对者认为无法确保所谓"自愿"的安乐死对象是否真的出于自己本意。他们有可能是出于对家人的负疚感，有可能是出于经济压力的无奈，也有可能对医学知识的无知而引起的恐惧等。他们可能是被怂恿、说服、施压或胁迫去请求死亡，而非真正的自愿选择。因此可能导致安乐死的滥用，对那些无奈的弱势群体造成强大的心理压力，使他们无法根据自己的意愿，真正自主决定自己的生命旅程。

比如，2004 年前后，由德国格丁根大学发表的一份调研报告说，对荷兰出现的 7000 起安乐死案例进行了分析。调查显示，在接受安乐死的案例中，41% 的死亡者是由家属提出希望结束患者痛苦后"合法死亡"的。在其中 11% 的案例中，患者死亡之前仍然神志清醒，而且有能力自己作出决定，但是并没有真正尊重他们的自主决定权。甚至有报道，部分荷兰老年人为了逃避安乐死移居德国。

5. 医学专业组织的立场声明

不同的医学专业组织对安乐死持不同的态度。支持者的主要理由是患者有自主决定权；反对者的主要理由是担心医生或医治者可能会滥用安乐死；还有持中立态度的，他们鼓励对话和辩论。

在 20 世纪 90 年代到 21 世纪初，许多专业组织发布了反对安乐死的立场声明。例如，美国医学会（American Medical Association，AMA）伦理准则禁止医生参与协助自杀和安乐死，理由是这些做法"从根本上不符合医生的医治者角色，将难以或无法控制，并造成严重的社会风险"。2017 年，美国医师协会重申了反对由患者自行服用医生开具的致死药物的立场。美国大多数州的医学会都反对其合法化，但俄勒冈州、华盛顿州和加利福尼亚州的医学会已经撤销反对，认为其合法化。

美国公共卫生协会（American Public Health Association，APHA），同样属于专业医学组织，它支持采用与俄勒冈州《尊严死亡法案》相同的安乐死标准，同时提出拒绝使用"'自杀'和'协助自杀'等不规范的用语"。美国临终关怀和舒缓医学协会（American Association for Hospice and Palliative Medicine，AAHPM），对安乐死是否应合法化保持"中立"立场，但也表达了担忧，认为"它不应成为常规医疗实践"。国际临终关怀和舒缓医学协会（International Association for Hospice and Palliative Care，IAHPC）认为，在确保舒缓医疗服务及包括应对疼痛和呼吸困难的阿片类药物等相应药物普及之前，所有地区均不应考虑将安乐死合法化，该协会还支持欧洲舒缓医学协会（European Association of Palliative Care，EAPC）的立场，强调不自愿的安乐死不应被承认且绝对不能被允许。国际临终关怀和舒缓医学协会也支持国际儿童舒缓医疗网络（International Children's Palliative Care Network，ICPCN），不认为安乐死或医生协助自杀是儿童舒缓医疗组成部分。俄勒冈州临终关怀与舒缓医学协会"支持俄勒冈州人选择或不选择任何及所有合法的临终手段的权利"。

在合法化争论中，其中有一项重要因素，就是担忧安乐死在弱势群体患者中出现滥用。在一项 1997 年纳入了美国俄勒冈州和荷兰的安乐死研究数据中，调查了有关老年人、低教育程度人群、穷人、女性、无保险人群、艾滋病等有病耻感的患者、失能者、少数种族者、存在慢性躯体或精神残疾、慢性非末期疾病者、未成年人以及抑郁和阿尔茨海默病等弱势群体患者中，安乐死是否存在滥用的情况。该研究发现，除了一例艾滋病患者外，其他接受安乐死的患者大多为受过良好教育、富裕、非少数族裔白人，在上述弱势群体中并不存在被滥用的潜在风险。

但在一项 2008 年的调查俄勒冈州安乐死的研究报道中，发现部分抑郁患者获得了致死药物处方，尚不清楚当时的详细情况，但需要引起警惕。在安乐死的实施过程中，对于精神疾病患者以及其他一些特殊人群，需要慎重监督其操作过程的合法性。

总体来看，安乐死和临终关怀是人类度过死亡阶段的两种不同的选择方式。临终关怀是在临终阶段给予缓解疼痛、身心关怀等，帮助患者平静、顺其自然地死亡，属于被动死亡；而安乐死是患者自愿主动提出的要求医务人员帮助其死亡，属于主动死亡。

五、安乐死合法化的意义及立法探讨

安乐死合法化体现以人为本的科学发展观。安乐死的实施是对人的生命质和量的统一，体现对生命尊严的尊重。尊重人的生命，就必须尊重他的生命价值。因此，也有人把安乐死称为"尊严死"。生命价值不在于长短而在于质量，安乐死就是要把人的生活质量和尊严结合起来。如果一个人只能在巨大的痛苦中等待死亡，他的生命质量就大大降低，而医生硬要凭借高代价的医疗技术勉强维持低质量生命，没有意义的救治拖延，只能使患者承受更多痛苦，这不是对生命的尊重，反倒是对患者生命尊严的损害。一个神志清醒、健康的人有选择死亡的自由，那为什么一个身患绝症不能治愈的患者就没有选择死亡的权利呢？这本身就不公平，身患绝症的患者同样有选择死亡的自由，这是人的基本权利。

1. 安乐死是否符合伦理道德要求

安乐死不仅仅只是伦理道德问题，同时需要面对医学、法律问题，我国社会长期以来受儒家所提倡的忠、悌、信、孝、义等伦理道德的规范。其中，"孝道"一直以来都作为中国的传统美德，面对一个可能要实施安乐死的适用对象时，对感情笃深的父母或子女、丈夫或妻子、姐妹或兄弟等亲属而言，是极其残忍的，人们很难作出果断的决定。但是，那些出于爱心、良知的患者亲属以沉重的经济负担和巨大的精神压力作为代价，换来的只是痛苦生命的延续，这无疑是与理智背道而驰的。安乐死让人类的良知和理智之间存在着激烈冲突：过分情感化的处理可能会被人认为不懂科学，缺乏理智，但过分理智的对待，常常会被人指责为"不孝""无情"。作为一个有情感、有血有肉的人来说，要把握两者之间的平衡的确是一个很大的难题。

如果从风险社会理论角度对安乐死的伦理性进行分析，安乐死是对人的生命的放弃，是对传统伦理道德的冲击，尤其是在中国这样一个珍视生命、崇尚人伦的传统文化根深蒂固的国家，是不道德的；同时安乐死使医患矛盾更加突出，加深了患者的社会孤独，甚至可能导致医务人员医学人道主义的"道德滑坡"。因此，安乐死的伦理讨论始终处于复杂的白热化状态，无论从患者及家属的情感因素、医务人员职业道德还是避免个别人借安乐死之名行不道德杀人之实。人们在对待这一焦点问题的讨论与分析时，充满着个体与社会、情感与理性、传统与现代、法理与伦理以及理论与实践等多方面、多角度的矛盾与冲突。

但是越来越多的学者认为，认真而公开地讨论安乐死，正是人类文明进步的象征，表明了人类理性的觉醒，有学者认为安乐死其实是对人权更高层次的尊重。当一个患者身患绝症，深受精神上和躯体的极端痛苦，而医学对此无能为力的时候，我们依然板着"忠孝义礼"的面孔，端着"道德人伦"的架子，宁肯自己得到心灵的宽慰与宁静，而忽视患者的真实感受，让他们在弥留人间的最后一刻依然残忍地承受着"生不如死"的痛苦，这才是自私而狭隘的"伦理"。国外亦有学者提出，不应该认为人们选择安乐死是错误的，社会应该认识到，人们选择健康的生活与选择安然的死去是同样重要的。民众对安乐死的态度发生变化，说明安乐死的观念可能正逐步被大众接受。从表面上看，安乐死缩短了患者的寿命，但实际上，安乐死正是对事物发展的超前认识的体现，是对生命终结规律的遵从。但是在具体临床实践中，医护人员依然需要面临伦理问题。

2. 安乐死是否符合利益最大化原则

有观点认为使安乐死合法化，可以减轻家庭、社会的负担，患者主动提出安乐死的申请在国外或许出于许多因素的综合考虑，而在我国，患者提出安乐死绝大部分的原因是出于沉重的家庭负担，其次是患病的痛苦。我国的医疗保险还不是十分完善，虽然重大疾病的医疗保障政策已经向贫困农村地区倾斜，但很多药品、诊疗和检查费用的自付比例依然很高。另外，农村地区人员的自我保健意识缺乏，经常存在小病拖成大病、大病没钱治疗的现象，在生命最后一段时间生不如死，而当生命结束时，又为其家人遗留下一笔难以承受的巨额债务，最终可能人财两空。从社会角度分析，花费大量的医疗资源去救治一个已患绝症无法治愈的临终患者，同样也是对社会资源的极大浪费。虽然生命的珍贵是不能用金钱来衡量的，但是有时的确需要考虑投入和产出之间的平衡问题，既然死亡已成为一种必然，以牺牲健康者今后正常生活为代价来维持其痛苦的生命的做法就不值得推崇。另外，一味地采用各种医疗手段试图延长临终患者的生命，除了浪费医疗资源，对患者本人而言，也是一种极大的折磨，让患者安详地选择死亡是对生命的尊重。

3. 安乐死应该由谁来决定？

安乐死在伦理学上得到证明之后，接下来的问题是由谁决定某个患者能够实行安乐死。虽然患者自己或者患者家属提出了安乐死的意愿，但最终是否施行则主要由医生来作出决定。在美国，法律禁止医生施行主动安乐死，但某些州允许患者自行服用由医生开具可以致死的药物；美国也能容忍由医生作出的终止治疗的合理决定，比如对深度昏迷患者拔除呼吸机等是被允许的，医生并不会因此而受到起诉。

1975 年，瑞士的一名医生曾因一个年老患者饥饿而死被控犯有谋杀罪。最后经调查发现，患者是因瘫痪而失去意识的，没有治疗的可能，因此该医生被宣告无罪。法院发现，对这类患者停止营养是正确的，因为继续喂养一个大脑不再有功能的患者是无用的，在这个案件以后，瑞士医学科学院于 1977 年发布了医生何时可以做出终止治疗，包括呼吸机、输血、血液透析和静脉营养的准则，但也强调医生必须尊重患者的意志。

4. 提前写下"预嘱"是否可行？

"预嘱"（living will），是一个人在理智健全、头脑清醒时用书面文字形式表示的关于临终医护的愿望。类似于家族中的遗嘱，但遗嘱通常是临终前的嘱托，而安乐死的"预嘱"可以是在生命阶段的任何时期，可以写给自己想嘱托的相关人，包括自己的家庭、主治或者保健医生、委托律师、牧师或者照顾自己的任何医疗机构或者个人。内容主要是：如果自己发生意外、永远无法恢复时，要求允许自己死去，不要使用一切可能有创或者无创的医疗措施或者人工强行维持自己的生命。在许多国家，都有这种非正式和正式的表示自己愿望的运动。丹麦有"我的生命遗嘱"运动；瑞典有"我们死的权利"运动，鼓励签署这种文件，目前签署的已有数千人，瑞士、意大利、英国、法国也有类似的运动。我国也应积极提倡这种"预嘱"的做法。

5. 中国是否会将安乐死立法？

回顾近几十年来的风雨历程，随着社会的政治、经济、文化、民众心理结构等方面的变化，我国大众对安乐死也经历了从陌生、怀疑、争议、观望到理解、认可、逐渐接受的认知过程。从尊重人的生命价值的方面而言，每个人都应该尊重生命，同时也应该理性地以平常心接受死亡。安乐死具有其独特的现代社会价值，它既能提高生命质量、维护患者的尊严，同时还可以减轻家属及社会的负担，促使医疗资源配置合理化，并将心理需求、生命价值、社会关怀交融于一体。安乐死并不是轻视生命或者提倡早死，不是单纯为了解决生或死的问题，而是为了保证死的质量；是在生命无法挽救的情况下，减轻和解除患者难以忍受的肉体和精神上的事实痛苦，尊重患者的意愿。安乐死的本质不是单纯以结束人的生命为目的，而是要通过科学理性的方法与态度对人们的死亡过程进行优化调节，使死亡过程文明化，是蕴含着理性、宽容、尊严、诉求、情感的自我超越，是一种优化的死亡行为。安乐死是社会文明进步的表现，只是由于在中国现阶段，受多重顾虑影响，在全国范围内为安乐死全面立法的条件还不成熟，尚无法律保护临床实践中的安乐死，但民间私下进行安乐死的案例不少，这不仅不利于和谐社会的构建，而且使民众对本来就步履维艰的安乐死产生更多担心和忧虑。

近几年，我国也一直在研究安乐死合法化相关方案。在 2022 年全国"两会"上，全国人大代表、全国优秀乡村医生刘贵芳建议，我国法律不应回避安乐死，有关部门应早日出台政策，推动安乐死合法化，在合法基础上规范安乐死行为。她认为，生是人的权利，死也应该是人的一种权利，安乐死承认了患者选择死亡的权利，是文明的进步。刘贵芳说："人有权以这种（安乐死）方式结束自己的痛苦。"患者在别无选择的情况下选择安乐死，主动结束痛苦，医生为患者实施安乐死帮助他们实现自己的选择，也是履行自己的职责。选择安乐死的对象主要是癌症晚期等不治之症的患者，面对那些痛苦万分的绝症患者，如何让他们临终前有一个安详的状态，如何维护他们死亡的尊严，安乐死无疑是一种理智的选择。在此之前，好几届中国人大代表都曾提交过关于安乐死合法化的提案，呼吁为安乐死立法，让患者能够避免病痛有尊严地离世符合人道主义。

围绕安乐死的提议和讨论，持续引发社会各界的广泛关注，尤其从事肿瘤学和舒缓医疗工作的医生，在临床工作中可能会时常面临这种情况，但这项议题在中国推行可能需要一个艰难的过程。由于我国大部分人受传统观念影响，仍停留在孔子的"未知生，焉知死"阶段，普遍缺乏死亡教育，有关临终关怀和尊严死的讨论一直缺乏群众基础。安乐死不仅是一个学术讨论的问题，还必须要有一定的法律程序做保证。2022 年 2 月国家卫生健康委员会曾回应"尊严死"的立法问题，表示需要听取各界人士意见，才会研究是否对尊严死进行立法。虽然尊严死不完全等同于安乐死，但随着社会发展，我国以后也可能将安乐死合法化，在合法基础上规范安乐死行为。

6. 安乐死合法化的立法构想

通过立法使安乐死合法化是大势所趋，但不可能一蹴而就，安乐死合法化需要做的事情还很多：其一是加强死亡教育的宣传，在中小学校适当增加有关生命、死亡教育的课程，高等院校的学生应该开设和学习有关临终关怀的基础理论和实践课程，让更多的人认识死亡、了解死亡。其二，实施安乐死需要广泛的社会基础，尽管安乐死在我国已讨论了许多年，但很多人对此还不了解或完全不知。许多国家为了宣传安乐死，曾经历过很多次全方位的激烈辩论，通过辩论使公众更深刻、全面地了解安乐死。宣传和讨论安乐死，让公众了解安乐死的伦理意义和进步意义至关重要。其三是加快法制建设的步伐，为安乐死在我国的合法化创造条件。目前我国学界对安乐死的研究还不深入，还需要结合中国的实际情况，对安乐死的概念、法律性质、实施条件、适用对象以及立法的伦理学依据等进行积极的研究和论证，为安乐死在我国合法化奠定基础。

在安乐死合法化的立法过程中，首先要明确安乐死需要满足的条件。患绝症且濒临死亡的患者才能实施安乐死，这里的绝症是指现代医学无法救治的疾病。但这个标准只有相对性，随着医学水平的不断进步可能会有变化。身患绝症且濒临死亡的患者，如果不是极端痛苦且不堪忍受，也不能实施安乐死。这是体现实施安乐死对患者的人道性。对于无钱医治的一切患者，包括患了不治之症的人，国家、社会不得推卸责任；对于年老患病的弱势群体，国家和社会有给予物质帮助的责任和义务，如果对这类人群实施安乐死，盲目扩大其范围，就是对安乐死的滥用，是对人的生命权的漠视与侵犯。需要明确的是，只有患者本人才有权请求为自己实施安乐死，其他任何人包括权利人的家属、监护人，都不得享有这项权利，否则可能导致对人的生命权、利益支配权的非法侵犯，而且需要多次确认其是否无怨无悔。安乐死需要由医生执行，患者家属及其他人均不得擅自提早结束患者的生命，当患者确实需要安乐死，也应该通过适当的程序由医务人员来进行，即使是患者最亲的家属，也无权随意结束患者的生命，否则，就可能触犯法律的规定。执行医生必须是完全出于对遭受病痛的绝症患者的同情，而没有其他不可告人的不良动机，比如与患者之间的矛盾或接受他人贿赂等。实施安乐死的方法，必须符合社会上一般的道德和伦理观念，不允许患者遭受不应有的痛苦或者让其他人产生残酷的感觉。安乐死的最基本要求就是要求无痛苦死亡，如果让患者在临终前还遭受所谓的痛苦，就不得不怀疑实施安乐死的动机了。医生在给患者实施安乐死之前，要将其病情详细、准确无误地告诉患者，让其周密考虑是否还有其他补救治疗的办法。

安乐死的立法过程中还需要明确法律的适用程序。安乐死的具体程序主要包括：①请求程序，请求必须是在患者意识清醒的情况下的真诚意愿；②审查程序，设立由法医、医学伦理专家、医学专家等共同组成的安乐死审查委员会，对安乐死的申请进行严格的医学和司法审查，防止误诊和失控；③操作程序，安乐死的申请得到批准后，必须由患者所在医院的两名以上的医务人员按批准的时间、地点对患者实施安乐死。在实施前患者如表示反悔，不同意实施安乐死，应尊重其选择，立即停止实施安乐死。

安乐死是人类文明的进步。随着人类文明程度的提高和思想观念的进步，人们对死亡的认识日趋理性，越来越多的人能理智地对待死亡，尤其是我国作为社会主义法治国家，安乐死立法问题已成必然趋势。但从目前我国不同地区人们的认识程度、整体的经济发展水平、医疗保障水准和法律建设状况等方面看，现在为安乐死全面立法的确是困难重重，除了需要普及死亡教育外，还要慎重考虑上述条件在规定上的范围和尺度，以及执行上的严格程序，所以，还需要多方研究与探讨。虽然从我国的现状来看，安乐死立法困难重重，但相信不久的将来，安乐死也会在中国合法化。

附：国内外关于安乐死的典型案件

1. 20 世纪 70 年代末美国的卡伦·安·昆兰（Karen Ann Quinlan）案件

1975 年 4 月，昆兰夫妇钟爱的养女卡伦·安·昆兰刚刚 21 岁，她在朋友的生日晚宴上发生意外，由于长时间缺氧发生了广泛性脑损害。一开始，昆兰夫妇满怀希望，但后来经过综合评估，所有医生都认为卡伦不可能复苏，也没有特殊有效的医疗手段能够使她恢复，只能依靠鼻胃管人工营养、呼吸机辅助通气来维持生命，卡伦将来会处于"持续性植物状态"。在卡伦失去意识三个半月之后，她的父亲约瑟夫·昆兰告诉医生，想要移除卡伦的呼吸机，虽然卡伦住院期间使用呼吸机的费用由国家医疗支付，不需要考虑花费方面的问题。但由于卡伦曾说过，不愿意依靠机器活着。昆兰夫妇还签署了一份文件，免除医生和医院的所有法律责任，但卡伦的主治医师拒绝了昆兰夫妇的请求，他认为卡伦已经 21 岁，父母已不再是她的合法监护人。其他医生也认为，卡伦仍有脑电波活动，无论按医学标准还是按法律标准，她都没有死，其他人无权决定撤除呼吸机。医生和医院担心这样做会被检察官判定为谋杀罪，没有同意昆兰夫妇的请求。在卡伦昏迷 5 个月后，她的父亲向所在的新泽西州法院提出撤除维持女儿生命呼吸机的申请，表达了终止治疗的意愿，但该法院驳回了他的请求，认为"这就是杀人"，并将卡伦的监护权交给医院医生。一审结束 2 个多月后，卡伦的父亲委托律师再次向新泽西州最高法院申请，最终法院任命昆兰为卡伦的监护人，具有"同意停止使用维持她生命的所有非常手段的表达权"。在卡伦持续昏迷 1 年后，被拔除了呼吸机。

仿佛是因为上帝眷顾，卡伦在拔掉呼吸机后，在临终关怀医院里，通过鼻饲管进行人工营养支持，继续自主呼吸，直到 9 年后因肺炎辞世。为她提供临终服务的这家医院，为了纪念她和她带来的全新的生命理念，改名为"卡伦·安·昆兰临终安养院"。这场史无前例的激战从法庭蔓延到了全世界，人们为了"卡伦到底该不该死去""谁能决定卡伦去死"类似的议题争论不休，美国各地爆发了大规模的游行，后来，卡伦成为了人们捍卫有尊严死权利的象征。

2. 中国陕西的安乐死案

1986 年 6 月，陕西患者夏素文因肝硬化腹水病情恶化，神志不清，大小便失禁，被子女送到汉中市传染病医院救治。因病情折磨，夏素文一心求死，并恳求自己的儿子王明成让自己快点死掉，王明成与妹妹王晓琳都不忍心看到母亲如此痛苦，于是向医生蒲连升跪地请求，希望帮他母亲执行安乐死，并承诺一切责任由他来承担。在多次请求后，蒲连升最终为夏素文开了可以致死的处方，备注"家属要求安乐死"，并让患者的儿子王明成和妹妹王晓琳在处方上签字。1986 年 6 月 29 日凌晨，夏素文在注射了致死药物后，于凌晨 5 点安详去世。

1986 年 7 月初，王明成的大姐、二姐以母亲被致死为由，向医院提出索赔，遭拒后，她们又向公安局、检察院控告蒲连升故意杀人。1986 年 9 月 20 日蒲连升、王明成均被捕，在看守所一待就是 492 天，此后也是吃尽苦头。5 年后（1991 年 4 月），虽然几人被判无罪，但当地检察机关不同意该判决并提出了抗诉，直到一年后，经汉中市法院终审判决，才无罪释放蒲连升等人。这是第一例轰动全中国的安乐死案件。

2003 年，王明成本人因胃癌晚期饱受病痛折磨，多次向医院请求"安乐死"，均被医院拒绝，最终在痛苦中离世。当时蒲连升认为能够帮助自己的患者摆脱痛苦的折磨，并不是做"错事"，只是后续的一系列事情，却让他对当初的决定万分后悔，多年后接受采访时，他表示如果让时光重来，即便有人给他 100 万，他也不会再同意对方的请求。但即便如此，他对安乐死还是肯定的，因为他曾表示，如果自己即将死亡，那么他会为自己执行安乐死，蒲连升坚信安乐死是一种幸福快乐的死亡方式，只是在中国目前还不合法。

思考题

安乐死课件

求生是人的本能，但对于身患绝症、处于终末期的患者来说，能尽快结束生命或许是最好的一种解脱。在安乐死没有立法的情况下，善意的帮助有可能触犯法律。对上述案例中被请求帮助的医生的做法，你持什么看法？

参 考 文 献

[1] 王明旭，赵明杰．医学伦理学［M］．北京：人民卫生出版社，2018．

[2] 邱仁宗．生命伦理学［M］．北京：中国人民大学出版社，2009．

[3] 欧阳涛．安乐死的现状与立法［J］．法制与社会发展，1996，5：43-48．

[4] 包瑜，国惠霞．安乐死与公民生命权的保障［J］．社会与法制，2008，5：244-246．

[5] IVANOVIć N, BÜCHE D, FRINGER A. Voluntary stopping of eating and drinking at the end of life-a systematic search and review giving insight into an option of hastening death in capacitated adults at the end of life［J］. BMC Palliat Care, 2014, 13 (1): 1.

[6] ECC COMMITTEE, SUBCOMMITTEES AND TASK FORCES OF THE AMERICAN HEART ASSOCIATION. 2005 A-

merican heart association guidelines for cardiopulmonary resuscitation and emergency cardiovascular care [J] . Circulation, 2005, 112 (24 Suppl): IV1-203.

[7] EMANUEL E J, ONWUTEAKA-PHILIPSEN B D, URWIN J W, et al. Attitudes and practices of euthanasia and physician-assisted suicide in the United States, Canada, and Europe [J] . JAMA, 2016, 316 (1): 79-90.

[8] CHAMBAERE K, VANDER STICHELE R, MORTIER F, et al. Recent trends in euthanasia and other end-of-life practices in Belgium [J] . NEJM, 2015, 372 (12): 1179-1181.

[9] DIERICKX S, DELIENS L, COHEN J, et al. Euthanasia in Belgium: trends in reported cases between 2003 and 2013 [J] . CMAJ, 2016, 188 (16): 407-414.

（刘肃霞）